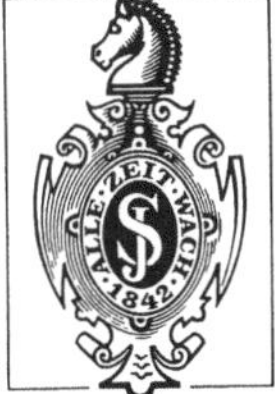

Guido Reifenberger

Immunhistochemie der Tumoren des Nervensystems

Mit einem Geleitwort von Wolfgang Wechsler

Mit 55 Abbildungen in 335 Einzeldarstellungen und 30 Tabellen

Springer-Verlag
Berlin Heidelberg New York
London Paris Tokyo
Hong Kong Barcelona

Dr. Guido Reifenberger
Institut für Neuropathologie der Heinrich-Heine-Universität
Moorenstraße 5, W-4000 Düsseldorf
Bundesrepublik Deutschland

ISBN-13:978-3-642-76022-8   e-ISBN-13:978-3-642-76021-1
DOI: 10.1007/978-3-642-76021-1

Cip-Titelaufnahme der Deutschen Bibliothek
Reifenberger, Guido: Immunhistochemie der Tumoren des Nervensystems / Guido Reifenberger.
Mit einem Geleitw. von Wolfgang Wechsler. –
Berlin; Heidelberg; New York; London; Paris; Tokyo; Hong Kong; Barcelona: Springer, 1991
ISBN-13:978-3-642-76022-8

Die Wiedergabe von Gebrauch namen, Handelsnamen, Warenbezeichnungen usw. in diesem Werk berechtigt auch ohne besondere Kennzeichnung nicht zu der Annahme, daß solche Namen im Sinne der Warenzeichen- und Markenschutz-Gesetzgebung als frei zu betrachten wären und daher von jedermann benutzt werden dürften.

Produkthaftung: Für Angaben über Dosierungsanweisungen und Applikationsformen kann vom Verlag keine Gewähr übernommen werden. Derartige Angaben müssen vom jeweiligen Anwender im Einzelfall anhand anderer Literaturstellen auf ihre Richtigkeit überprüft werden.

Satz (Datenkonvertierung): R & R Communications, Leimen

2125/3145-543210 – Gedruckt auf säurefreiem Papier

*Meinen Eltern
in Dankbarkeit gewidmet*

„Die morphologische Pathologie tritt zur Zeit in eine neue Phase ein, die durch die Übernahme und Weiterentwicklung immunpathologischer Methoden gekennzeichnet ist. Die Bedeutung dieser neuen Epoche kann man kaum überschätzen. Es mag nicht unberechtigt sein, sie als 4. Epoche nach Makroskopie, Histologie und Ultrastrukturforschung mitsamt den ihr zugehörigen Weltbildern zu betrachten. Eine derartige Immunpathologie wird nicht nur lange umstrittene oder gar bislang verborgen gebliebene Probleme lösen, sie wird gewiß auch den Kontakt zu anderen theoretischen Disziplinen, von der Biologie bis zur Virologie, fördern und die gute alte Pathologie im neuerworbenen Adelsgewande wieder hoffähig machen.“

Hans-Werner Altmann

Altmann H-W (1986) Pathologie in Deutschland. Ahnung und Gegenwart. *In* Pathologie 7: 128–135

Geleitwort

Die histopathologische Diagnostik der Tumoren des Nervensystems folgt der internationalen WHO-Klassifikation von 1979, die außer der Artdiagnose auch das Tumorgrading anhand einer vierstufigen Malignitätsskala beinhaltet. Grundlage der WHO-Klassifikation ist das Erscheinungsbild der Tumoren im konventionell gefärbten histologischen Schnittpräparat unter dem Lichtmikroskop. Inzwischen steht dem Neuropathologen aber ein großes Spektrum an zusätzlichen morphologischen, immunologischen und molekularbiologischen Methoden zur Verfügung, die sowohl in der Diagnostik als auch in der Forschung gewinnbringend eingesetzt werden können. Außerdem haben neuartige Theorien und Konzepte aus der Tumorforschung, wie beispielsweise die Onkogentheorie, Eingang in die Neuroonkologie gehalten. Bewährte Erfahrungen, methodische Fortschritte und neue Konzepte sollten daher in einer neuropathologischen Klassifikation der Tumoren des Nervensystems in gebührendem Maße berücksichtigt werden.
Die Weiterentwicklung immunmorphologischer Techniken hat speziell diesen Methoden weite Anwendungsgebiete sowohl in der klinisch relevanten Tumordiagnostik als auch in der wissenschaftlichen Forschung erschlossen. Mit ihrer Hilfe gelingt der Nachweis von Molekülen des Zytoskeletts, zytoplasmatischen und Zellmembran-assoziierten Antigenen, Rezeptormolekülen und Onkogenprodukten. Die Pathomorphologie der Tumoren wird deshalb heute in idealer Weise durch die verbesserten Methoden der Immunhistochemie ergänzt. So ist es beispielsweise möglich, eine Fülle von Differenzierungsantigenen zu untersuchen, die als *Zellmarker* in der neuroonkologischen Diagnostik eingesetzt werden können und somit eine genauere artdiagnostische Einordnung eines Tumors erlauben. Hierbei sollte allerdings im konkreten Einzelfall genau abgewogen werden, welche Methoden eingesetzt und welche Differenzierungsantigene untersucht werden sollen.
Das neuropathologische Tumorgrading mit den WHO-Graden I - IV ist inzwischen aufgrund seiner Relevanz für die postoperative Therapiestrategie und die Prognose des Patienten im neurochirurgischen und klinisch-onkologischen Bereich fest etabliert. Für den Neuropathologen wird es in Zukunft darauf ankommen, das Grading dahingehend zu verbessern, daß zusätzlich zu den etablierten morphologischen Kriterien objektive und quantifizierbare Parameter gefunden werden, die eine genauere Einschätzung der Dignität einer Geschwulst erlauben. Ein möglicher Ansatz ist in dieser Hinsicht die quantitative Erfassung der Wachstumsfraktion eines Tumors durch den immunhistochemischen Nachweis von sogenannten Proliferationsmarkern.
Ein anderes Feld, auf dem die Immunhistochemie mit Gewinn einsetzbar ist, stellt die qualitative und topographische Demonstration von Rezeptoren für Hormone und Wachstumsfaktoren dar, ein Forschungsgebiet, welchem eine zunehmende Bedeutung aus diagnostischen und therapeutischen Gesichtspunkten zukommt. Durch derartige Untersuchungen, die zudem durch den Nachweis von Wachstumsfaktoren und Onkoproteinen ergänzt werden können, kann die Immunhistochemie schließlich auch als ein Bindeglied zu den modernen molekularbiologischen Untersuchungen zur Ätiopathogenese der Tumoren des Nervensystems fungieren.
Aufgrund der aufgeführten vielseitigen Möglichkeiten hat die Entwicklung der Immunhistochemie im Rahmen der Tumorforschung in den letzten Jahren ein exponentielles Wachstum genommen. Von neuropathologischer Seite sind die Ergebnisse in einer großen Zahl von Publikationen und durch eine Reihe von Neuroonkologie-Symposien

international bekannt geworden. Eine Zusammenfassung in Form einer Monographie liegt bisher allerdings nicht vor. Es ist das Verdienst von Herrn Reifenberger, der sich schon als Student der neuroonkologischen Forschung zugewandt hat, die in unserem Institut erarbeiteten Resultate unter Berücksichtigung des einschlägigen Schrifttums auf einen aktuellen Stand von hohem Informationsgehalt gebracht zu haben. Dabei wurden in kritischer Form nicht nur die Möglichkeiten, sondern auch die Grenzen und die Probleme, die bei der Anwendung von immunhistochemischen Methoden entstehen können, erörtert. Die immunhistochemischen Ergebnisse an Tumormaterial von Hirntumorpatienten stehen hierbei im Vordergrund der Untersuchungen mit einem Brückenschlag zur experimentellen Neuroonkologie. Ich bin sicher, daß diese Monographie die tägliche Tumorklassifikation des Neuropathologen und die neuroonkologische Forschung bereichern wird und wünsche ihr eine weite Verbreitung unter neuroonkologisch interessierten Pathologen und Klinikern

Düsseldorf, im März 1990   *Wolfgang Wechsler*

Danksagung

An erster Stelle möchte ich mich bei meinem Doktorvater und akademischen Lehrer *Herrn Prof. Dr. med. Wolfgang Wechsler* ganz herzlich für seine stetige Förderung und für die großzügige Bereitstellung von Untersuchungsmaterial und allen labortechnischen und apparativen Einrichtungen seines Instituts bedanken.
Mein besonderer Dank gilt *Herrn Dr. med. Reinhard Prior* für seine große Hilfe bei allen Fragen der elektronischen Daten- und Textverarbeitung.
Ferner möchte ich mich bei *Herrn Priv.-Doz. Dr. Dr. Thomas Bilzer, Frau Dr. med. Martina Deckert, Herrn Dr. med. Rüdiger Seitz* und *Herrn Dr. med. Janusz Szymas* für eine exzellente Zusammenarbeit bedanken.
Herrn Prof. Dr. med. Jürgen K. Mai vom C. und O. Vogt-Institut für Hirnforschung und Anatomie I der Universität Düsseldorf möchte ich für die ausgezeichnete Zusammenarbeit bei der Bearbeitung von normalanatomischen Aspekten der Immunreaktivität verschiedener Antikörper im Nervensystem danken. Außerdem stellte Herr Prof. Mai großzügig Labormöglichkeiten zur Durchführung der Westernblot-Experimente zur Verfügung.
Besonders herzlich möchte ich mich bei den technischen Assistentinnen *Frau Elisabeth Groß, Frau Christa Mähler, Frau Ursula Tuma* und *Frau Liselotte Willer* bedanken. Ohne ihre Hilfe wäre diese Arbeit nicht möglich gewesen.
Dem *Springer-Verlag*, insbesondere *Herrn Dr. rer. nat. Thomas Thiekötter*, möchte ich für die großzügige Ermöglichung der Veröffentlichung dieser Monographie danken.
Die Arbeit wurde von der deutschen Forschungsgemeinschaft, Sonderforschungsbereich 200, unterstützt. Ferner wurde ich 1986 und 1987 durch ein Promotionsstipendium der Studienstiftung des deutschen Volkes gefördert.

Düsseldorf, Sommer 1990   *Guido Reifenberger*

Inhaltsverzeichnis

Abkürzungsverzeichnis

Abb.	Abbildung
ABC	Avidin-Biotin-Peroxidase-Komplex
AFP	alpha-Fetoprotein
anapl.	anaplastisch
APAAP	Alkalische-Phosphatase-anti-alkalische-Phosphatase-Komplex
BCIP/NBT	Brom-Chlor-Indolyl-Phosphat/Nitroblau-Tetrazolium
BrdU	Bromdeoxyuridin
CD	cluster of differentiation
CEA	karzinoembryonales Antigen
CNP	2'3'-zyklisches Nukleotid-3-Phosphohydrolase
D33	Desmin, nachgewiesen mit dem Antikörper D33
DAB	3,3-Diaminobenzidin
DAG	Diacylglycerol
Des1	Desmin, nachgewiesen mit dem Antikörper DE-R-11
Des2	Desmin, nachgewiesen mit dem Antikörper DE-B-5
Des3	Desmin, nachgewiesen mit dem Antikörper DE-U-10
DNA	Desoxyribonukleinsäure
DP	Desmoplakine
EGF	epidermaler Wachstumsfaktor
EGFr	epidermaler Wachstumsfaktorrezeptor
EMA	epitheliales Membranantigen
ENP	early neoplastic proliferation
ENU	Äthylnitrosoharnstoff
FAL	3-Fukosyl-N-Acetyl-Laktosamin
FGF	Fibroblastenwachstumsfaktor
GFAP	saures Gliafaserprotein
GPDH	Glycerol-3-Phosphat-Dehydrogenase
HE	Hämatoxylin-Eosin
HNK-1	human natural killer cell antigen 1
i.c.	intrazerebral
IGF	insulin like growth factor
ITP	Inositoltriphosphat
KL1	Zytokeratine, nachgewiesen mit dem Antikörper KL1
LCA	gemeinsames Leukozytenantigen
Lu5	Zytokeratine, nachgewiesen mit dem Antikörper Lu5
MAA	Melanom-assoziiertes Antigen
MAG	Myelin-assoziiertes Glykoprotein
MBP	basisches Myelinprotein
MMA	myelomonozytäres Antigen = FAL
MNU	Methylnitrosoharnstoff
N-CAM	neurales Zelladhäsionsmolekül
NF	Neurofilamente
Ng-CAM	Neuron-Glia-Adhäsionsmolekül
NGF	Nervenwachstumsfaktor

NGFr	Nervenwachstumsfaktorrezeptor
NILE	Nervenwachstumsfaktor-induzierbares großes externes Glykoprotein
NNE	nicht-neuronale Enolase
NSE	Neuron-spezifische Enolase
PAP	Peroxidase-anti-Peroxidase-Komplex
PBS	phosphate buffered saline = PBS-Puffer
PCNA	proliferating cell nuclear antigen = Cyclin
PDGF	Plättchenwachstumsfaktor
PDGFr	Plättchenwachstumsfaktorrezeptor
PKC	Proteinkinase C
PLAP	Plazenta-spezifische alkalische Phosphatase
PNS	peripheres Nervensystem
PNET	primitiver neuroektodermaler Tumor
PKC	Proteinkinase C
PXA	pleomorphes Xanthoastrozytom
RNA	Ribonukleinsäure
SDS	Natriumdodecylsulphat
SP	Synaptophysin
SSEA-1	stage-specific embryonal antigen 1
TBS	tris buffered saline = Tris-Puffer
TGF	transformierender Wachstumsfaktor
TPA	tissue polypeptide antigen
Tr	Transferrinrezeptor
UEA-1	Ulex europaeus Agglutinin 1
Vim	Vimentin
WHO	Weltgesundheitsorganisation
ZNS	zentrales Nervensystem

A. Einleitung

Die erste erfolgreiche Anwendung einer immunhistologischen Methode geht auf das Jahr 1942 zurück. Damals gelang Coons und Mitarbeitern der Nachweis von Pneumokokkenantigenen in Gewebeschnitten mit Hilfe spezifischer Fluoreszein-markierter Antikörper. Seitdem hat sich der Einsatzbereich der Immunhistologie in der biologischen und medizinischen Forschung dramatisch erweitert. Insbesondere in der histopathologischen Diagnostik von entzündlichen, autoimmunen und neoplastischen Erkrankungen hat sie mittlerweile einen derart gewichtigen Stellenwert erlangt, daß es gerechtfertigt erscheint, von einer Revolution in der Histopathologie zu sprechen, durch die nicht nur eine unüberschaubare Vielzahl neuer Erkenntnisse gewonnen, sondern auch die Qualität der histopathologischen Diagnostik erheblich verbessert werden konnte. So ist es zu verstehen, daß der Pathologe heutzutage zwar immer noch auf der Grundlage der konventionellen Lichtmikroskopie diagnostiziert, in vielen Fällen jedoch auf zusätzliche Informationen aus immunhistologischen Färbungen angewiesen ist, um dem Anspruch der Kliniker und der Patienten auf eine möglichst akkurate und differenzierte Diagnose gerecht werden zu können.

Die große Bedeutung, die die Immunhistologie inzwischen in Forschung und Diagnostik hat, basiert im wesentlichen auf drei Entwicklungen: erstens wurden mit der Zeit eine große Zahl neuer spezifischer Antigene isoliert und zugleich die biochemischen Methoden zur Gewinnung und Reinigung derselben verbessert; zweitens brachte die Entwicklung neuartiger indirekter Enzym-gekoppelter immunhistochemischer Techniken wie der indirekten *Peroxidase-anti-Peroxidase (PAP)-Methode* (Sternberger et al. 1970), der *Avidin-Biotin-Komplex (ABC)-Methode* (Guesdon et al. 1979; Hsu et al. 1981) oder der *alkalische Phosphatase-anti-alkalische-Phoshatase (APAAP)-Methode* (Cordell et al. 1984) eine im Vergleich zu Immunfluoreszenz-mikroskopischen und direkten Enzym-gekoppelten Verfahren wesentlich höhere Sensitivität und Spezifität der Immunreaktion, so daß nun auch Antigene mit relativ geringer Konzentration im Gewebe verläßlich nachweisbar sind; drittens hat die von Köhler und Milstein (1975) beschriebene Hybridomtechnik zur Gewinnung von monoklonalen Antikörpern definierter Bindungsspezifität zu einer explosionsartigen Erweiterung der Einsatzmöglichkeiten der Immunhistologie auf die unterschiedlichsten Fragestellungen geführt.

Ziel der vorliegenden Monographie ist, einen Überblick über die gegenwärtigen Möglichkeiten und Grenzen der modernen immunhistologischen Verfahren in der humanen und experimentellen Neuroonkologie zu geben. Um diesem Anliegen gerecht zu werden, wurde in die *Einleitung* neben einer allgemeinen Einführung in die Thematik auch eine detaillierte Charakterisierung der in der Neuroonkologie derzeit relevanten Antigene aufgenommen, wobei hier zunächst im wesentlichen auf molekulare, biochemische und funktionelle Aspekte eingegangen wird. In dem Kapitel *eigene Untersuchungen* werden dann die selbst erzielten Ergebnisse zur Expression dieser Antigene in Tumoren des Nervensystems vorgestellt und unter Berücksichtigung der Befunde anderer Arbeitsgruppen diskutiert. Hierbei stehen fünf Problemkreise im Vordergrund, zu denen die Immunhistochemie wichtige Beiträge leisten kann. Dies sind: (1) die Differentialdiagnostik der Tumoren des Nervensystems, (2) die Unterscheidung zwischen normaler und reaktiver auf der einen und neoplastischer Glia auf der anderen Seite, (3) das histopathologische Grading der Tumoren des Nervensystems, (4) die Expression von Wachstumsfaktoren, Rezeptoren und Onkogenen in diesen Geschwülsten, und (5) die Aufklärung der zellulären Differenzierung in experimentellen Nervengewebstumoren.

1 Immunhistochemie und Differentialdiagnostik der Tumoren des Nervensystems

Entsprechend der Komplexität der zellulären Zusammensetzung und der topographischen Anatomie des menschlichen Zentralnervensystems können in keinem anderen Organ des menschlichen Körpers derartig viele verschiedene Geschwülste vorkommen wie gerade im

Gehirn und im Rückenmark. Zusätzlich zu der Vielzahl verschiedener Tumoren, die primär vom Nervensystem oder seinen Hüllen ausgehen, hat es der Neuropathologe bei der täglichen Diagnostik mit einer zahlenmäßig ebenso großen und heterogenen Gruppe metastatischer Absiedlungen von Tumoren anderer Organe zu tun. Als Basis für weitergehende wissenschaftliche Untersuchungen und zur Verständigung zwischen verschiedenen auf dem Gebiet der Neuroonkologie arbeitenden Forschern, Pathologen, Radiologen und Klinikern war daher als wichtigste Entwicklung vergangener Jahre die Aufstellung eines allgemein akzeptierten und verbindlichen Klassifikationsschemas der Tumoren des Nervensystems unumgänglich.

Bailey und Cushing (1926, 1930) entwarfen als erste eine detaillierte Klassifikation der Tumoren des Nervensystems, die auf morphologischen Ähnlichkeiten von Tumorzellen mit den verschiedenen Entwicklungsstufen neuroektodermaler Zellen nach dem Prinzip des *ontogenetischen Stammbaums* basierte. Dieses Prinzip bildet auch heute noch die Grundlage der modernen Klassifikationsschemata, wobei das am weitesten verbreitete die von Zülch unter Mitwirkung einer internationalen Gruppe von Neuropathologen erstellte und 1979 durch die Weltgesundheitsorganisation (WHO) veröffentlichte Klassifikation der Tumoren des zentralen Nervensystems darstellt. Alle Klassifikationen einschließlich der WHO-Klassifikation basieren auf dem histologischen Erscheinungsbild der Tumoren im konventionell gefärbten Schnittpräparat unter dem Lichtmikroskop. Anhand bestimmter zellulärer und feingeweblich-architektonischer Merkmale kann der erfahrene Neuropathologe in den meisten Fällen einen Tumor einer bestimmten Geschwulstgruppe zuordnen und damit eine Artdiagnose stellen. Der Vorteil dieser konventionellen Tumordiagnostik liegt in der einfachen, schnellen und mit geringem Personal- und Materialaufwand handhabbaren Technik. Jedoch lassen sich nicht alle Tumoren mit dieser Methode eindeutig klassifizieren. So gibt es insbesondere in der Gruppe der undifferenzierten Tumoren häufig Schwierigkeiten, wobei die konventionelle Histologie oftmals nicht einmal die Unterscheidung zwischen hirneigenem oder metastatischem Tumor erlaubt. Probleme ergeben sich auch in der Gruppe der Gliome im engeren Sinne, speziell wenn nur sehr kleine Gewebsproben zur histologischen Begutachtung zur Verfügung stehen, was ja im Zeitalter der stereotaktischen Hirntumorbiopsien in zunehmender Häufigkeit vorkommt. Aufgrund der ausgeprägten zellulären und regionalen Heterogenität dieser Tumoren und des Vorkommens von Misch- und Übergangsformen kann häufig eine exakte Artdiagnose nur näherungsweise vorgenommen werden, wobei dann oft subjektive Deutungen ins Spiel kommen.

Vor dem Hintergrund dieser Erfahrungen wird in der vorliegenden Monographie die Frage untersucht, inwieweit der immunhistochemische Nachweis von bestimmten sogenannten *Differenzierungsantigenen* zur Verbesserung der diagnostischen Qualität in der histopathologischen Differentialdiagnostik der Tumoren des Nervensystems beitragen kann. Unter Differenzierungsantigenen, von vielen Autoren auch *Marker-Antigene* oder kurz *Marker* genannt, verstehe ich in diesem Zusammenhang solche Antigene, die eine gewisse Zell- bzw. Gewebetyp-spezifische Expression aufweisen. Durch Berücksichtigung des Expressionsmusters der neoplastischen Zellen eines Tumors für verschiedene Differenzierungsantigene sollten sich daher auch im Einzelfall für die Artdiagnose hilfreiche Rückschlüsse ziehen lassen.

1.1 Intermediärfilamentproteine

Unter dem sogenannten Zytoskelett versteht man eine heterogene Gruppe aus intrazellulären Filamentsystemen, die wahrscheinlich wesentliche Funktionen bei der Aufrechterhaltung der Zellmorphologie, bei der Zellbewegung, beim intrazytoplasmatischen Transport und auch bei der Zellteilung besitzen. Drei Hauptgruppen von Filamenten des Zytoskeletts können anhand ihres Durchmessers im Elektronenmikroskop unterschieden werden: *Mikrofilamente* mit einem Durchmesser von 5-6 nm, *Mikrotubuli* von 20 nm Durchmesser und *Intermediärfilamente*, die mit Durchmessern zwischen 7-11 nm eine Zwischenposition (daher Intermediärfilamente) zwischen Mikrofilamenten und Mikrotubuli einnehmen (Weber und Osborn 1982; Lloyd et al. 1986a; Schliwa 1986). Im Gegensatz zu den Mikrofilamenten, die hauptsächlich aus F-Aktin bestehen, und den Mikrotubuli, deren Hauptbestandteil Tubulin ist, bilden die Intermediärfilamente eine heterogene Familie, deren Basisproteine eine deutliche Zell- bzw. Gewebespezifität aufweisen. Es lassen sich insgesamt mindestens sechs Untergruppen unterscheiden: *Zytokeratine, Vimentin, Desmin, Neurofilamentproteine, saures Gliafaserprotein (GFAP)* und *Lamine* (vgl. Steinert und Roop 1988). Eine weitere Unterteilungsmöglichkeit ergibt sich aufgrund der Aminosäuresequenzen der zentralen α-helikalen Anteile, wobei saure Zytokeratine als *Typ I*, neutrale und basische Zytokeratine als *Typ II*, Vimentin, Desmin und GFAP als *Typ III*, Neurofilamentproteine als *Typ IV* und Lamine als *Typ V* Intermediärfilamentproteine bezeichnet werden (vgl. Steinert und Roop 1988). Interessanterweise können die Typ III Intermediärfilamentproteine bei gemeinsamer Expression in einer Zelle miteinander sogenannte Heteropolymere bilden, während Proteine unterschiedlicher Typen, außer Zytokeratinen vom Typ I und II, bei gemeinsamem Vorkommen in derselben Zelle nur Homopolymere bilden, was dann in zwei voneinander unabhängigen Filamentsystemen resultiert (Steinert und Parry 1985).

Im Gegensatz zu den umfangreichen Daten über die Expression von Intermediärfilamenten in verschiedenen Geweben und Tumoren ist über ihre physiologischen Funktionen kaum etwas bekannt. Es wird u.a. spekuliert, daß sie eine Bedeutung als mechanische Integratoren des intrazellulären Raumes besitzen (Lazarides 1980, 1982) und an der Verankerung des Zellkernes an einer bestimmten Position innerhalb der Zelle beteiligt sind (Lehto et al. 1978). In der Tat konnten mehrere Arbeitsgruppen zeigen, daß Vimentin-Intermediärfilamente mit spezifischen Verankerungsproteinen sowohl im Bereich der Kernhülle (*Lamin B*) als auch im Bereich der inneren Plasmamembran (*Ankyrin*) verbunden sind (vgl. Geiger 1987; Steinert und Roop 1988). Außerdem scheinen Intermediärfilamente mit verschiedenen Zellorganellen und mit den beiden anderen intrazellulären Filamentsystemen des Zytoskeletts in enger Beziehung zu stehen (Goldman et al. 1986; Geiger 1987), so daß sie möglicherweise auch bei der mechanischen Koordination des Zytoskeletts und der Bewegung der Organellen im Zytoplasma eine Rolle spielen können (Steinert und Parry 1985). Interessant sind die Befunde einer spezifischen Bindungskapazität der Intermediärfilamentproteine für RNA und DNA. Nach Traub (1985) könnte eine Anhebung des intrazellulären Kalziumspiegels durch extrazelluläre Signale zur Proteolyse von Intermediärfilamenten führen, deren Einzelbausteine dann im Zellkern mit der DNA interagieren und genregulierend aktiv werden könnten. Nach diesem Modell käme den Intermediärfilamenten weniger eine Rolle als statisches System im eigentlichen Sinne des Begriffes Zytoskelett als vielmehr eine Bedeutung als intrazelluläre Informationsvermittler zu. Eine wichtige und bis jetzt nur wenig verstandene Rolle bei der Regulierung des Intermediärfilamentstoffwechsels scheinen auch Phosphorylierungen an bestimmten Stellen der Intermediärfilamentproteine durch spezifische Kinasen zu spielen (Geiger 1987).

Trotz der noch weitgehend spekulativen Daten über die Funktion der Intermediärfilamente haben diese in der Histopathologie eine herausragende Bedeutung gewonnen. Da neoplastische Zellen in den meisten Fällen das Muster an Intermediärfilamenten beibehalten, das für ihre normalen Ursprungszellen oder deren ontogenetische Vorläuferzellen charakteristisch ist, hat sich der immunhistologische Nachweis von Intermediärfilamentproteinen mittels spezifischer mono- oder polyklonaler Antikörper als hervorragende Methode zur Erkennung von Tumorzelldifferenzierungen erwie-

sen (vgl. Gabbiani et al. 1981; Ramaekers et al. 1981,1982,1983b; Osborn und Weber 1983; Miettinen et al. 1984b; Altmannsberger 1988). In der Neuroonkologie hat deshalb heutzutage wie in der gesamten Tumorpathologie das *Intermediärfilament-Typing* einen sehr großen Stellenwert erlangt.

1.1.1 Saures Gliafaserprotein

Das zuerst von Eng et al. (1971) beschriebene saure Gliafaserprotein (GFAP von *glial fibrillary acidic protein*) stellt heute das wichtigste Differenzierungsantigen in der Neuroonkologie dar. GFAP ist mit einem Molekulargewicht von 55 kD das Hauptprotein der glialen Intermediärfilamente (Eng 1985). Reeves et al. (1988) klonierten kürzlich das humane GFAP-Gen und publizierten die komplette Aminosäuresequenz des Proteins.

Zunächst wurde GFAP als *Astrozyten*-spezifisches Protein angesehen (Bignami et al. 1972), später stellte sich jedoch heraus, daß eine Reihe weiterer Zelltypen im zentralen und peripheren Nervensystem, aber auch ganz bestimmte extraneurale Zellen GFAP exprimieren können. So sind *Oligodendrozyten* im adulten ZNS GFAP-negativ, können jedoch während der Ontogenese vorübergehend GFAP exprimieren (Choi und Kim 1984, 1985; Ogawa et al. 1985). Das *Ependym* zeigt während bestimmter Entwicklungsstadien ebenfalls eine GFAP-Expression, die sich im adulten ZNS weitgehend verliert und nur noch in spezialisierten Ependymzellen wie den *Tanyzyten* nachweisbar ist (Roessmann et al. 1980; Flament-Duran und Brion 1985). Der *Plexus choroideus* kann im embryonalen Gehirn eine fokale GFAP-Expression aufweisen (Kasper und Karsten 1987). Außerdem exprimiert ein Teil der *Schwannschen Zellen* und der *peripheren enterischen Gliazellen* GFAP (Jessen und Mirsky 1980, 1985; Dahl et al. 1982; Jessen et al. 1984; Fields und Yen 1985; Achtstätter et al. 1986). *Interstitielle Zellen in der Glandula pinealis* und *Pituizyten bzw. follikulostellare Zellen der Hypophyse* sind ebenfalls GFAP-positiv (Suess und Pliska 1981; Salm et al. 1982; Velasco et al. 1982; Funata 1985). Extranervale Zelltypen, in denen GFAP immunchemisch nachgewiesen wurde, sind u.a. *Linsenepithelzellen* verschiedener Spezies (Hatfield et al. 1984; Eng et al. 1985), *Perisinuidalzellen der Rattenleber* (Gard et al. 1985), *myoepitheliale Zellen* der Glandula parotis (Nakazato et al. 1985; Achtstätter et al. 1986) und *Chondrozyten* (Kepes et al. 1984; Dolman 1989).

1.1.2 Vimentin

Franke et al. (1978) prägten den Namen Vimentin für das 57 kd große Intermediärfilamentprotein, das sich vorzugsweise in *Zellen mesenchymalen Ursprungs* findet. Später zeigte sich jedoch, daß Vimentin keineswegs spezifisch für mesenchymale Zellen ist, sondern in einer Vielzahl unterschiedlicher Zelltypen mit Abstammung von allen Keimblättern entweder als alleiniges Intermediärfilamentprotein oder in Koexpression mit einem oder mehreren anderen Intermediärfilamentproteinen vorkommt. Insbesondere in vitro exprimieren nahezu alle Zelltypen und Zellinien Vimentin (Franke et al. 1979).

Unreife Gliazellen enthalten Vimentin während früher Stadien der Entwicklung des Nervensystems als Hauptintermediärfilament, das dann im Falle einer Differenzierung zu Oligodendrozyten verloren geht, während adulte Astrozyten zusätzlich GFAP exprimieren (Dahl 1981; Dahl et al. 1981; Schnitzer et al. 1981; Bignami et al. 1982; Pixley und de Lellis 1984). *Ependymzellen* zeichnen sich ebenfalls durch einen hohen Gehalt an Vimentin aus (Shaw et al. 1981; Schnitzer et al. 1981). *Unreife Nervenzellen* enthalten zunächst lediglich Vimentin, bevor dann im adulten Zustand Neurofilamente das charakteristische Intermediärfilamentnetzwerk in der großen Mehrheit der Neurone bilden und Vimentin nicht mehr nachweisbar ist. Eine Ausnahme bilden in dieser Hinsicht olfaktorische Neurone der Ratte, die auch in adulten Tieren nur Vimentin, aber keine Neurofilamente exprimieren (Schwob et al. 1986). Im ZNS kommt Vimentin ferner in den *Meningen*, in *Blutgefäßwänden* und in Zellen des *Plexus choroideus* vor (vgl. Reifenberger et al. 1987b, 1989a). Außerdem stellt Vimentin im PNS das charakteristische Intermediärfilament der *Schwannschen Zellen* dar (Davison und Jones 1981; Autilio-Gambetti et al. 1982).

1.1.3 Desmin

Desmin repräsentiert mit einem Molekulargewicht von 53 kD das für *Muskelgewebe* typische Intermediärfilamentprotein. Es findet sich in den Z- und Glanzstreifen der Herzmuskulatur, den Z-Streifen der Skelettmuskulatur, in der glatten Muskulatur des Magen-Darm- und des Urogenitaltraktes, sowie in der glatten Muskulatur der Gefäßwände (Osborn und Weber 1983). Das Gen für Desmin konnte im humanen Genom auf Chromosom 2 lokalisiert werden (Quax et al. 1985).

Erste Hinweise für das Vorkommen von Desmin in *gliösen Zellen* lieferten die Untersuchungen von Dahl und Bignami (1982), die mittels eines polyklonalen Antiserums Immunreaktivität für Desmin in Astrozyten

und Müller-Glia im ZNS der Ratte beobachteten. Dieselben Autoren bestätigten diesen Befund auch mit verschiedenen monoklonalen Desmin-Antikörpern (Dahl et al. 1986).

1.1.4 Neurofilamente

Neurofilamente (NF) bilden das Intermediärfilamentnetzwerk in den meisten neuronalen Zelltypen des adulten zentralen und peripheren Nervensystems (vgl. Weber et al. 1983). Sie scheinen eine Funktion bei der Regulation der Konfiguration und Größe von Neuronen zu spielen. Speziell im Bereich des Axons, in das die meisten Neurofilamente nach Translation und posttranslationaler Modifikation transportiert werden, sollen sie stabilisierende Einflüsse auf das Zytoskelett ausüben und u.a. das Axonkaliber mitbestimmen. Man unterscheidet nach dem Molekulargewicht (MW) drei Unterformen: *NF 70* (MW 70 kD), *NF 150* (MW 150 kD) und *NF 200* (MW 200 kD). Da die angegebenen Molekulargewichte von Spezies zu Spezies etwas schwanken, wurden auch die Bezeichnungen *NF-L* (L = light = 70 kd), *NF-M* (M = medium = 150 kD) und *NF-H* (H = heavy = 200 kD) eingeführt. Alle drei Unterformen werden von separaten Genen kodiert, haben aber umfangreiche strukturelle Gemeinsamkeiten, wie z.B eine zentrale 40 kD Kerndomaine und eine NH_2-terminale 10 kD Domaine. Am COOH-terminalen Anteil liegen dagegen verschieden große Domainen. Diese sind zudem in unterschiedlichem Ausmaß phosphoryliert, wobei der Grad der Phosphorylierung am geringsten bei NF-L und am stärksten bei NF-H ist (vgl. Schlaepfer 1987). Eine abnorme Phosphorylierung von NF-Proteinen wird als möglicher molekularer Mechanismus für die z.B. bei chronischer Aluminiumintoxikation (Troncosco et al. 1985) und bei degenerativen ZNS-Erkrankungen wie dem Morbus Alzheimer oder dem Morbus Parkinson (Sternberger et al. 1985b; Forno et al. 1986) zu beobachtende pathologische Akkumulation von NF-Proteinen angesehen. Das Phänomen der Phosphorylierung der NF-Proteine ist auch in der Immunhistochemie von großer Relevanz, da es mittlerweile eine größere Anzahl an Antikörpern gibt, die entweder nur mit phosphorylierten oder nur mit unphosphorylierten oder mit beiden Formen von NF-Proteinen reagieren, und dementsprechend ein unterschiedliches Bindungsmuster zeigen können (vgl. Sternberger und Sternberger 1983; Shaw et al. 1986).

1.1.5 Zytokeratine

Zytokeratine sind eine komplexe, von multiplen Genen kodierte Gruppe aus mindestens 19 verschiedenen

Polypeptiden, die als sogenannte *Tonofilamente* das Intermediärfilamentnetzwerk in *epithelialen Zellen* bilden (Moll et al. 1982). Trotz der Komplexität dieser Polypeptidfamilie bestehen doch enge Verwandtschaftsbeziehungen im Aufbau. So weisen alle Zytokeratinpolypeptide eine für Intermediärfilamente typische zentrale, stabartige α-helikale Kerndomäne von ca. 38 kD auf, in der eine hohe Aminosäuresequenzhomologie für die einzelnen Peptide besteht. Dementsprechend kommen auch gemeinsame antigene Determinanten vor, die mit bestimmten monoklonalen Antikörpern, den sogenannten *Breitspektrum-* oder *Pan-Zytokeratin-Antikörpern*, erfaßt werden können (Moll 1986b).

Es werden zwei große Untergruppen von Zytokeratinen unterschieden: *saure (Typ I) Zytokeratine* (hierunter finden sich die Zytokeratinpolypeptide Nr. 9-19) und *basische (Typ II) Zytokeratine* (hierzu gehören die Zytokeratinpolypeptide Nr. 1-8). Normalerweise enthält eine bestimmte Epithelzelle zwischen 2 und 10 verschiedene Zytokeratinpolypeptide. Die Expression der verschiedenen Zytokeratinpolypeptide hängt dabei sowohl vom Epitheltyp, wobei sich vereinfacht Plattenepithel- und Zylinderepithel-typische sowie komplexe Expressionsmuster unterscheiden lassen, als auch vom jeweiligen Entwicklungs- und Proliferationszustand der Epithelzelle ab (Moll et al. 1982,1986b; Cooper et al. 1985; Quinlan et al. 1985).

Zytokeratine werden konstant auch in *Epithelgewebe mesodermaler Herkunft* wie Mesothel, Tubuli und Bowmanscher Kapsel der Niere, Follikelepithel des Ovars und Epithelzellen der Tube, des Endometriums und der Endozervix exprimiert (Moll 1986b). Im ZNS konnten Zytokeratine in Zellen des *Plexus choroideus* und des *Hypophysenvorderlappens* nachgewiesen werden (Kasper et al. 1986b; Höfler et al. 1986a). In jüngster Zeit häufen sich Berichte über Zytokeratinpositive, nicht-epitheliale Zelltypen, darunter z.B. *glatte Muskelzellen* (Brown et al. 1987; van Muijen et al. 1987), *extrafollikuläre Retikulumzellen* in lymphatischen Organen (Franke und Moll 1987), *Astrozyten* des Nervus opticus von bestimmten Amphibienarten (Runggerbrändle et al. 1989) und *Astrozytensubpopulationen* sowie *Purkinje-Zellen* im adulten Hamstergehirn (Franko et al. 1987).

Schließlich hat sich das schon lange als *Tumormarker* bekannte *Tissue Polypeptide Antigen (TPA)* (Björklund und Björklund 1957) als ein Gemisch aus Frag-menten der Zytokeratine 8, 18 und 19 erwiesen (Moll 1986,1987).

1.2 Desmoplakine

Eine hervorragende Übersichtsarbeit über desmosomale Proteine und die Anwendung von immunhistologischen Verfahren zum Nachweis derselben stammt von Moll et al. (1986a). Danach finden sich in aus Rinderschnauzenepidermis isolierten Desmosomen sechs hochmolekulare Proteinkomponenten, darunter zwei Proteine mit Molekulargewichten von 250 kD bzw. 215 kD, die als *Desmoplakin I* und *Desmoplakin II* bezeichnet wurden. Aufgrund weitgehender Übereinstimmungen in ihrer Größe, ihrer elektrischen Ladung (isoelektrischer Punkt für beide zwischen pH 6,7 und 7,2), ihrer Aminosäuresequenz und aufgrund immunologischer Kreuzreaktivitäten besteht eine nahe Verwandtschaft zwischen diesen beiden Proteinen. Immunhistochemisch lassen sich beide Desmoplakine in Desmosomen an geeigneten Geweben und kultivierten Zellen nachweisen. Hierbei kommt Desmoplakin I in allen Desmosomen-bildenden Zellen vor, während Desmoplakin II vorwiegend in Plattenepithelzellen nachweisbar ist. In *epithelialen Zellen* haben Desmoplakine enge Beziehungen zum intrazytoplasmatischen Zytokeratin-Intermediärfilamentnetzwerk, d.h. die Zytokeratinfilamente scheinen im Bereich der Desmosomen verankert zu sein. Außer in epithelialen Zellen wurden Desmoplakine in *myokardialen und in Zellen des Purkinje-Fasersystems im Herzen*, hier in Assoziation zum Desmin-Intermediärfilamentsystem, sowie in *Arachnoidalzellen* in Verbindung mit dem Vimentin-Intermediärfilamentsystem, und schließlich in *dendritischen Retikulumzellen* des Lymphknotens beobachtet.

1.3 Protein S-100

Das Protein S-100 wurde zuerst von Moore (1965) aus Gehirnextrakten verschiedener Spezies isoliert. Seinen Namen verdankt dieses Protein seiner partiellen Löslichkeit in gesättigtem Ammoniumsulfat bei neutralem pH. Aus Ochsenhirn konnten drei Hauptkomponenten isoliert werden, nämlich S-100a$_0$, S-100a und S-100b, die durch ein nahezu identisches Molekulargewicht um 21 kD und einen pH um 4,3 gekennzeichnet sind, jedoch aus unterschiedlichen Untereinheiten zusammengesetzt sind (Isobe et al. 1977,1978,1981,1983). Die verschiedenen S-100 Proteine werden durch Komposition von Dimeren aus zwei Polypeptidketten (α und ß) gebildet : S-100a$_0$ = $\alpha\alpha$, S-100a = αß, S-100b = ßß. Im Ochsenhirn liegt S-100 zu etwa gleichen Teilen in der S-100a bzw. S-100b Form vor, während S-100a$_0$ nur 2-4% ausmacht. Im Rattenhirn dagegen fand man S-100 zu etwa 95% als S-100a (Isobe et al. 1983; Donato et al. 1986). Die Aminosäuresequenzen der α- und ß-Ketten des bovinen S-100 sind bekannt (Isobe und Okayama 1978,1981). S-100α besteht aus 93 Aminosäuren, während S-100ß aus 91 Aminosäuren gebildet wird. 54 Aminosäuren sind identisch in beiden

Untereinheiten. Es besteht eine starke Sequenzhomologie in Abschnitten beider Ketten mit einigen Kalziumbindenden Proteinen wie Parvalbumin, Troponin C und Calmodulin (Tufty und Kretsinger 1975; Isobe und Okuyama 1978; Isobe et al. 1978). Daher und aufgrund seiner nachgewiesenen Kalzium-bindenden Eigenschaft gehört S-100 in die Gruppe der Kalzium-bindenden Proteine.

S-100 existiert sowohl in einer löslichen zytoplasmatischen, als auch in einer Membran-gebundenen Form, wobei allerdings beide Formen strukturell identisch sind (Donato et al. 1986). Außerdem findet sich S-100 im Zellkern (Michetti et al. 1974; Cocchia 1981), wo es eine Stimulierung der RNA-Polymerase I bewirken soll (Miani et al. 1973; Michetti et al. 1976).

S-100 kommt in nahezu allen Vertebraten einschließlich des Menschen vor, wobei die Struktur des Proteins und seine antigenen Eigenschaften in der Evolution recht konstant geblieben ist (Keseller et al. 1968; Moore 1972; Uozumi und Ryan 1973; Marks et al. 1983; Jensen et al. 1985). Diese weite Verbreitung und strukturelle Konservierung deutet auf eine wichtige physiologische Bedeutung hin, von der allerdings bis jetzt nur sehr wenig bekannt ist. S-100 hat wahrscheinlich eine Funktion bei der Kalzium-vermittelten Kontrolle des Auf- und Abbaus von Mikrotubuliproteinen und ist daneben auch an der Verlängerung der Mikrotubuli durch Interaktion mit Tubulin beteiligt (Baudier et al. 1982; Donato 1983,1984; Endo und Hidaka 1983). In Anwesenheit von Zink-Ionen können S-100a und S-100b den Aufbau der Mikrotubuliproteine hemmen, während S-100a$_0$ unter diesen Bedingungen hierauf keinen Effekt hat (Donato et al. 1985). Neben diesen Eigenschaften hat S-100 einen Einfluß auf die Regulation der Kationenpermeabilität in Lipidmembranen (Calissano et al. 1971) sowie die Phosphorylierung und Dephosphorylierung von Proteinen (Kuo et al. 1986). Außerdem kann es den Transport von γ-Aminobuttersäure durch die Nervenzellmembran erleichtern (Hyden et al. 1980) und die Freisetzung von Prolaktin aus Prolaktin-produzierenden Zellen in vitro fördern (Ishikawa et al. 1978).

In zahlreichen immunhistologischen Arbeiten wurde die Verteilung von S-100 in verschiedenen Geweben untersucht. S-100 kommt in unterschiedlichen Zelltypen des ZNS wie *Astrozyten, Oligodendrozyten, Ependymzellen* (Perez et al. 1970; Matus und Mughal 1975; Ludwin et al. 1976; Hanson et al. 1976; Tabuchi et al. 1976; Yamaguchi 1980; Cocchia 1981) und *Nervenzellen* (Hyden und McEven 1966; Sviridov et al. 1972; Haglid et al. 1976; Tabuchi et al. 1976; Haan et al. 1982; Loeffel et al. 1985; Molnar et al. 1985; Vanstapel et al. 1985) vor, wobei die Ergebnisse verschiedener Autoren bezüglich des Vorkommens in Oligodendroglia und Nervenzellen nicht ganz einheitlich sind. Im PNS findet sich S-100 in *Schwannschen Zellen* (Nakajima et al. 1982; Stefansson et al. 1982a,b; Weiss et al. 1983; Shearman und Frank 1987) und in *Satellitenzellen* der sensiblen und autonomen Ganglien inklusive des Nebennierenmarkes (Cocchia und Michetti 1981; Stefansson et al. 1982b; Ferri et al. 1982; Kondo et al. 1982; Iwagana und Fujita 1984; Lloyd et al. 1985; Lauriola et al. 1985). *Interstitielle Zellen der Pinealis* und *stellare Zellen der Hypophyse* sind ebenfalls S-100-positiv (Moller et al. 1978; Nakajima et al. 1980).

Weitere Zelltypen, in denen S-100 nachgewiesen wurde, sind: *Melanozyten* (Gaynor et al. 1980), *Chondrozyten* (Stefansson et al. 1982c), *Fettzellen* (Michetti et al. 1983; Kato et al. 1983b), *Skelettmuskelzellen* (Vanstapel et al. 1986), *Langerhans-Zellen der Epidermis* (Cocchia et al. 1981; Nakajima et al. 1982), *dendritische Retikulumzellen* in den Keimzentren von Lymphknoten (Carbone et al. 1985; Tanaka 1986), *interdigitierende Retikulumzellen* in der T-Zell-Zone von Lymphknoten, Milz und Thymus (Takahashi et al. 1981; Nakajima et al. 1982; Ide et al. 1984; Mechtersheimer et al. 1986; Tanaka 1986), *T-Lymphozyten* (Kanamori et al. 1982; Takahashi et al. 1985), *Thymozyten* (Vanstapel et al. 1986), *Tubulusepithel und Epithel der Bowmanschen Kapsel* in der Niere (Molin et al. 1985; Vanstapel et al. 1986), *Drüsen und Gangepithel, sowie myoepitheliale Zellen in Mamma, Schweiß- und Speicheldrüsen* (Nakajima et al. 1982; Molin et al. 1985; Nakazato et al. 1985; Vanstapel et al. 1986), *follikuläre Schilddrüsenzellen, Schleimhautzellen der Gallenblase* und *verschiedene Zellelemente des endokrinen und exokrinen Pankreas* (Vanstapel et al. 1986).

1.4 Neuron-spezifische Enolase

Die Enolase katalysiert als Enzym der Glykolyse die Umwandlung von 2-Phospho-D-Glycerat in Phosphoenolpyruvat. Wie bei anderen Enzymen der Glykolyse, z.B. der Aldolase und der Hexokinase, gibt es auch bei der Enolase mehrere Isoenzyme. Die Isoenzyme der Enolase sind Dimere, die durch Kombinationen von drei monomeren Untereinheiten (α, ß, γ) gebildet werden. Die Enolase kann entweder als Homodimer ($\alpha\alpha$, ßß, $\gamma\gamma$), oder als Heterodimer (αß, $\alpha\gamma$) vorliegen. Während in Leber und Muskulatur hauptsächlich ein einziges Isoenzym vorkommt ($\alpha\alpha$ in der Leber, ßß in der Skelettmuskulatur), enthält das Gehirn eine Mischung verschiedener Isoenzyme, worunter den Hauptteil die drei Isoenzyme $\alpha\alpha$, $\alpha\gamma$ und $\gamma\gamma$ ausmachen (Marangos und Schmechel 1987). Die $\gamma\gamma$-Form der Enolase wurde von Moore und McGregor (1965) isoliert und als *hirnspezifisches saures lösliches Protein 14.3.2.* bezeichnet. Die Enolaseaktivität von Protein 14.3.2. wurde zuerst von Bock und Dissing (1975) beschrieben. Marangos und Zomzely-Neurath (1976) gaben dem Protein 14.3.2., das vorher aufgrund seiner neuronalen Lokalisation von Pickel et al. (1975) *Neuron-spezifisches Protein (NSP)* genannt wurde, schließlich den heute allgemein üblichen Namen *Neuron-spezifische Enolase (NSE)*.

NSE ist also ein Homodimer aus zwei identischen Untereinheiten des γ-Typs, hat ein Molekulargewicht von 78 kD und einen isoelektrischen Punkt von pH 4,7 (Marangos und Schmechel 1987). Neben NSE findet sich im Gehirn noch eine *Hybrid-Enolase* vom αγ-Typ mit einem Molekulargewicht von 82,5 kD (Marangos et al. 1978) und eine *nicht-neuronale Enolase (NNE)* vom αα-Typ mit einem Molekulargewicht von 87 kD und einem isoelektrischen Punkt von pH 7,2 (Marangos und Schmechel 1987). NNE entspricht der Leberenolase.

α-Untereinheit und γ-Untereinheit, die vermutlich von verschiedenen Genen kodiert werden, sind sowohl strukturell als auch immunologisch sehr unterschiedlich. Diese Tatsache erlaubte die Herstellung spezifischer Antiseren gegen die verschiedenen Untereinheiten. Mit ihrer Hilfe wurde gezeigt, daß NSE im normalen Zentralnervensystem vorwiegend in *Neuronen* lokalisiert ist (Cicero et al. 1970; Haglid et al. 1973; Pickel et al 1975; Schmechel et al. 1978; Langley et al. 1980; Ghandour et al. 1981; Kato et al. 1981; Royds et al. 1982; Marangos et al. 1982; Schmechel und Marangos 1983; Vinores et al. 1984b; Schmechel 1985), während NNE im Gehirn hauptsächlich in Gliazellen vorkommt (Ghandour et al. 1981; Royds et al. 1982; Schmechel et al. 1978; Marangos et al 1978). NSE findet sich außerdem in fast allen *neuroendokrinen Zellen* (Schmechel et al. 1979; Bishop et al. 1982; Marangos et al. 1982; Schmechel und Marangos 1983; Polak und Marangos 1984) und in einer Reihe anderer Zelltypen, darunter *Thrombozyten* und *Megakaryozyten* (Marangos et al. 1980a; Kato et al. 1983a). In einer immunhistologischen Studie fanden Haimoto et al. (1985) im adulten menschlichen Gewebe γ-Enolase-Immunreaktivität in *glatten Muskelzellen, Epithelzellen der Henleschen Schleife und Macula-densa-Zellen der Niere, Lymphozyten, Plasmazellen, Spermatogonien, Bronchialepithelzellen, Typ-II-Alveolarepithelzellen der Lunge* und *sekretorischen Zellen des Eileiters*. Die absolute Menge an γ-Enolase in diesen Zellen ist allerdings sowohl gegenüber ihrem Gehalt an α-Enolase als auch im Vergleich zu den in Neuronen und neuroendokrinen Zellen vorhandenen Mengen an γ-Enolase gering (Marangos und Schmechel 1987). Es ist auch noch unklar, ob diese immunreaktiven nicht-neuronalen oder -neuroendokrinen Zellen die Untereinheit in Form des homodimeren (γγ) oder des heterodimeren Enzyms (αγ) enthalten.

Die Expression der Enolase-Isoenzyme in Neuronen ist entwicklungsabhängig, d.h. im fetalen Gehirn ist NNE die vorherrschende Form (Marangos et al. 1980b; Jorgensen und Centervall 1982; Yoshida et al. 1983; Kato et al. 1984). Erst während der neuronalen Entwicklung kommt es in der Mehrzahl der Neurone zu einer Umstellung zu NSE, wobei der Zeitpunkt der Umstellung mit dem Auftreten synaptischer Aktivität korrelieren soll (Schmechel et al. 1980; Whitehead et al. 1982).

1.5 HNK-1

HNK-1 ist ein monoklonaler Antikörper, der von Abo und Balch (1981) durch Immunisierung mit der menschlichen T-Zell-Linie HSB-2 gewonnen wurde. HNK-1 gehört zu einer Familie monoklonaler Antikörper, die gegen unterschiedlichste Zellen produziert wurden, jedoch später eine identische Reaktivität zeigten. Zur HNK-1-Familie gehören u.a. der Antikörper NC-1, der durch Immunisierung mit Zellen aus dem Ganglion ciliare der Wachtel gewonnen wurde (Tucker et al. 1984), der Antikörper L2 (Kruse et al. 1984,1985), zwei gegen kultivierte Melanomzellen des Menschen hergestellte monoklonale Antikörper (Noronha et al. 1986) und verschiedene gegen das Myelin-assoziierte Glykoprotein (MAG) gerichtete Antikörper, die aus Patienten mit einer monoklonalen Gammopathie isoliert wurden (Murray und Steck 1984; Nobile-Orazio et al. 1984). HNK-1 reagiert mit einem Kohlenhydratepitop, dessen Struktur weitgehend bekannt ist (Chou et al. 1985, 1986). Dieses Epitop kommt auf einer Vielzahl unterschiedlicher Glykoproteine und Glykolipide vor. Hierunter befinden sich u.a. zwei aus HSB-2-Zellen isolierte Glykoproteine mit den Molekulargewichten 130 kD und 80 kD (Sato et al. 1985), ein 110 kD Glykoprotein in der Zellmembran von Natürlichen-Killer (NK)- und Killer (K)-Lymphozyten des Menschen (Kubagawa et al. 1983), verschiedene nervale Zelladhäsionsmoleküle wie N-CAM, J1, L1 (Kruse et al. 1984,1985), das Myelin-assoziierte Glykoprotein (McGarry et al. 1983; Sato et al. 1983), ein sulfatiertes 100 kD Glykoprotein, das von Melanom-, Neuroblastom- und kleinzelligen Bronchialkarzinomzellen in Kultur freigesetzt wird (Harper et al 1984; Noronha et al. 1986), ein 75 kD Glykoprotein in der Matrix neurosekretorischer Granula (Tischler et al. 1986), zwei Glykoproteine von 80 kD bzw. 130 kD aus der Zellmembran kleinzelliger Bronchialkarzinomzellen (Willison et al. 1986) und saure Glykolipide aus peripheren Nerven des Menschen (Chou et al. 1985, 1987). Kürzlich konnten Harper et al. (1990) zeigen, daß auch Fibronektin bzw. ein

Fibronektin-ähnliches Molekül, das von einer malignen Melanomzellinie sezerniert wird, das HNK-1-Epitop enthält. Dieses weite Spektrum stellt vermutlich nur einen Ausschnitt aus der Vielzahl der HNK-1-immunreaktiven Moleküle dar.

Neben der ursprünglich berichteten Expression in *NK/K-Lymphozyten* findet sich HNK-1 in verschiedenen *Zellen des zentralen und peripheren Nervensystems* unterschiedlicher Spezies (Schuller-Petrovic et al. 1983), in *neuroendokrinen Zellen* (Tsutsumi 1984; Tischler et al. 1986; Lauweryns und van Ranst 1987) und in *normalem, hyperplastischen und neoplastischen Prostataepithel* (Rusthoven et al. 1985; Wahab und Wright 1985; May und Perentes 1987).

1.6 Sonstige Differenzierungsantigene

Unter diesem Punkt möchte ich diejenigen Differenzierungsantigene beschreiben, die in den eigenen Untersuchungen entweder unberücksichtigt blieben, oder deren Expression nur in bestimmten, ausgewählten Tumorgruppen untersucht wurde. Daneben werden in kurzer Form auch Antigene vorgestellt, über deren Vorkommen in Tumoren noch keine Daten vorliegen, die aber in Zukunft Bedeutung für die Tumordiagnostik gewinnen könnten.

1.6.1 Synaptophysin

Durch Immunisierung mit einer Vesikelfraktion aus Rinderhirn erzeugten Wiedenmann und Franke (1985) den monoklonalen Antikörper SY38. Mit seiner Hilfe identifizierten sie Synaptophysin, ein integrales Membranglykoprotein, das sowohl in Nervenzellen als auch in neuroendokrinen Zellen im wesentlichen in kleinen (30-80 nm Durchmesser) und elektronenoptisch durchsichtigen Vesikeln vorkommt (vgl. Wiedenmann und Huttner 1989). Synaptophysin hat einen isoelektrischen Punkt zwischen pH 4,3 und pH 4,8 sowie ein Molekulargewicht zwischen 38 kD (in Neuronen) und 42 kD (in neuroendokrinen Zellen). Die Differenz im Molekulargewicht ist auf eine unterschiedliche Glykosylierung zurückzuführen, denn in deglykosylierter Form beträgt das Molekulargewicht einheitlich 34 kD. Das von Jahn et al. (1985) isolierte Vesikelprotein p38 entspricht Synaptophysin (Navone et al. 1986).

Synaptophysin besteht aus 307 Aminosäuren mit vier je 24 Aminosäuren langen hydrophoben Regionen. Am C-terminalen Ende findet sich das Epitop für SY38. Insgesamt scheint das Polypeptid die Vesikelmembran viermal zu durchspannen, wobei beide Enden, inklusive der Bindungsstelle für SY38, nach außen, d.h. zur

zytoplasmatischen Oberfläche der Vesikel zeigen (Leube et al. 1987). Daß das Epitop für SY38 auf der zytoplasmatischen Seite der Vesikelmembran liegt, konnte bereits immunelektronenmikroskopisch nachgewiesen werden (Wiedenmann und Franke 1985). Synaptophysin besitzt eine Bindungsstelle für Kalziumionen, die ebenfalls an der zytoplasmatischen Seite der Vesikelmembran lokalisiert ist (Wiedenmann und Franke 1985; Wiedenmann et al 1986b; Rehm et al. 1986). Durch Hybridisierungsexperimente mit klonierter DNA konnte gezeigt werden, daß Synaptophysin in verschiedenen Vertebraten-Spezies in identischer Form vorkommt und somit in der Evolution stabil geblieben ist (Leube et al. 1987). Zur Funktion von Synaptophysin ist noch wenig bekannt. Möglicherweise kann es einen transmembranösen Kanal bilden, der für den Austausch bestimmter Moleküle zwischen Zytoplasma und Vesikelinnenraum notwendig ist (Thomas et al. 1988).

Immunzytochemisch wurde Synaptophysin in *Nervenzellen* des ZNS, in der *neuromuskulären Endplatte* und in *neuroendokrinen Zellen* sowohl vom neuronalen als auch vom epithelialen Typ identifiziert (vgl. Wiedenmann und Huttner 1989). Die Expression von Synaptophysin während der postnatalen Hirnentwicklung der Maus korreliert gut mit der Synaptogenese (Knaus et al. 1986).

1.6.2 Chromogranine

Chromaffine Granula (sogenannte *Dense-core-Vesikel*) in neurosekretorisch aktiven Zellen enthalten größere Mengen an sauren Proteinen, die als Chromogranine bezeichnet werden. Es handelt sich hierbei um drei verschiedene Proteine: Chromogranin A, B und C, wobei Chromogranin B auch als Sekretogranin I und Chromogranin C als Sekretogranin II bezeichnet wird (vgl. Eiden et al. 1987).

Chromogranin A wurde ursprünglich aus chromaffinen Granula des Nebennierenmarks des Rindes isoliert (Helle 1966; Blaschko et al. 1967; Smith und Winkler 1967). Es entspricht dem *sekretorischen Protein I (SP I)* aus der Glandula parathyroidea (Cohn et al. 1982). Chromogranin A ist ein saures Glykoprotein mit einem isoeletrischen Punkt von ca. pH 4,8 und einem Molekulargewicht um 80 kD, das etwa die Hälfte der Matrixproteine chromaffiner Granula ausmacht (Landsberg 1984). Seine Primärstruktur wurde inzwischen von verschiedenen Arbeitsgruppen aufgeklärt (Benedum et al. 1986; Iancangelo et al. 1986; Helman et al. 1988). *Chromogranin B* wurde zuerst aus PC12-Zellen als Tyrosin-sulphatiertes Protein mit einem Molekulargewicht zwischen 105 kD und 113 kD isoliert (Huttner und Lee 1982; Lee und Huttner 1983), später jedoch ebenfalls aus dem Nebennierenmark des Rindes gewonnen (Fischer-Colbrie und Frischenschläger 1985). Auch die Primärstruktur von Chromogranin B ist inzwischen bekannt (Benedum et al. 1987; Forss-Peter et al. 1989). *Chromogranin C* wurde unabhängig voneinander als sulphatiertes Protein mit einem Molekulargewicht von 70 kD aus sekretorischen Vesikeln der Hypophyse (Rosa und Zanini 1981; Zanini und Rosa 1981) und als Tyrosin-sulphatiertes Protein mit einem Molekulargewicht zwischen 84 kD und 86 kD aus PC12 Zellen (Lee und Huttner 1983) isoliert. Später zeigte sich dann, daß beide Proteine identisch sind (Rosa et al. 1985). Gerdes et al. (1988, 1989) beschrieben kürzlich die Primärstruktur des Chromogranins C der Ratte und des Menschen.

Chromogranine finden sich in allen *neuroendokrinen Geweben und Tumoren* (vgl. Wiedenmann und Huttner 1989). Außerdem wurden sie in *zentralen und peripheren Neuronen* nachgewiesen, wo sie in *Large-dense-core-Vesikeln* lokalisiert sind (Somogyi et al. 1984; Fischer-Colbrie et al. 1985; Nolan et al. 1985; Lassmann et al. 1986; Volknandt et al. 1987; Cozzi et al. 1989). Über die Funktion der Chromogranine ist erst wenig bekannt (vgl. Wiedenmann und Huttner 1989).

1.6.3 Retinales S-Antigen

Das retinale S-Antigen ist ein 50 kD großes Protein, das bei der Transduktion der Lichtempfindung eine Rolle spielt (Wacker et al. 1977; Beneski et al. 1984). Mit mono- und polyklonalen Antikörpern konnte dieses Protein in retinalen Photorezeptorzellen und in Pineozyten verschiedener Spezies einschließlich des Menschen identifiziert werden (Mirshahi et al. 1984; Donoso et al. 1985b; Korf et al. 1985; Perentes et al. 1986). Die Geschwulstarten, in denen das retinale S-Antigen mittlerweile nachgewiesen wurde, umfassen Retinoblastome (Donoso et al. 1985a, 1987; Mirshahi et. al. 1986; Perentes et al. 1987a), Pineozytome und Pineoblastome (Perentes et al. 1986; Korf et al. 1986; Donoso et al. 1987), sowie einen Teil der Medulloblastome (Korf et al. 1987; Bonnin et al. 1988). Andere bislang untersuchte Tumorarten, darunter Meningeome und eine kleine Anzahl neuroepithelialer Geschwülste, exprimierten dieses Antigen nicht (Donoso et al. 1987; Perentes und Rubinstein 1987).

1.6.4 Epitheliales Membran-Antigen

Im menschlichen Milchdrüsenepithel werden bei der Laktation Milchfettkügelchen in einer Art reverser Pinozytose von einer Membran umgeben und sezerniert. Diese Membran der Milchfettkügelchen stammt aus der apikalen Zellmembran der Epithelzellen (Dowben et al. 1967), die sich als effektives Immunogen für die Produktion poly- und monoklonaler Antikörper erwies (Heyderman et al. 1979; Taylor-Papadimitriou et al. 1981; Foster et al. 1982a,b). Basierend auf der initial gefundenen Immunreaktivität dieser Antikörper mit einer Vielzahl verschiedener Epithelien wurde das zugehörige Antigen *epitheliales Membran-Antigen (EMA)* genannt (Heyderman et al. 1979; Sloane und Ormerod 1981). Die chemische Struktur von EMA ist noch nicht restlos aufgeklärt. Es scheint sich aber weniger um ein einzelnes Molekül als um eine Gruppe hochmolekularer Glykoproteine mit niedrigem Protein- und hohem Kohlenhydratanteil sowie mit anorganischen Bestandteilen zu handeln (Shimizu und Yamauchi 1982; Ormerod et al. 1983). Die antigene Determinante, die durch EMA-Antikörper erkannt wird, ist wahrscheinlich im Bereich der Kohlenhydratkomponente lokalisiert (Ormerod et al. 1982, 1983).

Zusätzlich zu der zunächst publizierten Expression in *epithelialen Zellen und Tumoren* hat sich EMA inzwischen auch in einigen Fällen unter den *malignen Lymphomen* und *multiplen Myelomen*, in Zellen der *Chorda dorsalis* und in *Chordomen*, im normalen *Mesothel* und in *Mesotheliomen*, in *epitheloiden Sarkomen*, in *Arachnoidalzellen* und *Meningeomen*, in *reaktiven und neoplastischen Astrozyten*, in Zellen des *Ependyms* und des *Plexus choroideus* sowie in einzelnen *Ependymomen*, in *perineuralen Zellen* und in *einzelnen Tumoren der glatten Muskulatur* sowie in einem *metastasierendem Neuroblastom* nachweisen lassen (vgl. Diskussion 4.1.1.12).

1.6.5 Enzyme und Myelin-assoziierte Antigene

Glutaminsynthetase wurde von Norenberg und Martinez-Hernandez (1979) als Astrozyten-spezifisches Enzym beschrieben. Nach Untersuchungen von Pilkington und Lantos (1982) soll sich der Nachweis von Glutaminsynthetase in Hirntumoren auf astrozytäre Zellen beschränken und in seiner Spezifität dem GFAP-Nachweis entsprechen.

Carboanhydrase C ist ein Isoenzym der Carboanhydrase und soll im ZNS der Maus, der Ratte und des Menschen vor allem in Oligodendrozyten lokalisiert sein (Kumpulainen und Nyström 1981; Kumpulainen und Korhonen 1982; Kumpulainen et al. 1983; Ghandour et al. 1979). Kimelberg et al. (1978,1982) und Roussel et al. (1979) fanden jedoch Carboanhydrase C auch in Astrozyten. In einer umfangreichen Studie an 110 Tumoren des menschlichen Nervensystems konnten Nakagawa et al. (1987) Immunreaktivität in nahezu allen Tumortypen nachweisen.

Eine Reihe weiterer Oligodendrozyten- bzw. Myelin-spezifischer Enzyme, darunter *2'3'-zyklisches Nucleotid-3-Phosphohydrolase (CNP)*, *Glycerol-3-Phosphat-Dehydrogenase (GPDH)* und *Cholesterolesterhydrolase*, sind beschrieben worden (vgl. Cammer 1984; Pfeiffer und Gard 1988), wobei jedoch bislang noch keine Ergebnisse bezüglich der Expression dieser Enzyme in Tumoren des Nervensystems vorliegen.

Die *Plazenta-spezifische alkalische Phosphatase (PLAP)* hat sich als Marker für bestimmte Keimzelltumoren bewährt, obwohl dieses Enzym keineswegs spezifisch für diese Tumoren ist (vgl. Diskussion 4.1.2.16).

Ein Antigen, das kein Enzym ist, jedoch eine gewisse Spezifität für Astrozyten besitzt, ist das *α-2-Glykoprotein* (Warecka et al. 1972; Langley et al. 1982). Nach biochemischen Untersuchungen an menschlichen Hirntumoren soll dieses Glykoprotein nur in differenzierten Gliomen vorkommen (Warecka 1975).

Aus der Vielzahl bekannter Myelinproteine sind insbesondere die *basischen Myelinproteine (MBP)* in der Neuroonkologie eingehend untersucht worden. Obwohl MBP immunzytochemisch in unreifen und adulten Oligodendrozyten des ZNS der Ratte und in unreifen Oligodendrozyten des Menschen nachgewiesen wurde (Sternberger et al. 1978, 1985a; Itoyama et al. 1980), scheint es in oligodendrozytären Tumorzellen nicht exprimiert zu werden (vgl. Diskussion 4.1.1.14). Über die Expression anderer Myelinproteine wie des *Proteolipidproteins (PLP)*, des *P-0-Glykoproteins*, des *P-2-Proteins* oder des *Wolfgram-Proteins* in Tumoren des Nervensystems liegen bislang nur wenige oder keine Daten vor.

Galactolipide bilden einen wesentlichen Bestandteil des Myelins und lassen sich auch auf der Zellmembran der Oligodendrozyten und Schwannschen Zellen in vitro nachweisen (Raff et al. 1978; Mirsky et al. 1980; Ranscht et al. 1982; Jessen et al. 1985; Schachner 1986). Oligodendrogliale Vorläuferzellen exprimieren in der Zellkultur bereits in sehr frühem Differenzierungsstadium *Galactosulphatid*, was dann im Laufe der weiteren Differenzierung recht bald von *Galactocerebrosid* gefolgt wird (Schachner et al. 1981; Singh und Pfeiffer 1985). Nach Sakakibara et al. (1981) ist die Expression von Galactocerebrosiden allerdings kein spezifisches Merkmal für die oben genannten Zelltypen, sondern kann auch in verschiedenen Epithelzellen der Niere, der Leber und der Lunge gefunden werden. In den immunhistochemischen Untersuchungen von de la Monte (1989) waren Oligodendrogliome konstant Galactocerebrosid-positiv und exprimierten zusätzlich auch das *A2B5-Antigen*, ein für bestimmte gliale Vorläuferzellen typisches Differenzierungsantigen. Unter den Astrozytomen befinden sich dagegen nur

wenige Tumoren mit Galactocerebrosid- und A2B5-positiven Tumorzellen (Bishop und de la Monte 1989). Bansal und Pfeiffer (1987) beschrieben eine aus einem experimentell induzierten Neurinom der Ratte isolierte Schwannzell-Linie, die sowohl Galactosulphatid als auch Galactocerebrosid exprimiert. Steck und Perrisseau (1980) konnten dagegen in zwei Maus-Oligodendrogliomlinien Galactocerebrosid nicht nachweisen.

1.6.6 Zelladhäsionsmoleküle

Um ein so komplexes Organ wie das Nervensystem aufzubauen, sind eine Vielzahl koordinierter molekularer und zellulärer Mechanismen notwendig, von denen bis heute nur ein außerordentlich geringer Teil verstanden ist. Nach Cowan (1982) erfolgt die Entwicklung des Nervensystems in bestimmten Schritten, worunter u.a. neurale Induktion, Zellproliferation, Migration, Aggregation, Zytodifferenzierung, Zelltod und Synapsenbildung zu erwähnen wären. In jüngerer Zeit wurde es immer offenkundiger, daß Moleküle an der Zelloberfläche, und hierbei speziell Kohlenhydratstrukturen, die mit Proteinen und Lipiden zu Glykoproteinen bzw. Glykolipiden verbunden sind, eine große Rolle als Mediatoren spezifischer Kontakte zwischen verschiedenen Zellen, sowie zwischen Zellen und extrazellulärer Matrix spielen und somit für einen reibungslosen Ablauf der oben aufgeführten Prozesse von großer Bedeutung sind.

Eine Reihe solcher sogenannter *Zelladhäsionsmoleküle* sind mittlerweile isoliert und charakterisiert worden, wobei zwei wesentliche Gruppen zu unterscheiden sind: Eine Kalzium-abhängige Gruppe, die sogenannten *Cadherine* (Takeichi 1987), und eine Kalzium-unabhängige Gruppe, deren bekanntester Vertreter das neurale Zelladhäsionsmolekül *N-CAM* darstellt (vgl. Edelman 1983, 1986; Rutishäuser und Goridis 1986; Cunningham et al. 1987). N-CAM hat sich mittlerweile als identisch mit dem sogenannten *brain specific molecule 2 (BSP-2)* und dem *D2-Molekül* erwiesen (Kücherer 1987). Andere Zelladhäsionsmoleküle mit Bedeutung im Nervensystem sind das Neuron-Glia-Adhäsionsmolekül *J1* (Kruse et al. 1985), das *Myelin-assoziierte Glykoprotein (MAG)* (Poltorak et al. 1987) und das *L1-Molekül* (Schachner et al. 1985), welches dem durch Nervenwachstumsfaktor induzierbaren großen externen Glykoprotein *(NILE)* der Ratte, dem Neuron-Glia-Adhäsionsmolekül *(Ng-CAM)*, sowie den *G4- und 8D9-Antigenen* des Hühnchens äquivalent sein dürfte (Bock et al. 1985; Friedlander et al. 1986; Jessel 1988). Kürzlich wurde ein neues Zelladhäsionsmolekül mit Namen *AMOG* beschrieben, das Neuron-Glia-Interaktion vermittelt (Antonicek et al. 1987). Interessanterweise besitzt ein Teil dieser Zelladhäsionsmoleküle gemeinsame antigene Determinanten wie z.B. das *HNK-1/L2-Kohlenhydratepitop*, das in N-CAM, MAG, L1 und J1 zu finden ist (Kruse et al. 1984,1985). Ein anderes Kohlenhydratepitop (*L3*) kommt in L1, MAG und AMOG vor (Kücherer et al. 1987). Es gilt mittlerweile als gesichert, daß HNK-1/L2 nicht nur zufällig auf den verschiedenen genannten Zelladhäsionsmolekülen vorkommt, sondern aktiv an den Prozessen der Zellinteraktion beteiligt ist (Künemund et al. 1988).

Bis heute liegen nur spärliche Daten über die Expression von Zelladhäsionsmolekülen in den Tumoren des Nervensystems vor. Das Gros der Untersuchungen beschäftigte sich mit dem Vorkommen des HNK-1/L2-Epitops in verschiedenen Tumoren neuroektodermalen und anderen Ursprungs (vgl. Diskussion 4.1.1.9). Daneben gibt es einige Publikationen zur Expression des Myelin-assoziierten Glykoproteins in Gliomen (vgl. Diskussion 4.1.2.3).

N-CAM wurde in menschlichen Neuroblastom- und Ewing-Sarkom-Zellinien nachgewiesen (Lipinski et al. 1987). Prentice et al. (1987) konnten zeigen, daß die Expression von N-CAM in Phäochromozytomzellen (PC12-Zellen) durch den Nervenwachstumsfaktor beeinflußt werden kann, und Bhat und Silberberg (1987) fanden modifizierte N-CAM Moleküle in C6-Gliomzellen.

Zusammenfassend bleibt jedoch festzuhalten, daß das interessante Gebiet der Expression von Zelladhäsionsmolekülen in Tumoren noch weitgehend unerforscht ist. Hier ergeben sich weitreichende Perspektiven für zukünftige Studien, denn Modifikationen dieser Moleküle im Verlaufe der Evolution von Tumoren spielen vermutlich eine bedeutende Rolle für das Auftreten verschiedener Tumorzell-spezifischer Phänomene wie z.B. Verlust der Kontaktinhibition, Invasivität und Metastasierung.

1.6.7 Lymphozytäre Differenzierungsantigene

Für das lymphatische System ist der Einsatz von monoklonalen Antikörpern und immunmorphologischen Techniken zum Nachweis zelltypspezifischer Marker als Kriterium zur Erkennung und Unterscheidung der Vielzahl der vorkommenden Zellarten und Differenzierungsformen am weitesten fortgeschritten (vgl. Stein et al. 1988). Es wurden bereits mehrere internationale Konferenzen durchgeführt, zuletzt im Frühjahr 1989 (Knapp et al. 1989), auf denen die große Zahl bislang bekannter Marker nach einem einheitlichen nomenklatorischen System in sogenannte Differenzierungs-Cluster (*cluster of differention* =*CD*) geordnet wurden. Für die meisten dieser verschiedenen Zellantigene ist eine genaue Funktion nicht bekannt, was aber ihrer Nutzung als Differenzierungsantigene in Pathologie und Immunologie nicht entgegensteht.

Auch in der Neuropathologie haben sich monoklonale Antikörper gegen Lymphozytenantigene in der Diagnostik nicht nur von entzündlichen Erkrankungen, sondern auch zur Erkennung von malignen Lymphomen im Bereich des Nervensystems bewährt. Hierbei sind insbesondere solche Antikörper von großem Nutzen, die ihre spezifische Immunreaktivität auch am Formalin-fixierten Paraffinschnitt behalten. Dies sind heute u.a. Antikörper gegen das gemeinsame Leukozytenantigen (LCA), gegen T-Lymphozyten (z.B. UCHL1), gegen B-Lymphozyten (z.B. L26 oder 4KB5), gegen Histiozyten (z.B. MAC387), gegen NK/K-Zellen (z.B. HNK-1), gegen myelomonozytäre Zellen (z.B. MMA) oder gegen das Ki-1-Antigen (z.B. Ber-H2). Sehr gute jüngere Übersichtsarbeiten zu diesen Markern und zur Frage der Differenzierung in normalen und neoplastischen Zellen des lymphatischen Systems stammen von Stein et al. (1988) und Deegan (1989).

2 Immunhistochemie und Differenzierung zwischen normaler und neoplastischer Glia

In der täglichen Routinediagnostik steht der Neuropathologe gelegentlich nicht nur vor der Aufgabe, eine Geschwulst artdiagnostisch einzuordnen, sondern vor der oftmals schwerwiegenderen Entscheidung darüber, ob überhaupt ein Tumor, oder nicht vielmehr ein nichtneoplastischer Prozeß, sei es entzündlicher, vaskulärer, traumatischer oder anderweitiger Genese zugrunde liegt. Dieses Problem stellt sich insbesondere dann, wenn das vorhandene Gewebsmaterial aus der Randzone eines intrazerebralen oder intraspinalen Prozesses stammt, in der das Bild in der Regel unabhängig von der eigentlich ursächlichen pathologischen Veränderung durch eine reaktive Gliazellvermehrung bestimmt wird, die manchmal nur sehr schwer von einer diffusen Gliominfiltration zu unterscheiden ist. Durch den zunehmenden Einsatz der stereotaktischen Hirnbiopsie wächst zudem die Zahl der Fälle, in denen für die Diagnostik nur sehr winzige Gewebsproben zur Verfügung stehen, was die Häufigkeit der Fragestellung diffus infiltrierendes Gliom versus reaktive Gliose weiter erhöht.

Vor dem Hintergrund dieser Problematik wäre es außerordentlich wünschenswert, immunhistochemische Verfahren zur Verfügung zu haben, die eine sichere Abgrenzung zwischen normaler und reaktiver Glia auf der einen und neoplastischer Glia auf der anderen Seite ermöglichen. Für diesen Zweck kämen theoretisch solche Antigene in Frage, die entweder nur in neoplastischen oder nur in normalen und reaktiven Gliazellen exprimiert würden. Bislang gibt es noch keine Antikörper, die Gliom-spezifische Antigene erkennen. Selbst unter den zahlreichen monoklonalen Antikörpern, die durch Immunisierung mit Gliomzellen erzeugt wurden und sogenannte Gliom-assoziierte Antigene (GAAs) erkennen, findet sich bislang keiner, der selektiv an neoplastische Gliazellen bindet. Die meisten dieser Antikörper zeigen Kreuzreaktionen, wenn nicht mit normaler adulter Glia, dann zumindest mit embryonaler und/oder reaktiver Glia. Außerdem erkennt keiner dieser Antikörper alle Gliomzelltypen, denn sogar in den Tumoren, gegen die immunisiert wurde, binden sie sich in der Regel nur an einen mehr oder minder großen Teil der Tumorzellen.

Eine weitere Möglichkeit wäre der Nachweis von Antigenen, die zwar in normalen und reaktiven Gliazellen vorkommen, aber von Gliomzellen im Verlauf der neoplastischen Transformation nicht mehr exprimiert werden. Bislang ist es noch fraglich, ob solche Antigene überhaupt existieren. In der vorliegenden Monographie möchte ich jedoch über Ergebnisse berichten, die mit einem monoklonalen Antikörper, der das Trisaccharid *3-Fukosyl-N-Acetyl-Laktosamin (FAL)* erkennt, an Tumoren des Nervensystems erzielt wurden. Diese Resultate erscheinen mir zumindest als ein erster Ansatz im Hinblick auf die gerade beschriebene Problematik.

FAL wurde zuerst als aus Ovarialzysten isolierte Blutgruppensubstanz von Lloyd und Kabat (1968) beschrieben. Später wurde diese Zuckersequenz als *Stage-Specific Embryonal Antigen 1 (SSEA-1)* in undifferenzierten Teratokarzinomzellen und embryonalen Mauszellen (Solter und Knowles 1978) sowie als *X-Hapten* in Adenokarzinomzellen (Hakomori et al. 1981) gefunden. Mittlerweile sind eine Vielzahl verschiedener Makromoleküle entdeckt worden, die die FAL-Determinante tragen. Darunter befinden sich verschiedene Glykoproteine wie *das α-1-saure-Glykoprotein* (Fournet et al. 1978), *Laktoferrin* (Montreuil 1980), *Coeruloplasmin* (Endo et al. 1981), *Haptoglobin* (Nilson et al. 1981), ein *Mucin im Zervixsekret* (Yurewicz et al. 1982), eine *Sialyltransferase in Hodgkin-Zellen* (Paietta et al. 1986) und viele andere Glykoproteine mit unterschiedlichem Molekulargewicht und noch unbekannter Spezifität (Skubitz und August 1985; Urdal et al. 1983). Zusätzlich findet sich FAL auch in verschiedenen *Glykolipiden* (Hakomori und Kobata 1974; Kannagi et al. 1982; Magnani et al. 1984; Urdal et al. 1983) und in bestimmten Oligosacchariden, z.B. der *Lakto-N-Fukopentaose III*, in der menschlichen Milch und im Urin (Kobata und Ginsburg 1969; Hallgren und Lundblad 1977; Mizoguchi et al. 1982). Das FAL-Trisaccharid wurde außerdem in Sekreten des

Gastrointestinal- und Genitaltraktes nachgewiesen (Fox et al. 1982; McCarthy et al. 1985).

FAL zeigt eine weite Verteilung in verschiedenen Geweben des Menschen und anderer Spezies. Es findet sich in *myelomonozytären Zellen* des Blutes, in verschiedenen *Epithelien von Niere, Lunge, Gastrointestinaltrakt, Mamma, Haut und Genitalorganen*, in *neuroendokrinen Zellen* des Nebennierenmarks und in *bestimmten Zellelementen innerhalb des Zentralnervensystems* (Fox et al. 1983; Combs et al. 1984; Howie et al. 1984; Howie und Brown 1985; McCarthy et al. 1985).

Trotz der Menge an Daten über die Verteilung von FAL in unterschiedlichen Geweben und verschiedenen Tumoren (vgl. Diskussion 4.2), gibt es bis jetzt nur Vermutungen über funktionelle Aufgaben dieses Trisaccharids. Es gibt einige Hinweise auf eine Rolle in Zelladhäsions- und Zellinteraktionsprozessen. So konnte gezeigt werden, daß bestimmte Tumorzellen in Kultur eine verminderte Substratadhäsion bei Zugabe von Antikörpern gegen FAL ins Kulturmedium aufweisen (Nomoto et al. 1986). Während der frühen Embryonalentwicklung der Maus erwies sich FAL als notwendig für den Zusammenhalt der Morula (Bird und Kimber 1984; Rastan et al. 1985). Andere Autoren zeigten eine koordinierte Expression von FAL und verwandten Oligosacchariden während der Embryogenese der Maus (Fenderson et al. 1986). Daneben finden sich in der Literatur nur wenige Berichte über mögliche andere Funktionen. FAL scheint zum Beispiel bei der Zytolyse von Target-Zellen durch natürliche Killerzellen eine Rolle zu spielen (Harris et al. 1984). Außerdem werden Funktionen bei der Phagozytose durch myelomonozytäre Blutzellen diskutiert (Skubitz und August 1985).

Über die Funktionen im ZNS gibt es trotz der mittlerweile recht guten Kenntnis der zellulären und topographischen Verteilung bis jetzt ebenfalls nur vage Vorstellungen. Erste Untersuchungen deuten auf eine entwicklungsabhängige Expression im ZNS des Menschen und anderer Spezies hin (Mai et al. 1988). Nach Ergebnissen von Niedieck und Löhler (1987) soll FAL eine Rolle als Zelladhäsionsmolekül bei der Interaktion von Gliazellen in vitro spielen. Das Fehlen weitergehender funktioneller Daten liegt vor allem daran, daß eine biochemische Charakterisierung der Makromoleküle, die die FAL-Determinante tragen, für das Zentralnervensystem bis jetzt noch fehlt.

Bei der gefundenen weiten Verteilung des FAL-Epitops in verschiedenen Geweben, und in Anbetracht der Tatsache, daß FAL in Mäusen sehr stark immunogen ist, überrascht es nicht, daß eine große Anzahl monoklonaler Antikörper, die durch Immunisierung mit verschiedensten normalen und neoplastischen Zellen gewonnen wurden, das FAL-Epitop erkennen (Brockhaus et al. 1982; Huang et al. 1983).

3 Immunhistochemie und Tumorgrading der Tumoren des Nervensystems

Die histopathologische Klassifikation der Tumoren des Nervensystems besteht neben der Artdiagnose aus einer Einschätzung der Malignität, dem *Tumorgrading*. Die meisten Gliomtypen können nämlich unterschiedliche Grade der Anaplasie und damit auch verschiedene Prognosen aufweisen. So hat zum Beispiel das vorwiegend im Kindes- und Jugendalter im Kleinhirn auftretende pilozytische Astrozytom eine sehr gute Prognose mit einem hohen Anteil von Dauerheilungen allein durch eine vollständige Operation, während anaplastische Astrozytome und Glioblastome trotz Operation und zusätzlicher Radio- und Chemotherapie eine sehr schlechte Prognose mit einer außerordentlich geringen Wahrscheinlichkeit der Dauerheilung aufweisen. Für den Kliniker ist daher eine genaue Stellungnahme des Neuropathologen zum Malignitätsgrad eines Hirntumors unabdingbar für eine adäquate postoperative Therapieplanung.

Ähnlich der zuerst von Kernohan et al. (1949) vorgeschlagenen Einteilung, in der die Hirntumoren zusätzlich zu der Artdiagnose mit einem Malignitätsgrad aus einer vierstufigen Skala versehen werden, unterscheidet auch die WHO-Klassifikation der Tumoren des zentralen Nervensystems vier Malignitätsgrade, wobei WHO-Grad I einem benignen, WHO-Grad II einem semibenignen, WHO-Grad III einem semimalignen und WHO-Grad IV einem malignen Tumortyp entspricht. An größeren Patientenkollektiven konnte eine Abhängigkeit der Überlebenszeit vom histologischen Grading gezeigt werden (vgl. Zülch 1986).

Die Gradeinteilung der Tumoren des Nervensystems wird wie die Artdiagnose vom Neuropathologen am konventionell gefärbten lichtmikroskopischen Präparat anhand des Vorkommens oder Fehlens spezieller histologischer *Anaplasiezeichen* wie hoher Zelldichte, geringer Tumorzelldifferenzierung, Hyper-chromasie der Zellkerne, hoher Mitoserate, Polymorphie, Nekrosen und Gefäßproliferationen vorgenommen. Ebenso wie das Erkennen des Tumortyps erfordert auch die Einschätzung der Malignität eine große Erfahrung des Untersuchers und stößt in einigen Fällen, insbesondere wenn nur sehr kleine Tumorgewebsstückchen für die histologische Untersuchung zur Verfügung stehen, schnell an die Grenzen der Objektivität, denn keines der angegebenen Kriterien gibt ein absolut verläßliches Indiz für Malignität. So können Nekrosen und eine hohe Zelldichte durchaus in gutartigen Tumoren, z.B. gutartigen Meningeomen vorkommen. Andere Tumoren, wie das subependymäre Riesenzellastrozytom bei tuberöser Sklerose oder die seltenen pleomorphen Xanthoastrozytome, können außerordentlich polymorph sein, jedoch trotzdem ein sehr langsames Wachstum und dementsprechend eine gute Prognose aufweisen. Auch die Mitoserate ist kein sehr zuverlässiger Parameter, da sie z.B. durch längere Lagerung des Gewebes im unfixierten Zustand beeinflußt werden kann.

Vor diesem Hintergrund sind die zahlreichen Bemühungen zu verstehen, zusätzliche objektive Bewertungskriterien für das Tumorgrading zu gewinnen. Hierunter fallen z.B. aufwendige morphometrische Ansätze (Martin und Voss 1982a,b; Martin et al. 1981, 1984), die Messung des DNA-Gehaltes und des Ploidiegrades der Tumorzellkerne mit Hilfe DNA-zytophotometrischer Verfahren (Müller et al. 1977; Frederiksen et al. 1978; Hoshino et al. 1978; Kawamoto et al. 1979), der autoradiographische Nachweis von präoperativ appliziertem ^{3}H-Thymidin als Marker für die in der Synthesephase des Zellzyklus befindlichen Tumorzellen (Hoshino und Wilson 1977), und in jüngerer Zeit die Bromdeoxyuridin-Methode, die sich den immunhistochemischen Nachweis von präoperativ dem Patienten injiziertem Bromdeoxyuridin, das als Thymi-dinanalogon während der Synthese-Phase des Zellzyklus in die DNA von Tumorzellen eingebaut wird, am histologischen Präparat zu Nutze macht (vgl. Einleitung 3.2). Neuerdings steht dem Pathologen mit der Ki-67-Methode ein rein immunhistologisches und damit den Patienten nicht belastendes Verfahren zur Ermittlung der Proliferationsaktivität eines Tumors zur Verfügung.

3.1 Ki-67

Gerdes et al. (1983) entwickelten durch Immunisierung mit einer grob gereinigten nukleären Fraktion aus L428-Zellen den monoklonalen Antikörper Ki-67. Dieser Antikörper reagiert mit einem Antigen, das im Zellkern während der späten G_1-, S-, G_2- und M-Phase des Zellzyklus, aber nicht während der G_0- und der frühen G_1-Phase vorhanden ist (Gerdes et al. 1984b). Bei dem Ki-67-Antigen handelt es sich um ein nukleäres, nicht zu den Histonen gehörendes Protein, das möglicherweise eine Funktion bei der strukturellen Organisation von Meta- und Anaphasechromosomen hat, denn es konnte in verschiedenen Karzinom- und Leukämiezellen in der Peripherie von Metaphasechromosomen und der Nukleolenwand lokalisiert werden (Verheijen et al. 1989a,b; van Dierendonck et al. 1989). Dieselben Autoren spekulieren, daß Ki-67 möglicherweise eine Typ II DNA-Topoisomerase ist (Verheijen et al. 1989a) oder eventuell dem ribosomalen S1-Protein entspricht (van Dierendonck et al. 1989). Neuesten Ergebnissen von Hinton (1990) zu Folge ist das Ki-67-Antigen ein

250 kD großes Protein in der Kernmatrix, wobei das vom Ki-67-Antikörper erkannte Epitop Phosphatase-sensitiv ist. Außer in humanen Zellen findet sich Ki-67 auch in einer Reihe verschiedener Tierspezies (Falini et al. 1989).

Mehrere Untersucher erzielten in unterschiedli-chen Zelltypen eine gute Korrelation zwischen Ki-67- und BrdU-(S-Phase)-Markierungsraten, wobei erstere, wie zu erwarten, stets größer waren (Sasaki et al. 1988; Nishizaki et al. 1989; Morimura et al. 1989; van Dierendonck et al. 1989). Nach van Dierendonck et al. (1989) soll allerdings in der humanen Brustkarzinom-zellinie MHF-7 eine Beibehaltung der Ki-67-Expres-sion in ruhenden Zellen über einen gewissen Zeitraum zu beobachten sein, ein Befund, der den ursprüng-lichen Ergebnissen von Gerdes et al. (1984b) entgegensteht.

Insgesamt gesehen erwies sich der immunhistoche-mische Nachweis des Ki-67-Antigens in mehreren Untersuchungen als exzellente Methode zum Nachweis von proliferierenden Zellen an Gefrierschnitten ganz verschiedenartiger Geschwülste. In hämatologischen und epithelialen Tumoren fand sich eine gute Korrelation zwischen der Anzahl Ki-67-positiver Zellkerne und dem Grad der histopathologischen Anaplasie sowie in einigen jüngeren Untersuchungen auch der Überlebenszeit der Patienten (Gerdes et al. 1983, 1984a, 1986a,b, 1987; Gerdes 1985; Birrel et al. 1987; Lelle et al. 1987; Walker und Camplejohn 1988; Kaudewitz et al. 1989). Auf die Befunde bei den Tumoren des Ner-vensystems wird unter Berücksichti-gung der eigenen Ergebnisse später näher eingegangen (vgl. Diskussion 4.3).

3.2 Bromdeoxyuridin

In der S-Phase des Zellzyklus befindliche Zellen lassen sich durch den Einbau radioaktiv markierter DNA-Bausteine (z.B. ^{3}H-Thymidin) unter Verwendung auto-radiographischer Methoden nachweisen. Diese Metho-de wurde schon vor längerer Zeit angewandt, um die Proliferationsrate menschlicher Hirntumoren zu be-stimmen (Johnson et al. 1960; Fukuma et al. 1969; Hoshino und Wilson 1979). Es gibt jedoch einige für den klinischen Einsatz schwerwiegende Nachteile der ^{3}H-Thymidin-Methode. An erster Stelle ist hier die Strahlenbelastung für die Patienten zu nennen, denen das radioaktive Thymidin präoperativ intravenös ge-spritzt werden muß. Außerdem ist der autoradiographi-sche Nachweis des in die Tumorzell-DNA eingebauten ^{3}H-Thymidins recht aufwendig.

Eine Alternative zur ^{3}H-Thymidin-Methode ergab sich durch einen 1982 von Gratzner entwickelten monoklonalen Antikörper gegen *Bromdeoxyuridin (BrdU)*. BrdU ist ebenfalls ein Thymidinanalogon, das während der S-Phase in zelluläre DNA eingebaut werden kann. Wenn man BrdU zu einem definierten Zeitpunkt vor einer Operation einem Hirntumorpatienten intravenös verabreicht, kann man postoperativ am routinemäßig fixierten und eingebetteten histologischen Material mit Hilfe des monoklonalen BrdU-Antikörpers immunhistologisch die Zellen, die BrdU in ihrem Zellkern in die DNA inkorporiert haben, nachweisen und somit auf die Proliferationsaktivität des Tumors rückschließen (Nagashima et al. 1985; Hoshino et al. 1985). Im Vergleich zu der ^{3}H-Thymidin-Methode hat dieses elegante Verfahren den Vorteil, daß es den Patienten nicht radioaktiv belastet und außerdem sehr zügig und mit technisch relativ geringem Aufwand gute Ergebnisse liefert. Nach Sano et al. (1968) und Hoshino und Sano (1969) soll die Applikation von BrdU in den für diese Methode benötigten Dosen pharmakologisch unbedenklich sein und zudem noch den Vorteil einer radiosensitivierenden Wirkung im Falle einer post-operativen Bestrahlung mit sich bringen (vgl. auch Greenberg et al. 1988). In einer Vielzahl von Publi-kationen berichteten vor allem Hoshino und Nagashima über die Anwendung der BrdU-Methode zur Bestim-mung der Proliferationsaktivität in Tumoren des Ner-vensystems (Hoshino et al. 1985, 1986a,b,c; Hoshino 1987; Nagashima et al. 1985, 1986b, 1988a,b; Cho et al. 1988a; vgl. auch Fukui et al. 1986 und Danova et al. 1988).

Außer der eben beschriebenen Anwendungsweise kann der Prozentsatz der Zellen in der S-Phase mit der BrdU-Methode auch in vitro, d.h. in der Monolayerkul-tur, an Sphäroiden oder an kleinen Gewebsstückchen bestimmt werden (Sasaki et al. 1987, 1988; Morimura et al. 1989; Nishizaki et al. 1989).

3.3 Sonstige Proliferations-assoziierte Antigene

Die *DNA-Polymerase* α ist ein Schlüsselenzym für die Replikation der DNA in eukaryontischen Zellen. In humanen Zellen kommt dieses Enzym in der G_{1}-, S- und G_{2}-Phase im Zellkern und in der M-Phase im Zytoplasma vor, während es in G_{0}-Zellen nicht nach-weisbar ist (Bensch et al. 1982; Matsukage et al. 1983; Nakamura et al. 1984). Inzwischen stehen monoklonale Antikörper gegen die DNA-Polymerase α zur Verfü-gung (Masaki et al. 1982; Tanaka et al. 1982), von denen einer von Mushika et al. (1988) für immunhisto-chemische Untersuchungen an dysplastischen und neoplastischen Läsionen im Bereich des Cervix uteri benutzt wurde. Nach den Befunden dieser Autoren eignet sich diese Methode sehr gut zum Nachweis proliferierender Zellen. Außer Ki-67, das nicht mit der DNA-Polymerase α identisch ist (Mushika et al. 1988), scheint somit ein weiteres Antigen zur Verfügung zu stehen, dessen immunhistologischer Nachweis zur Erkennung proliferierender Zellen verwendet werden kann. In einer jüngst erschienenen Arbeiten untersuchten Tsutsumi et al. (1990) eine gößere Anzahl verschiedener benigner und maligner Neoplasien. Hierbei erwies sich der Nachweis der DNA-Polymerase α als exzellente Methode zur Erfassung der Proliferationsaktivität.

Kürzlich berichteten Freeman et al. (1988) über die Entwicklung eines monoklonalen Antikörpers, der ein *Proliferations-assoziiertes Antigen mit einem Molekulargewicht von 120 kD* im Nukleolus menschlicher Zellkerne erkennt, das nur während der frühen G_1-Phase exprimiert wird. Die Autoren spekulieren, daß dieses Antigen eine kausale Rolle bei der Zellproliferation spielt und daß sein immunhistologischer Nachweis Bedeutung als Proliferationsmarker in der Tumordiagnostik haben könnte. Untersuchungen an Tumoren des Nervensystems liegen für dieses Antigen jedoch noch nicht vor. Die gleiche Arbeitsgruppe hat noch zwei andere nukleoläre Antigene mit Molekulargewichten von 145 kD und 40 kD beschrieben, die ebenfalls eine Proliferations-abhängige Expression in menschlichen Zellen aufweisen sollen (Freeman et al. 1986,1987; Chatterjee et al. 1987).

Ein weiteres vielversprechendes Proliferations-assoziiertes Antigen ist das *PCNA (proliferating cell nuclear antigen)* bzw. *Cyclin*, ein 36 kD großes nukleäres Protein, dessen Expression mit der S-Phase des Zellzyklus korreliert ist (Celis und Celis 1985). Dieses Protein wurde unabhängig von Bravo und Celis (1980) und Miyachi et al. (1978) entdeckt. Kürzlich konnte gezeigt werden, daß PCNA/Cyclin ein auxiliäres Protein der DNA-Polymerase δ darstellt und wohl eine wichtige Rolle bei der Initiierung der Zellproliferation spielt (Bravo et al. 1987; Jaskulski et al. 1988). Nachdem Ogata et al. (1987) monoklonale Antikörper gegen PCNA/Cyclin produziert haben, steht nun ein weiteres Hilfsmittel zur immunzytochemischen Identifizierung proliferierender Zellen zur Verfügung (Robbins et al. 1987; Kurki et al. 1988; Garcia et al. 1989). Der Vorteil dieser Methode gegenüber der Ki-67-Technik liegt in ihrer Anwendbarkeit am Alkoholfixierten und Paraffin-eingebetteten Gewebe. Louis et al. (1990) berichteten kürzlich über erste Ergebnisse mit Antikörpern gegen PCNA in Tumoren des Nervensystems.

4 Immunhistochemie und Expression von Onkoproteinen, Wachstumsfaktoren und Rezeptoren in Tumoren des Nervensystems

Ein weiterer Schwerpunkt dieser Monographie liegt auf der Expression verschiedener Rezeptoren, des neu-Onkogenprodukts und des an zentraler Stelle im komplexen Netzwerk der intrazellulären Signalverarbeitung stehenden Enzyms Proteinkinase C. Zum besseren Verständnis der eigenen Ergebnisse möchte ich im folgenden einige Sätze zu den aktuellen Konzepten und Hypothesen bezüglich der dem neoplastischen Wachstum zugrundeliegenden molekularen Prozesse voranstellen, bevor mit einer Besprechung der in der Neuroonkologie bedeutsamen Onkogene, Wachstumsfaktoren und Rezeptoren begonnen wird.

4.1 Onkogene

Die Entwicklung der Onkogentheorie der Tumorentstehung erfolgte historisch gesehen von zwei zunächst ziemlich verschiedenen Forschungsrichtungen aus: die erste befaßte sich mit dem Mechanismus der Tumorinduktion durch onkogene Viren, während der zweite Ansatz in Transfektionsexperimenten von Tumorzell-DNA in immortalisierte Fibroblastenzellinien (gewöhnlich NIH-3T3 Zellen) bestand. Beide Wege führten schließlich zur Isolierung verschiedener Gene, die offensichtlich an der onkogenen Wirkung der Tumorviren bzw. der Tumorzell-DNA kausal beteiligt sind. Bei diesen sogenannten *Onkogenen* handelt es sich um Gene, die in der normalen Zelle wichtige Aufgaben in der Regulation substantieller Prozesse wie Wachstum, Differenzierung und Genregulation haben. Onkogen werden diese Gene erst, wenn sie in unangebrachter Weise exprimiert werden oder durch bestimmte Mutationen zu veränderten, onkogen wirksamen Genprodukten führen. Bislang konnten mehr als 40 zelluläre Onkogene isoliert und charakterisiert werden, wobei nur ein Teil ein virales Analogon besitzt.

Es hat sich mittlerweile herausgestellt, daß die durch Onkogene kodierten Proteine nahezu alle eine Rolle an verschiedenen Stellen innerhalb der komplexen Übertragungskette von Proliferations- und Differenzierungssignalen zwischen Extrazellulärraum und Zellkern spielen. Aufgrund ihrer Funktionen und subzellulären Lokalisationen lassen sich hierbei bestimmte Onkogenprodukte zu Gruppen zusammenfassen (vgl. Nishimura und Sekiya 1987; Marks 1987; Hanley 1988):

1. *Nukleäre Proteine* mit DNA-bindenden und vermutlich genregulierenden Eigenschaften: myc, fos, erbA.
2. *Zytoplasmatische Serin-/Threonin-spezifische Proteinkinasen*: mos, mil, raf oder pim-1.
3. *Membran-assoziierte Tyrosinkinasen*: src (pp60src), abl, fps.
4. *Guanosintriphosphat-bindende Proteine*: ras-Familie.
5. *Zellmembranständige Rezeptoren*: erbB1 (EGF-Rezeptor), erbB2 (neu), ros1, fms.
6. *Wachstumsfaktoren*: sis (B-Kette des Plättchenwachstumsfaktors).
7. *Sonstige Onkogenprodukte* mit bis jetzt unbekannter Funktion.

Die Aktivierung von Onkogenen kann durch verschiedene Mechanismen erfolgen. Hierzu gehört z.B. die sogenannte *Transduktion*, d.h. die Übernahme zellulärer Onkogene in das Genom von Retroviren durch Rekombination. Das transduzierte Onkogen kann hierbei durch Mutationen, durch Abkoppelung regulatorischer bzw. supprimierender zellulärer DNA-Sequenzen, oder durch den Einfluß retroviraler Promotorsequenzen aktiviert werden. Eine *Insertion* solcher viraler Promotoren in das Wirtsgenom in der Nähe von zellulären Onkogenen kann eine erhöhte Transkriptionsaktivität dieser Genabschnitte induzieren. Auf der anderen Seite kann die Insertion von Virus-DNA aber auch im Bereich zellulärer Suppressorgene (s.u.) erfolgen und zur Inaktivierung derselben führen.

Auch durch *Translokation* von Chromosomen bzw. Teilen von Chromosomen können zelluläre Onkogene aktiviert werden. Ein bekanntes Beispiel für diesen Mechanismus ist das *Burkitt-Lymphom*, bei dem durch Translokation von Teilen des Chromosoms 8 auf das Chromosom 14 der c-myc-Locus unter Verlust regulativer supprimierender Sequenzen unter die Kontrolle eines hochaktiven Immunglobulin-Promotors kommt und dadurch unverhältnismäßig stark transkribiert wird (Dalla-Favera et al. 1982a). Ein weiteres Beispiel, das durch den zytogenetischen Nachweis des durch das Translokationsereignis verkürzten Chromosoms 22 als *Philadelphia-Chromosom* sogar von klinischer Relevanz ist, stellt die Aktivierung des c-abl-Onkogens durch reziproke Translokation zwischen Teilen der Chromosomen 9 und 22 in einem Teil der chronisch myeloischen Leukämien dar (de Klein et al. 1982).

Eine *Amplifikation*, d.h. eine Vervielfachung von Onkogensequenzen geht regelmäßig mit einer Überexpression der entsprechenden Genprodukte einher. Zytogenetisch zeigen Tumorzellen mit Genamplifikationen häufig chromosomale Anomalien wie sogenannte *homogeneously staining regions*, *abnormally banded regions* und *double minutes* (Wolman und Henderson 1989). Derzeit bekannte Onkogene, die in bestimmten Tumoren amplifiziert vorliegen können, sind u.a. N-myc in Neuroblastomen und Retinoblastomen (Kohl et al. 1983,1984; Schwab et al. 1983,1984; Lee et al. 1984), c-myc und N-myc in kleinzelligen Bronchialkarzinomen (Nau et al. 1984,1986; Wong et al. 1986) und erb-B1 (EGF-Rezeptor) in bestimmten Karzinomen und in malignen Gliomen (vgl. Einleitung 4.3.1). In vielen Fällen ist die Amplifikation von Onkogenen allerdings erst in späteren Stadien des Tumorwachstums nachweisbar und scheint demnach weniger mit der Tumorinduktion als vielmehr mit fortgeschritteneren Stadien des Tumorwachstums assoziiert zu sein.

Ein anderer Mechanismus, der ebenfalls zur Überexpression von Onkogenen führen kann, ist die *Deletion* regulativer supprimierender Gensequenzen, d.h. von sogenannten *Suppressorgenen* oder *Anti-Onkogenen* (vgl. Klein 1987). Die Existenz solcher Suppressorgene konnte experimentell durch Fusionsexperimente zwischen normalen und neoplastischen Zellen nachgewiesen werden, wobei sich in der Regel der normale Phänotyp durchsetzt, während der neoplastische unterdrückt wird (vgl. Hansen und Cavenee 1988). Ein ähnliches Phänomen konnten Weissman et al. (1987) durch Einschleusung eines normalen Chromosoms in bestimmte Tumorzellen erzielen. Beispiele unter den Tumoren des Menschen, in denen der Verlust von Suppressorgenen möglicherweise eine kausale Rolle bei der Tumorentstehung spielen könnte, sind zum einen erbliche Tumoren bzw. Geschwülste mit einer familiären Prädisposition wie das Retinoblastom oder der Wilms-Tumor, zum anderen aber auch sporadisch auftretende Tumoren wie Osteosarkome, Rhabdomyosarkome und Hepatoblastome (Cavenee et al. 1983, 1985; Hansen et al. 1985; Koufos et al. 1985). Unter den Tumoren des Nervensystems könnte dieser Mechanismus in Meningeomen, Neurinomen, kapillären Hämangioblastomen (Lindau-Tumoren) und Gliomen von Bedeutung für die Tumorentwicklung sein (Seizinger et al. 1986, 1987a,b; Dumanski et al. 1987; Hansen und Cavenee 1988; James et al. 1988; Cavenee et al. 1989; Tory et al. 1989).

Punktmutationen schließlich können zu strukturell veränderten Genprodukten führen, die dadurch einen Verlust ihrer spezifischen Funktionen erleiden können. Punktmutationen können aber auch Überaktivität oder Verlust der Regulierbarkeit der Aktivität der Genprodukte bedingen. Bei bestimmten Onkogenen wie den *ras-Genen* (vgl. Nishimura und Sekiya 1987; Hanley und Jackson 1987) oder dem *neu-Onkogen* (vgl. Einleitung 5.1.1) genügt schon eine einzige Punktmutation an kritischer Stelle, um eine neoplastische Transformation auszulösen.

Die Aktivierung eines einzelnen Onkogens reicht in der Regel nicht aus, um eine ansonsten normale Zelle zu transformieren. Vielmehr sind hierfür in der Regel zwei oder mehrere miteinander kooperierende aktivierte Onkogene (vgl. Land et al. 1983) bzw. zusätzlich deletierte Suppressorgene notwendig. Die aus der chemischen Karzinogenese bekannte schrittweise Entstehung eines Tumors über Initiation, Promotion und Progression (vgl. Faber 1984) ist somit der Ausdruck sehr komplexer, mehrstufiger genetischer und zusätzlich auch noch epigenetischer Vorgänge.

4.2 Onkogene in Tumoren des Nervensystems

Das am besten untersuchte Beispiel zur Bedeutung von Onkogenen in Tumoren des Nervensystems stellt die Amplifikation des *N-myc-Onkogens* in Neuroblastomen dar (Kohl et al. 1983; Schwab et al. 1983). N-myc gehört zu einer Gruppe von Onkogenen, deren Genprodukte im Zellkern als DNA-bindende Moleküle modulierende Einflüsse auf Genexpressionen ausüben und möglicherweise Zellproliferation-auslösende Signale vermitteln können (Cole et al. 1986; Alitalo et al. 1987). In weitergehenden Untersuchungen konnte gezeigt werden, daß die N-myc-Amplifikation in Neuroblastomen mit fortgeschrittenen Stadien des Tumorwachstums korreliert und somit als Prognoseparameter verwendet werden kann (Brodeur et al. 1984,1989; Seeger et al. 1985; Tsuda et al. 1987). Im Gegensatz hierzu soll die Expression des *Ha-ras-p21-Onkoproteins* in Neuroblastomen mit einer günstigen Prognose korrelieren (Tanaka et al. 1988).

Außer in Neuroblastomen wurde eine Amplifikation des N-myc-Gens in einem malignen Astrozytom (Garson et al. 1985) und in Glioblastomen (Bigner et al. 1988a; Fujimoto et al. 1989) beobachtet. Ferner fand sich eine verstärkte N-myc-Expression in Medulloblastomen, in denen wie in den Neuroblastomen eine negative Korrelation zwischen dem Ausmaß der Expression und der Prognose bestehen soll (Garson et al. 1989). Nach Rouah et al. (1989) könnte in zentralen PNETs eine Beziehung zwischen N-myc-Genamplifikation und neuronaler Tumordifferenzierung bestehen.

Trent et al. (1986) berichteten über Rearrangement, Amplifikation und verstärkte Expression des *c-myc-*Onkogens in einem Glioblastom. Dieser Befund wurde von Engelhard et al. (1989) bestätigt, die eine starke Expression von c-myc in Glioblastomen in vivo und in vitro beobachteten. Nach Bigner et al. (1989) sollen außerdem ca. 10-20% der Medulloblastome eine c-myc-Amplifikation aufweisen.

Verschiedene Onkogene aus der *ras-Familie* wurden in Tumoren des Nervensystems nachgewiesen. So findet sich eine erhöhte Expression von K-ras in Meningeomen (Carstens et al. 1988) und von N-ras in Glioblastomen (Gerosa et al. 1989). In Transfektionsversuchen mit c-H-ras-1 gelang es, normale Gliazellen des Hamsters neoplastisch zu transformieren (Fetherston et al. 1989).

Kinzler et al. (1987) haben ein neues amplifiziertes und überexprimiertes Gen aus einem malignen Gliom isoliert, dem sie den Namen *gli* gegeben haben und das auf Chromosom 12 lokalisiert ist. Über seine Funktion ist allerdings noch wenig bekannt.

Erst kürzlich wurde ein neues Onkogen identifiziert, das in Glioblastomzellinien amplifiziert ist und den Namen *ros1* erhalten hat (Birchmeier et al. 1987). Das ros1-Onkogen kodiert ein membranständiges Protein, das strukturelle Ähnlichkeiten mit den Rezeptorproteinen für den epidermalen Wachstumsfaktor (EGF) und den Makrophagenkolonie-stimulierenden Faktor aufweist und daher vermutlich selbst einen Rezeptor für ein Hormon oder einen Wachstumsfaktor darstellt.

Im Resultateteil dieser Monographie werden eigene Untersuchungen zur Expression des *c-neu-Onkoproteins* in Tumoren des menschlichen Nervensystems vorgestellt. Da dieses Onkogen zunächst aus experimentellen neurogenen Tumorzellklonen der Ratte isoliert wurde, findet sich eine genauere Beschreibung unter 5.1.1 der Einleitung.

4.3 Wachstumsfaktoren und Rezeptoren

Wachstumsfaktoren sind eine heterogene Familie von Peptiden und Glykoproteinen, die in hormonähnlicher Weise durch Bindung an spezifische Zellrezeptoren eine Vielfalt an zellulären Reaktionen hervorrufen können, worunter eine der wichtigsten die Induktion der Zellproliferation darstellt. Seit den Anfängen der Zellkultivierung in vitro ist bekannt, daß fast alle Zelltypen zum Wachstum in der Kultur Zusätze von Serum oder anderen organischen Präparationen benötigen. Aus solchen *In-vitro-Cocktails* wurden im Laufe der Zeit verschiedene Moleküle isoliert, die sich für diese wachstumsfördernden Eigenschaften als verantwortlich erwiesen und daher als Wachstumsfaktoren bezeichnet wurden. Die Namen der meisten Wachstumsfaktoren sind historisch vor dem Hintergrund der zuerst gefunden Effekte oder des zur erstmaligen Isolierung verwendeten Materials zu verstehen. In der Mehrheit der Fälle stellte sich im Laufe der Zeit jedoch heraus, daß der jeweilige Wachstumsfaktor weitaus vielfältigere Einflüsse als zunächst beschrieben ausüben kann.

4.3.1 Epidermaler Wachstumsfaktor (EGF) und EGF-Rezeptor

EGF wurde zuerst von Cohen (1962) als mitogene Komponente eines Extraktes aus der Glandula submaxillaris der männlichen Maus beschrieben und nach seiner fördernden Eigenschaft auf die Öffnung der Augenlider und auf das Durchbrechen der Schneidezähne bei neugeborenen Mäusen benannt. Die Aminosäuresequenz dieses 6 kD großen Polypeptids wurde 10 Jahre später durch Savage et al. (1972) veröffentlicht. EGF erwies sich als identisch mit Urogastron, einem Faktor aus dem menschlichen Urin mit inhibierender Wirkung auf die Magensäuresekretion (Gregory 1975). Das nur 53 Aminosäuren lange EGF-Molekül wird aus einem 1217 Aminosäuren großen Vorläuferpeptid abgespalten (Gray et al. 1983).

Unter der Vielzahl an Wirkungen, die von EGF ausgehen, befinden sich u.a. Einflüsse auf das Zytoskelett (Schlesinger und Geiger 1981), die Anhebung der Proteinsyntheserate (Nilsen-Hamilton und Holley 1983), die Induktion der Onkogene c-fos und c-myc (Bravo et al. 1985; Müller et al. 1984), sowie die Stimulation zur Zellproliferation (Carpenter und Cohen 1975; Westermark 1976; Simpson et al. 1982). Möglicherweise hat EGF auch eine Funktion im ZNS, denn Fallon et al. (1984) konnten es immunhistochemisch in verschiedenen Strukturen des Rattengehirns nachweisen.

Die zellulären Wirkungen von EGF werden durch den zellmembranständigen EGF-Rezeptor (EGFr) vermittelt, der zuerst aus der Plattenepithelkarzinomzellinie A 431 isoliert wurde (Cohen et al. 1982). Bei EGFr handelt es sich um ein 170 kD großes, zellmembrandurchspannendes Glykoprotein mit einer extrazellulären Domäne, die die Ligandenbindungsstelle enthält, einer transmembranösen Komponente und einer intrazellulären Domäne mit Tyrosinkinaseaktivität und Autophosphorylierungsstellen (vgl. Hunter 1984). Es bestehen ausgeprägte Sequenzhomologien zum Genprodukt des erb-B1-Onkogens, das vermutlich einen verstümmelten EGF-Rezeptor kodiert (Downward et al. 1984). Das EGFr-Gen liegt im menschlichen Genom auf Chromosom 7 (Shimizu et al. 1980; Davies et al. 1980). Neben EGF gibt es noch zwei weitere physiologische Liganden: den *transformierenden Wachstumsfaktor α (TGFα)* (Pike et al. 1982; Massague 1983) und den *Vakzinia-Virus-Wachstumsfaktor* (Stroobant et al. 1985). Die Bindung dieser Liganden an die extrazelluläre EGFr-Domäne führt intrazellulär zur Aktivierung der Tyrosinkinase, die durch Phosphorylierung spezifischer Substrate und Autophosphorylierung des Rezeptors komplexe, bislang wenig verstandene intrazelluläre Reaktionen auslöst, welche letztendlich die oben beschriebenen zellulären Effekte zur Folge haben.

EGFr kann in unterschiedlichsten humanen Zellen und Geweben mit Ursprung aus allen drei Keimblättern exprimiert werden. Im Vordergrund steht jedoch die Expression in proliferierenden Zellen von Epithelien der Haut, der Brustdrüse, des Gastrointestinaltraktes und des Urogenitaltraktes (Green et al. 1983; Gusterson et al. 1984; Damjanow et al. 1986).

4.3.2 Plättchenwachstumsfaktor (PDGF) und PDGF-Rezeptor

PDGF ist ein potenter mitogener Faktor mit Wirkung hauptsächlich auf Bindegewebszellen und Gliazellen (Heldin et al. 1985; Ross et al. 1986). Strukturell handelt es sich um zwei über Disulphidbrücken miteinander verbundene Polypeptidketten (PDGF-A und PDGF-B), die von zwei verschiedenen Genen kodiert werden: das PDGF-A-Gen liegt auf Chromosom 7 (Betsholtz et al. 1986) und das PDGF-B-Gen auf Chromosom 22 (Dalla-Favera et al. 1982b). PDGF-B ist homolog zum sis-Onkogen, dem transformierenden Gen des Simian-Sarkomvirus (Waterfield et al. 1983; Doolittle et al. 1983; Johnson et al. 1984). PDGF kann als Dimer in drei Isoformen, d.h. als PDGF-AA, PDGF-AB oder PDGF-BB, vorliegen (Hammacher et al. 1988). Ursprünglich wurde PDGF aus Blutplättchen isoliert, in denen es in den α-Vesikeln gespeichert wird (Ross et al. 1974; Kohler und Lipton 1974). PDGF oder PDGF-ähnliche Wachstumsfaktoren konnten aber außerdem in verschiedenen anderen Zelltypen nachgewiesen werden, z.B. in Gefäßendothelzellen, in glatten Gefäßwandmuskelzellen, in mononukleären Phagozyten, in Simian-Sarkomvirus-transformierten Tumorzellen, in malignen Gliom- und Fibrosarkomzellinien, und in Osteosarkomzellen (Betsholtz et al. 1984; Pantazis et al. 1985; Ross et al. 1986).

PDGF übt seine zellulären Effekte über einen zellmembranständigen Rezeptor (PDGFr) aus, bei dem zwei Unterformen differenzierbar sind (Typ A und B), die sich in ihrer Bindungsaffinität für die verschiedenen PDGF-Isoformen unterscheiden (Heldin et al. 1988a; Hart et al. 1988; Hammacher et al. 1988). Die Gene für beide PDGFr-Typen sind mittlerweile kloniert und sequenziert (Claesson-Welsh et al. 1988,1989). PDGFr ist wie EGFr ein transmembranöses Protein (MW 170-185 kD) mit extrazellulärer Liganden-bindender Domäne und intrazellulärer Tyrosinkinaseaktivität (Yarden et al. 1986). Strukturell bestehen auffallende Ähnlichkeiten zum v-kit-Onkogenprodukt sowie zum Rezeptor des Makrophagenkolonie-stimulierenden Faktors (CSF-1). Die Bindung von PDGF an PDGFr induziert neben einer Autophosphorylierung des Rezeptors eine Tyrosinphosphorylierung einer Reihe zytoplasmatischer Substrate, darunter auch des

EGF-Rezeptors. Andere möglicherweise an der mitogenen Wirkung beteiligte zelluläre Veränderungen umfassen eine Erhöhung der intrazytoplasmatischen Ca^{2+}-Konzentration (Moolenaar et al. 1984), eine zytoplas-matische Alkalisierung (Burns und Rozengurt 1983), eine Aktivierung der Proteinkinase C (Rozengurt et al. 1983) und eine Induktion von c-fos (Kruijer et al. 1984; Müller et al. 1984) und c-myc (Kelly et al. 1983; Müller et al. 1984; Coughlin et al. 1985).

Funktionell scheinen PDGF und PDGFr bei verschiedenen physiologischen und pathologischen Prozessen eine Rolle zu spielen, z.B. während der Embryonalentwicklung, während der Wundheilung, bei der Arteriosklerose, bei der Knochenmarkfibrose und bei verschiedenen neoplastischen Prozessen (vgl. Ross et al. 1986). In malignen Gliomen konnte sowohl in vitro als auch in vivo eine simultane Expression von PDGF und PDGFr nachgewiesen werden, was auf einen autokrinen Mechanismus als mögliche Grundlage des autochthonen Wachstums hindeutet (Nister et al. 1984,1988; Black et al. 1989). Möglicherweise ist PDGF auch als fördernder Faktor bei der Angioneogenese in Glioblastomen beteiligt (Westermark 1989). Außer in malignen Gliomen wird eine autokrine Stimulation via PDGF und PDGFr auch für Fibrosarkome und Osteosarkome diskutiert (vgl. Heldin et al. 1985, 1987).

4.3.3 Nervenwachstumsfaktor (NGF) und NGF-Rezeptor

NGF wurde zuerst als Faktor aus transplantierten Maus-Sarkomen beschrieben, der einen Neuritenwachstumstimulierenden Effekt auf sympathische Nervenzellen und sensorische Hinterstrangganglien ausüben kann (Levi-Montalcini und Hamburger 1951). Die Glandula submandibularis der Maus enthält sehr viel NGF, so daß es gelang, den Faktor hieraus in für eine Aufreinigung ausreichender Menge zu gewinnen (Cohen 1960). Hogue-Angeletti und Bradshaw (1971) sequenzierten als erste NGF, und anschließend klonierten verschiedene Arbeitsgruppen mittels rekombinanter DNA-Technik das NGF-Gen aus verschiedenen Spezies wie Maus (Scott et al. 1983), Mensch (Ullrich et al. 1983), Rind (Meier et al. 1986) und Hühnchen (Ebendahl et al. 1986). Hierbei fiel eine starke Sequenzhomologie zwischen den verschiedenen Spezies ins Auge. Im menschlichen Genom konnte das NGF-Gen auf dem kurzen Arm des Chromosoms 1 lokalisiert werden (Francke et al. 1983). Das Gen kodiert ein 307 Aminosäuren langes Vorläuferprotein, das zum 118 Aminosäuren großen NGF-Polypeptid posttranslational modifiziert wird. Reifes NGF liegt als Dimer aus zwei identischen, über Disulphidbrücken miteinander verbundenen NGF-Polypeptiden vor (Levi-Montalcini 1987).

Neben der ursprünglich gefundenen Wirkung auf sympathische und sensorische Nervenzellen, konnten in der Zwischenzeit eine Reihe weiterer physiologischer Wirkungen nachgewiesen werden. Insbesondere kann NGF als Mitogen für bestimmte Zelltypen wie z.B. kultivierte Nebenierenmarkzellen der Ratte wirken (Lilien und Claude 1985).

Seine zellulären Effekte übt NGF über einen spezifischen zellmembranständigen Rezeptor, den *NGF-Rezeptor (NGFr)* aus. Dieser wurde zunächst nur in *sensorischen und sympathischen Nervenzellen* (Frazier et al. 1974; Herrup und Shooter 1973), in *Schwannschen Zellen* (Johnson et al. 1988) und im *ZNS verschiedener Spezies* (Taniuchi et al. 1986; Schatteman et al. 1988) gefunden. In einer kürzlich veröffentlichten immunhistologischen Arbeit zeigte sich jedoch, daß NGFr nicht nur in neuroektodermalen Zellen exprimiert wird, sondern in verschiedenen Zelltypen mit Abstammung von allen Keimblättern vorkommen kann (Thomson et al. 1988).

Das NGFr-Gen wurde von Chao et al. (1986) kloniert und liegt im menschlichen Genom auf dem langen Arm von Chromosom 17 ganz in der Nähe des Gens für die Neurofibromatose Typ 1 (Huebner et al. 1986; Rettig et al. 1986; Seizinger et al. 1987c). Mittels Affinitätschromatographie (Grob et al. 1983; Puma et al. 1983) und mit Hilfe monoklonaler Antikörper und der Immunpräzipitation (Ross et al. 1984) konnte NGFr isoliert und ein Molekulargewicht von ca. 75 kD bestimmt werden.

4.3.4 Transferrinrezeptor

Der Transferrinrezeptor (Tr) ist ein membrandurchspannendes Glykoprotein, das aus zwei identischen, über Disulphidbrücken miteinander verbundenen Untereinheiten besteht. Jede dieser Untereinheiten hat ein Molekulargewicht von 95 kD und enthält 760 Aminosäuren, von denen 671 die extrazelluläre, 28 die transmembranöse und 61 die zytoplasmatische Domäne bilden (vgl. May und Cuatrecasas 1985; Trowbridge 1988). Das Gen des humanen Transferrinrezeptors ist vollständig sequenziert und konnte auf Chromosom 3 lokalisiert werden (McClelland et al. 1984; Schneider et al. 1984). Die Aufnahme von Eisen in eine Zelle geschieht physiologischerweise über die Bindung von Transferrin an die extrazelluläre Tr-Domäne, worauf dann eine Endozytose des Rezeptor-Liganden-Komplexes folgt (vgl. Trowbridge 1988).

Die Expression von Tr richtet sich nach dem Eisenbedarf einer Zelle, d.h. Tr findet sich in hohen Konzentrationen vor allem in proliferierenden Zellen und in bestimmten Zelltypen, die eisenhaltige Moleküle wie z.B. das Hämoglobin synthetisieren. Die Korrelation zwischen Tr-Expression und Zellproliferation hat ihre molekulare Grundlage vermutlich darin, daß Eisen ein essentieller Faktor für das Enzym Ribonukleotidreduktase ist, dessen Aktivität sehr stark mit der DNA-Syntheserate zusammenhängt und daher während der S-Phase des Zellzyklus stark ansteigt (Laskey et al. 1988). Verschiedene Untersucher konnten zeigen, daß eine Blockade der Ligandenbindungsstelle des Tr mit monoklonalen Antikörpern die Zellproliferation unterbindet (Trowbridge und Lopez 1982; Mendelsohn et al. 1983; Lesley und Schulte 1985), wobei die konsekutiv verminderte intrazelluläre Verfügbarkeit von Eisen und nicht von Transferrin der kausal wirksame Faktor zu sein scheint (Laskey et al. 1988). Dies bedeutet, daß Transferrin sehr wahrscheinlich nicht als Wachstumsfaktor im engeren Sinne, sondern lediglich als Transportprotein für Eisen wirkt.

Immunhistochemisch ließ sich eine Tr-Expression in verschiedenen normalen Geweben nachweisen, darunter in proliferierenden Zellen der Haut, im Epithel des Gastrointestinal- und Urogenitaltraktes und im Hoden. Außerdem enthalten Vorläuferzellen der erythroiden Reihe im Knochenmark, Trophoblasten, bestimmte Zellen in der Hypophyse, im endokrinen Pankreas und in der Leber größere Mengen an Transferrinrezeptoren (vgl. Gatter et al. 1983; Trowbridge 1988). Interessanterweise sind die Gefäßendothelien in Kapillaren des ZNS Tr-positiv, während Endothelzellen in Gefäßen anderer Organe den Rezeptor nicht exprimieren (Jefferies et al. 1984). Dies reflektiert möglicherweise die Notwendigkeit dieses Rezeptormoleküls für den Transport von Eisen über die Blut-Hirn-Schranke.

Außer in den genannten Normalgeweben wird Tr in vermehrtem Ausmaß in verschiedenen Tumoren in vivo und in vitro exprimiert. Unter den potentiell Tr-positiven Tumoren befinden sich Karzinome der Mamma (Wrba et al. 1986), der Lunge (Doria et al. 1988), des Gastrointestinaltraktes (Niitsu et al. 1987), der Leber (Sciot et al. 1988) und des Urogenitaltraktes (Seymor et al. 1987). Außerdem wurde das Vorkommen von Tr in malignen Melanomen (Soyer et al. 1987), Non-Hodgkin-Lymphomen (Habeshaw et al. 1983; Medeiros et al. 1988) und Leukämien (Barnett et al. 1987) beschrieben. Für einige dieser Tumortypen konnte ein Zusammenhang zwischen Tr-Expression und Tumorwachstumsparametern wie z.B. dem Einbau von ^{3}H-Thymidin (Kvaloy et al. 1984), der Bromdeoxyuridin-Markierungsrate (Schrape et al. 1987) oder der Expression des Ki-67-Antigens (Wrba et al. 1988) gesichert werden (vgl. Diskussion 4.4.3).

4.3.5 Sonstige Wachstumsfaktoren und Rezeptoren

Außer den bereits vorgestellten sind mittlerweile eine große Zahl anderer Wachstumsfaktoren und dazugehöriger Rezeptoren entdeckt worden (vgl. Goustin et al. 1986; Herschman 1986; Deuel 1987; Marks 1987; Dietel 1987). Bislang liegen jedoch erst ansatzweise Erkenntnisse zu einer möglichen Bedeutung bestimmter Wachstumsfaktoren oder Rezeptoren für das Wachstum der Tumoren des Nervensystems vor. So konnte der bereits angesprochene *transformierende Wachstumsfaktor α (TGFα)*, ein 50 Aminosäuren langes Polypeptid (MW 5,6 kD), das zunächst als Wachstumsfaktor aus durch Maus-Sarkomviren transformierten Zellinien isoliert wurde (Marquardt et al. 1984; Todaro et al. 1976, 1980), in menschlichen Gliomen und Gliomzellinien nachgewiesen werden (Samuels et al. 1989; Clark und Bressler 1989; Nister et al. 1988). TGFα weist signifikante Sequenzhomologien zu EGF auf, kompetitiert mit EGF um die Ligandenbindungs-stelle des EGF-Rezeptors und stellt möglicherweise eine embryonale Form von EGF dar. Die naheliegende Schlußfolgerung ist, daß TGFα und EGFr über einen autokrinen Proliferations-stimulierenden Mechanismus für das neoplastische Wachstum von Gliomzellen mitverantwortlich sind.

Kürzlich konnten Gammeltoft et al. (1988) zeigen, daß zwei verschiedene *Rezeptortypen für Insulin-ähnliche Wachstumsfaktoren (IGF)* in humanen malignen Gliomzellinien exprimiert werden. Diese Befunde lassen eine mögliche Bedeutung der IGF für das Gliomwachstum, eventuell in Form eines autokrinen oder parakrinen Stimulationsmechanismus, vermuten. Interessant ist in diesem Zusammenhang, daß sowohl der IGF-Typ-1-Rezeptor als auch der Insulinrezeptor Sequenzhomologien zum Onkogenprodukt des ros1-Onkogens besitzen (Birchmeier et al. 1987). Die Expression des *Insulinrezeptormoleküls* in menschlichen und experimentellen Gliomen in vitro und in vivo wurde bereits beschrieben (Grunberger et al. 1986; Nakamura et al. 1988; Reifenberger et al. 1989d), wobei die funktionelle Bedeutung dieser Beobachtung allerdings noch weitgehend unbekannt ist. Immerhin kann man spekulieren, daß Insulin, das normalerweise nicht die Blut-Hirn-Schranke durchqueren kann, in Gliomen, wo die Blut-Hirn-Schranke alteriert ist, als Wachstumsfaktor für die Tumorzellen wirken könnte.

Die Fibroblastenwachstumsfaktoren (FGF), bei denen man eine saure und eine alkalische Form unterscheidet, können für verschiedene mesodermale und neuroektodermale Zelltypen als Mitogen wirken (vgl. Gospodarowicz et al. 1986; Thomas und Gimenez-Gallego 1986). In kultivierten Gliazellen der Ratte (Perraud et al. 1988) und in menschlichen Gliomzellen (Westphal et al. 1988) wirken FGF proliferationsfördernd. Eine Expression von FGF wurde in vitro in Tumorzellen aus Astrozytomen und malignen Gliomen (Libermann et al. 1987; Sato et al. 1989), Neuroblastomen (Huang et al. 1987), Medulloblastomen (Lobb et al. 1986) und in einer Reihe nichtneuroektodermaler Zellinien (Moscatelli et al. 1986; Schweigerer et al. 1987; van Veggel et al. 1987) nachgewiesen. Kürzlich gelang Paulus et al. (1990) in einer immunhistochemischen Studie an Gefrierschnitten von 73 Tumoren des menschlichen Nervensystems der Nachweis des basischen FGFs u.a. in Astrozytomen und Ependymomen, einem Teil der Oligodendrogliome, in Glioblastomen, Meningeomen und in Neurinomen. Diese Autoren diskutieren eine autokrine Wachstumsstimulation der Tumorzellen in Gliomen und anderen Tumoren des Nervensystems durch FGF. Die Expression von FGF-Rezeptoren in Gliomzellen ist zumindest in vitro bereits nachgewiesen worden (Libermann et al. 1987). Aufgrund der Tatsache, daß FGF zu den potentesten derzeit bekannten *Angiogenesefaktoren* gehört (vgl. Folkman und Klagsbrun 1987) und daß humane Gefäß-endothelien sowohl FGF als auch FGF-Rezeptoren exprimieren können (Neufeld und Gospodarowicz 1988; Paulus et al. 1990), könnten FGF außerdem mitverantwortlich für die insbesondere in Glioblastomen zu findende überschießende Neovaskularisation sein. Unter den Molekülen, die als Angiogenesefaktoren in Gliomen diskutiert werden, befindet sich daneben auch PDGF, denn Hermansson et al. (1988) konnten sowohl mRNA für PDGF-B als auch für den PDGF-Rezeptor in Endothelzellhyperplasien von Glioblastomen nachweisen. Möglicherweise spielt außerdem der *transformierende Wachstumsfaktor β (TGFβ)* eine Rolle bei der Neovaskularisation in malignen Gliomen (Horst et al. 1989).

Eine Reihe weiterer Rezeptoren werden in menschlichen Gliomzellen fakultativ exprimiert. Zu nennen wären hier beispielsweise *die Glukokortikoidrezeptoren.* Diese konnten von verschiedenen Autoren in Glioblastomzellen in vivo und in vitro nachgewiesen werden (Rengachary und Filzer 1981; Yu et al. 1981; Ellemann et al. 1988). Sie könnten mitverantwortlich für den klinischen Effekt der Glukokortikoide bei Hirntumorpatienten sein.

4.4 Proteinkinase C

Proteinkinase C (PKC) ist ein Phospholipid- und Kalzium-abhängiges, Serin- und Threonin-spezifisch phosphorylierendes Enzym, das zuerst von Takai et al. (1977) isoliert wurde. PKC kommt nahezu ubiquitär in eukaryontischen Zellen vor, ist allerdings in Gehirn und Milz am höchsten konzentriert (Kuo et al. 1980; Huang und Huang 1986). PKC spielt eine wichtige Rolle in der intrazellulären Signalübertragung und ist daher für eine Vielzahl fundamentaler Prozesse wie Wachstum und Differenzierung, Aktivierung von Zellen durch Hormone, Wachstumsfaktoren oder Neurotransmitter, und die Regulation von Genexpressionen unerläßlich (vgl. Nishizuka 1986). Im Zusammenhang mit dem Tumorwachstum ist von besonderem Interesse, daß eine Reihe von Wachstumsfaktoren zu einer Stimulierung der PKC führen können. So führt z.B. die Bindung von PDGF an seinen Rezeptor über eine Aktivierung von Phosphodiesterase zur Bildung von Diacylglycerol (DAG) und Inositoltriphosphat (ITP) aus Phosphatidylinositolbiphosphat (vgl.Berridge 1987). ITP führt zu einer Mobilisierung von Kalziumionen aus intrazellulären Speichern und damit zur Erhöhung der intrazytosolischen Kalziumkonzentration. Dies, in Verbindung mit der direkt stimulierenden Wirkung von DAG auf PKC, resultiert in einer PKC-Aktivierung, welche wiederum eine Vielzahl verschiedener Gene, darunter u.a. c-fos (Greenberg und Ziff 1984; Kruijer et al. 1984; Müller et al. 1985) und c-myc (Kelly et al. 1983; Coughlin et al. 1985; Bravo et al. 1985; Greenberg et al. 1985; Faletto et al. 1985) zur Expression bringen kann. Die exakten Mechanismen, die schließlich zur Genexpresion führen, sind noch weitgehend unbekannt, allerdings weiß man, daß PKC bestimmte Histone phosphorylieren kann, die möglicherweise Einfluß auf die Genexpression ausüben (Patskan und Baxter 1985).

Erst kürzlich wurde nachgewiesen, daß in Fibroblasten eine Überexpression der Proteinkinase C zu einer gravierenden Störung der Wachstumskontrolle im Sinne einer neoplastischen Entartung führen kann (Housey et al. 1988; Persons et al. 1988). Außerdem ist seit längerer Zeit bekannt, daß PKC der wichtigste Rezeptor für Tumorpromotoren vom Phorbolestertyp wie z.B. das 12-O-Tetradecanoyl-phorbol-13-acetat ist (vgl. Blumberg 1988). Phorbolester zeigen strukturelle Ähnlichkeiten zum DAG und könnten durch eine unphysiologisch langdauernde Stimulierung der PKC die normalen Abläufe bei der intrazellulären Signalübertragung stören.

Eine bislang noch nicht geklärte Frage ist, wie es ein einziges Enzym schafft, in so viele und verschiedene elementare Prozesse des Zellstoffwechsels sinnvoll regulierend einzugreifen. Die Lösung dieses Problems scheint darin zu liegen, daß PKC nicht ein solitäres Protein ist, sondern aus einer Familie verschiedener Isoproteine besteht, die von unterschiedlichen Genen auf verschiedenen Chromosomen kodiert werden (Coussens et al. 1986; Parker et al. 1986; Carpenter et al. 1987; Hunter 1987; Ono et al. 1987). Messenger-RNAs einiger dieser PKC-Isoenzyme zeigen eine heterogene Gewebsverteilung in der Ratte, was auf eine funktionelle Spezialisierung hindeutet (Brandt et al. 1987).

**5 Immunhistochemie
und experimentelle Neuroonkologie**

Obwohl, wie aus den Anmerkungen im vorangegangenen Kapitel hervorgeht, sich in jüngster Zeit eine Reihe interessanter Modellvorstellungen über mögliche molekulare Grundlagen der Entstehung und des Wachstums der Geschwülste des menschlichen Nervensystems herauskristallisiert haben, muß man zum gegenwärtigen Zeitpunkt doch eingestehen, daß sowohl die Ätiologie als auch die Pathogenese dieser Tumoren immer noch weitgehend unbekannt sind. Insbesondere die geringen Kenntnisse über präneoplastische Veränderungen und neoplastische Frühstadien menschlicher neurogener Tumoren erforderten die Entwicklung tierexperimenteller Modellsysteme. Die experimentelle Neuroonkologie möchte anhand solcher Modelle Beiträge zum weitergehendenden Verständnis über mögliche tumorinduzierende Faktoren sowie über kausal- und formalpathogenetische Aspekte bei der Entstehung und beim Wachstum von Tumoren des Nervensystems liefern.

Immunhistochemische Nachweise wurden bislang nur sporadisch an experimentell induzierten Gliomen eingesetzt. Wenn man bedenkt, welchen Stellenwert die Immunhistochemie in der menschlichen Neuroonkologie bereits erlangt hat, sind systematische Untersuchungen an experimentellen Gliomen eigentlich längst überfällig, denn sie können nicht nur die zelluläre Zusammensetzung dieser Tumoren weiter aufklären, sondern auch interessante Aspekte bezüglich der Vergleichbarkeit zwischen dem experimentellen Modell und der Wirklichkeit, d.h. den Nervengewebstumoren des Menschen, liefern. In die vorliegende Monographie wurden daher eigene immunhistochemische Ergebnisse an experimentellen Gliomen und Gliomzell-linien als fünfter Schwerpunkt aufgenommen. Auf den nachfolgenden Seiten der Einleitung möchte ich deswegen zunächst einige wichtige Grundlagen des von mir benutzten Modellsystems der chemischen Neurokanzerogenese mittels Nitrosoharnstoffderivaten vorstellen.

*5.1 Das Modell der chemischen Induktion
neurogener Tumoren durch Nitrosoharnstoffe*

Im Tierexperiment lassen sich Tumoren des Nervensystems durch unterschiedlichste karzinogene Agenzien, darunter chemische Substanzen, bestimmte Viren und radioaktive Strahlen erzeugen (vgl. Mennel und Ivancovic 1975; Bigner und Pegram 1976; Kleihues et al. 1976; Mennel und Zülch 1976; Swenberg 1976; Jänisch und Schreiber 1977; Walker und Bigner 1985; Zu

Rhein 1987). Aus der Vielzahl der neurotropen chemischen Kanzerogene haben sich insbesondere die Nitrosoharnstoffderivate *Methylnitrosoharnstoff (MNU)* und *Äthylnitrosoharnstoff (ENU)* als sehr potente systemisch wirksame neuroonkogene Substanzen bei verschiedenen Nagetieren erwiesen (Druckrey et al. 1964, 1965, 1966, 1967, 1970a,b; Ivancovic et al. 1966; Ivancovic und Druckrey 1968; Kleihues et al. 1968; Wechsler et al. 1969, 1974; Koestner et al. 1971, 1972; Swenberg et al. 1972; vgl. auch Wechsler 1987 und Bilzer et al. 1989a). In den eigenen immunhistologischen Untersuchungen verwendete ich das zuerst von Ivancovic et al. (1966) beschriebene Modell der transplazentaren Induktion von Geschwülsten des Nervensystems durch einmalige intravenöse Applikation von ENU an trächtigen Ratten während der späten Gestationsphase. Dieses Modell gehört heutzutage zu den am besten untersuchten experimentellen Systemen in der onkologischen Forschung. Im folgenden möchte ich nur kurz einige Aspekte der Molekularbiologie und der Neuropathologie der durch Nitrosoharnstoff induzierten Tumoren des Nervensystems vorstellen.

5.1.1 Molekularbiologie

Die molekularen Mechanismen der Induktion von Hirntumoren durch Nitrosoharnstoffe wurden von Kleihues und Rajewski (1984) und Kleihues et al. (1987b) zusammengefaßt. Die alkylierenden Substanzen MNU und ENU binden als elektrophile Karzinogene an nukleophile Stellen der DNA. Hierbei spielen vor allem *Alkylierungen an Sauerstoffatomen der DNA-Basen* eine entscheidende Rolle, wobei für die Wirkung von MNU insbesondere eine Methylierung des O^6-Atoms der Base Guanin entscheidend ist, während bei der Kanzerogenese durch ENU andere O-alkylierte Basen ebenfalls eine Rolle spielen. O-alkylierte DNA-Basen sind promutagene DNA-Läsionen, die bei insuffizientem Repairenzymsystem zu *Punktmutationen*, d.h. Basenfehlpaarungen wie zum Beispiel O^6-Methylguanin mit Deoxythymidin (Loechler et al. 1984), führen können.

In der Tat scheint die Ursache für die neurotrope Kanzerogenität von ENU und MNU darin zu liegen, daß die Gliazellen im ZNS und die Schwannschen Zellen im PNS eine *verminderte Repairenzymaktivität für O-alkylierte Basen* besitzen. So konnte gezeigt werden, daß das Ausmaß der DNA-Alkylierung in verschiedenen Organen nach systemischer Gabe von Nitrosoharnstoffen in unterschiedlichen Organen kurz nach der Applikation vergleichbar groß ist, aber in den jeweiligen Organen unterschiedlich lang persistiert. So bleibt die Alkylierung der DNA im Gehirn wesentlich länger vorhanden als in anderen Organen. Dies liegt an einer in den neurogenen Zellen verminderten Aktivität spezifischer DNA-Repairenzyme wie z.B. der O^6-*Alkyltransferase* (Kleihues und Rajewski 1984).

Ist es zu Punktmutationen der DNA in den Zielzellen gekommen, so kann dies zur Aktivierung diverser Onkogene führen. So konnten Zarbl et al. (1985) eine Aktivierung des *Ha-ras-1 Proto-Onkogens* in durch MNU bei Ratten induzierten Mammakarzinomen durch eine einzelne Punktmutation (GC-AT-Vertauschung) nachweisen. In ENU-induzierten neurogenen Tumoren scheint ein aktiviertes ras-Onkogen möglicherweise ebenfalls eine Rolle zu spielen (Huh et al. 1984). Neben ras ist noch ein anderes Onkogen in diesen Tumoren von Bedeutung, das durch Transfektionsexperimente mit DNA aus ENU-induzierten Gliom- und Neuroblastomklonen entdeckt wurde (Schechter et al. 1984). Dieses *neu-Onkogen*, dessen humanes Analogon unter dem Namen *erb-B2* oder *HER2* bekannt ist, zeigt ausgeprägte Homologien zum erb-B1 (EGF-Rezeptor)-Gen (Coussens et al. 1985; Yamamoto et al. 1986) und kodiert vermutlich ebenfalls für ein membranständiges Rezeptormolekül, d.h. ein Glykoprotein von 185 kD Molekulargewicht mit intrinsischer Tyrosinkinaseaktivität, dessen Ligand bislang noch unbekannt ist (Bargmann et al. 1986a). Das humane neu-Onkogen ist kloniert worden und liegt auf dem Chromosom 17 (Coussens et al. 1985; Schechter et al. 1985; Fukushige et al. 1986). Nach Kokai et al. (1987) wird das neu-Onkogen während der Normalentwicklung in verschiedenen Geweben der Ratte in einer Stadien- und Gewebe-spezifischen Weise exprimiert, was auf eine mögliche Rolle für Wachstum und Differenzierung hindeutet. Bargmann et al. (1986b) konnten zeigen, daß eine einzige Punktmutation, die zum Austausch eines Valins in der transmembranösen Domäne dieses Rezeptormoleküls in Glutaminsäure führt, für die transformierende Wirkung des aktivierten neu-Onkogenproduktes verantworlich ist. Das derartig mutierte Protein verliert seine normale Regulierbarkeit und feuert offensichtlich andauernd proliferativ wirkende Signale von der Zellmembran zum Zellkern. Die Befunde von Perantoni et al. (1986) über eine selektive Aktivierung des neu-Onkogens in Nitrosoharnstoff-induzierten Neurinomen, aber nicht in Gliomen, wurden kürzlich von Rice et al. (1989) in einer größeren Untersuchung an verschiedenen Nagetierspezies bestätigt.

Zusammenfassend deutet der gegenwärtige Wissensstand bezüglich der Erzeugung neurogener Tumoren durch Nitrosoharnstoffe auf eine Beteiligung folgender Faktoren: 1. Alkylierung von DNA-Basen. 2. Insuffizienter DNA-Reparaturmechanismus. 3. Punktmutationen. 4. Unkontrollierte Expression und Aktivierung von Onkogenen und Wachstumsfaktorrezeptoren. 5. Aktivierung regulativer Gene, die Zellen aus der G_0-Phase zur

Proliferation bringen bzw. proliferierende Zellen vom Übergang in die G_0-Phase abhalten.

5.1.2 Neuropathologie

Die Morphologie der durch Nitrosoharnstoffe induzierten Tumoren des Nervensystems der Ratte wurde bereits in mehreren Übersichtsarbeiten ausführlich beschrieben (vgl. Kleihues et al. 1968; Wechsler et al. 1969; Mennel und Ivancovic 1975; Mennel und Zülch 1976; Jänisch und Schreiber 1977; Swenberg et al. 1976). Durch transplazentare Applikation von ENU lassen sich bei Ratten hauptsächlich gliogene Tumoren und maligne Neurinome mit höherem oder niedrigerem Differenzierungsgrad erzeugen (vgl. Cardesa et al. 1990). Da es zur Zeit noch kein verbindliches Klassifikationsschema für experimentelle neurogene Tumoren gibt, werden diese Tumoren von den meisten der oben genannten Autoren anhand morphologischer Ähnlichkeiten zu Tumoren des menschlichen Nervensystems gemäß der gängigen Klassifikationsschemata für menschliche Tumoren klassifiziert.

Die Mehrzahl der Autoren beschreibt die durch ENU induzierten Gliome der Ratte als *Oligodendrogliome* und *Mischgliome*. Letztere bestehen aus oligodendrogliösen und astrozytären Tumorzellen. In größeren und polymorpheren Gliomen finden sich zusätzlich noch *kleine anaplastische Gliomzellen*, die oft in sogenannten *medulloblastomartigen Nestern* zusammengelagert sind (Wechsler et al. 1969; Mennel und Ivancovic 1975). Diese undifferenzierten Gliomzellen bilden vermutlich den proliferativen Pool in den ENU-induzierten Gliomen. Regressive Veränderungen wie Zysten, Verschleimungen, Verfettungen und Nekrosen finden sich vermehrt in den größeren und polymorpheren Gliomen, während kleine Tumoren und Tumorfrühstadien (sogenannte *early neoplastic lesions*) meist sehr isomorph sind und kaum regressive Veränderungen aufweisen. Auch pathologische Tumorgefäßproliferationen finden sich gehäuft erst in den größeren Oligodendrogliomen und Mischgliomen. Reine Astrozytome werden selten beobachtet. Das typische Bild des menschlichen Glioblastoms kommt ebenfalls so gut wie nicht vor, jedoch klassifizierten insbesondere Jänisch und Schreiber (1977) trotzdem einen großen Teil ihrer experimentellen Gliome als Glioblastome, da diese Tumoren in ihrer biologischen Wertigkeit, d.h. in ihrem malignen Wachstumsverhalten, durchaus den Glioblastomen des Menschen entsprechen. Andere ENU-induzierte Tumoren im ZNS umfassen *Ependymome* und sogenannte *Glioependymome*, d.h. Mischtumoren aus einem Gliomanteil und einem Ependymomanteil. Der Ependymomcharakter dieser Tumoren wurde allerdings bezweifelt, da ultrastrukturell die typischen Merkmale für ependymale Geschwülste in der Regel fehlen (Wechsler et al. 1969; Lantos 1972; Mandybur und Alvira 1982). Nach Mandibur und Alvira (1982) sollen diese Ependymom-artigen Tumoren keine echten Ependymome, sondern nur ein spezielles Wachstumsmuster der Oligodendrogliome repräsentieren.

Neuronale Tumoren (Neuroblastome/Gangliozytome) werden im ENU-Modell ebensowenig beobachtet wie Medulloblastome des Kleinhirns. *Gliosarkome, Fibrosarkome* und *unklassifizierbare Tumoren* können gelegentlich im Bereich des ZNS und seiner Hüllen bei ENU-behandelten Ratten vorkommen.

Es gibt bestimmte *Vorzugslokalisationen* für die durch ENU erzeugten neurogenen Tumoren innerhalb des ZNS und PNS. Diese umfassen im ZNS die *periventrikulären Regionen*, das *subkortikale Marklager*, das *Ammonshorn* und seltener den *Cortex cerebri* und die *Basalganglien*. Kleinhirn und Hirnstamm sind nur sehr selten betroffen. Im *Rückenmark* finden sich Gliome am häufigsten in der weißen Substanz der langen Bahnen, vor allem im Bereich der Hinterstränge, wo sie sich als *Stiftgliome* über mehrere Segmente ausdehnen können. Daneben kommen auch gehäuft um den Zentralkanal lokalisierte Tumoren vor (Mennel und Ivancovic 1975). Im PNS sind die bevorzugt von Neurinomen betroffenen Strukturen der *Nervus trigeminus*, die *Spinalwurzeln und -nerven*, der *Plexus brachialis und lumbosakralis*, sowie größere periphere Nerven wie der *Nervus ischiadicus* oder der *Nervus femoralis* (vgl. Cardesa et al. 1990). Das Vorkommen multipler Tumoren innerhalb des ZNS und des PNS im gleichen Tier ist die Regel.

Die zeitliche Entwicklung neurogener Tumoren nach der Induktion durch Nitrosoharnstoffe kann in verschiedene Stadien eingeteilt werden (Koestner et al. 1971; Swenberg et al. 1972; Schiffer et al. 1978; Lantos und Pilkington 1979; Pilkington und Lantos 1979; Wechsler 1979; Mennel und Simon 1985). Die nach frühestens 8 Wochen morphologisch erkennbaren frühen Läsionen, sogenannte *abnormal cell clusters* (Lantos und Pilkington 1979) oder *early neoplastic proliferations = ENPs* (Koestner et al. 1971) bestehen aus fokalen Ansammlungen undifferenzierter Gliazellen in der subventrikulären Matrixzone (Pilkington und Lantos 1979; Lantos und Pilkington 1979). Neben diesen frühen periventrikulären Veränderungen finden sich ab etwa der zehnten Woche nach ENU-Applikation vor allem im Bereich des Cortex cerebri und der subkortikalen weißen Substanz sowie in den Basalganglien fokale Ansammlungen oligodendroglia-artiger isomorpher Zellelemente, die in einer stark alcianophilen Matrix liegen (Schiffer et al. 1978; Mennel und Simon 1985). Diese beiden Typen früher neoplastischer Veränderungen sollen dann über

Mikrotumoren zu *Makrotumoren* heranwachsen (Koestner et al. 1972). Hierbei sollen aus den periventrikulären Frühstadien hauptsächlich Mischgliome und Glioependymome und aus den kortikalen bzw. subkortikalen oligodendrogliomatösen Frühstadien Oligodendrogliome entstehen (Mennel und Simon 1985). Interessanterweise finden sich in vielen Tieren auch noch zu späteren Zeitpunkten, d.h. mehrere Monate bis zu über ein Jahr nach der ENU-Applikation frühe neoplastische Veränderungen entweder allein oder zusammen mit Makrotumoren an anderen Stellen. Festzuhalten bleibt allerdings, daß die frühen Läsionen und die Mikrotumoren in der Regel wesentlich isomorpher erscheinen als die oftmals recht polymorphen Makrotumoren, in denen dann auch regressive Veränderungen mehr in den Vordergrund treten.

Zusammenfassend betrachtet gehört das Nitrosoharnstoff-Modell gemeinsam mit einigen viralen Modellen beim Goldhamster, bei Hunden oder bei Primaten (vgl. u.a. Bigner und Pegram 1976; Nagashima et al. 1986a; Zu Rhein 1987) zu denjenigen experimentellen Systemen in der neuroonkologischen Grundlagenforschung, die den menschlichen Gliomen sowohl morphologisch als auch im Wachstumsverhalten recht nahe kommen.

5.2 Experimentelle Neuroonkologie in vitro: Tumorzellklone aus Nitrosoharnstoff-induzierten Gliomen

Der erste und auch bekannteste aus einem durch MNU induzierten Rattengliom hervorgehende Tumorklon wurde 1968 von Benda et al. isoliert und unter dem Namen *C6* beschrieben. Kurz darauf isolierten Augusti-Tocco und Sato (1969) den ersten experimentellen Neuroblastomklon. 1972 folgten dann die ersten aus ENU-induzierten Neurinomen der Ratte isolierten malignen Tumorklone, von denen der RN2-Klon eindeutige morphologische und biochemische Charakteristika Schwannscher Zellen aufwies (Wechsler und Pfeiffer 1972). Mittlerweile wurden durch verschiedene Arbeitsgruppen zahlreiche unterschiedliche Tumorzellklone aus Nitrosoharnstoff-induzierten neurogenen Tumoren etabliert (vgl. u.a. Benda et al. 1971; Cravioto et al. 1972; Thust und Warzok 1972; Cravioto und Ransohoff 1974; Schubert et al. 1974; Lantos et al. 1976; Ko et al. 1980a,b; Stavrou et al. 1983; Cravioto 1986; Saggu und Pilkington 1986).

In den eigenen Untersuchungen verwendete ich zwei, aus durch ENU in CDF-Ratten induzierten Gliomen isolierte, maligne Gliomklone mit Namen

RG2 und *F98*. Morphologie und biologische Parameter dieser Gliomklone in vitro wurden ausführlich von Ko et al. (1980a,b) beschrieben. Neben dem Wachstum in der Monolayerkultur können beide Klone unter geeigneten Bedingungen auch Tumorsphäroide bilden (Wechsler et al. 1987). Sowohl RG2 als auch F98 wachsen hervorragend als syngene Transplantationstumoren in verschiedensten Lokalisationen wie subkutan, intrazerebral, unter der Nierenkapsel, oder subdural (Krajewski et al. 1986a,b; Teske 1986; Hossmann et al. 1986; Wechsler et al. 1987; Seitz et al. 1988).

Plumbaum (1986) beschrieb Tumorangehrate, Tumorwachstum und Tumorvaskularisation des RG2-Klons nach allogener intrazerebraler Transplantation in Wistar-Ratten. Szymas und Hossmann (1984) verwendeten xenogene intrazerebrale RG2-Transplantationstumoren in Katzen zur Untersuchung der Frage des Effektes von Dexamethason auf die Synthese von GFAP im peritumorösen Ödem. Das xenogene Transplantationsmodell von F98 in Katzen wurde kürzlich von Wechsler et al. (1989) ausführlich unter neuropathologischen Gesichtspunkten beschrieben und von Hossmann et al. (1989) und Linn et al. (1989) zur Untersuchung des regionalen Metabolismus und zum experimentellen Neuroimaging mittels NMR-Tomographie benutzt.

Aus unterschiedlichsten Arbeitsgruppen stammen außerdem weitere Publikationen, in denen das RG2-Gliommodell unter verschiedenen Gesichtspunkten angewandt wurde. Beispielsweise studierten Molnar et al. (1984) den regionalen Thymidintransport und die Aufnahme von Thymidin in intrazerebrale RG2-Tumoren. Groothuis et al. (1984) benutzten RG2-Transplantationstumoren bei Untersuchungen zum Imaging des regionalen Blutflusses in experimentellen Hirntumoren. Auch Nakagawa et al. (1984) verwendeten RG2 in ihrer Arbeit zum Studium des Einflusses einer intraarteriellen Infusion hyperosmolarer Lösungen auf die Bioverfügbarkeit von Chemotherapeutika innerhalb des Tumorgewebes intrazerebraler Geschwülste.

Zusammenfassend handelt es sich bei RG2 und F98 um zwei maligne Gliomklone, die mittlerweile seit mehr als 10 Jahren stabil in der Kultur wachsen und von unterschiedlichen Experimentatoren als Modellsystem bei der Bearbeitung ganz verschiedener Fragestellungen eingesetzt wurden.

B. Eigene Untersuchungen

1 Fragestellungen und Zielsetzungen

1.1 Untersuchungen zur Expression von Differenzierungsantigenen

Bei diesen Arbeiten steht die Frage nach der Bedeutung der Immunhistochemie als differentialdiagnostisches Kriterium in der histopathologischen Diagnostik der Tumoren des menschlichen Nervensystems im Vordergrund. Außerdem soll Fragen der phänotypischen Differenzierungsmöglichkeiten, insbesondere in Geschwülsten aus der Gruppe der primitiven neuroektodermalen Tumoren, nachgegangen werden. Auf weitreichende zytogenetische Rückschlüsse aus den immunhistochemischen Befunden wurde allerdings verzichtet, da ein bestimmtes Antigenexpressionsmuster nur einen momentanen Differenzierungszustand von Tumorzellen anzeigt, aber nicht unbedingt eine definitive Zytogenese impliziert (vgl. Gould 1986).

Mittlerweile sind von zahlreichen Autoren Untersuchungen zum Thema *Differenzierungsantigene in Hirntumoren* veröffentlicht worden (vgl. die Übersichten von Perentes und Rubinstein 1987; Kleihues et al. 1987a; Schwechheimer 1987). In der vorliegenden Monographie möchte ich die eigenen Erfahrungen auf diesem Forschungsgebiet vorstellen und unter Berücksichtigung der einschlägigen Fachliteratur einen Überblick über die derzeitigen Möglichkeiten und Grenzen der Immunhistochemie in der neuroonkologischen Differentialdiagnostik geben.

1.2 Untersuchungen zur Expression von 3-Fukosyl-N-Acetyl-Laktosamin

Die zelluläre und topographische Verteilung des *3-Fukosyl-N-Acetyl-Laktosamin* (FAL)-Epitops im Zentralnervensystem war bislang unbekannt. In Zusammenarbeit mit Herrn Prof. Dr. J.K. Mai vom C. und O. Vogt-Institut für Hirnforschung und Anatomie I der Universität Düsseldorf wurde daher zunächst die normalanatomische Verteilung von FAL im adulten ZNS des Menschen und der Ratte bestimmt (Reifenberger et al. 1987; Mai und Reifenberger 1988). Die Ergebnisse dieser Untersuchungen waren eine Vorraussetzung für die Interpretation der im Rahmen dieser Monographie vorgestellten Befunde in Tumoren des Nervensystems. Hierbei soll die Frage nach der Verwertbarkeit des immunhistologischen Nachweises von FAL als Hilfsmittel für die Differentialdiagnose, das Tumorgrading und für die Differenzierung zwischen neoplastischer und reaktiver bzw. nicht-neoplastischer Glia geklärt werden.

1.3 Untersuchungen zur Proliferationsaktivität mit dem monoklonalen Antikörper Ki-67

In Untersuchungen an einer großen Zahl primärer und metastatischer Geschwülste des Nervensystems mit dem Ki-67-Antikörper soll vor allem der Frage nachgegangen werden, ob eine Korrelation der Ki-67-Expression zum konventionellen histopathologischen Grading gemäß der WHO-Klassifikation besteht und ob die Ki-67-Methode auch im Einzelfall hilfreiche Informationen für den Neuropathologen bei der Einstufung der Dignität eines Tumors liefern kann.

1.4 Untersuchungen zur Expression von Onkoproteinen, Rezeptoren und Proteinkinase C

Bislang liegen erst sehr wenige Publikationen vor, die sich mit dem immunhistochemischen Nachweis von Wachstumsfaktoren, Rezeptoren und Onkoproteinen in Tumoren des Nervensystems befassen. Die Expression des NGF-Rezeptors wurde beispielsweise mit dieser Methode in verschiedenen Tumoren analysiert, wobei allerdings nur in einer Arbeit auch sechs Gliome untersucht wurden (Chesa et al. 1988). Das Vorkommen des EGF-Rezeptorproteins in Gliomen und Meningeomen ist zwar aus aufwendigen biochemischen und molekularbiologischen Untersuchungen an einer kleineren Zahl von Tumoren bekannt (vgl. Einleitung 3.3), jedoch gibt es bislang keine detaillierte immunhistochemische Arbeit, die mögliche Korrelationen der EGF-Rezeptorexpression zu bestimmten Tumortypen oder zum Malignitätsgrad innerhalb einer Tumorgruppe aufdecken könnte. Systematische Untersuchungen zum Vorkommen des c-neu-Onkoproteins und der Proteinkinase C (PKC) in neurogenen Geschwülsten fehlten bislang vollständig. Aus mehreren Veröffentlichungen unterschiedlicher Arbeitsgruppen weiß man, daß die Expression des Transferrinrezeptors in verschiedenen epithelialen und hämatopoietischen Geschwülsten zum Malignitätsgrad korreliert. Entsprechende Untersuchungen an Tumoren des Nervensystems gab es dagegen bislang noch nicht.

In den eigenen Untersuchungen mußte daher zunächst die Möglichkeit des Nachweises dieser Antigene in Tumoren mit den unter Material und Methoden beschriebenen immunhistochemischen Verfahren und Antikörpern geklärt werden. Nachdem sich in Pilotexperimenten positive Ergebnisse eingestellt hatten, rückte die Frage nach möglichen Korrelationen zwischen der Expression dieser Antigene einerseits und bestimmten Tumortypen oder bestimmten Malignitätsgraden andererseits in den Vordergrund. Außerdem soll bei diesen Untersuchungen natürlich der Frage nach einer potentiellen Verwertbarkeit des Nachweises der oben genannten Rezeptoren und Onkoproteine für die Differentialdiagnostik und das Tumorgrading nachgegangen werden. Durch den direkten Vergleich mit der Ki-67-Proliferationsaktivität sollen ferner mögliche Korrelationen der Expression dieser Antigene zum Wachstumsverhalten aufgeklärt werden.

1.5 Untersuchungen an ENU-induzierten Gliomen und Gliomzellinien der Ratte

Diese Arbeiten sollen durch den immunhistochemischen Nachweis von Differenzierungsantigenen einen genaueren Einblick in die zellulären Differenzierungen in ENU-induzierten Gliomen ermöglichen, d.h. die umstrittene Frage aufklären, welche Zelltypen tatsächlich am neoplastischen Wachstum in diesen Tumoren beteiligt sind. Außerdem bietet sich natürlich der Vergleich der Ergebnisse mit den in den menschlichen Gliomen erhobenen Befunden an, um Unterschiede oder Gemeinsamkeiten zwischen Modell und Realität festzustellen.

In weiteren Untersuchungen sollen dann noch die beiden bereits in der Einleitung angesprochenen experimentellen Rattengliomklone RG2 und F98 immunzytologisch und mittels der Immunblotmethode sowohl in vitro als auch in vivo charakterisiert werden. Hierbei soll zum einen die gliogene Natur dieser

interessanten Tumorklone verifiziert, zum anderen aber sollen auch mögliche Unterschiede in der Antigenexpression zwischen den beiden Klonen unter verschiedenen Wachstumsbedingungen aufgedeckt werden.

2 Material und Methoden

2.1 Humanes Material

Es wurden insgesamt 300 Tumoren des Nervensystems aus dem Operationsgut des Neuropathologischen Instituts der Universität Düsseldorf als Formalin-fixiertes und in Paraffin eingebettetes Material untersucht. Außerdem wurden 200 Tumoren an Aceton-fixierten Kryostatschnitten bearbeitet. Von einzelnen ausgewählten Fällen wurde zusätzlich eine Immunhistochemie an semidünnen Plastikschnitten durchgeführt. Als Kontrollmaterial diente Formalin-fixiertes und Paraffin-eingebettetes normales ZNS-Gewebe aus dem Sektionsgut des Neuropathologischen Instituts und aus der C. und O. Vogt-Sammlung (letzteres freundlicherweise von Prof. Dr. J.K. Mai überlassen). Außerdem standen multiple Gewebsproben aus unterschiedlichen Regionen des Zentralnervensystems (Cortex cerebri, Stammganglien, Thalamus, Hypothalamus, Mittelhirn, Brücke, Kleinhirn, Medulla oblongata und Rückenmark) als tiefgefrorenes Nativmaterial für Untersuchungen an Kryostatschnitten zur Verfügung. Letztere Proben stammten aus zwei neuropathologisch unauffälligen adulten Gehirnen und waren innerhalb von 12 h postmortal eingefroren worden.

2.2 Experimentelles Material

2.2.1 ENU-induzierte Gliome der Ratte

Es wurden insgesamt 104 experimentelle Gliome des Nervensystems der Ratte untersucht. Die Tumoren waren durch intravenöse Injektion von Äthylnitrosoharnstoff (ENU) (50 mg/kg Körpergewicht) in die Schwanzvene trächtiger CDF-Ratten am 21. Tag der Gravidität transplazentar in den Nachkommen induziert worden. Diese wurden beim Auftreten schwerer neurologischer Symptome mit Äther getötet. Gehirn, Rückenmark und innere Organe wurden entnommen, in gepuffertem 4%igem Formalin für 12 h fixiert und in Paraffin eingebettet.

2.2.2 Die malignen Rattengliomklone RG2 und F98

Die beiden Rattengliomklone RG2 und F98 wurden aus in CDF-Ratten durch transplazentare ENU-Applikation induzierten Gliomen isoliert. Die Etablierung dieser Klone und ihre Morphologie sowie ihr Wachstumsverhalten in vitro wurden von Ko et al. (1980a,b) ausführlich beschrieben. Vom RG2-Klon standen der Primärtumor (C619) und der subkutane Transplantationstumor (D74), aus dem RG2 isoliert wurde, als Paraffin-eingebettetes Material zur Verfügung.

2.2.2.1 Untersuchungen in vitro

Für die immunzytologischen Experimente wurden beide Klone unter Standardbedingungen (Dulbeccos Modifikation von Eagles Medium mit 5% fetalem Kälberserum und Antibiotika) auf sterilen Deckgläs-chen in Petri-Schalen gezüchtet. Hierbei wurden Subkulturen mit unterschiedlichen In-vitro-Passagezahlen zwischen 30 und über 100 verwendet. Die Zellen wurden nach der Subkultivierung und Aussaat zu unterschiedlichen Zeiten (zwischen 1 und 10 Tagen) und damit in verschiedenen Phasen des Wachstums (logarithmisch, stationär) untersucht. Neben den unter Standard-bedingungen gewachsenen Zellen wurden auch Zellen immunzytologisch bearbeitet, die für einige Tage in serumfreiem Medium gehalten worden waren. Dies ist für den Nachweis von Fibronektin notwendig, um eine Kontamination mit Serumfibronektin sicher ausschließen zu können.

2.2.2.2 Untersuchungen in vivo

Intrakranielle Transplantationstumoren wurden in adulten syngenen CDF-Ratten durch stereotaktische Implantation von 10^3-10^5 Zellen in den rechten Nucleus caudatus erzeugt. Die Tiere wurden hierzu kurz in Äther und dann mit 0,2 ml Chloralhydrat intraperitoneal narkotisiert, bevor sie in einen speziell angefertigten stereo-taktischen Kopfhalter für Kleintiere (Fa. David Kopf Instruments, Tijunga, USA) eingespannt wurden. Nach Durchtrennung der Kopfhaut und des Periost und Trepanation der Kalotte wurde mit Hilfe einer in das Stereotaxiegerät eingespannten Spritze die Zellsuspension in 20 µl Medium in den Nucleus caudatus injiziert. Bohrloch, Periost und Haut wurden mit Histoacryl-Gewebekleber schichtweise verschlossen.

In Abhängigkeit vom Tumorzellklon und der implantierten Zellzahl zeigten die Tiere nach einem Zeitraum zwischen 14 bis 20 Tagen neurologische Symptome und wurden dann erneut mit Äther und Chloralhydrat narkotisiert und anschließend einer kontrollierten kardialen Perfusion zugeführt. Nach der Perfusion wurden die Gehirne entnommen und für weitere 3 h in der Perfusionslösung fixiert. Dann wurden sie in der Frontalebene in vier Scheiben zerlegt und ausgiebig in Puffer gespült, bevor sie über eine aufsteigende Alkoholreihe und Xylol in Paraffin eingebettet wurden. Einige Tiere wurden nicht perfundiert, sondern die Gehirne wurden nach Einschläferung der Tiere entnommen und einer Immersionsfixierung in 70% Ethanol bei 4 °C für 48 h zugeführt. Anschließend erfolgte die Einbettung in Paraffin.

2.3 Konventionelle Histologie

Alle untersuchten menschlichen Tumoren wurden an Paraffinschnit-ten in Anlehnung an die WHO-Klassifikation der Tumoren des Zentralnervensystems (Zülch 1979) klassifiziert. Hierbei kamen routinemäßig folgende Färbemethoden zur Anwendung: Hämatoxy-lin-Eosin (HE), Kresylviolett, Imprägnation nach Tibor-Pap und Trichromfärbung nach Masson. Bei einigen Tumoren wurden zusätzliche Färbungen angewandt wie Sudanschwarz, Giemsa, Perjodschiffsäure (PAS) mit und ohne Diastase, Alzianblau und Silberimprägnation nach Bodian.

Die ENU-induzierten Gliome der Ratte wurden in ähnlicher Weise gemäß den in der einschlägigen Literatur zu findenden Angaben klassifiziert (Kleihues et al. 1968; Wechsler et al. 1969; Zülch und Mennel 1971; Mennel und Ivankovic 1976). Alle ENU-induzierten Gliome wurden neben der HE-Färbung und der Imprägnation nach Tibor-Pap zusätzlich mit Alzianblau gefärbt.

2.4 Immunmorphologische Techniken

Im folgenden möchte ich die von mir benutzten immunmorphologi-schen Techniken beschreiben. Bei diesen Methoden handelt es sich im wesentlichen um etablierte und standardisierte Verfahren, deren theoretische Grundlagen bereits in verschiedenen Fachbüchern bzw. Monographien eingehend behandelt wurden (vgl. Taylor 1986; Sternberger 1986; Polak 1987).

2.4.1 Nachweis von Antigenen an Gewebeschnitten

2.4.1.1 Vorbehandlung der Gewebeproben

Für Kryostatschnitte wurde unfixiertes Gewebe zugeschnitten, in Tissue-Tek auf einem Korkplättchen aufgebracht und in minus 150 °C kaltem Isopentan schockgefroren. Danach wurden auf einem Kryostaten bei minus 30 °C 5 µm dicke Gewebeschnitte angefertigt und auf mit Poly-L-Lysin (Sigma, Deisenhofen) beschichtete Objektträger aufgezogen. Die Schnitte wurden bei Zimmer-temperatur für ca. 1 h luftgetrocknet und anschließend in Aceton bei minus 20 °C für 10 min fixiert. Danach erfolgte ein erneutes kurzes Antrocknen bei Raumtemperatur. Bei späterer Verwendung eines Peroxidase-gekoppelten Detektionssystems erfolgte eine Blockierung endogener Per-oxidaseaktivität mit 0,3% H_2O_2 in PBS für 20 Minu-ten.

Für Paraffinschnitte erfolgte die routinemäßige Fixierung des Gewebes in gepuffertem 4% Formalin für ca. 12 h. Danach wurde das Gewebe gewässert und mittels eines Autotechnikons über eine aufsteigende Alkoholreihe und Xylol entwässert und schließlich in Paraplast eingebettet. An alternativen Fixierungsverfahren wurden bei den Tierexperimenten eine Immersionsfixierung in 70% Äthanol für 48 h bei 4 °C oder eine Perfusionsfixierung entweder mit Bouin-Lösung (15 Teile Pikrinsäure, 5 Teile 40% Formalin, 1 Teil Essigsäure), 4% gepuffertem Formalin oder 2,5% Paraformaldehyd plus 0,5% Glutaraldehyd durchgeführt.

Auf einem Schlittenmikrotom wurden 5 µm dicke Schnitte von den Paraffinblöckchen angefertigt, auf mit Poly-L-Lysin oder mit Pritt-Haushaltskleber beschichteten Objektträgern aufgezogen und für einige Tage im Wärmeschrank bei 37 °C getrocknet. Die Schnit-te konnten dann in Xylol entparaffiniert werden. Danach kamen sie in 100% Äthanol und anschließend in 1% H_2O_2 in Methanol für 30 min zum Blockieren endogener Peroxidase-Aktivität. Dieser letzte Schritt wurde nur bei später beabsichtigter Verwendung eines Per-oxidase-gekoppelten Detektionssystems durchgeführt. Über eine absteigende Äthanolreihe (96%, 70%) und Aqua dest. wurden die Schnitte schließlich in PBS überführt.

Die Fixierung des Materials für Semidünnschnitte erfolgte in 2,5% Glutaraldehyd in Cacodylatpuffer (pH 7,2) für 3 h. Danach folgte ausgiebiges Spülen in Cacodylatpuffer mit 30% Saccharose über Nacht. Dann Nachfixieren in 1% Osmiumtetroxid für 2 h und erneutes Spülen in Cacodylatpuffer mit Saccharose. Über eine aufsteigende Alkoholreihe (30%, 50%, 70%, 96%, 100% Ethanol jeweils für 20 min) und Propylenoxid (2x15 min) wurde das Gewebe entwässert. Danach erfolgte die Infiltration mit dem Einbettmedium (Mischung nach Spurr plus Propylenoxid 1:1 für 1 h, reines Spurr für 1 h, reines Spurr über Nacht). Die endgültige Einbettung und Polymerisation in Spurr erfolgte bei 37 °C für 6 h, über Nacht bei 45 °C, und mindestens 24 h bei 60 °C. Am Ultramikrotom wurden 1 µm dicke Semidünnschnitte hergestellt und auf mit Poly-L-Lysin beschichtete Objektträger aufgezogen. Anschließend wurden sie bei 37 °C über mehrere Tage getrocknet. Für die Immunhistochemie muß das Einbettmedium zuerst weg-geätzt werden, damit die Antikörper an das Gewebe gelangen können. Diese Ätzung ("etching") erfolgte in Natriummethoxid für 1-2 min. Anschließend wurde in Methanol/Benzol 1:1 für 2 min, Aceton für 1 min, Aqua dest. und PBS gespült. Danach wurde in 1% H_2O_2 in PBS für 20 min zum Blockieren endogener Peroxidaseaktivität inkubiert und anschließend erneut in PBS gespült.

2.4.1.2 Nachweis von Antigenen an Gewebeschnitten mittels polyklonaler Antiseren

Die nachfolgend aufgeführten Rezepte beziehen sich auf polyklonale Antiseren aus dem Kaninchen. Antiseren aus anderen Spezies können in analoger Weise benutzt werden, wobei allerdings die sekundären Antikörper entsprechend gewählt werden müssen.

2.4.1.2.1 Indirekte Peroxidase-Anti-Peroxidase (PAP) Methode

Nach entsprechender Vorbehandlung der Gewebeschnitte (vgl. 2.4.1.1) wurde in Anlehnung an Sternberger (1986) nach folgendem Rezept weiterbehandelt:
(1) Präinkubation mit Schweinenormalserum 1:50, verdünnt in 5% PBSA für 30 min zur Reduzierung unspezifischer Bindungen. (2) Beschichten der Schnitte mit dem primären Antiserum, verdünnt in 5% PBSA. (3) Spülen in PBS 2 x 5 min. (4) Beschichten mit Schwein-anti-Kaninchen-Immunglobulin-Serum (Dako, Hamburg) 1:50 in 5% PBSA für 30 min. (5) Spülen in PBS 2 x 5 min. (6) Beschichten mit löslichem Kaninchen-Peroxidase-Anti-Peroxidase-Komplex (Dako) 1:200 in 5% PBSA für 30 min. (7) Spülen in PBS 2 x 5 min. (8) Inkubation in frisch hergestellter Substratlösung. (9) Mehrmaliges Spülen in Aqua dest. (10) Gegenfärben, Eindeckeln.

2.4.1.2.2 Indirekte Avidin-Biotin-Peroxidase (ABC)-Methode

Nach entsprechender Vorbehandlung der Gewebeschnitte (vgl. 2.4.1.1) erfolgte eine Weiterbehandlung nach folgendem Schema:
(1) Präinkubation mit Ziegennormalserum 1:50 in 5% PBSA. (2) Beschichten der Schnitte mit dem primären Antiserum, verdünnt in 5% PBSA. (3) Spülen in PBS 2 x 5 min. (4) Beschichten mit biotinyliertem Ziege-anti-Kaninchen-Immunglobulin-Serum (Vector, Burlingame, USA) 1:100 in 5% PBSA für 30 min. (5) Spülen in PBS 2 x 5 min. (6) Beschichten mit Avidin-Biotin-Peroxidase-Komplex (Vector) in 5% PBSA für 30 min. (7) Spülen in PBS 2 x 5 min. (8) Inkubation in frisch hergestellter Substratlösung. (9) Mehrmaliges Spülen in H_2O. (10) Gegenfärben, Eindeckeln.

2.4.1.2.3 Indirekte Streptavidin-Biotin-Peroxidase-Methode

Die Methode entspricht im Ablauf der ABC-Methode wie sie unter 2.4.1.2.2 beschrieben ist. Anstelle des ABC-Komplexes wurde jedoch ein Streptavidin-Peroxidase-Komplex (Amersham-Buchler, Braunschweig) 1:30 verdünnt in PBS verwendet.

2.4.1.2.4 Indirekte alkalische Phosphatase-Methode

Nach der unter 2.4.1.1 beschriebenen Vorbehandlung erfolgte die Weiterbehandlung nach folgendem Schema:
(1) Präinkubation mit Schweinenormalserum 1:50 in 5% PBSA für 30 min. (2) Beschichten der Schnitte mit dem primären Antiserum verdünnt in 5% PBSA. (3) Spülen in PBS 2 x 5 min. Spülen in TBS 2 x 5 min. (4) Beschichten mit alkalische Phosphatase-konjugiertem Schwein-anti-Kaninchen-Immunglobulin-Serum (Dako) 1:20 in TBS für 45 min. (5) Spülen in TBS 2 x 5 min. (6) Inkubation mit frisch hergestellter Substratlösung. (7) Mehrmaliges Spülen in H_2O. (8) Gegenfärben, Eindeckeln.

2.4.1.2.5 Indirekte Streptavidin-Biotin-alkalische Phosphatase- Methode

Die Behandlung der Schnitte erfolgte bis zu Schritt (5) analog zu 2.4.1.2.2. Danach wurde folgendermaßen weiterverfahren:
(6) Inkubation mit Streptavidin (Amersham) 1:50 in 5% PBSA für 1 h. (7) Spülen in PBS 2 x 5 min. Spülen in TBS 2x5 min. (8) Inkubation mit biotinylierter alkalischer Phosphatase (Amersham-Buchler) 1:50 in TBS für 1h. (9) Spülen in TBS 2 x 5 min. (10) Inkubation mit frisch hergestellter Substratlösung. (11) Mehrmaliges Spülen in H_2O. (12) Gegenfärben, Eindeckeln.

2.4.1.3 Nachweis von Antigenen an Gewebeschnitten mittels monoklonaler Antikörper

Die aufgeführten Rezepte beziehen sich auf monoklonale Antikörper aus der Maus.

2.4.1.3.1 Indirekte PAP-Methode

Nach entsprechender Vorbehandlung (vgl. 2.4.1.1) wurde gemäß nachfolgendem Schema fortgefahren:
(1) Präinkubation mit Kaninchennormalserum 1:50 in 5% PBSA für 30 min. (2) Beschichten der Schnitte mit dem primären Antikörper, verdünnt in 5% PBSA. (3) Spülen in PBS 2 x 5 min. (4) Beschichten mit Kaninchen-anti-Maus-Immunglobulin-Serum (Dako) 1:50 in 5% PBSA für 30 min. (5) Spülen in PBS 2 x 5 min. (6) Beschichten mit Maus-Peroxidase-anti-Peroxidase-Komplex (Dako) 1:100 in 5% PBSA für 30 min. (7) Spülen in PBS 2 x 5 min. (8) Inkubation mit frisch hergestellter Substratlösung. (9) Mehrmaliges Spülen in H_2O. (10) Gegenfärben, Eindeckeln.

2.4.1.3.2 Indirekte PAP-Methode mit zwei Verbindungsantikörpern (*Four-step-PAP*)

Diese Methode stellt eine Variante der oben beschriebenen PAP-Methoden dar. Nach der üblichen Vorbehandlung der Gewebeschnitte wurde in Anlehnung an Poppema et al. (1983) folgendermaßen verfahren:
(1) Präinkubation in Schweinenormalserum 1:50 in 5% PBSA für 30 min. (2) Inkubation der Schnitte mit dem primären Antikörper verdünnt in 5% PBSA. (3) Spülen in PBS 2 x 5 min. (4) Inkubation mit Kaninchen-anti-Maus-Immunglobulin-Serum 1:200 in 5% PBSA für 1 h. (5) Spülen in PBS 2 x 5 min. (6) Inkubation mit Schwein-anti-Kaninchen-Immunglobulin-Serum 1:50 in 5% PBSA für 30 min. (7) Spülen in PBS 2 x 5 min. (8) Inkubation mit Kaninchen-PAP-Komplex 1:200 in 5% PBSA für 30 min. (9) Spülen in PBS 2 x 5 min. (10) Inkubation mit frisch hergestellter Substratlösung. (11) Mehrmaliges Spülen in H_2O. (12) Gegenfärben, Eindeckeln.

2.4.1.3.3 Indirekte ABC-Methode

In Analogie zu 2.4.1.2.2 wurde diese Methode nach entsprechender Vorbehandlung durchgeführt:
(1) Präinkubation mit Pferde- oder Ziegennormalserum (bei sekundärem Antikörper aus Pferd oder Ziege) 1:50 in 5% PBSA für 30 min. (2) Inkubation mit dem primären Antikörper. (3) Spülen in PBS 2 x 5 min. (4) Inkubation mit biotinyliertem Pferd-anti-Maus-IgG-Serum bzw. Ziege-anti-Maus-IgM-Serum (Vector) 1:100 in 5% PBSA für 30 min. (5) Spülen in PBS 2 x 5 min. (6) Inkubation mit ABC-Komplex (Vector) in 5% PBSA für 30 min. (7) Spülen in PBS 2 x 5 min. (8) Inkubation in frisch hergestellter Substratlösung. (9) Mehrmaliges Spülen in H_2O.(10) Gegenfärben, Eindeckeln.

2.4.1.3.4 Indirekte Streptavidin-Biotin-Peroxidase-Methode

Die Methode entspricht der unter 2.4.1.3.4 beschriebenen ABC-Methode. Anstelle des ABC-Komplexes wurde lediglich der Streptavidin-Peroxidase-Komplex (Amersham) 1:30 verdünnt in PBS verwendet.

2.4.1.3.5 Indirekte alkalische Phosphatase anti-alkalische Phosphatase (APAAP)-Methode

Nach unter 2.4.1.1 beschriebener Vorbehandlung, wurden die Schnitte folgendermaßen weiterbehandelt:
(1) Präinkubation mit Kaninchennormalserum 1:50 in 5% PBSA für 30 min. (2) Inkubation mit dem primären Antikörper. (3) Spülen in PBS 2 x 5 min. (4) Inkubation mit Kaninchen-anti-Maus-Immunglobulin-Serum 1:100 in 5% PBSA für 30 min. (5) Spülen in PBS 2 x 5 min. Spülen in TBS 2 x 5 min. (6) Inkubation mit monoklonalem Maus-APAAP-Komplex (Dianova, Hamburg) 1:25 in TBS für 30 min. (7) Spülen in TBS 2 x 5 min. (8) Inkubation mit frisch hergestellter Substratlösung. (9) Mehrmaliges Spülen in H_2O. (10) Gegenfärben, Eindeckeln.

2.4.1.3.6 Indirekte alkalische Phosphatase-Methode

Diese Methode entspricht bis zum Punkt (5) der unter 2.4.1.3.5 beschriebenen Methode. Statt des APAAP-Komplexes wurde jedoch ein mit alkalischer Phosphatase gekoppelter Schwein-anti-Kaninchen-Antikörper 1:20 in TBS für 30 min angewendet. Danach wurde wie unter (7)-(10) in 2.4.1.3.5 beschrieben fortgefahren.

2.4.1.4 Anmerkungen zu den beschriebenen Methoden

2.4.1.4.1 Vorbehandlung von Paraffinschnitten mit Proteasen

Die immunhistochemische Darstellung mancher Antigene am Paraffinschnitt läßt sich zum Teil erheblich durch eine Vorbehandlung des Gewebes mit einer Protease verbessern. Andere Antigene können allerdings durch eine Protease-Vorbehandlung zerstört werden, woraus eine Verminderung oder gar ein vollständiger Verlust der Immunreaktivität resultieren kann. Es ist daher notwendig, den Nutzen oder Schaden einer solchen Vorbehandlung für jeden Antikörper in Vorversuchen festzustellen. Ich verwendete beim Nachweis von S-100 Protein, UEA-1 Lektin, Fibronektin und MBP eine Proteasevorbehandlung, und zwar in Form einer einstündigen Inkubation der Gewebeschnitte bei Raumtemperatur in 0,0125% Trypsin (Boehringer Mannheim) plus 0,02% Kalziumchlorid in PBS pH 7,6. Dieser Schritt erfolgte vor der Präinkubation mit Normalserum.

2.4.1.4.2 Vorbehandlung mit Detergentien

Beim Nachweis von Intermediärfilamenten empfiehlt sich eine Vorbehandlung der Gewebeschnitte mit einem Detergenz, da hierdurch eine verstärkte Immunreaktivität durch Freilegung neuer Antikörperbindungsstellen und Erleichterung der Penetration der Antikörper zu den Antigenen erzielt werden kann. Es wurde daher

beim Nachweis von Intermediärfilamenten eine Vorbehandlung der Schnitte mit 0,5% Triton-X-100 (Merck, Darmstadt) in PBS für 45 min vorgenommen. Dieser Schritt erfolgte vor der Präinkubation mit Normalserum.

2.4.1.4.3 Verwendete Pufferlösungen

Der bei Peroxidase- und Immunfluoreszenz-Methoden routinemäßig verwendete PBS-Puffer wurde nach einem Rezept von Wood und Warnke (1981) hergestellt. Dieser Puffer enthält pro Liter Aqua dest. 7,013 g NaCl, 1,38 g NaH_2PO_4 x H_2O, 5,44 g K_2HPO_4 und 0,0198 g Thimerosal (Sigma,Deisenhofen). Für die Antikörperlösungen wurde PBS-Puffer verwendet, in dem zur Verminderung der Hintergrundfärbung zusätzlich Rinderserumalbumin (Sigma) in einer Konzentration von 5% gelöst war (5% PBSA).

Der verwendete Tris-Puffer (TBS) wurde nach folgendem Rezept hergestellt: Lösen von 60,55 g Tris und 85,20 g NaCl in 500 ml Aqua dest.; Einstellen des pH-Wertes auf pH 7,6 mit ca. 370 ml 1N HCL; Auffüllen auf 1000 ml mit Aqua dest. Diese Stammlösung wurde vor Gebrauch mit Aqua dest. 1:10 verdünnt. Der gebrauchsfertige Puffer enthält dann 0,05M Tris und 0,145M NaCl bei einem pH von 7,6.

Bei der Fixierung von Gewebe für die Spurr-Einbettung wurden in 0,1M Cacodylatpuffer gelöstes Fixativ (Paraformaldehyd/ Glutaraldehyd) verwendet. Der Cacodylatpuffer wurde nach folgendem Rezept hergestellt: 21,4 g Cacodylatsalz (Dimethylarisinsäure-Natriumsalz von Merck) mit Aqua bidest. auf 1000 ml auffüllen und auf pH 7,4 einstellen. Als Spülpuffer nach der Fixierung wurde 0.1M Cacodylatpuffer mit 3% Saccharose verwendet.

2.4.1.4.4 Verwendete Substratlösungen

2.4.1.4.4.1 Substrate für die Peroxidasereaktion

Das routinemäßig verwendete Chromogen für die Peroxidasereaktion war 3,3-Diaminobenzidin (Sigma), das in einer Konzentration von 0,5 mg/ml in PBS mit 0,01% H_2O_2 für 10-15 min bei Raumtemperatur angewendet wurde. Der Vorteil von Diaminobenzidin gegenüber anderen Substraten liegt zum einen in der guten Sensitivität der Reaktion und zum anderen in der Resistenz des braunen Reaktionsproduktes gegenüber Alkohol und Xylol, was ein dauerhaftes Ein-deckeln in DePex oder Eukitt erlaubt. Zudem lassen sich die Präparate sehr gut mit Hämalaun gegenfärben, da das Blau der Gegenfärbung leicht vom braunen Diaminobenzidin zu unterscheiden ist. Als alternative Peroxidasesubstratlösungen wurden 4-Chlor-1-Naphthol (blau; Merck) und 3-Amino-9-Ethylcarbazol (rot; Ortho-Diagnostics, Raritan, USA) verwendet. Die 4-Chlor-1-Naphthol-Lösung wurde nach folgendem Rezept hergestellt: Lösen von 40-50 mg 4-Chlor-1-Naphthol in ca. 0,5 ml 100% Ethanol, dann 100 ml PBS dazugeben und das entstehende Präzipitat abfiltern; vor Gebrauch Zugabe von 1ml 1% H_2O_2. Die Gewebeschnitte wurden dann für 20-30 min bei 37 °C in der fertigen Substratlösung inkubiert, danach in Aqua dest. gespült und in Kaiser's Glycerin-Gelatine (Merck) eingedeckelt. Gebrauchsfertiges Aminoethylcarbazol wurde durch Zugabe von 1 Tropfen der von der Firma gelieferten Lösung in N,N-Dimethyformamid zu 2 ml Acetat-Puffer plus 0,01% H_2O_2 hergestellt. In dieser Substratlösung wurden die Gewebeschnitte für 20-30 min bei 37 °C inkubiert, anschließend in Aqua dest. gespült und in Kaiser's Glycerin-Gelatine eingedeckelt. Alle Peroxidase-Reaktionen wurden im Dunkeln durchgeführt, um unspezifische Farbumschläge zu vermeiden.

2.4.1.4.4.2 Substrate für die alkalische Phosphatasereaktion

Das sensitivste und beständigste Substrat für die alkalische Phosphatasereaktion ist nach meinen Erfahrungen das Brom-Chlor-Indolyl-Phosphat/Nitroblau-Tetrazolium (BCIP/NBT). Die BCIP/NBT-Substratlösung wurde nach folgendem Rezept hergestellt: Stammlösung A: 50 mg BCIP (Sigma) wurden in 1 ml N,N-Dimethylformamid (Merck) gelöst; Stammlösung B: In 1,8 ml N,N-Dimethylformamid wurden 0,2 g NBT (Sigma) suspendiert, 0,8 ml Aqua dest. zugegeben und gut gemischt. In 10 ml Substratpuffer (s.u.) wurden 20 µl Lösung A und 140 µl Lösung B gegeben. Zusätzlich wurde zur Blockierung endogener alkalischer Phosphataseaktivität 2,4 mg Levamisol (Sigma) zugegeben. Der Substratpuffer wurde nach folgendem Rezept hergestellt: Lösung A: 60,57 g Tris ad 500 ml Aqua dest. (pH 8,8); Lösung B: 29,2 g NaCl ad 100 ml Aqua dest.; Lösung C: 2,03 g $MgCl_2$ x 6 H_2O ad 100 ml Aqua dest.; 50 ml Lösung A plus 10 ml Lösung B plus 10 ml Lösung C plus 430 ml Aqua dest. ergibt den fertigen Substratpuffer. Die Gewebeschnitte wurden ca. 30 min in BCIP/NBT bei 37 °C im Dunkeln inkubiert und die Reaktion anschließend in Aqua dest. gestoppt. Danach erfolgte über eine aufsteigende Alkoholreihe und Xylol die Eindeckelung in DePex bzw. Eukitt.

Als alternatives Chromogen wurde Fast-Red-TR verwendet. Die Herstellung der Substratlösung erfolgte nach folgendem Rezept: Lösen von 2 mg Naphthol-AS-MX-phosphat (Sigma) in 0,2 ml N,N-Dimethylformamid und Hinzufügen von 9,8 ml 0,1M Tris, pH 8,2. Direkt vor Gebrauch wurden 2,4 mg Levamisol und 10 mg Fast-Red-TR (Sigma) in dem Naphthol-Tris-Puffer gelöst und vor Anwendung am Schnitt filtriert. Die Schnitte wurden ca. 20 min bei 37 °C in der Substratlösung inkubiert, anschließend in Aqua dest. gespült und in Kaiser's Glyceringelatine eingedeckelt. Der 0,1M Tris-Puffer wurde folgendermaßen hergestellt: Lösen von 1,21 g Tris in 80 ml Aqua dest.. Einstellen des pH-Wertes mit 1N HCl auf 8,2. Auffüllen mit Aqua dest. auf 100 ml.

2.4.1.5 Methoden zum Nachweis verschiedener Antigene am selben Schnitt (Doppelmarkierungen)

Man kann zwischen der simultanen Darstellung zweier Antigene, wobei verschiedenfarbige Chromogene oder Fluoreszenzfarbstoffe verwendet werden, und einer sukzessiven Darstellung zweier oder mehrerer Antigene, wobei nach Darstellung des ersten Antigens photographiert und dann der Schnitt vor dem Nachweis des zweiten Antigens wieder entfärbt wird, unterscheiden. Letztere Methode eignet sich besonders zur Darstellung zweier Antigene, die die gleiche Lokalisation aufweisen (z.B. GFAP und Vimentin im Zytoplasma von Astrozyten). Eine simultane Doppelmarkierung ist für solche Fälle weniger günstig, ergibt aber gute Ergebnisse bei zwei Antigenen mit unterschiedlicher Lokalisation. Die Immunfluoreszenzmethode mit verschiedenartigen Fluoreszenzfarbstoffen eignet sich hervorragend für simultane Doppelmarkierungen an Zellen in vitro und an Gefrierschnitten, ist jedoch an Paraffinschnitten nach meinen Erfahrungen nicht ideal.

Die im folgenden aufgeführten Rezepte wurden in eigenen Experimenten angewendet, deren Ergebnisse im Resultateteil dieser Monographie beschrieben werden. Auf eine Darstellung in Form von Farbabbildungen wurde allerdings aus Kostengründen verzichtet.

2.4.1.5.1 Sukzessive Darstellung verschiedener Antigene

Kernpunkt dieser Methode ist, daß das erste Antigen mit einem alkohollöslichen Farbstoff nachgewiesen wird, der vor dem Nachweis des zweiten Antigens photographiert und anschließend aufgelöst wird. Da es sowohl für die Peroxidase (4-Chlor-1-Naphthol, Amino-ethylcarbazol) als auch für die alkalische Phosphatase (Fast-red-TR, Fast-blue-BB) alkohollösliche Substrate gibt, ist die Reihenfolge der Anwendung gleichgültig. Es empfiehlt sich allerdings, primäre Antikörper aus zwei verschiedenen Spezies zu verwenden, um Kreuzreaktionen des zweiten sekundären

Antikörpers mit dem ersten primären Antikörper auszuschließen. Im Regelfall benutzte ich als erstes einen polyklonalen Antikörper, den ich gemäß 2.4.1.2.4 mit einer alkalischen Phosphatase-Methode und Fast-red-TR als Substrat nachwies, und danach einen monoklonalen Antikörper, der mit der ABC-Methode (2.4.1.3.3) und Diaminobenzidin als Substrat dargestellt wurde.

2.4.1.5.2 Simultane Darstellung von zwei Antigenen

2.4.1.5.2.1 Modifizierte Methode nach Nakane et al. (1968)

Bei dieser Methode werden zwei verschiedene Antigene am selben Schnitt durch sukzessive Inkubation mit den verschiedenen Primärantikörpern unter Verwendung der PAP-Methode mit verschiedenfarbigen Substraten dargestellt. Nachdem das erste Antigen nachgewiesen ist, erfolgt eine zweistündige Inkubation in 1N HCL, was die Antikörper-PAP-Komplexe zerstören, bzw. vom Schnitt entfernen soll. Dieser Schritt ist bei Verwendung von Primärantikörpern aus verschiedenen Spezies nicht unbedingt notwendig. Außerdem kann durch die HCL-Behandlung eine Zerstörung antigener Determinanten resultieren. Der Nachweis des zweiten Antigens erfolgt ebenfalls mit der PAP-Methode, aber mit einem andersfarbigen Chromogen. Als erstes Chromogen empfiehlt sich nach meiner Erfahrung Diaminobenzidin, da es unter den Substraten der Peroxidase das widerstandsfähigste Reaktionsprodukt liefert. Als zweites Chromogen steht dann Aminoethylcarbazol (rotbraun) oder 4-Chlor-1-Naphthol (blau) zur Verfügung, wobei sich die blaue Farbe von 4-Chlor-1-Naphthol besser vom braunen Diaminobenzidin abgrenzen läßt.

Eine andere Möglichkeit ist das von Hsu und Soban (1982) zuerst beschriebene Verfahren der Modifikation der Farbe von Diaminobenzidin durch bestimmte Metallionen. So ergibt sich bei Zugabe von Kobaltchlorid ein blaues Reaktionsprodukt, was sich sehr gut vom braunen Diaminobenzidin ohne Ionenzusatz unterscheiden läßt.

2.4.1.5.2.2 Kombination von Peroxidase und alkalischer Phosphatase-Methode

Bei dieser Technik erfolgt die simultane Darstellung zweier Antigene über zwei verschiedene Antikörper, von denen einer mit einem Peroxidase-gekoppelten Detektionssystem (PAP/ABC/Streptavidin-Peroxidase), der andere mit einem alkalische Phosphatase-gekoppelten Detektionssystem (APAAP/AP) nachgewiesen wird. Die beiden Primärantikörper sollten zur Vermeidung von Kreuzreaktionen möglichst aus unterschiedlichen Spezies stammen. Allerdings fand sich in den eigenen Experimenten bei Verwendung von zwei monoklonalen Antikörpern aus der Maus z.B. beim sukzessiven Nachweis von Ki-67 und PKC keine nennenswerte Kreuzreaktivität. Als Substrat für die Peroxidase bzw. alkalische Phosphatase eignet sich bei Doppelmarkierungen besonders die Kombination Diaminobenzidin (braun) und BCIP/NBT (blau), da sie gut unterscheidbare Farben liefert und zudem eine dauerhafte Eindeckelung der Präparate in DePex oder Eukitt erlaubt. Das folgende Rezept stellt als Beispiel aus der Fülle unterschiedlicher Kombinationsmöglichkeiten die Doppelmarkierung von GFAP und Neurofilamenten am selben Schnitt dar:
(1) Nachweis von GFAP mit einem polyklonalen Antiserum und der PAP Methode (2.4.1.2.1) mit Diaminobenzidin als Chromogen. (2) Mehrmaliges Spülen in PBS. (3) Nachweis von Neurofilamenten mit einem monoklonalen Antikörper und der APAAP-Methode (2.4.1.3.5) mit BCIP/NBT als Chromogen. (4) Mehrmaliges Spülen in H_2O. (5) Entwässern in aufsteigender Alkoholreihe und Xylol. (6) Eindeckeln in DePex bzw. Eukitt. Dieser sukzessive Nachweis ergibt nach meiner Erfahrung gegenüber einer gleichzeitigen Applikation beider Primärantikörper ein besseres Resultat, hat allerdings den Nachteil eines größeren Zeitaufwandes.

2.4.1.6 Spezifitätskontrollen

Zur Sicherung der Spezifität der Immunreaktionen sollte möglichst immer eine Positivkontrolle und eine Negativkontrolle bei immunhistologischen Färbungen mitlaufen. Die Positivkontrolle bildet in der Regel ein Gewebeschnitt, der das nachzuweisende Antigen mit Sicherheit enthält und der genauso wie das zu untersuchende Gewebe vorbehandelt worden ist. Vielfach hat man in den zu untersuchenden Schnitten selbst eine Positivkontrolle, zum Beispiel in Form von nicht-neoplastischem Hirngewebe am Rand eines Tumors.

Das Problem der Negativkontrolle ist dagegen etwas schwieriger zu lösen. Optimal wäre in dieser Hinsicht, einen Vergleichsschnitt mitlaufen zu lassen, bei dem der primäre Antikörper vorher gegen das spezifische Antigen präabsorbiert wurde. Diese Methode ist allerdings wegen der notwendigen großen Mengen an gereinigtem Antigen sehr kostenaufwendig und im Falle vieler monoklonaler Antikörper, bei denen das zugehörige Antigen bzw. Epitop noch nicht oder nur teilweise bekannt ist, nicht durchführbar. Bei meinen Experimenten bestand die Negativkontrolle daher in mitgeführten Vergleichsschnitten, bei denen statt des primären Antikörpers nichtimmunes Serum der Spezies appliziert wurde, aus der der Primärantikörper gewonnen wurde. Daneben wurden auch Vergleichsschnitte, bei denen statt des Primärantikörpers lediglich Puffer zugegeben wurde, als Negativkontrolle herangezogen.

2.4.2 Nachweis von Antigenen an Tumorzellen in der Zellkultur

2.4.2.1 Indirekte Immunfluoreszenz-Methode

Die auf Deckgläschen gewachsenen Tumorzellen wurden bei minus 20 °C für 10 min in Aceton fixiert und anschließend luftgetrocknet. Die Deckgläschen wurden dann mit Fixogum (Marabuwerke, Tamm) auf einen Objektträger geklebt, wobei die Seite, auf der die Tumorzellen gewachsen waren, nach oben zeigte. Der Vorteil dieser Methode liegt darin, daß die Objektträger entsprechend beschriftet werden können und auch wesentlich besser zu handhaben sind als die leicht zerbrechlichen Deckgläschen. Die Objektträger mit aufgeklebten Deckgläschen wurden dann in PBS gespült, bevor folgendermaßen weiterbehandelt wurde:
(1) Inkubation mit dem primären Antikörper verdünnt in 5% PBSA für 12 h bei Raumtemperatur. (2) Spülen in PBS 2 x 5 min. (3) Inkubation mit einem Fluoreszein- bzw. Texas-Red-markierten sekundären Antikörper gegen Maus- bzw. Kaninchen-Immunglobulin 1:20 verdünnt in PBS für 1h bei Raumtemperatur. Diese sekundären Antikörper waren gegen normales Rattenserum präabsorbiert. (4) Mehrmaliges Spülen in H$_2$O. (5) Abziehen der Deckgläschen von den Objektträgern. (6) Eindeckeln der Deckgläschen in Glycerin-Gelatine mit der Tumorzell-bewachsenen Seite nach unten auf den von Fixogum-Resten gesäuberten Objektträgern.

2.4.2.2 Kombinierte Avidin-Biotin-Fluoreszenz-Methode

Die Fixierung und Vorbehandlung erfolgte entsprechend 2.4.2.1. Danach wurde folgendermaßen weiterbehandelt:
(1) Inkubation mit dem primären Antikörper verdünnt in 5% PBSA für 12 h bei Raumtemperatur. (2) Spülen in PBS 2 x 5 min. (3) Inkubation mit biotinyliertem anti-Maus- bzw. anti-Kaninchen-Serum (Vector) 1:50 verdünnt in 5% PBSA 1h bei Raumtemperatur. Diese Antikörper waren gegen normales Rattenserum präabsorbiert. (4) Spülen in PBS 2 x 5 min. (5) Inkubation mit Avidin-Fluoreszein bzw. Avidin-Rhodamin (Vector) 1:100 in PBS für 45 min bei 37 °C. (6) Mehrmaliges Spülen in H$_2$O. (7) Ablösen der Deckgläschen von den Objektträgern. (8) Umgekehrtes Eindeckeln der Deckgläschen in Glyzerin-Gelantine.

Das Mikroskopieren der Immunfluoreszenz-gefärbten Präparate erfolgte an einem Leitz Orthoplan Mikroskop mit Fluoreszenzeinrichtung und verschiedenen Filtern, durch die eine selektive Anregung der unterschiedlichen Fluoreszenzfarbstoffe möglich ist.

2.4.2.3 Immunzytochemische Methoden

Neben der Immunfluoreszenz eignen sich natürlich auch immunzytochemische Methoden für den Nachweis von Antigenen in Zellen in der Kultur. Die Rezepte hierfür entsprechen den unter 2.4.1.2 bis 2.4.1.3 beschriebenen Methoden für Gewebeschnitte. Der Vorteil der Immunzytochemie gegenüber der Immunfluoreszenz liegt in der größeren Haltbarkeit der Präparate. Die Immunfluoreszenz ergibt allerdings beim Nachweis von bestimmten Antigenen, wie zum Beispiel von Zytoskelettbestandteilen, im Vergleich zur Immunzytochemie deutlich schönere Darstellungen.

2.4.3 Charakterisierung der verwendeten Antikörper

Soweit nicht anders vermerkt, wurden alle unten beschriebenen Antikörper über 12 h bei Raumtemperatur mit den Gewebeschnitten inkubiert.

2.4.3.1 Antikörper gegen das saure Gliafaserprotein

Es wurde ein polyvalentes Antiserum aus dem Kaninchen und ein monoklonaler Antikörper aus der Maus verwendet. Das polyklonale Antiserum (Dako) wurde durch Immunisierung mit einem 51 kD Polypeptid aus Rindergehirn gewonnen. Es reagiert mit GFAP verschiedener Spezies inklusive Mensch und Ratte. Dieses Antiserum wurde in der Immunhistochemie in einer Verdünnung von 1:2000 eingesetzt.

Der monoklonale IgG$_1$-Antikörper G-A-5 (Boehringer Mannheim) wurde durch Immunisierung von Balb/c-Mäusen mit gereinigtem Gliafilament aus dem Rückenmark des Schweines gewonnen. Dieser Antikörper reagiert im Immunblot ausschließlich mit einem Polypeptid, das der Position von GFAP entspricht (Debus et al. 1983a). G-A-5 reagiert mit GFAP des Schweines, des Menschen und der Ratte. Er wurde für die Immunhistochemie 1:100 (0,2 µg/ml) verdünnt.

2.4.3.2 Antikörper gegen Vimentin

Das von mir benutzte polyklonale Antiserum (Euro-Diagnostics BV, Holland) wurde durch Immunisierung von Kaninchen mit aus der Kalbsaugenlinse isoliertem Vimentin gewonnen. Die Spezifität des Antiserums für Vimentin wurde laut Firmenangaben durch Immunblotting gesichert. Dieses Antiserum wurde nach vorheriger Trypsinisierung der Gewebeschnitte in einer Verdünnung von 1:50 angewendet.

Der größte Teil meiner Untersuchungen wurde mit dem monoklonalen Antikörper V9 (Boehringer Mannheim), der durch Immunisierung von Balb/c-Mäusen mit gereinigtem Vimentin aus der Linse des Schweines gewonnen wurde, durchgeführt. Dieser Antikörper reagiert im Immunblot ausschließlich mit einem Polypeptid, das der Position von Vimentin entspricht (Osborn et al. 1984). Für die Immunhistochemie wurde V9 1:100 (0,5 µg/ml) verdünnt.

2.4.3.3 Antikörper gegen Desmin

Es wurden drei von Debus et al. (1983b) produzierte und charakterisierte IgG$_1$-monoklonale Antikörper mit Namen DE-R-11

(Dako), DE-B-5 (Boehringer Mannheim) und DE-U-10 (Sigma) benutzt. Diese Antikörper wurden durch Immunisierung mit aus Schweinemagen isoliertem Desmin gewonnen und erkennen gemäß Debus et al. (1983b) im Immunblot ausschließlich Desmin. Sie sollen mit Desmin verschiedener Spezies reagieren, darunter Mensch, Ratte, Huhn und Hamster. Alle drei Antikörper wurden an Kryostatschnitten eingesetzt, wobei DE-R-11 und DE-B-5 in einer Konzentration von 2 µg/ml und der Antikörper DE-U-10 in einer Verdünnung von 1:50 verwendet wurden.

Als vierten Antikörper benutzte ich D33 (Dako), der als einziger auch am Paraffinschnitt verläßlich arbeitet. D33 wurde durch Immunisierung mit aus humanem Muskelgewebe isoliertem Desmin gewonnen und erkennt im Immunblot selektiv Desmin. In der Immunhistochemie benutzte ich D33 in einer Verdünnung von 1:100 (1 µg/ml).

2.4.3.4 Antikörper gegen Neurofilamente

Es wurde ein monoklonaler IgG$_1$-Antikörper aus der Maus (Klon NF2F11, Biochrom KG, Berlin) benutzt, der im Immunblot sowohl die 70 kD als auch die 200 kD Neurofilament-Bande erkennt. NF2F11 wurde für die Immunhistochemie 1:25 verdünnt.

2.4.3.5 Antikörper gegen Zytokeratine

In meinen Untersuchungen kamen zwei verschiedene monoklonale Antikörper mit weitem Reaktionsspektrum innerhalb der Gruppe der Zytokeratinpolypeptide zum Einsatz. Der IgG$_1$-Antikörper KL1 (Dianova, Hamburg) wurde durch Immunisierung von Balb/c-Mäusen mit menschlichen epidermalen Keratinen gewonnen. Er erkennt im Immunblot menschliche Zytokeratine mit einem Molekulargewicht von 56 kD (Viac et al. 1983). In der Immunhistochemie wurde KL1 in einer Konzentration von 1 µg/ml eingesetzt.

Der monoklonale Maus-IgG$_1$-Antikörper Lu5 (Boehringer Mannheim) wurde durch Immunisierung mit den Lungentumorzell-linien A549 und A2182 gewonnen. Lu5 reagiert mit einem auf den meisten Zytokeratin-Polypeptiden vorkommenden Epitop (Franke et al. 1987), das sich in allen Epitheltypen findet (von Overbeck et al. 1985). Gewebeschnitte wurden mit Lu5 in einer Konzentration von 4 µg/ml inkubiert.

2.4.3.6 Antikörper gegen Desmoplakine

Der monoklonale Antikörper DP1&2-2.15 (Boehringer Mannheim) ist vom Typ IgG$_1$ und wurde durch Immunisierung mit gereinigtem Desmoplakin aus der Rinderschnauze gewonnen. Der Antikörper reagiert mit Desmoplakin aus Mensch, Ratte, Maus und Huhn. Seine Spezifität wurde im Immunblot nachgewiesen (Cowin et al. 1985). DP1&2-2.15 wurde an Kryostatschnitten in einer Verdünnung von 0,5 µg/ml benutzt.

2.4.3.7 Antikörper gegen S-100

Das von mir benutzte polyklonale Antiserum aus dem Kaninchen wurde durch Immunisierung mit aus Rinderhirn isoliertem S-100-Protein gewonnen und wird von Dako als IgG-Fraktion geliefert. Es reagiert mit S-100a und S-100b von Rind, Mensch, Ratte und anderen Spezies. Die Spezifität des Antiserums wurde laut Firmenangaben durch Immunelektrophorese und ELISA-Tests gesichert. Anti-S-100 wurde nach vorangehender Trypsinisierung an Paraffinschnitten in einer Verdünnung von 1:2000 benutzt.

2.4.3.8 Antikörper gegen Neuron-spezifische Enolase

Es wurde ein polyklonales Antiserum aus dem Kaninchen benutzt (Dako), das durch Immunisierung mit aus Rinderhirn isolierter Neuron-spezifischer Enolase gewonnen wurde. Dieses Antiserum wurde mittels Affinitätschromatographie von gegen die nicht-neuron-spezifische Enolase gerichteten Antikörpern gereinigt. Für die Immunhistochemie verdünnte ich das Antiserum 1:1500.

2.4.3.9 Antikörper gegen HNK-1

Der Antikörper HNK-1 (anti-Leu-7, Becton-Dickinson, Heidelberg) wurde durch Immunisierung mit der T-Zellinie HSB-2 gewonnen und ursprünglich als Antikörper beschrieben, der ein Differenzierungsantigen auf menschlichen NK- bzw. K-Lymphozyten erkennt (Abo und Balch 1981). Später konnte gezeigt werden, daß HNK-1 Kreuzreaktionen mit nervalem Gewebe zeigt (Schuller-Petrovic et al. 1983; Lipinski et al. 1983; Sato et al. 1983). In der Immunhistochemie wurde HNK-1 in einer Konzentration von 0,5 µg/ml benutzt.

2.4.3.10 Antikörper gegen Synaptophysin

Der monoklonale IgG$_1$-Antikörper SY38 (Boehringer Mannheim) wurde durch Immunisierung von Balb/c-Mäusen mit einer Vesikel-fraktion aus Rindergehirn erzeugt. Im Immunblot erkennt SY38 ein Synaptophysin entsprechendes 38 kD großes Polypeptid (Wiedenmann und Franke 1985). Dieser Antikörper wurde in der Immunhistochemie in einer Konzentration von 0,5 µg/ml für mindestens 16 h bei Raumtemperatur verwendet.

2.4.3.11 Antikörper gegen Chromogranine

Es wurde der monoklonale IgG$_1$-Antikörper LK2H10 (Hybritech Inc., San Diego, USA) verwendet, der durch Immunisierung mit Tumorgewebe aus einem menschlichen Phäochromozytom gewonnen wurde (Lloyd und Wilson 1983). LK2H10 erkennt im Immunblot ein 68 kD Protein der sekretorischen Granula, das Chromogranin A entspricht. Daneben reagiert LK2H10 allerdings noch mit weiteren, möglicherweise mit Chromogranin verwandten Polypeptiden unterschiedlichen Molekulargewichts (Lloyd und Wilson 1983; Wilson et al. 1986), was den Antikörper nicht absolut spezifisch für Chromogranin A macht. Lk2H10 wurde in der Immunhistochemie in einer Verdünnung von 1:100 benutzt.

Außerdem wurde der monoklonale Antikörper PHE5 (Enzo Biochem. Inc., New York, USA) verwendet, der ein 92 kD-Glykoprotein der sekretorischen Granula erkennt, das sehr wahrscheinlich in die Gruppe der Chromogranine gehört. Im Immunblot reagiert PHE5 zusätzlich auch mit Chromogranin A (Lloyd et al. 1988). Für immunhistochemische Färbungen habe ich PHE5 1:2000 verdünnt.

2.4.3.12 Antikörper gegen das epitheliale Membranantigen

Es wurde der monoklonale IgG$_{2a}$-Antikörper E29 (Dako) verwendet, der durch Immunisierung mit einem delipidisierten Extrakt aus menschlicher Muttermilch gewonnen wurde und ein Antigen mit einem Molekulargewicht im Bereich von 265-400 kD erkennt. E29 reagiert mit einer Vielzahl von Epithelien und epithelialen Neoplasmen. Der Antikörper wurde für die Immunhistochemie 1:100 verdünnt.

2.4.3.13 Antikörper gegen das gemeinsame Leukozytenantigen

Es wurde eine Mischung der beiden monoklonalen IgG_1-Antikörper PD7/26 und 2B11 (Dako) verwendet. Beide Antikörper reagieren mit Epitopen auf dem sogenannten *Leucocyte Common Antigen* bzw. CD45-Antigen mit einem Molekulargewicht um 200 kD (Dalchau et al. 1980). Anti-LCA reagiert mit der Zellmembran und schwächer mit dem Zytoplasma menschlicher Lymphozyten. Makrophagen und Histiozyten färben sich inkonstant, während polymorphkernige Leukozyten nur schwach und Plasmazellen und nicht-hämatopoetische Zellen in der Regel nicht reagieren (Kurtin und Pinkus 1985). Anti-LCA wurde für die Immunhistochemie 1:200 verdünnt.

2.4.3.14 Antikörper gegen Lymphozytensubpopulationen

Aus der Vielzahl der mittlerweile zur Lymphozytensubtypisierung verfügbaren Antikörper möchte ich nur kurz zwei monoklonale Antikörper näher beschreiben, die eine Differenzierung zwischen B- und T-Zellen auch am Paraffinschnitt ermöglichen und mir daher für die Routinediagnostik besonders geeignet erscheinen. Der monoklonale IgG_{2a}-Antikörper UCHL1 (Dako) wurde durch Immunisierung mit der T-Zellinie CA1 gewonnen (Smith et al. 1986) und erkennt ein 185 kD-Molekül auf Thymozyten und aktivierten T-Zellen. Der Antikörper reagiert auch mit myelomonozytären aber nicht mit B- oder NK-Zellen. Immunhistochemische Färbungen mit UCHL1 erbrachten gute Resultate in einer Konzentration von 2 µg/ml.

Der monoklonale IgG_1-Antikörper 4KB5 (Dako) wurde durch Immunisierung mit Haarzelleukämiezellen gewonnen und erkennt zwei Untereinheiten von 220 kD bzw. 205 kD des gemeinsamen Leukozytenantigens. Diese Untereinheiten sind vornehmlich auf B-Zellen zu finden und werden nur von wenigen T-Zellen exprimiert. Immunhistochemische Färbungen mit 4KB5 wurden in einer Konzentration von 1,5 µg/ml durchgeführt.

2.4.3.15 Antikörper gegen histiozytäre Zellen

Der monoklonale IgG-1-Antikörper MAC387 (Dako) wurde durch Immunisierung mit einem Extrakt aus menschlichen peripheren Blutmonozyten erzeugt (Flavell et al. 1987). MAC387 reagiert mit dem Zytoplama verschiedener Zellen aus der Histozyten/Makrophagen-Reihe wie Granulozyten, Monozyten, Gewebshistiozyten, Alveolarmakrophagen, Kupffer-Zellen und follikuläre Makrophagen. Im Immunblot wurden sowohl freie a- (Molekulargewicht 12 kD) und ß-Polypeptidketten (14 kD) als auch Heterodimere (26 kD) aus beiden Unterformen gefunden, die das MAC387-Epitop tragen. In Monozyten wurden dagegen nur Heterodimere und Makromoleküle aus zwei oder vier durch Disulfidbrücken miteinander verbundenen Heterodimeren gefunden. MAC387 zeigt eine Kreuzreaktivität mit bestimmten Plattenepithelien. Der Vorteil dieses Antikörper liegt in seiner verläßlichen Anwendbarkeit am routinemäßig fixierten und eingebetten Material. MAC387 wurde nach vorangegangener Trypsinisierung an Paraffinschnitten in einer Verdünnung von 1:100 verwendet.

2.4.3.16 Antikörper gegen basisches Myelinprotein

Das von mir benutzte polyklonale Antiserum aus dem Kaninchen (Dako) war durch Immunisierung mit aus menschlichem Gehirn isoliertem basischen Myelinprotein gewonnen worden. Dieses Antiserum wurde in einer Verdünnung von 1:1000 verwendet.

2.4.3.17 Antikörper gegen Fibronektin

Es wurde ein polyklonales Antiserum aus dem Kaninchen (Dako) in einer Verdünnung von 1:1000 benutzt.

2.4.3.18 Antikörper gegen 3-Fukosyl-N-Acetyl-Laktosamin

Der Antikörper MMA (anti-Leu-M1, Becton-Dickinson) wurde durch Immunisierung mit der histiozytären Zellinie U-937 gewonnen und zunächst als Antikörper beschrieben, der ein Differenzierungsantigen auf menschlichen myelo-monozytären Zellen erkennt (Hanjan et al. 1982). Mit anderen Antikörpern gleicher Spezifität gehört MMA zum sogenannten CD15 cluster of differentiation (Bernstein und Self 1986; Knapp et al. 1989). MMA reagiert aber auch mit nervalem Gewebe verschiedener Spezies (Niedick und Löhler 1986; Reifenberger et al. 1987). In der Immunhistochemie bewährte sich eine Antikörperkonzentration von 0,5 µg/ml.

2.4.3.19 Antikörper gegen das Proliferations-assoziierte Antigen Ki-67

Der monoklonale IgG_1-Antikörper Ki-67 wurde durch Immunisierung mit einer grob gereinigten Fraktion aus Zellkernen von L428-Zellen gewonnen (Gerdes et al. 1983). Ki-67 erkennt ein nukleäres Antigen, das in allen Zellen, die sich nicht in der G_o-Phase oder der frühen G_1-Phase des Zellzyklus befinden, vorkommt (Gerdes et al. 1983,1984b). Ki-67 (Dako) wurde an Gefrierschnitten in einer Verdünnung von 1:20 eingesetzt.

2.4.3.20 Antikörper gegen den EGF-Rezeptor

Der monoklonale IgG_{2a}-Antikörper EGFR1 (Amersham-Buchler) wurde durch Immunisierung von Balb/c Mäusen mit trypsinierten A431-Tumorzellen gewonnen. EGFR1 erkennt ein Polypeptidepitop in der extrazellulären Domäne des EGF-Rezeptors (Mayes und Waterfield 1984). Im Immunblot reagiert EGFR1 mit einem 175 kD-Protein, das der Position des EGF-Rezeptors entspricht (Waterfield et al. 1982). EGFR1 ist nur für menschlichen EGF-Rezeptor charakterisiert und zeigt keine Kompetition mit EGF um dessen Bindungsstelle (Gullick et al. 1984). EGFR1 wurde an Gefrierschnitten in einer Verdünnung von 1:50 verwendet.

2.4.3.21 Antikörper gegen den Nervenwachstumsfaktorrezeptor

Es wurde der monoklonale IgG_1-Antikörper ME20-4 (Amersham-Buchler) verwendet, der durch Immunisierung mit WM245-Melanomzellen gewonnen wurde (Ross et al. 1984). ME20-4 immunpräzipitiert ein 75 kD-Protein aus Lysaten von ^{35}S-Zystein-markierten A875-Melanomzellen, das ^{125}I-markiertes NGF bindet. Der Antikörper kompetitiert mit NGF um die Ligandenbindungsstelle des Rezeptors auf A875-Melanomzellen (Ross et al. 1984). ME20-4 wurde an Gefrier- und Paraffinschnitten in einer Verdünnung von 1:50 (2 µg/ml) verwendet.

2.4.3.22 Antikörper gegen den Transferrinrezeptor

Es wurde der monoklonale Antikörper 2EB (Heyligen et al. 1985) an Kryostatschnitten in einer Verdünnung von 2 µg/ml benutzt. 2EB wird kommerziell von Amersham-Buchler vertrieben.

2.4.3.23 Antikörper gegen das c-neu-Onkoprotein

Der monoklonale Antikörper 9G6 (Dianova) wurde durch Immunisierung mit Zellen, die das c-neu-Onkoprotein (p185neu) überexprimieren, gewonnen (Van de Vijver et al. 1988a). Dieser IgG_1-Antikörper erkennt ein Epitop auf der extrazellulären Domäne von p185neu. In der Immunpräzipitation reagiert er mit einem Protein von 185 kD Molekulargewicht, das dem bekannten p185neu-Onkoprotein entspricht (Van de Vijver et al. 1988a). 9G6 wurde in einer Konzentration von 0,4 µg/ml in der Immunhistochemie eingesetzt.

2.4.3.24 Antikörper gegen Proteinkinase C

Der monoklonale IgG_{2a}-Antikörper C5 (Amersham-Buchler) wurde durch Immunisieren von Balb/c Mäusen mit gereinigter Proteinkinase C aus dem Rinderhirn hergestellt (Young et al. 1988). C5 erkennt im Immunblot von Zellysaten der Zellinien C6 (Ratte) und RA1 (Mensch) sowie von NIH3T3-Fibroblasten ein 79 kD-Protein, das der Position von Proteinkinase C entspricht. Die Bindung des Antikörpers an dieses Protein kann durch Präinkubation mit synthetischen Peptiden, die den Residuen 312-323 der bovinen Proteinkinase entsprechen, unterbunden werden. Die Antikörperbindungsstelle liegt genau dort, wo physiologischerweise die sog. Downregulation der Proteinkinase C durch limitierte Proteolyse erfolgt (Young et al. 1988). C5 reagiert mit der α- und der ß-Form, aber nicht mit der γ-Form der bovinen Proteinkinase C. Der Antikörper erkennt gereinigte Proteinkinase C aus verschiedenen Spezies inklusive Mensch, Ratte, Rind und Kaninchen (alle Angaben nach Young et al. 1988 bzw. von Amersham-Buchler). C5 wurde an Gefrierschnitten in einer Verdünnung von 1:50 verwendet.

2.4.3.25 Sonstige Antikörper

Die Germinome wurden mit polyklonalen Antikörpern (Dako) gegen das humane Choriongonadotropin (HCG), gegen α-Fetoprotein und gegen das Plazenta-spezifische Isoenzym der alkalischen Phosphatase gefärbt. Bei den immunhistochemischen Untersuchungen an zwei pleomorphen Xanthoastrozytomen wurden Antiseren gegen Lysozym und α-1-Antichymotrypsin (beide von Dako), sowie ein monoklonaler Antikörper gegen Kollagen Typ IV (Dianova) verwendet.

2.4.4 Befundung, Auswertung und Dokumentation der immunmorphologischen Ergebnisse

Alle Präparate wurden mikroskopisch begutachtet. Die Anzahl bzw. der Prozentsatz der ein jeweiliges Antigen exprimierenden Tumorzellen wurde semiquantitativ anhand der folgenden Schätzskala eingestuft:

0 = keine positiven Tumorzellen
1 = einzelne positive Tumorzellen (<10%)
2 = mäßig viele positive Tumorzellen (<50%)
3 = viele positive Tumorzellen (>50%)
4 = sehr viele positive Tumorzellen (>90%)

Die Ergebnisse wurden für jeden Tumor auf einem eigenen Befundbogen festgehalten und schließlich in Form von Übersichtstabellen zusammengefaßt. Repräsentativ ausgewählte Tumoren wurden zu Dokumentationszwecken an einem Leitz Orthoplan Mikroskop mit automatischer Kamera photographiert. Für Schwarz-Weiß-Aufnahmen von immunhistochemisch gefärbten Gewebeschnitten verwendete ich Agfa-Pan (21 DIN) bzw. Kodak Panatomic-X (16 DIN) Schwarz-Weiß-Filme, während die Immun-

fluoreszenzpräparate auf einem Kodak Tri-X-Pan (27 DIN) Schwarz-Weiß-Film aufgenommen wurden. Für Farbphotographien benutzte ich Kodak Ektochrom Diafilme (18 DIN).

Die quantitative Bestimmung des Ki-67 Proliferationsindexes erfolgte unter Benutzung eines speziellen Zäh-lokulars mit eingearbeiteter Strichplatte durch Auszählen von 5 repräsentativ ausgewählten Gesichtsfeldern bei 400facher Vergrößerung. Je nach Zelldichte des jeweiligen Tumors wurden so zwischen 500 und 4000 Zellen pro Tumor gezählt und der Proliferationsindex als Prozentsatz der Ki-67-positiven Zellen angegeben (vgl. Deckert et al. 1989).

2.5 Immunblotting (Westernblotting)

Zusätzlich zu den den Hauptteil dieser Arbeit ausmachenden immunhistologischen Untersuchungen wurden Immunblots zum Nachweis von Intermediärfilamenten in den experimentellen Rattengliomklonen RG2 und F98 durchgeführt.

2.5.1 Präparation des Gewebes

Die Präparation von Tumorzellen und Gewebe erfolgte in Anlehnung an Franke et al. (1981) mit einer speziellen Methode zur Anreicherung von Intermediärfilamentproteinen. Tiefgefrorenes Tumorgewebe wurde mechanisch in PBS pH 7,8 mit 0,5 mM PMSF (Sigma) homogenisiert. Konfluente Monolayerkulturen von RG2- und F98-Gliomzellen wurden kurz in PBS gewaschen, mechanisch abgeerntet, pelletiert und ebenfalls homogenisiert. Die Zellkerne wurden durch Zentrifugation bei 500 g für 30 min abgetrennt. Anschließend wurde mit dem jeweiligen Homogenat folgendermaßen weiterverfahren:
(1) Zentrifugieren bei 2500 g für 5 min. (2) Überstand verwerfen, Pellet mit Detergenzpuffer resuspendieren. Der Detergenzpuffer besteht aus 140 mM NaCl, 10 mM Tris-HCl, 5 mM EDTA und 1% Triton-X-100, pH 7,6. (3) Zentrifugation bei 2500 g für 5 min. (4) Überstand verwerfen, Pellet mit hochmolekularem KCl-Puffer resuspendieren. Dieser Puffer besteht aus 1,5 M KCL, 140 mM NaCl, 10 mM Tris-HCl, 5 mM EDTA, und 0,5% Triton-X-100, pH 7,6. (5) Rühren für 3 h bei 4 °C. (6) Zentrifugation bei 2500 g für 20 min. (7) Pellet dreimal waschen in PBS plus 0,1mM PMSF. Nach jedem Mal bei 3000 - 4000 g für 10 min zentrifugieren. (8) Pelletaufnahme in PBS plus 0,1 mM PMSF. (9) Ultraschallbehandlung. (10) Proteinbestimmung nach Lowry. (11) Verdünnung des Proteinextraktes in Probenpuffer nach Laemmli 1:2. Der Probenpuffer (2fach) besteht aus 5 ml Gelpuffer, 2 g SDS, 0,1 g DTT, 10 mg Bromphenolblau, alles ad 100 ml mit Aqua dest. auffüllen. Der Gelpuffer besteht aus 18,18 g Tris, 0,4 g SDS, 0,01 g NaN_3 ad 100 ml mit Aqua dest., pH 8,8. (12) Reduzierung für 5 min bei 100 °C. (13) Abkühlen auf Eis.

2.5.2 SDS-Gelelektrophorese und Westernblotting

Die eindimensionale SDS-Gelelektrophorese wurde in einem linearen Gradientengel mit 5% - 22% Polyacrylamid nach dem Verfahren von Laemmli (1970) durchgeführt. Etwa 50 µg des jeweiligen Zyto-skelett-angereicherten Proteinextraktes wurde in Probenpuffer pro Slot auf das ultradünne (0,5mm) Gel aufgetragen. Als Positivkontrolle wurden gereinigtes GFAP und Vimentin (Boehringer Mannheim) jeweils 1 µg pro Slot in Probenpuffer aufgetragen. Als Molekulargewichtsmarker wurde eine kommerzielle Mischung aus Standardreferenzproteinen (Sigma) verwendet.

Die elektrophoretische Trennung erfolgte mit dem LKB Multiphor II Gerät mit 60 mA bei 1000 V über ca. 1 h. Danach wurde ein Teil des Gels abgetrennt und als Kontrolle mit Comassie-Blau gefärbt. Der andere Teil wurde mit 150 mA innerhalb 1 h auf eine Immobilon-Transfer-Membran (Millipor, 0,45 µ, Bedford, England) nach der von Towbin et al. (1979) beschriebenen Methode geblottet. Die Membran wurde anschließend über Nacht in PBS mit 4% Milchpulver (Glücksklee, Hamburg) zur Reduzierung unspezifischer Proteinanfärbungen inkubiert.

2.5.3 Immunologischer Proteinnachweis

Der Nachweis von Intermediärfilamenten erfolgte an den Immobilon-Membranen mittels monoklonaler Antikörper unter Verwendung der Gold-Silber-Methode nach Daneels et al. (1986). Die Primärantikörper (G-A-5 und V9) wurden in einer Verdünnung von 1:100 in PBS für 2 h bei Raumtemperatur appliziert. Danach erfolgte eine ausgiebige Spülung der Membranen in PBS mit 0,1% Tween, bevor sie mit einem Gold-markierten Antikörper gegen Maus-Immunglobuline (Janssen, Olen, Belgien) für 30 min inkubiert wurden. Nach einer erneuten Spülung in PBS mit 0,1% Tween wurde die Gold-Markierung dann mittels Silberverstärkung (Janssen Silver Enhancement Kit) sichtbar gemacht.

3 Resultate

3.1 *Ergebnisse an Tumoren des menschlichen Nervensystems*

3.1.1 Untersuchungen zur Expression von Differenzierungsantigenen

3.1.1.1 Astrozytome

3.1.1.1.1 Untersuchungen am Paraffinmaterial

Tabelle 1a gibt einen Überblick über die Ergebnisse am Paraffinmaterial. Alle Astrozytome waren GFAP-positiv (Abb. 1a,2a), und die Mehrheit der Tumoren (29/37) zeigte eine zusätzliche Expression von Vimentin (Abb. 1b,2b). Häufig war jedoch im Vergleich zu GFAP eine etwas schwächere und nicht so weit verbreitete Immunreaktivität zu beobachten. Außerdem kam Vimentin weniger in den Zellfortsätzen als vielmehr im Perikaryon der Tumorzellen vor. Speziell in gemistozytischen Tumorzellen zeigte sich daher eine starke Anfärbung des perinukleären Zytoplasmas (Abb. 2b). Außerdem ergab sich eine leichte Tendenz zur stärkeren Expression von Vimentin in den höhergradigen Tumoren, was für GFAP nicht zu beobachten war.

Protoplasmatische Astrozytomzellen wiesen gelegentlich keine oder nur eine schwache GFAP-Expression auf. Ebenso waren die in den meisten Tumoren vereinzelt vorkommenden oligodendrogliösen Zellelemente und die in sehr anaplastischen Astrozytomen gehäuft zu findenden kleinen anaplastischen Gliomzellen zumeist GFAP-negativ. Eine weitere Ausnahme stellten die für subependymäre Riesenzellastrozytome typischen großleibigen Tumorzellen dar, die mehrheitlich GFAP-negativ, dafür jedoch Vimentin-positiv waren (Abb. 1g,h). Im Gegensatz hierzu reagierten fusiforme, an pilozytische Astrozytomzellen oder Subependymomzellen erinnernde Zellelemente in diesen Tumoren sowohl Vimentin- als auch GFAP-positiv.

Unter vierzehn Astrozytomen war keines positiv für Neurofilamente. Nur residuale axonale Fortsätze und verbliebene ortsständige neuronale Zellkörper exprimierten dieses Antigen (Abb. 2h). Untersuchungen zum Nachweis von Zytokeratinen (KL1) und Desmin (D33) verliefen an Astrozytomen ebenfalls immer negativ. D33 erbrachte lediglich eine Markierung der glatten Gefäßmuskelzellen.

Außer GFAP und Vimentin enthielten mit Ausnahme eines hochgradig anaplastischen Rezidivastrozytoms alle Astrozytome S-100-positive Geschwulstzellen. Die Immunreaktivität fand sich sowohl im Zytoplasma als auch zum Teil im Zellkern der Tumorzellen. Die meisten Astrozytome wiesen eine mehrheitliche Tumorzellmarkierung für S-100 auf (Abb. 1c), in Einzelfällen zeigte sich jedoch eine heterogene Expression mit Vermischung von S-100-positiven und -negativen Zellen (Abb. 2c).

Die Mehrheit der untersuchten Astrozytome war NSE-positiv. Vor allem gemistozytische und große polymorphe Astrozytomzellen in subependymären Riesenzellastrozytomen traten durch eine besonders ausgeprägte Immunreaktivität hervor (Abb. 2d).

Alle Astrozytome waren MBP-negativ. Lediglich in den Tumoren eingeschlossene residuale Anteile myelinisierter Axone exprimierten dieses Protein. Im Gegensatz hierzu ließ sich das HNK-1-Epitop in allen Astrozytomen nachweisen, wobei differenzierte Astrozytomzellen in niedriggradigen Tumoren des WHO-Grades I und II regelmäßig eine starke Anfärbung aufwiesen (Abb. 1d), während Tumorzellen in anaplastischen Astrozytomen (WHO-Grad III) nur zu einem geringen Teil positiv waren. Das Immunprodukt war sowohl entlang der Zelloberfläche der Tumorzellen als auch in granulärer Form im Zytoplasma lokalisiert. In Astrozytomen mit muzinösen Arealen ließ sich in der Regel eine besonders starke Anfärbung innerhalb dieser Gebiete nachweisen.

Färbungen mit dem monoklonalen Antikörper gegen das gemeinsame Leukozytenantigen (LCA) ergaben eine auf lymphozytäre Zellen beschränkte Markierung, während die Tumorzellen immer negativ blieben.

Tabelle 1. Expression von Differenzierungsantigenen in Astrozytomen

a) Ergebnisse am Paraffinmaterial

Diagnose und Grad	GFAP	Vim	KL1	D33	NF	S-100	HNK-1	MBP	NSE
Astrozytom, pilozytisch (I)	6/6	5/6	0/4	0/6	0/4	6/6	6/6	0/4	2/4
Astrozytom (II)	11/11	5/10	0/1	0/11	0/1	10/10	11/11	0/6	1/1
Astrozytom, gemistozytisch (II)	3/3	3/3	0/2	-	0/2	3/3	3/3	0/2	2/2
Astrozytom, anaplastisch (III)	14/14	12/14	0/4	0/2	0/4	14/14	14/14	0/4	5/5
Astrozytom, anaplastisch (IV)*	2/2	2/2	0/2	-	0/2	1/2	2/2	0/2	2/2
Subependymäres Riesenzell-astrozytom (I)	2/2	2/2	0/1	-	0/1	2/2	2/2	-	2/2
Gesamt	38/38	29/37	0/14	0/19	0/14	36/37	38/38	0/18	14/16

b) Ergebnisse am Kryostatmaterial

Diagnose und Grad	GFAP	Vim	Lu5	DP	Des1	Des2	Des3
Astrozytom, pilozytisch (I)	4/4	4/4	0/3	0/3	2/2	1/2	1/1
Astrozytom (II)	9/9	9/9	0/9	0/9	7/7	6/7	6/6
Astrozytom, gemistozytisch (II)	5/5	5/5	0/4	0/4	4/4	4/4	2/2
Astrozytom, anaplastisch (III)	7/7	7/7	0/4	0/4	4/4	3/4	1/1
Astrozytom, anaplastisch (IV)*	2/2	2/2	0/2	0/2	2/2	2/2	2/2
Subependymäres Riesenzell-astrozytom (I)	1/1	1/1	0/1	0/1	1/1	-	-
Gesamt	28/28	28/28	0/23	0/23	20/20	16/19	12/12

* Hochgradig anaplastische Rezidivastrozytome (vgl. Winkler et al. 1988)

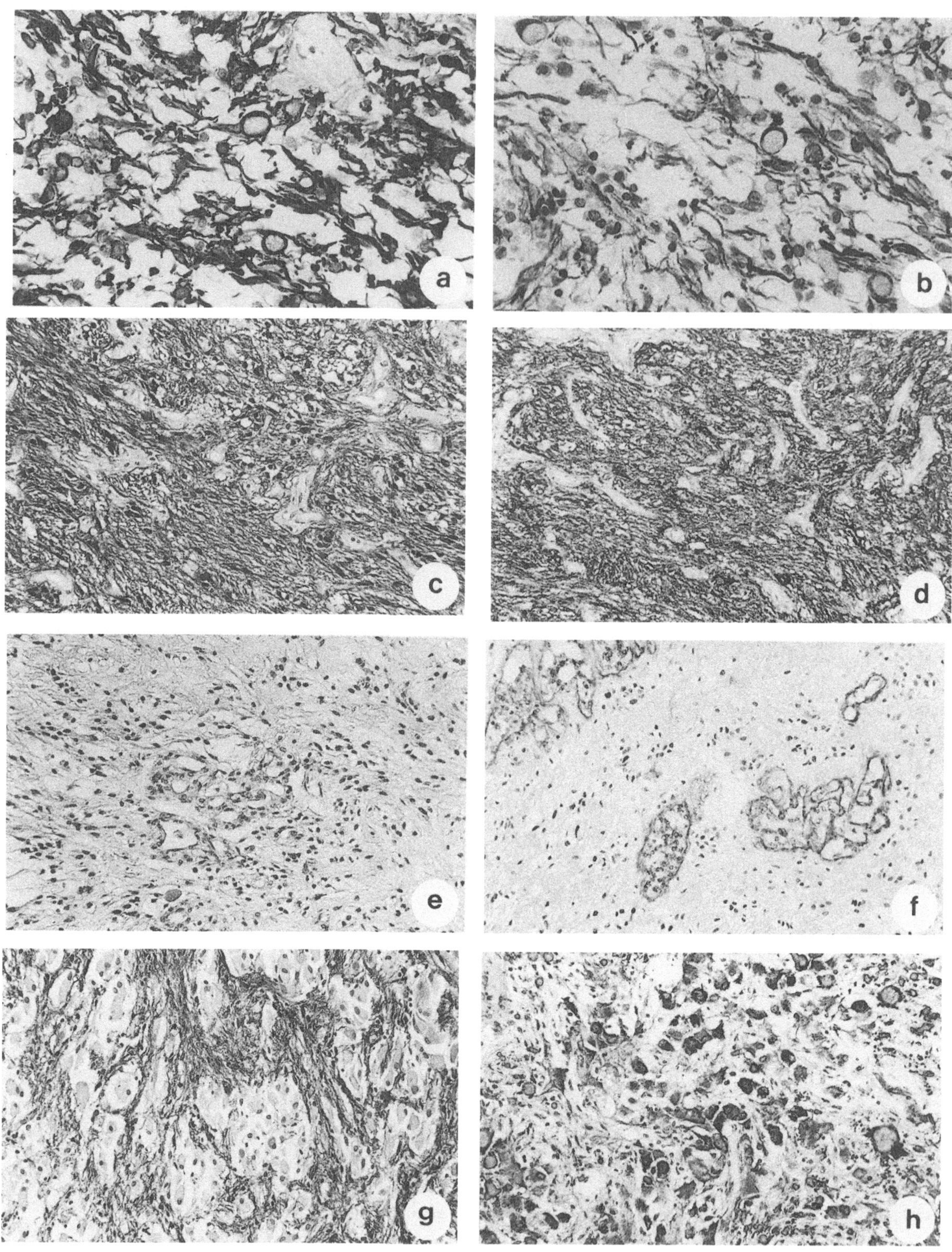

Abb. 1. a-f) *Pilozytisches Astrozytom (WHO-Grad I).* Die Tumorzellen weisen eine starke Immunreaktivität für GFAP (a) und Vimentin (b) auf. Granulierte Körperchen zeigen für beide Antigene einen peripher gelegenen, immunreaktiven Ring. Der Tumor ist außerdem positiv für S-100 (c) und HNK-1 (d). Als Besonderheit enthält diese Geschwulst knäuelförmig proliferierte Gefäße, die im Vergleich zur HE-Färbung (e) wesentlich besser in der UEA-1-Lektinhistochemie (f) zur Darstellung kommen. NP 51/86. a-b) 280x; c-f) 120x. **g-h)** *Subependymäres Riesenzellastrozytom (WHO-Grad I).* Die Tumorzellen sind mehrheitlich GFAP-negativ (g), aber Vimentin-positiv (h). NP771/88. 280x. a-d, f-h) Gegenfärbung mit Hämalaun

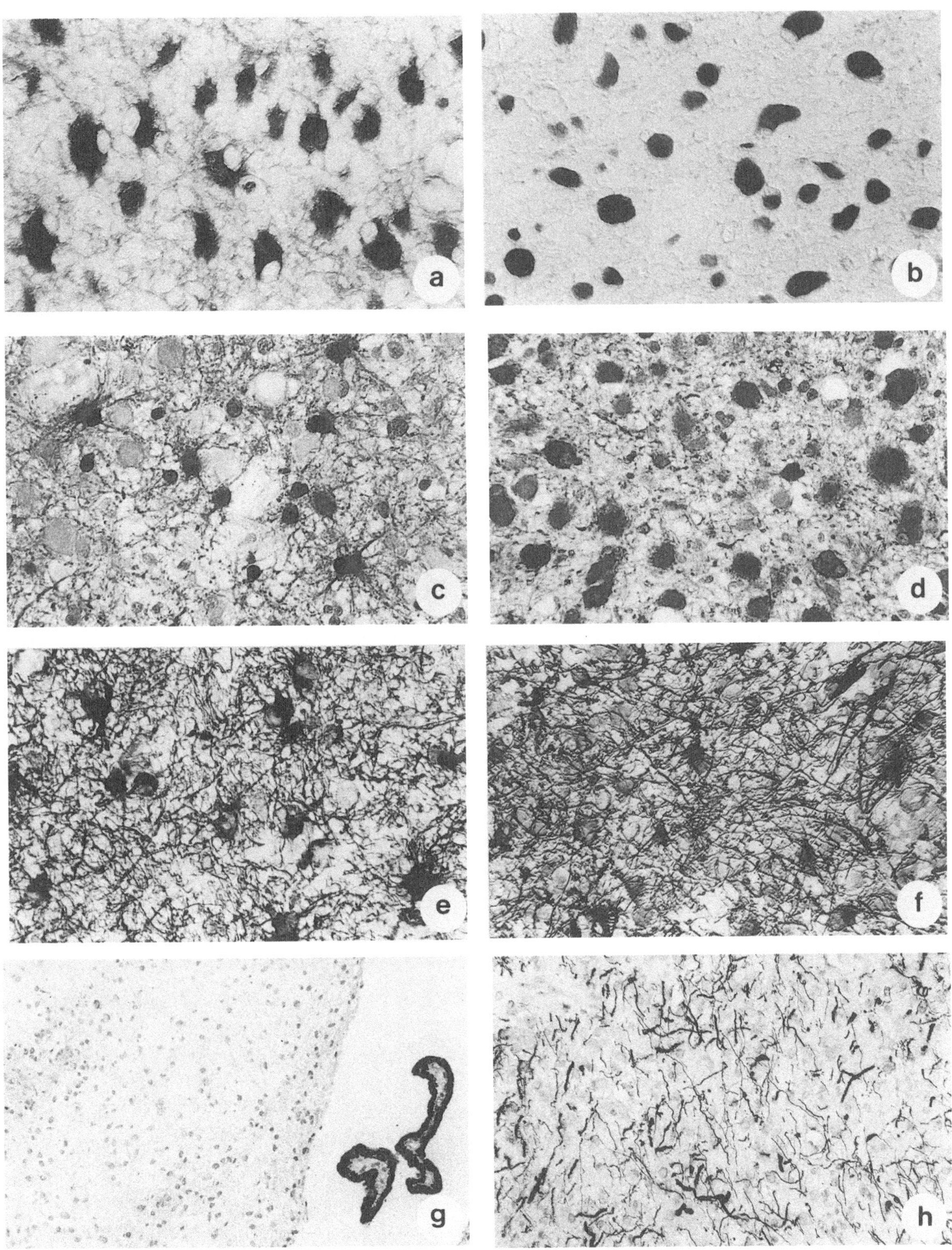

Abb. 2. a-d) *Gemistozytisches Astrozytom (WHO-Grad II)*. Die Tumorzellen lassen die typische Koexpression von GFAP (a) und Vimentin (b) erkennen. Vimentin ist allerdings weniger in den Zellfortsätzen als im perinukleären Zytoplasma vorhanden. Der gleiche Tumor zeigt eine heterogene S-100-Expression (c). NP 330/85. a-b) 350x. c) 280x. (d) NSE-Immunreaktivität in gemistozytischen Astrozytomzellen. NP 284/82. 280x. **e-g)** *Fibrilläres Astrozytom (WHO-Grad II)*. Die Tumorastrozyten zeigen neben Vimentin (e) auch Desmin (DE-U-10)-Immunreaktivität (f). NP 177/88. 350x. (g) Dieser Klein-hirntumor wuchs bis an den Plexus choroideus heran. Der Nachweis von Zytokeratinen (Lu5) ergibt eine Markierung der Ple-xusepithelzellen, während die Astrozytomzellen negativ bleiben. NP 669/88. 120x. **p)** *Gemistozytisches Astrozytom (WHO-Grad II)*. Zwischen den unmarkierten Tumorzellen liegen Neurofilament-positive residuale axonale Fortsätze. NP 5/89. 140x. a-b, e-f) No-marski-Interferenzkontrast, c-d, g-h) Gegenfärbung mit Hämalaun. e-h) Kryostatschnitte

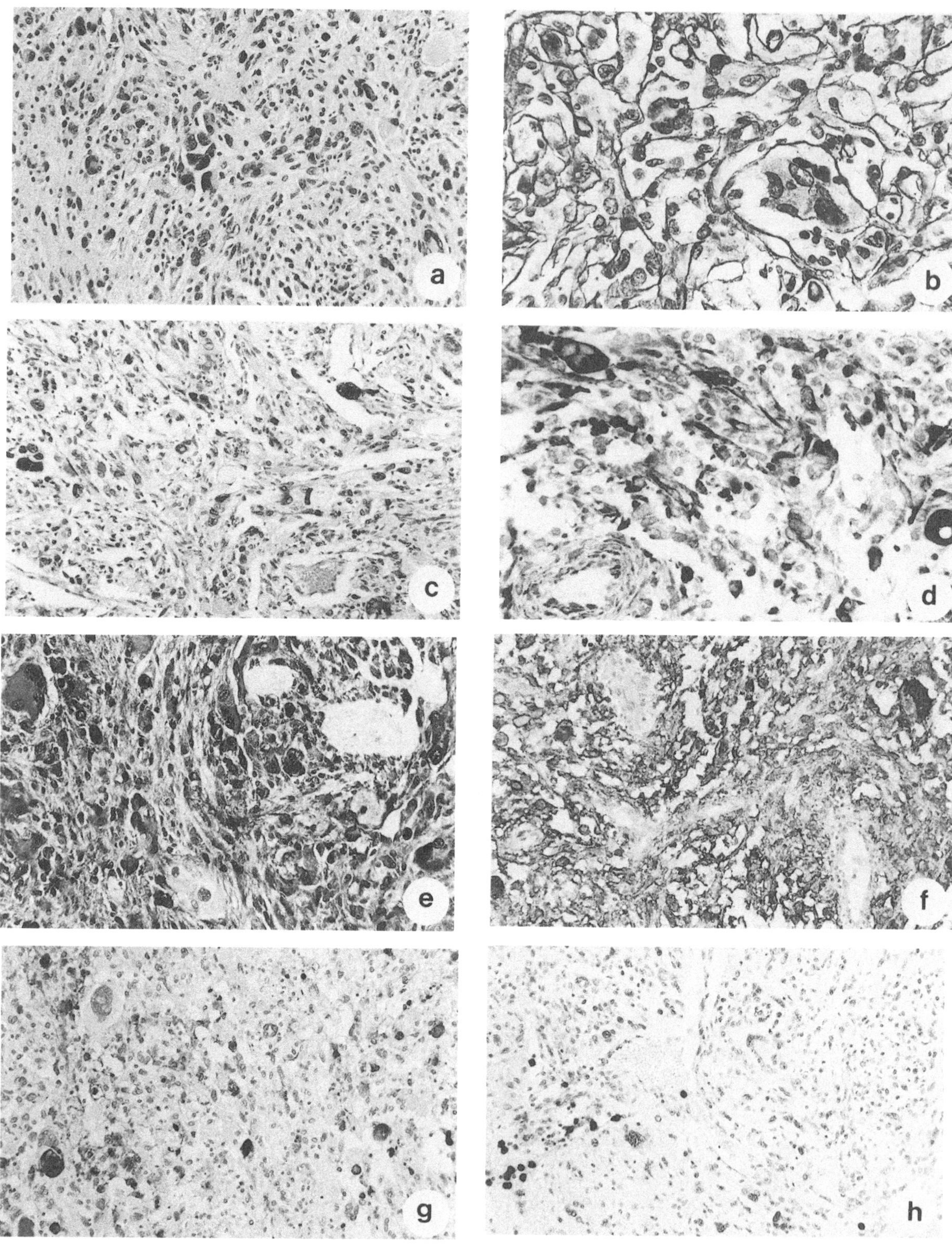

Abb. 3. a-h) *Pleomorphes Xanthoastrozytom (Fall 1: NP 635/88).* Der Tumor zeigt die typische Morphologie mit ausgeprägter zellulärer Polymorphie (a) und dichtem Retikulinfasernetz zwischen den Tumorzellen (b). a) HE, 120x. b) Tibor Pap, 280x. Die Tumorzellen zeigen nur zum Teil eine Immunreaktivität für GFAP (c), während Vimentin (d), S-100 (e) und HNK-1 (f) in weiter Verbreitung zu finden sind. c,e-f) 120x, d) 280x. Auch FAL kommt in einem Teil der Tumorzellen vor (g), wohingegen MAC387 in intra- und perivaskulären Phagozyten, aber nicht in Tumorzellen lokalisiert ist (h). g-h) 120x. c-h) Gegenfärbung mit Hämalaun

3.1.1.1.2 Untersuchungen am Gefriermaterial

Die Untersuchungen an Kryostatschnitten von insgesamt 28 verschiedenen astrozytären Tumoren (Tabelle 1b) bestätigten die konstante GFAP-Vimentin-Koexpression in astrozytären Tumorzellen. Im Gegensatz zum Paraffinmaterial fand sich allerdings für beide Antigene eine gleichermaßen stark ausgeprägte Immunreaktivität. Insbesondere ließ sich keine Tendenz zu einer relativen Zunahme der Vimentin- und Abnahme der GFAP-Expression in höhergradig malignen Astrozytomen feststellen.

Untersuchungen zum Nachweis von Zytokeratinen (Lu5) (Abb. 2g) und Desmoplakinen verliefen in Astrozytomen immer negativ. Mit den drei gegen Desmin gerichteten monoklonalen Antikörpern DE-R-11 (Des1), DE-B-5 (Des2) und DE-U-10 (Des3) ergab sich dagegen neben einer Markierung der glatten Gefäßwandmuskelzellen eine deutliche Anfärbung im Zytoplasma astrozytärer Tumorzellen. Speziell mit DE-R-11 und DE-U-10 zeigten alle Astrozytome eine ausgedehnte Tumorzellmarkierung, deren Intensität und Verteilung große Übereinstimmung zu der von GFAP und Vimentin aufwies (Abb. 2e,f). Dagegen reagierte DE-B-5 in der Regel nur mit einem geringeren Prozentsatz der Astrozytomzellen.

3.1.1.2 Pleomorphe Xanthoastrozytome

Für die eigenen Untersuchungen standen zwei der seltenen pleomorphen Xanthoastrozytome (PXA) zur Verfügung. In beiden Fällen war die Diagnose von Prof. Dr. J.J. Kepes aus Kansas City, USA, bestätigt worden.

Der erste Fall (NP 635/88) war ein PXA mit typischer Histologie (Abb. 3a,b), das basal-oberflächlich im rechten Temporallappen eines 19jährigen Mädchens

Tabelle 2. Expression von Differenzierungsantigenen in Oligodendrogliomen

a) Ergebnisse am Paraffinmaterial

Diagnose und Grad	GFAP	Vim	KL1	D33	NF	S-100	HNK-1	MBP	NSE
Oligodendrogliom (II)	13/17	2/17	0/2	0/4	0/6	16/17	17/17	0/10	7/7
Oligodendrogliom (II), 1.Rez.	1/1	0/1	-	-	-	1/1	1/1	-	-
Oligodendrogliom, anapl. (III)	1/2	2/2	0/2	-	0/2	2/2	2/2	0/1	2/2
Oligodendrogliom, anapl. (III), 1.Rez.	5/5	4/5	0/1	0/1	0/1	5/5	5/5	-	3/3
Gesamt	20/25*	8/25	0/5	0/5	0/9	24/25	25/25	0/11	12/12

b) Ergebnisse am Gefriermaterial

Diagnose und Grad	GFAP	Vim	Lu5	DP	Des1	Des2	Des3
Oligodendrogliom (II)	6/6	6/6	0/3	0/3	3/3	3/3	3/3
Oligodendrogliom, anapl. (III)	1/1	1/1	--	-	-	-	
Oligodendrogliom, anapl. (III), 1.Rez.	4/4	4/4	0/4	0/4	4/4	4/4	4/4
Gesamt	11/11	11/11	0/7	0/7	7/7	7/7	7/7

* In der Regel nur vereinzelt positive Tumorzellen.

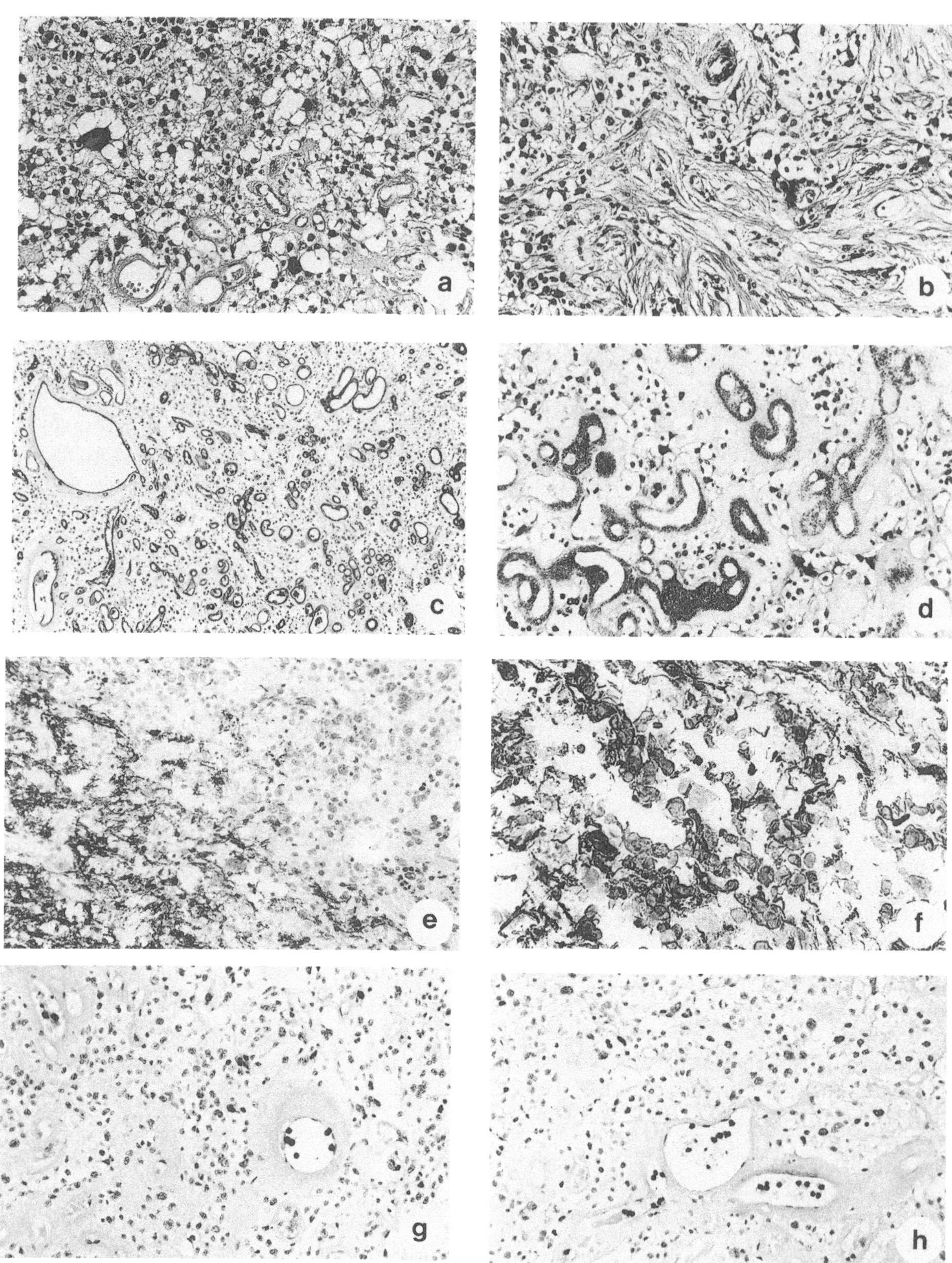

Abb. 4. a-h) *Pleomorphes Xanthoastrozytom (Fall 2: NP 652/88).* Der Tumor weist eine deutliche zelluläre Polymorphie auf, ist mikrozystisch aufgelockert und enthält zahlreiche Gefäße (a). HE, 120x. An einer Stelle inmitten des Tumors findet sich ein großes fibrosiertes Areal (b). Masson, 120x. Die angioblastische Tumorkomponente kann eindrucksvoll mit dem UEA-1-Lektin sichtbar gemacht werden (c). 50x. Ein Teil der Tumorgefäßwände zeigt eine deutliche Mineralisation (d). Kresylviolett, 120x. Die Expression von HNK-1 ist auf die randständige reaktive Gliose beschränkt, während die Tumorzellen negativ bleiben (e). 120x. Am Kryostatschnitt erweist sich die Mehrheit der Tumorzellen als GFAP-positiv (f). 240x. Die Expression von MAC387 (g) und Lysozym (h) ist auf hämatogene Phagozyten beschränkt, die Tumorzellen sind negativ. x 120. c,e-h) Gegenfärbung mit Hämalaun

gewachsen war. Dieser Tumor enthielt vereinzelt GFAP-positive Tumorzellen, darunter auch einzelne mehrkernige Tumorriesenzellen (Abb. 3c). Wesentlich mehr Tumorzellen exprimierten dagegen Vimentin (Abb. 3d), während Zytokeratine (KL1) und Neurofilamente nicht nachweisbar waren. Für Protein S-100 wies der Tumor eine generalisierte Reaktion der Tumorzellen auf und auch NSE und HNK-1 kamen in der Mehrheit der neoplastischen Zellen vor (Abb. 3e,f). Die Färbungen für LCA, MAC387 (Abb. 3h), Lysozym, EMA, Kollagen Typ 4 und Laminin verliefen dagegen negativ. Mit dem MMA-Antikörper zeigte sich neben einer Markierung reaktiver Astrozyten auch eine deutliche Anfärbung eines Teils der Tumorzellen, insbesondere der größeren und mehrkernigen Elemente (Abb. 3g). Mit einem polyklonalen Antiserum gegen α-1-Antichymotrypsin ergab sich neben einer starken Tumorzellreaktion auch eine Markierung der reaktiven Gliose.

Der zweite Fall (NP 652/88) war ein rechtsfrontaler oberflächlicher Tumor bei einem 26jährigen männlichen Patienten. Dieser Fall zeigte histologische Besonderheiten in Form einer starken angioblastischen Komponente mit partieller Kalzifizierung der Gefäße (Abb. 4a,c,d). Außerdem enthielt der Tumor ein größeres fibromatöses Areal (Abb. 4b). Immunhistochemisch fand sich am Paraffinmaterial eine geringe Zahl GFAP-positiver Tumorzellen, während Vimentin, S-100 und NSE nahezu generalisiert exprimiert wurden. Zytokeratine (KL1), Neurofilamente, HNK-1, EMA, LCA, MAC387, Lysozym, Fibronektin und Kollagen Typ 4 ließen sich in den Tumorzellen nicht nachweisen (Abb. 4e,g,h). Immunreaktivität für α-1-Antichymotrypsin fand sich dagegen in fast allen Tumorzellen und im Bereich der an den Tumor angrenzenden reaktiven Gliose. Die angiomatöse Tumorkomponente stellte sich mit UEA-1-Lektin (Abb. 4c), Kollagen Typ 4 und Fibronektin gut dar. Der fibromatöse Abschnitt exprimierte ebenfalls Kollagen Typ 4 und Fibronektin. Am Gefriermaterial erwies sich die Mehrheit der Tumorzellen als GFAP- und Vimentin-positiv (Abb. 4f), während Zytokeratine und Desmoplakine nicht vorhanden waren. Der Ki-67-Proliferationsindex lag unter 1%.

3.1.1.3 Oligodendrogliome

3.1.1.3.1 Untersuchungen am Paraffinmaterial

Die meisten der insgesamt 25 an Paraffinschnitten untersuchten Oligodendrogliome (Tabelle 2a), insbesondere die isomorphen Tumoren des WHO-Grades II, zeigten in den typischen Oligodendrogliomzellen mit kleinem runden hyperchromatischen Zellkern und hellem perinukleären Zytoplasma (*Honigwabenzellen*) keine Expression von Intermediärfilamentproteinen. In vielen Tumoren fanden sich allerdings in geringer Anzahl astrozytäre Tumorzellen, die GFAP und Vimentin exprimierten. Außerdem enthielt ein Teil der Tumoren oligodendrogliöse Tumorzellen mit eindeutiger Zytoplasmareaktion für GFAP (Abb. 5d).

Untersuchungen zum Nachweis von Zytokeratinen oder Neurofilamenten verliefen stets negativ. Ähnlich den bereits beschriebenen Befunden bei den Astrozytomen erwiesen sich lediglich persistierende Anteile axonaler Fortsätze und residuale neuronale Perikarya Neurofilament-positiv. Fragmentarisch verbliebene bemarkte Axone ließen sich zudem anhand ihrer Anfärbung für MBP leicht identifizieren, wohingegen die oligodendrogliösen Tumorzellen stets MBP-negativ blieben.

Fast alle untersuchten Oligodendrogliome enthielten S-100-positive Tumorzellen, deren Zahl allerdings von Tumor zu Tumor erheblich schwankte. Immunreaktivität für NSE ließ sich ebenfalls in variabler Ausprägung in allen getesteten Oligodendrogliomen demonstrieren.

Die stärkste und konstanteste Immunreaktivität zeigten die Oligodendrogliome mit dem HNK-1-Antikörper, wobei die Expression dieses Epitops weitgehend unabhängig vom Anaplasiegrad der Tumoren war (Abb. 5a,b). Durch die zellmembranständige Immunreaktivität für HNK-1 wurde die typische Honigwabenstruktur der Oligodendrogliome besonders klar erkennbar (Abb. 5c). Allerdings fanden sich gelegentlich auch Tumorzellen mit zytoplasmatisch gelegenem, fein-granulärem Immunprodukt.

Fünf Oligodendrogliome wurden mit dem Antikörper D33 gefärbt, wobei sich keine Markierung der Tumorzellen feststellen ließ. Der an neun Oligodendrogliomen durchgeführte Nachweis von LCA ergab wie bei den Astrozytomen lediglich eine Markierung lymphozytärer Infiltratzellen.

3.1.1.3.2 Untersuchungen am Gefriermaterial

Sechs WHO-Grad II- und fünf WHO-Grad III-Oligodendrogliome wurden an Kryostatschnitten untersucht (Tabelle 2b). In allen Tumoren ließ sich eine im Vergleich zu den am Paraffinmaterial erhobenen Befunden erheblich größere Anzahl GFAP- und Vimentin-positiver Tumorzellen nachweisen. Auch am Gefriermaterial waren epitheliale Antigene wie Zytokeratine (Lu5) und Desmoplakine nicht vorhanden. Dagegen ergab die immunhistochemische Färbung mit Antikörpern gegen Desmin (Des1-Des3) eine zytoplasmatische Anfärbung eines variablen Anteils der Tumorzellen. Der Anteil immunreaktiver Zellen war allerdings im Vergleich zu GFAP mit DE-R-11 (Des1) und DE-U-10 (Des3) meist etwas, und mit DE-B-5 (Des2) in der Regel wesentlich geringer.

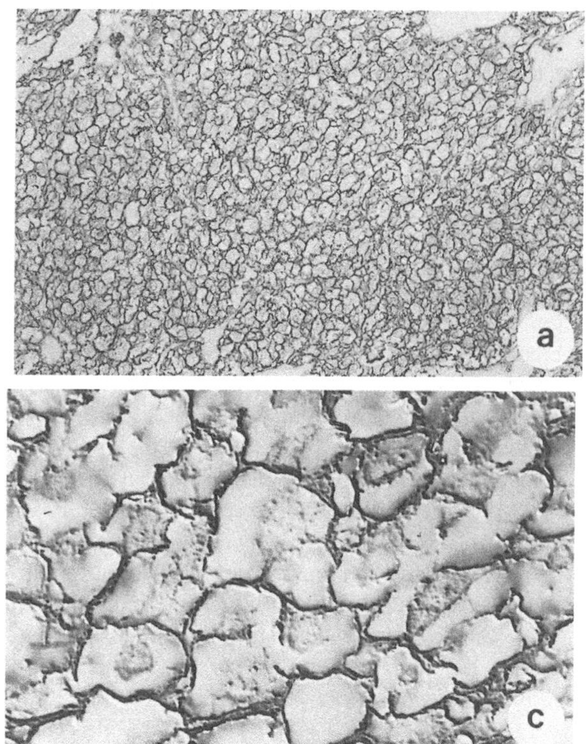

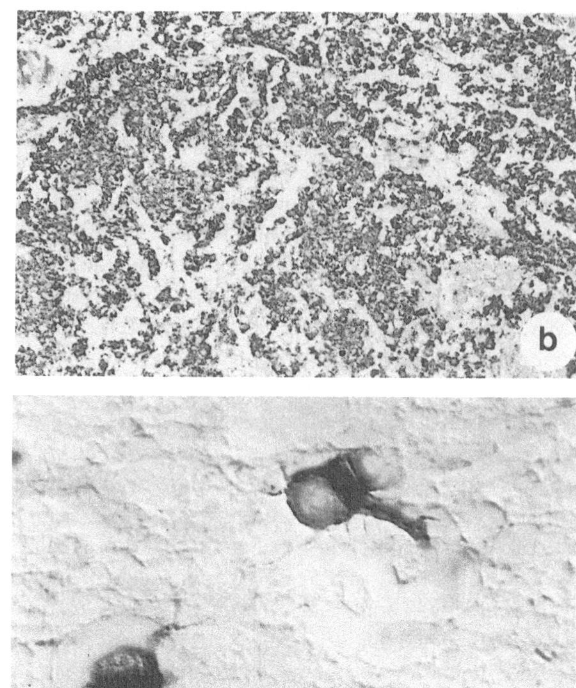

Abb. 5. a,c-d) *Oligodendrogliom (WHO-Grad II).* Generalisierte starke HNK-1-Immunreaktivität der Tumorzellen (a). Die HNK-1-Immunfärbung läßt das typische Honigwabenmuster deutlich hervortreten (c). Im selben Tumor exprimieren einzelne Tumoroligodendrozyten GFAP

(d) NP 162/85. a) 120x, c-d) 660x. **b)** *Anaplastisches Oligodendrogliom (WHO-Grad III).* Dieser Tumor weist ebenfalls eine starke Expression des HNK-1-Epitops auf. NP 232/84. 120x. a-d) Nomarski-Interferenzkontrast

3.1.1.4 Mischgliome (Oligo-Astrozytome)

3.1.1.4.1 Untersuchungen am Paraffinmaterial

Die Reaktionsmuster der beiden Gliomzelltypen (neoplastische Astrozyten und Oligodendrozyten) in den untersuchten 12 Mischgliomen entsprach weitgehend den schon für die Astrozytome bzw. die Oligodendrogliome beschriebenen Befunden. Die astrozytäre Komponente in diesen Mischtumoren stellte sich immer GFAP- und in der Mehrheit der Fälle auch Vimentin-positiv dar (Abb. 6a,b,e). HNK-1 und S-100 waren dagegen sowohl in astrozytären, als auch in oligodendrogliösen Tumorzellen vorhanden, wobei HNK-1 etwas häufiger in Oligodendrogliomzellen exprimiert wurde, während S-100 konstanter in den astrozytären Tumorzellen vorkam (Abb. 6c,d,f). Auch die NSE-Immunreaktivität war etwas stärker in neoplastischen Astrozyten als in Oligodendrozyten ausgeprägt. Ein Nachweis von Zytokeratinen (KL1), Neurofilamenten, Desmin (D33) oder MBP gelang in keinem Fall. Tabelle 3a zeigt die beschriebenen Befunde in der Übersicht.

3.1.1.4.2 Untersuchungen am Gefriermaterial

Drei Mischgliome des WHO-Grades II und sieben anaplastische Mischgliome (WHO-Grad III) wurden an Kryostatschnitten untersucht (Tabelle 3b). Auffällig war hierbei wiederum eine im Vergleich zu den Befunden am Paraffinmaterial ausgeprägtere Immunreaktivität für GFAP und Vimentin. Zytokeratine (Lu5) und Desmoplakine waren in Mischgliomen nicht nachzuweisen, dagegen fand sich Immunreaktivität für Desmin (Des1-Des3) in unterschiedlicher Ausprägung in allen untersuchten Fällen.

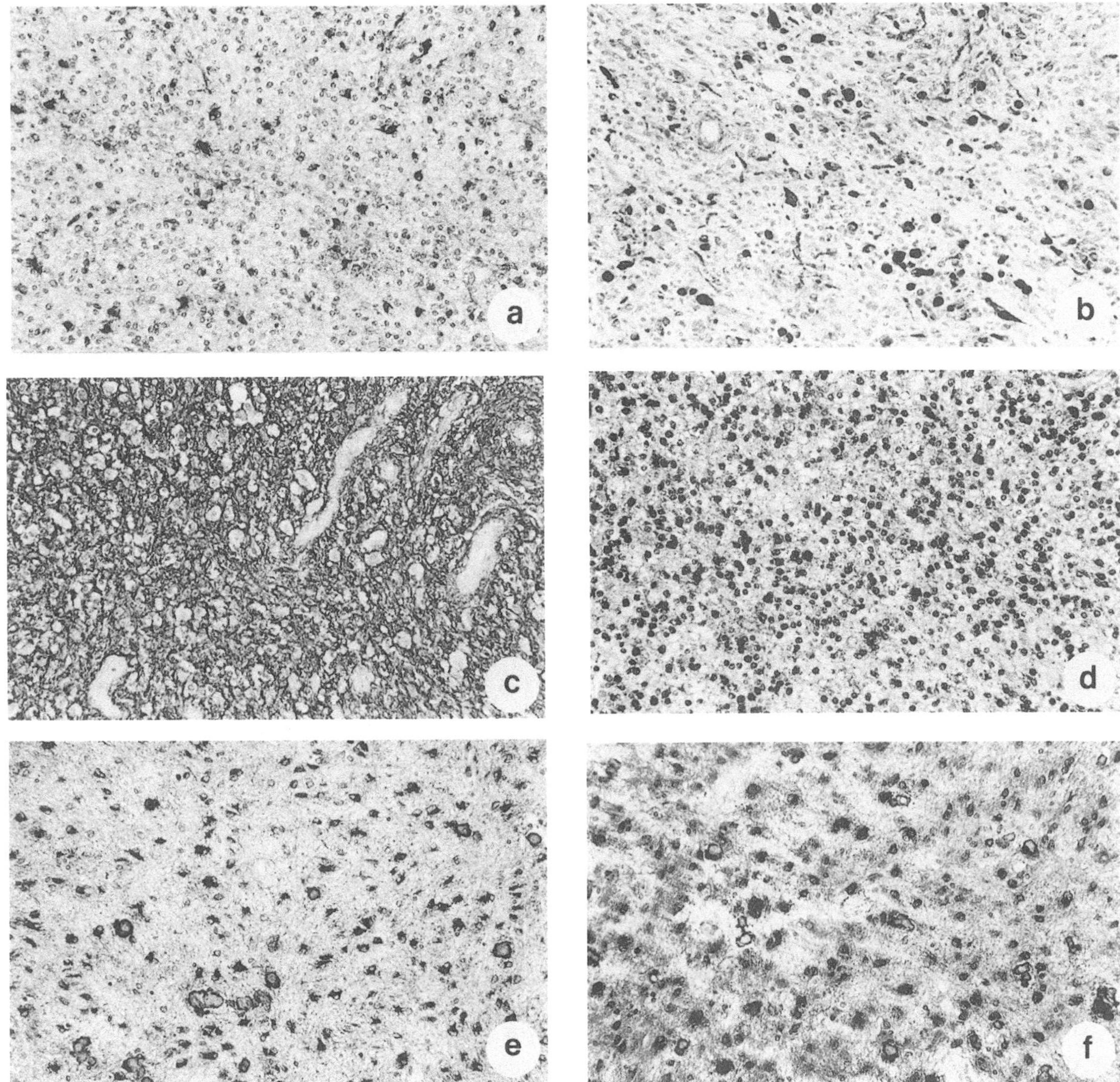

Abb. 6. a-f) *Mischgliom (WHO-Grad II)*. Die astrozytäre Tumorkomponente reagiert GFAP- (a) und Vimentin-positiv (b), während die neoplastischen Oligodendrozyten diese beiden Antigene nicht exprimieren. Sowohl die astrozytäre als auch die oligodendrogliöse Tumorkomponente zeigt eine Immunreaktivität für HNK-1 (c) und S-100 (d,f). Im Gegensatz zu den Bildern a-d, die aus Tumorgebieten stammen, in denen die oligodendrogliöse Komponente überwiegt, zeigen (e) (GFAP) und (f) (S-100) Gebiete mit astrozytärer Prädominanz. Auffällig ist, daß gerade hier vermehrt Mikroverkalkungen zu finden sind. NP880/88. 120x, a-f) Gegenfärbung mit Hämalaun

Tabelle 3. Expression von Differenzierungsantigenen in Mischgliomen

a) Ergebnisse am Paraffinmaterial

Diagnose und Grad	GFAP	Vim	KL1	D33	NF	S-100	HNK-1	MBP	NSE
Mischgliom (II)	7/7	4/7	0/6	0/5	0/6	7/7	7/7	0/4	6/6
Mischgliom, anapl. 1.Rez. (III)	5/5	4/4	-	0/3	0/1	5/5	5/5	0/2	2/2
Gesamt	12/12	8/11	0/6	0/8	0/7	12/12	12/12	0/6	8/8

b) Ergebnisse am Gefriermaterial

Diagnose und Grad	GFAP	Vim	Lu5	DP	Des1	Des2	Des3
Mischgliom (II)	3/3	3/3	0/2	0/2	-	-	-
Mischgliom, anapl. (III)	7/7	7/7	0/6	0/6	6/6	5/6	5/6
Gesamt	10/10	10/10	0/8	0/8	6/6	5/6	5/6

3.1.1.5 Ependymome

3.1.1.5.1 Untersuchungen am Paraffinmaterial

Es wurden 22 ependymale Tumoren an Paraffinschnitten bearbeitet (Tabelle 4a). In den klassischen Ependymomen reagierten besonders die Tumorzellfortsätze in Rosetten und perivaskulären Pseudorosetten stark GFAP- und Vimentin-positiv (Abb. 7a,d), während die Tumorzellen in solideren Partien zumeist nur teilweise GFAP exprimierten, dagegen aber mehrheitlich Vimentin-positiv waren. In einigen Tumoren war die Vimentin-Immunreaktivität allerdings nur schwach ausgeprägt, was vermutlich auf eine Degradation des Antigens durch Fixierung und Einbettung des Materials zurückzuführen ist. Zytokeratine (KL1), Desmin (D33) und Neurofilamente ließen sich in keinem Tumor dieser Gruppe nachweisen. Demgegenüber zeigten fast alle Ependymome, einschließlich der anaplastischen Tumoren, eine starke Immunreaktivität für Protein S-100 (Abb. 7c). In der Mehrzahl der Tumoren fanden sich außerdem HNK-1- (Abb. 7b) und NSE-positive Zellen.

In sieben gutartigen Subependymomen ergab sich eine starke Immunreaktivität für GFAP und eine vermutlich fixierungsbedingte schwächere Anfärbung für Vimentin. Neurofilamente, Desmin und Zytokeratine (KL1) waren in den Subependymomen ebenso wie in allen anderen Ependymomen nicht vorhanden (Abb. 7h). Der Nachweis von HNK-1 erbrachte außerordentlich variable Ergebnisse mit meist nur geringgradiger Tumorzellmarkierung. Die neben GFAP weitverbreitetste Immunreaktivität ergab sich auch bei den Subependymomen für S-100.

Vier myxopapilläre Ependymome aus dem Bereich der Cauda equina unterschieden sich im Antigenexpressionsmuster nicht wesentlich von den anderen Ependymomen (Abb. 7g), wiesen allerdings eine vergleichsweise geringfügige Expression des HNK-1-Epitops auf.

Drei anaplastische Ependymome (WHO-Grad III) entsprachen mit einer Expression von GFAP, Vimentin, S-100, NSE und HNK-1 den Befunden bei den gutartigeren Ependymomen.

Tabelle 4. Expression von Differenzierungsantigenen in Ependymomen

a) Ergebnisse am Paraffinmaterial

Diagnose und Grad	GFAP	Vim	KL1	D33	NF	S-100	HNK-1	MBP	NSE
Subependymom (I)	7/7	7/7	0/6	0/5	0/5	7/7	4/7	0/4	5/5
Ependymom, myxopap. (I)	4/4	4/4	0/4	0/2	0/2	4/4	1/4	0/2	2/2
Ependymom (II)	8/8	8/8	0/8	0/6	0/6	8/8	5/8	0/7	6/6
Ependymom, anapl. (III)	3/3	3/3	0/3	0/3	0/3	3/3	2/3	0/3	3/3
Gesamt	22/22	22/22	0/21	0/16	0/16	22/22	12/22	0/16	16/16

b) Ergebnisse am Gefriermaterial

Diagnose und Grad	GFAP	Vim	Lu5	DP	Des1	Des2	Des3
Subependymom (I)	2/2	2/2	0/2	0/2	1/1	1/1	1/1
Ependymom (II)	3/3	3/3	0/3	1/3	2/3	2/3	3/3
Gesamt	5/5	5/5	0/5	1/5	3/4	3/4	4/4

3.1.1.5.2 Untersuchungen am Gefriermaterial

Die Färbung von zwei Subependymomen und drei klassischen Ependymomen an Kryostatschnitten (Tabelle 4b) ergab das typische Bild der Koexpression von GFAP und Vimentin, wobei allerdings eine im Vergleich zum Paraffinmaterial deutlich stärkere Immunreaktivität für Vimentin festzustellen war. Während Zytokeratine (Lu5) auch am Gefriermaterial nicht nachzuweisen waren, zeigte ein Ependymom eine Expression von Desmoplakinen in einem Teil seiner Tumorzellen, wobei vor allem Rosetten und Pseudorosettenformationen bevorzugt markiert waren (Abb. 7f). Mit Antikörpern gegen Desmin (Des1-3) ergab sich eine GFAP-ähnliche Immunreaktivitätsverteilung (Abb. 7e).

3.1.1.6 Plexuspapillome

Vier gutartige und drei anaplastische Plexuspapillome wurden immunhistochemisch an Formalin-fixierten Paraffinschnitten gefärbt (Tabelle 5). Hierbei zeigte sich, daß die Mehrheit der Tumoren Zytokeratine (KL1), Vimentin und S-100 in den epithelialen Tumorzellen enthielt (Abb. 8a,b,c,f,g). In zwei Fällen fand sich zudem eine fokale Expression von GFAP (Abb. 8d). Neurofilamente und Desmin waren dagegen ebenso wie das HNK-1-Epitop nicht vorhanden. NSE ließ sich in allen Tumoren nachweisen, wobei manchmal eine heterogene (Abb. 8e), zumeist jedoch eine generalisierte (Abb. 8h) Anfärbung der Tumorzellen zu beobachten war. Bindegewebige Stromaanteile reagierten in allen Plexuspapillomen Vimentin-positiv.

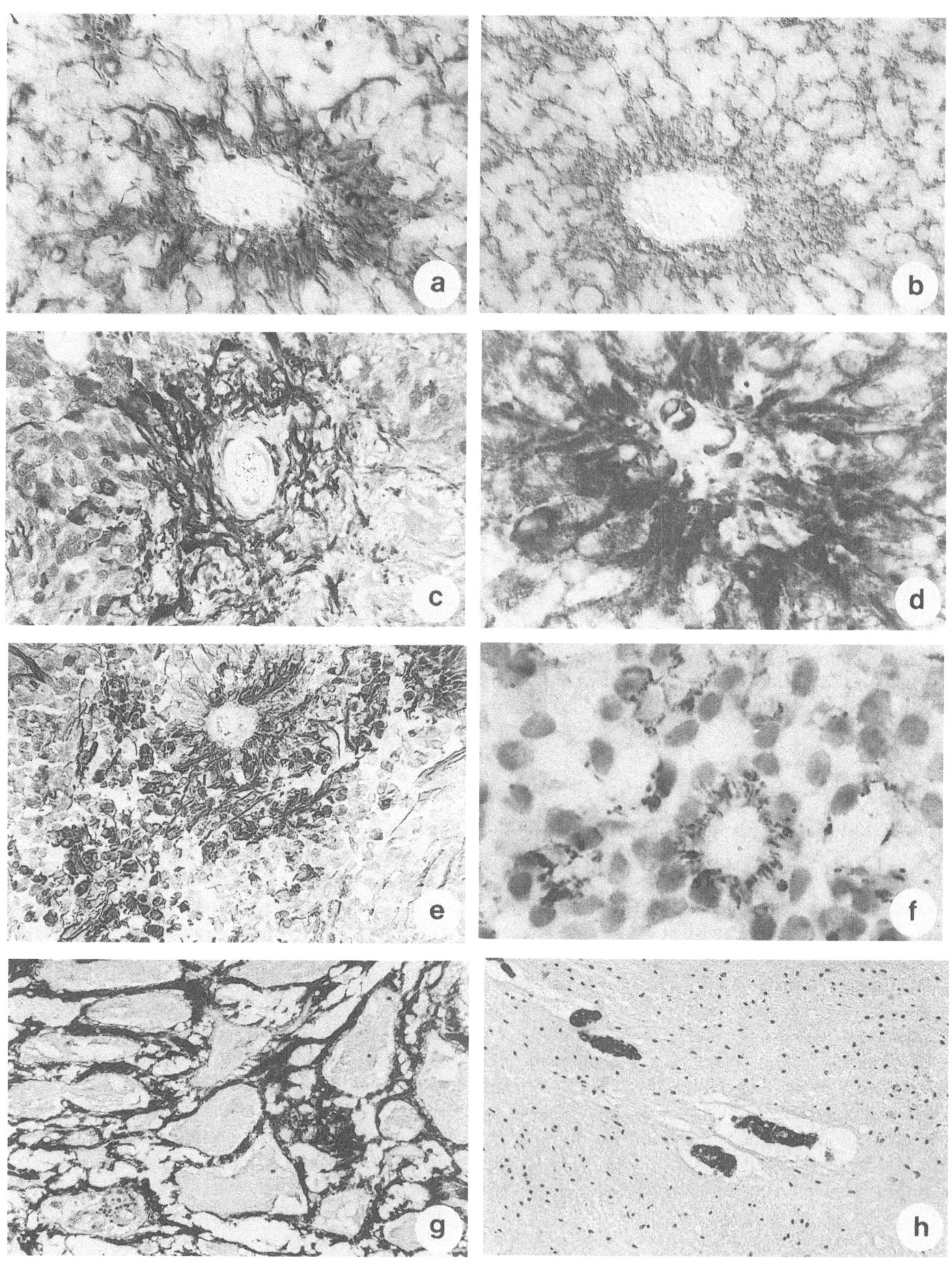

Abb. 7. a-f) *Ependymom (WHO-Grad II).* Immunreaktivität für GFAP (a), HNK-1 (b), S-100 (c) und Vimentin (d) in Tumorzellfortsätzen, die perivaskuläre Pseudorosetten bilden. NP 45/81. 280x. (e) Desmin (DE-R-11) in ependymalen Tumorzellen. NP 831/87. 280x. (f) Nachweis von Desmoplakinen in einem Ependymom. Zu beachten ist die Lokalisation in einer Rosette. NP 831/87. 660x. **g)** *Ependymom, myxopapillär (WHO-Grad I).* Starke GFAP-Immunreaktivität der Tumorzellen, während Gefäße und verschleimte Areale negativ bleiben. NP 350/80 120x. **h)** *Subependymom (WHO-Grad I).* Im Tumorgewebe eingeschlossene epitheliale Zellinseln des Plexus choroideus sind Zytokeratin-(KL1)-positiv, die Tumorzellen hingegen bleiben negativ. NP 298/80. 120x. a-b) Nomarski-Interferenzkontrast. c-h) Gegenfärbung mit Hämalaun

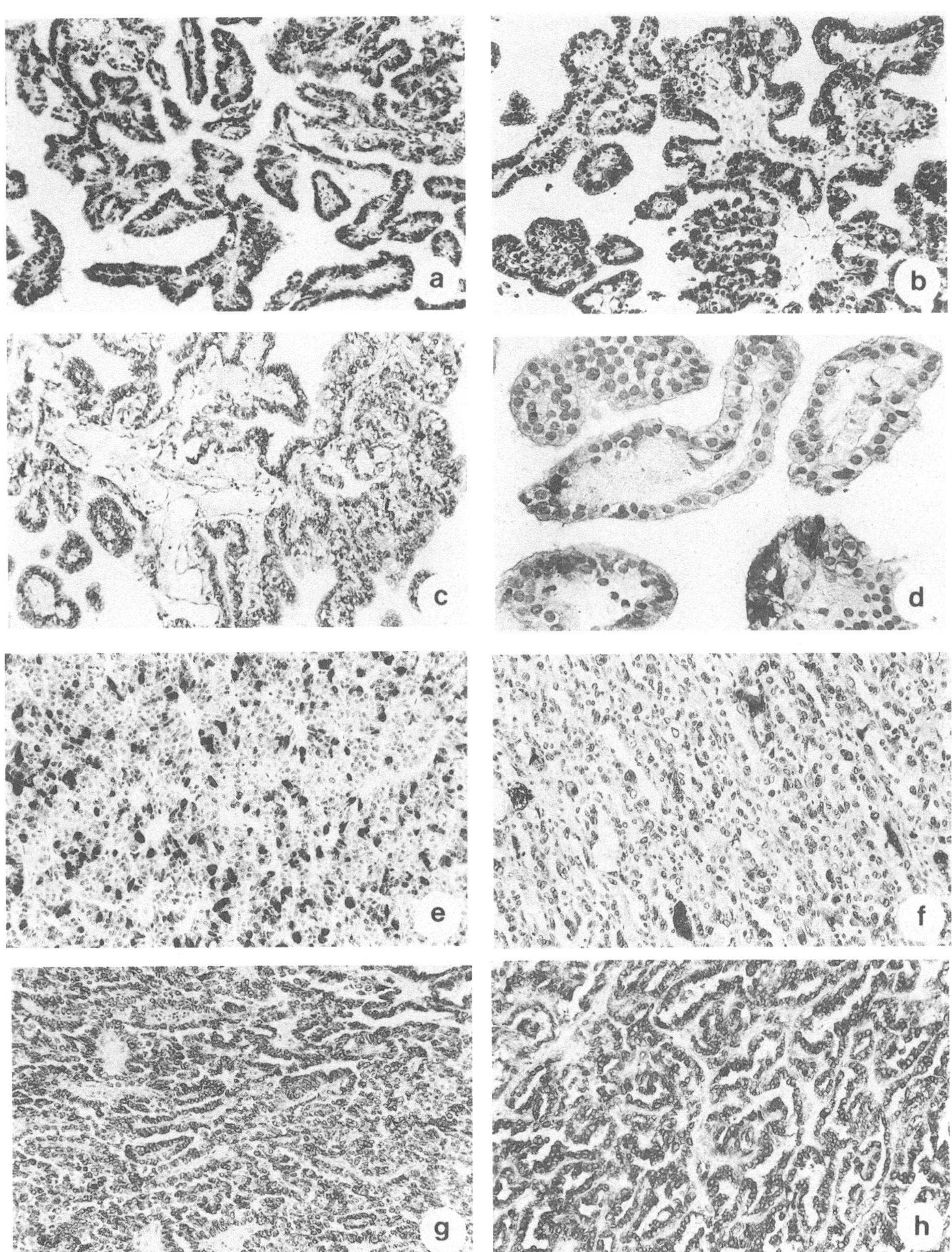

Abb. 8. a-d) *Plexuspapillom (WHO-Grad I).* Tumor aus dem IV. Ventrikel eines 55jährigen Mannes. Immunhistochemisch zeigten die neoplastischen Plexusepithelzellen eine Anfärbung für Zytokeratine (a), S-100 (b) und Vimentin (c). Außerdem fand sich eine fokale GFAP-Expression (d). NP 765/85. a-c) 120x, d) 280x. **e)** *Plexuspapillom, anaplastisch (WHO-Grad III-IV).* Tumor aus dem Seitenventrikel einer 34jährigen Frau. Neben einer Immunreaktivität für Zytokeratine und S-100 zeigte er die abgebildete heterogene Expression von NSE. NP 78/81. 120x. **f-h)** *Plexuspapillom, anaplastisch (WHO-Grad III-IV).* Tumor in der rechten Großhirnhemisphäre mit Bezug zum Seitenventrikel bei einem 19 Monate alten Kind. Einzelne Tumorzellen exprimieren S-100 (f), während sich für Zytokeratine (g) und NSE (h) eine nahezu generalisierte Immunreaktivität findet. NP 710/86. 120x. a-h) Gegenfärbung mit Hämalaun

Tabelle 5. Expression von Differenzierungsantigenen in Plexuspapillomen

Diagnose und Grad	NP-Nr.	GFAP	Vim	KL1	D33	NF	S-100	HNK-1	NSE
Plexuspapillom (I)	73/77	0	3	2	0	0	2	0	2
Plexuspapillom (I)	650/84	0	0	0	0	0	1	0	3
Plexuspapillom (I)	720/84	1	1	3	0	0	0	0	3
Plexuspapillom (I)	765/85	1	3	3	0	0	3	0	3
Plexuspapillom, anapl. (III-IV)	403/79	0	3	0	0	0	0	0	3
Plexuspapillom, anapl. (III-IV)	710/86	0	1	3	0	0	1	0	4
Plexuspapillom, anapl. (III-IV)	78/81	0	0	3	0	0	1	0	1
Gesamt	-	2/7	5/7	5/7	0/7	0/7	5/7	0/7	7/7

Tabelle 6. Expression von Differenzierungsantigenen in Glioblastomen

a) Ergebnisse am Paraffinmaterial

Diagnose und Grad	GFAP	Vim	KL1	D33	NF	S-100	HNK-1	MBP	NSE
Glioblastom (IV)	23/23	17/19	0/6	0/6	0/6	23/23	22/22	0/6	10/11
Riesenzellglioblastom	4/4	4/4	0/1	0/1	0/1	4/4	4/4	0/1	3/3(IV
Glioblastom mit	5/5	3/3	-	0/2	0/1	5/5	4/5	0/3	1/1
sarkom. Komponente (IV)	0/5	3/3	-	0/2	0/1	0/5	0/5	0/3	0/1
Gesamt	32/32	24/26	0/7	0/9	0/8	32/32	30/31	0/10	14/15

b) Ergebnisse am Gefriermaterial

Diagnose und Grad	GFAP	Vim	Lu5	DP	Des1	Des2	Des3
Glioblastom (IV)	15/15	15/15	0/8	0/8	6/6	6/6	6/6
Riesenzellglio-blastom (IV)	2/2	2/2	0/2	0/2	2/2	2/2	1/1
Gesamt	17/17	17/17	0/10	0/10	8/8	8/8	7/7

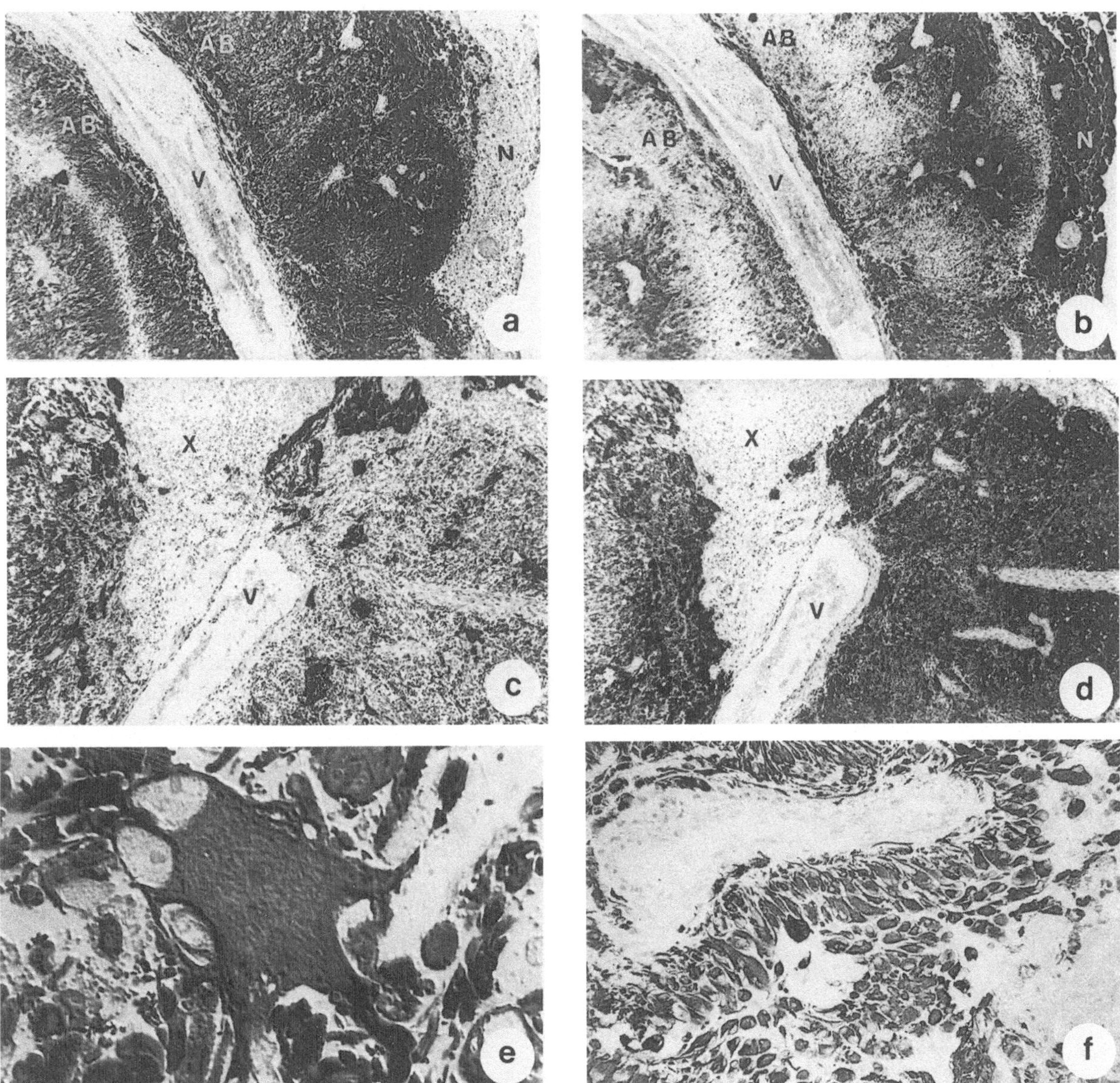

Abb. 9. a-b) *Glioblastom (WHO-Grad IV)*. Ein Tumor mit perivaskulären astroblastischen Formationen (AB), die stark GFAP-positiv sind (a), jedoch nur teilweise HNK-1 exprimieren (b). Außerdem erkennt man, daß sich die Tumornekrose am rechten Bildrand (N) sehr stark mit HNK-1 anfärbt, während GFAP-Immunreaktivität hier nicht mehr vorhanden ist. NP 259/84. 32x. v = Blutgefäß. **c-d)** *Glioblastom (WHO-Grad IV)*. Dieser Tumor zeigt eine geringe, irregulär verteilte Immunreaktivität für GFAP (c), während HNK-1 sehr stark exprimiert wird (d). Blutgefäße (v) sind in beiden Fällen negativ. Außerdem sieht man ein für beide Antigene negatives kleinzelliges Areal (x). NP 474/84, 32x. **e)** *Glioblastom (WHO-Grad IV)*. In diesem Tumor erbrachte der immunhistochemische Nachweis von GFAP am semidünnen Plastikschnitt eine starke zytoplasmatische Immunreaktivität in den Tumorzellen. Beachte die Markierung einer mehrkernigen Riesenzelle. NP 447/84. 1000x. **f)** *Glioblastom (WHO-Grad IV)*. Tumor mit starker Immunreaktivität für Desmin (DE-R-11) in perivaskulären astroblastomartigen Tumorzellanordnungen. Die Nekrose am rechten Bildrand (N) reagiert nicht. NP 741/87. 280x. a-d,f) Gegenfärbung mit Hämalaun. e) Nomarski-Interferenzkontrast

3.1.1.7 Glioblastome

3.1.1.7.1 Untersuchungen am Paraffinmaterial

Die Ergebnisse am Paraffinmaterial basieren auf Untersuchungen an 32 Glioblastomen, darunter vier Riesenzellglioblastome und fünf Glioblastome mit sarkomatöser Komponente (Gliosarkome) (Tabelle 6a). Die für Glioblastome charakteristische zelluläre Heterogenität spiegelte sich auch in den immunhistochemischen Ergebnissen wider. Diese Tumoren zeigten in wechselndem Umfang GFAP-, Vimentin-, S-100-, NSE- und HNK-1-immunreaktive Tumorzellen. Die Anzahl der das jeweilige Antigen exprimierenden Zellen schwankte allerdings stark von Tumor zu Tumor. Selbst innerhalb eines einzelnen Tumors bestand häufig eine starke topographische Variabilität der Antigenexpression (Abb. 9a-d). Trotz dieser Heterogenität fanden sich gewisse regelmäßig wiederkehrende Tendenzen. So waren in allen Tumoren astrozytär differenzierte Tumorzellen mit starker Expression von GFAP und S-100 vorhanden. Auch Vimentin ließ sich in diesen Tumorzellen regelmäßig nachweisen. In Untersuchungen an semidünnen Plastikschnitten konnte die GFAP-Positivität vieler Globla-

stomzellen, einschließlich eines Teils der multinukleären Riesenzellen, bestätigt werden (Abb. 9e). In einigen Tumoren fanden sich astroblastomartige Formationen, die durch eine sehr starke Expression von GFAP, S-100 und Vimentin (Abb. 9a) bei weitgehend fehlender Anfärbung für HNK-1 (Abb. 9b) gekennzeichnet waren.

Die für Riesenzellglioblastome charakteristischen multinukleären bizarren Tumorzellen (Abb. 10a) zeigten sehr unterschiedliche Reaktionsmuster. Ein Teil der Tumorriesenzellen hatte ein GFAP- und Vimentin-positives Zytoplasma (Abb. 10b,c). Daneben fanden sich Riesenzellen mit alleiniger Expression von Vimentin und solche, die für beide Intermediärfilamentproteine negativ waren. Das HNK-1-Epitop kam nur auf einem kleinen Teil der Riesenzellen vor.

Im Gegensatz zu den Tumorriesenzellen zeigten kleine anaplastische Gliomzellen in der Regel keine GFAP-Expression. Zumindest ein Teil dieser Zellen erwies sich jedoch als Vimentin-positiv.

Nahezu alle untersuchten Glioblastome enthielten in wechselnder Anzahl NSE-positive Tumorzellen. Hierbei erschienen astrozytäre Zellen besonders stark angefärbt, aber auch mehrkernige Tumorriesenzellen zeigten häufig eine deutliche NSE-Expression (Abb. 10d). Auffällig war ferner eine Zunahme der

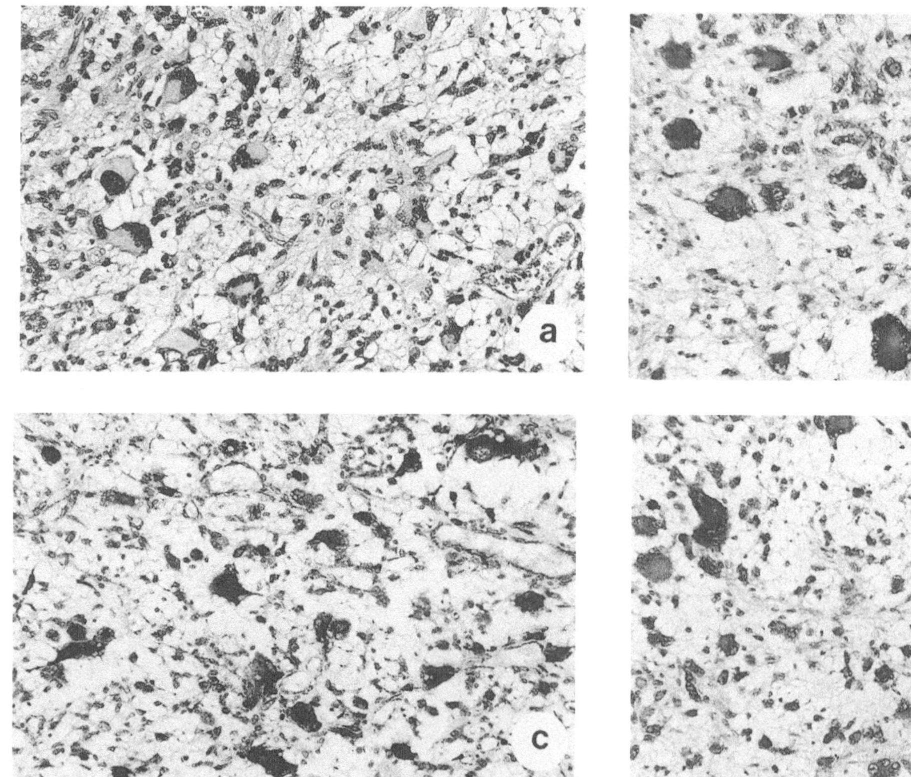

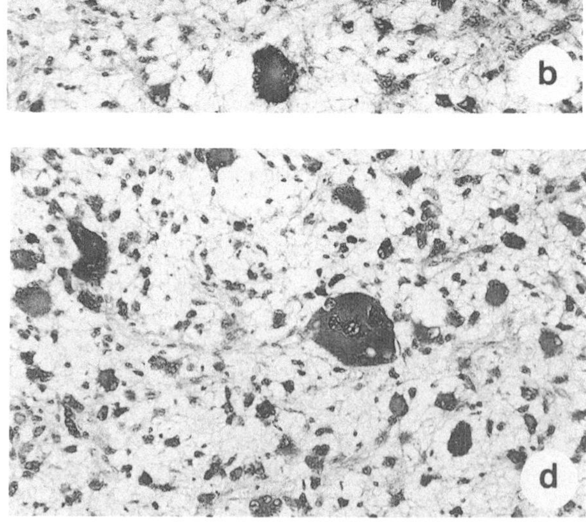

Abb. 10. a-d) *Riesenzellglioblastom (WHO-Grad IV).* Das HE-Bild (a) zeigt die starke zelluläre Polymorphie dieses Tumors mit zahlreichen bizarren multinukleären Riesenzellen, die sich mehrheitlich als GFAP-

(b) und Vimentin-positiv (c) darstellen. Außerdem ist auch NSE in vielen Tumorzellen vorhanden (d). NP 602/88. a-d) 120x, Gegenfärbung mit Hämalaun

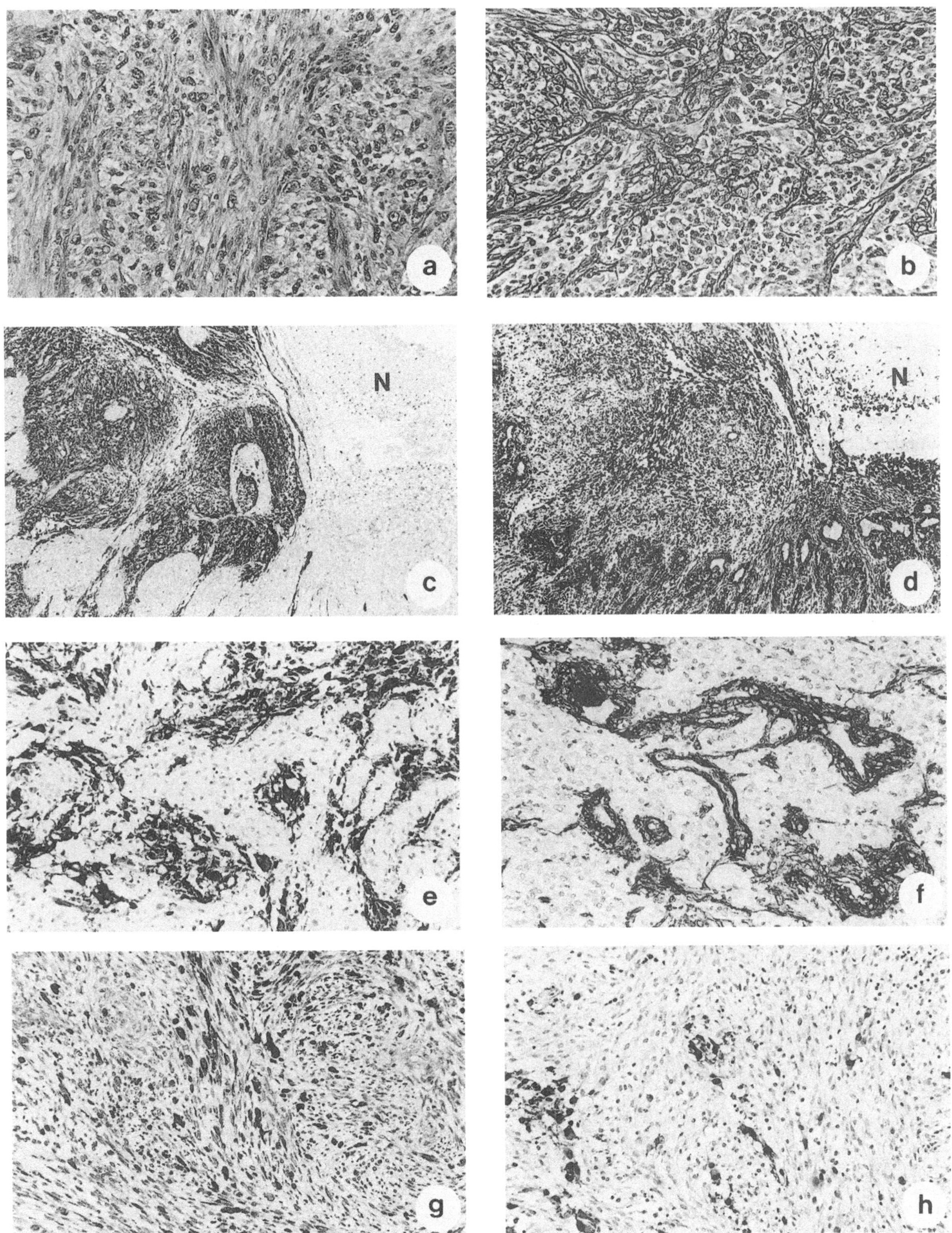

Abb. 11. a-b) *Gliosarkom (WHO-Grad IV)*. Konventionelle Morphologie eines typischen Falles. (a) HE, (b) Silber-Imprägnation nach Tibor Pap. NP 1/86. 120x. **c-d)** Die Immunhistochemie für GFAP (c) erbringt eine selektive Markierung der gliösen Tumorzellen. Der Nachweis von Vimentin am Serienschnitt (d) zeigt eine Immunreaktivität sowohl in der gliösen als auch in der sarkomatösen Tumorkomponente. Das nekrotische Areal rechts oben (N) bleibt für beide Antigene weitgehend negativ. NP 469/84. 50x. **e)** In einem anderen Fall findet sich GFAP ebenfalls nur in gliösen Tumorzellen, während sarkomatöse Anteile sich nicht anfärben. NP 211/81. 120. **f)** Der Nachweis von Fibronektin resultiert in einem zu (e) komplementären Bild mit selektiver Markierung der sarkomatösen Anteile bei fehlender Expression durch neoplastische Gliazellen. NP 469/84. 120x. **g-h)** Die beiden Bilder stammen aus einem überwiegend sarkomatösen Tumorareal, in dem versprengte Gliomzellen sich durch ihre Reaktivität für NSE (g) und S-100 (h) zu erkennen geben. NP 211/81. 120x. **a-h)** Gegenfärbung mit Hämalaun

Immunreaktivität für NSE in noch vitalen Tumorzellen am Rande von Tumornekrosen.

Im Gegensatz zu NSE ließen sich Neurofilamente in keinem der untersuchten Glioblastome nachweisen. Zytokeratin (KL1)- oder Desmin (D33)-positive Tumorzellen waren ebenfalls nicht vorhanden. Nekrotische Areale waren in der Regel negativ für alle Antigene. Die Ausnahme bildete eine HNK-1-Immunreaktivität in Tumornekrosen in den Fällen, in denen auch viele vitale Tumorzellen HNK-1-positiv waren (Abb. 9b).

Blutgefäßproliferationen waren negativ für alle untersuchten Differenzierungsantigene, mit Ausnahme von Vimentin, das hier sehr stark exprimiert wurde. Glatte Muskelzellen in Gefäßwänden reagierten zusätzlich Desmin (D33)-positiv.

In Gliosarkomen (Abb. 11a,b) reagierten die gliösen Tumoranteile wie bereits beschrieben GFAP- und Vimentin-positiv (Abb. 11c,d,e). Außerdem exprimierten sie S-100 (Abb. 11h) und NSE (Abb. 11g). Proliferierte Gefäßwände und sarkomatöse Areale zeigten hingegen lediglich Immunreaktivität für Vimentin (Abb. 11d) und Fibronektin (Abb. 11f). Gliöse Tumorzellen blieben stets Fibronektin-negativ.

3.1.1.7.2 Untersuchungen am Gefriermaterial

Untersuchungen an Kryostatschnitten von 17 Glioblastomen (Tabelle 6b) ergaben für GFAP und Vimentin weitgehend den für das Paraffinmaterial beschriebenen Befunden entsprechende Resultate, obwohl hier eine vergleichsweise größere Anzahl von Tumorzellen immunreaktiv war. Desmoplakine und Zytokeratine (Lu5) ließen sich in Glioblastomen nicht nachweisen. Dagegen ergab sich für Desmin (Des1-Des3) nicht nur eine Gefäßmarkierung, sondern es färbte sich auch ein mehr oder minder großer Teil der Glioblastomzellen, und zwar vor allem solche mit astrozytärer oder astroblastomartiger Differenzierung (Abb. 9f).

3.1.1.8 Tumoren der Pinealis

Aufgrund der Seltenheit primärer Tumoren der Pinealis standen nur zwei Pineozytome für immunhistochemische Untersuchungen zur Verfügung.
Der erste Fall (NP 980/85) zeigte schon in der konventionellen Histologie Tumorzellen mit glialen und neuronalen Charakteristika. Dies ließ sich dann

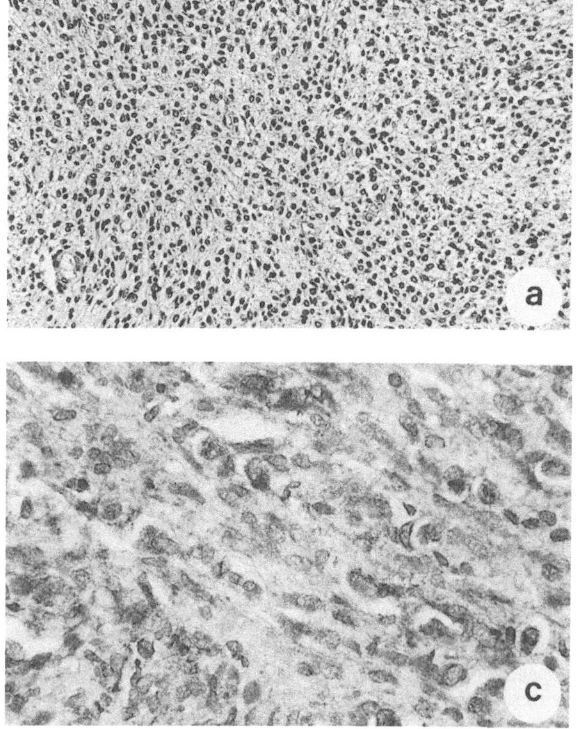

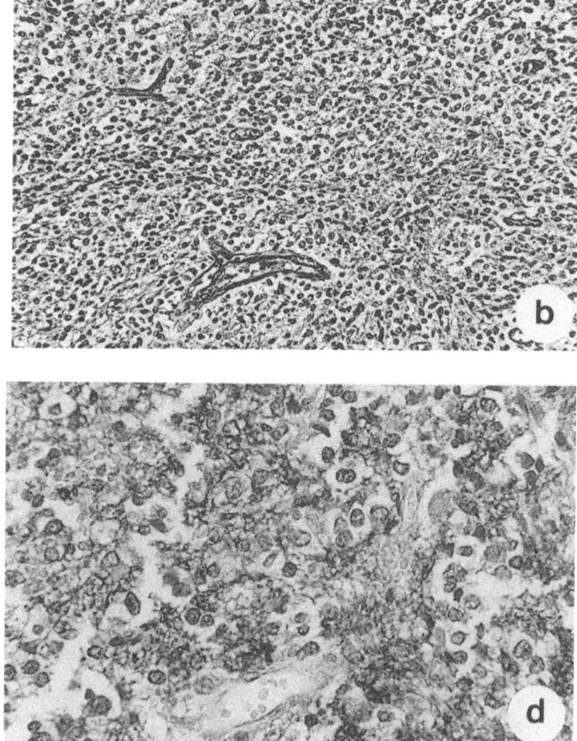

Abb. 12. a-c) *Zellreiches Pineozytom (WHO-Grad II).* (a) HE. (b) Silberimprägnation nach Tibor Pap. (c) Immunreaktivität für Chromogranin A in einem Teil der Tumorzellen. NP 560/89. (a-b) 120x, (c)

280x. **d)** *Pineozytom (WHO-Grad I).* Immunreaktivität für Synaptophysin in einem Teil der Tumorzellen. NP 980/85. x 280. c-d) Gegenfärbung mit Hämalaun immunhistochemisch an Paraffinschnitten bestätigen. Die gliale Tumorzellkomponente reagierte GFAP-, S-100- und HNK-1-positiv, während die neuronal differenzierten Zellen Synaptophysin exprimierten (Abb. 12d). Immunreaktivität für Neurofilamente und Chromogranin A ließ sich in diesem Fall nicht nachweisen. Ebenso waren die Tumorzellen Vimentin-negativ.

Der zweite Fall (NP 560/89) war ein Tumor der Pinealis bei einem 7jährigen Kind. Die Abbildung 12a,b zeigt die konventionelle Histologie dieser Geschwulst. In der Immunhistochemie exprimierte ein Teil der Tumorzellen gliöse Antigene wie GFAP, S-100 und HNK-1. Daneben fanden sich in heterogener Verteilung Chromogranin-A-positive Tumorzellen (Abb. 12c). NSE und Synaptophysin waren hingegen nicht nachweisbar. Ebenso fand sich keine Immunreaktivität für Desmin (D33), Zytokeratine (KL1), EMA und LCA. Vimentin war in schwacher Ausprägung in den GFAP-positiven Tumorzellen vorhanden. Untersuchungen am Gefriermaterial erbrachten eine im Vergleich zum Paraffinmaterial stärkere Anfärbung nicht nur für Vimentin, sondern auch für GFAP. Außerdem färbten sich zahlreiche Tumorzellen mit DE-R-11 und DE-B-5. Neurofilamente und Desmoplakine ließen sich dagegen nicht demonstrieren, während einzelne Zellen schwach Synaptophysin-positiv reagierten.

Bei diesem Fall konnten die immunhistochemischen Ergebnisse durch die Elektronenmikroskopie bestätigt

Tabelle 7. Expression von Differenzierungsantigenen in neuronalen Tumoren

a) Ergebnisse am Paraffinmaterial

Diagnose und Grad	NP-Nr.	GFAP	Vim	KL1	D33	NF	S-100	HNK-1	MBP	NSE
Ganglio-gliom (I)	493/80	0 3	0 2	0 0	0 0	2 0	0 3	0 3	0 0	3 1
Ganglio-gliom (I)	701/84	0 1	0 1	0 0	0 0	3 0	0 2	0 3	0 0	3 1
Ganglio-gliom (II)	215/87	0 3	0 2	0 0	0 0	3 0	0 3	0 4	0 0	3 3
Ganglio-gliom (I)	956/88	0 4	0 2	0 0	0 0	4 0	0 4	0 4	0 0	3 2
Ganglio-neurom*	31/83	0 0	0 1	0 0	0 0	2 0	0 3	0 0	0 0	2 1
Ganglio-neurom*	112/83	0 1	0 3	0 0	0 0	0 0	0 3	3 1	0 0	2 0
Ganglio-neurom*	312/88	0 0	0 3	0 0	0 0	3 0	0 4	2 1	0 0	4 3
Gangliozytom (II)	559/88	0	0	-	-	1	0	0	-	4
Ganglioneuroblastom**	610/88	0	2	0	0	1	0	0	0	3
Neuroblastom***	677/82	0	0	0	0	0	0	2	0	3
Neuroblastom***	15/90	0	0	0	0	0	0	0	0	3
Ästhesioneuroblastom (III)	169/89	0	0	0	0	0	0	0	0	4

werden, denn es fanden sich hier sowohl gliöse Tumorzellen mit typischen Gliafilamenten, als auch Tumorzellen mit zahlreichen Dense-core-Vesikeln und vereinzelten synaptischen Vesikeln.

3.1.1.9 Neuronale Tumoren

3.1.1.9.1 Untersuchungen am Paraffinmaterial

Aus dieser ebenfalls seltenen Tumorgruppe wurden vier Gangliogliome, drei Ganglioneurome, ein Neuroblastom des Grenzstranges, ein Neuroblastom, ein polymorphes Ganglioneuroblastom und ein Gangliozytom des Nebennierenmarkes, sowie ein Ästhesioneuroblastom an Formalin-fixierten Paraffinschnitten bearbeitet (Tabelle 7a). Die Gangliogliome exprimierten in ihren neuronalen Tumorzellen Neurofilamente und NSE (Abb. 13a). Die gliale Komponente bestand in drei der Tumoren aus einem isomorphen Astrozytom mit Immunreaktivität für GFAP, Vimentin, S-100, HNK-1 und NSE, während in dem vierten Tumor eine überwiegend oligodendrogliöse Gliomkomponente vorlag, die eine starke Reaktivität für HNK-1 (Abb. 13b) und geringgradige Anfärbung für GFAP, Vimentin, S-100 und NSE aufwies.

Die Ganglioneurome enthielten S-100 und Vimentin in den Schwannschen Tumorzellen. Die ganglioiden Tumorzellen reagierten deutlich NSE-positiv und exprimierten in einem Fall auch Neurofilamente. In zwei Ganglioneuromen waren die Ganglienzellen zytoplasmatisch HNK-1-positiv (Abb. 14a,b).

Das Neuroblastom des Grenzstranges (Sympathikoblastom) reagierte HNK-1- und NSE-positiv und war negativ für alle anderen Differenzierungsantigene. Im Gegensatz hierzu exprimierte das Neuroblastom des Nebennierenmarkes lediglich NSE. In dem polymorphen Ganglioneuroblastom des Nebennierenmarks fand sich ebenfalls eine starke NSE-Immunreaktivität nahezu aller Tumorzellen (Abb. 13f). In einem Teil der größeren ganglioiden Tumorzellen ließen sich zusätzlich Neurofilamente nachweisen. S-100 fand sich nur auf vereinzelt vorkommenden spindeligen und multipolaren Zellen, die vermutlich Schwannschen Zellen oder Sustentakularzellen entsprachen. Bei dem Gangliozytom des Nebennierenmarks handelte es sich um einen unter der klinischen Diagnose eines Neuroblastoms präoperativ chemotherapierten Tumor, bei dem in den histologischen Präparaten eine starke lymphozytäre Entzündung dominierte und nur noch sehr wenige Tumorzellen nachzuweisen waren. Diese entsprachen morphologisch reifen Ganglienzellen. Immunhistoche-

Tabelle 7. Expression von Differenzierungsantigenen in neuronalen Tumoren (Fortsetzung)

b) Ergebnisse am Gefriermaterial

Diagnose und Grad	NP-Nr.	GFAP	Vim	Lu5	DP	Des1	Des2	NF
Ganglio-gliom (I)	956/88	0	0	0	0	0	0	4
		4	4	0	0	3	1	0
Ganglio-neurom*	312/88	0	2	0	0	0	0	4
		0	4	0	0	0	0	0
Gangliozytom (II)	559/88	0	3	0	0	0	0	3
Ganglioneuroblastom**	610/88	0	3	0	0	0	0	2
Neuroblastom***	15/90	0	2	0	0	0	0	0
Ästhesioneuroblastom (III)	169/89	0	0	0	0	0	0	0

* gutartig; ** Grad II bzw. *** Grad III nach Hughes et al. (1974)

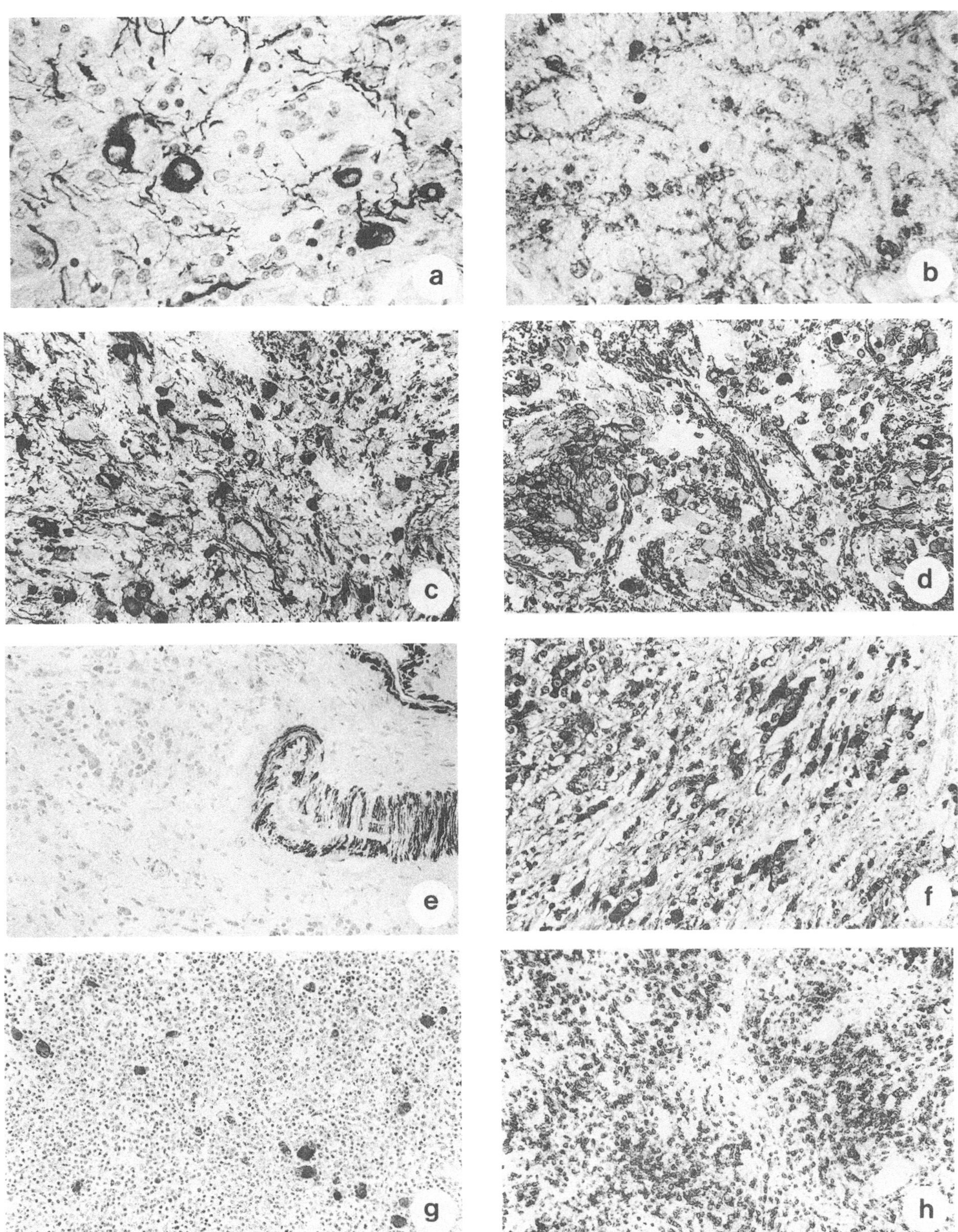

Abb. 13. a-b) *Gangliogliom (WHO-Grad I).* Die ganglioide Tumor-komponente reagiert Neurofilament-positiv (a), während die gliösen Tumorzellen HNK-1 exprimieren (b). NP 701/84. 280x. **c-f)** *Ganglio-neuroblastom (WHO-Grad III).* Die Tumorzellen sind mehrheitlich Neurofilament- (c) und Vimentin-positiv (d). Immunreaktivität für Desmin (DE-R-11) findet sich dagegen lediglich in glatten Gefäßmus-kelzellen (e). Nahezu alle Tumorzellen exprimieren NSE (f). NP 610/

88. 120x. **g-h)** *Gangliozytom (WHO-Grad II).* In einer sehr zellreichen lymphozytären Infiltration lassen sich verstreute neuronale Tumorzellen durch den Nachweis von NSE identifizieren (g). Die Lymphozyten reagieren zum größten Teil mit dem Antikörper UCHL-1, d.h. sie zeigen einen T-Zell-Phänotyp (h). NP 559/88. 120x. a-h) Gegenfärbung mit Hämalaun

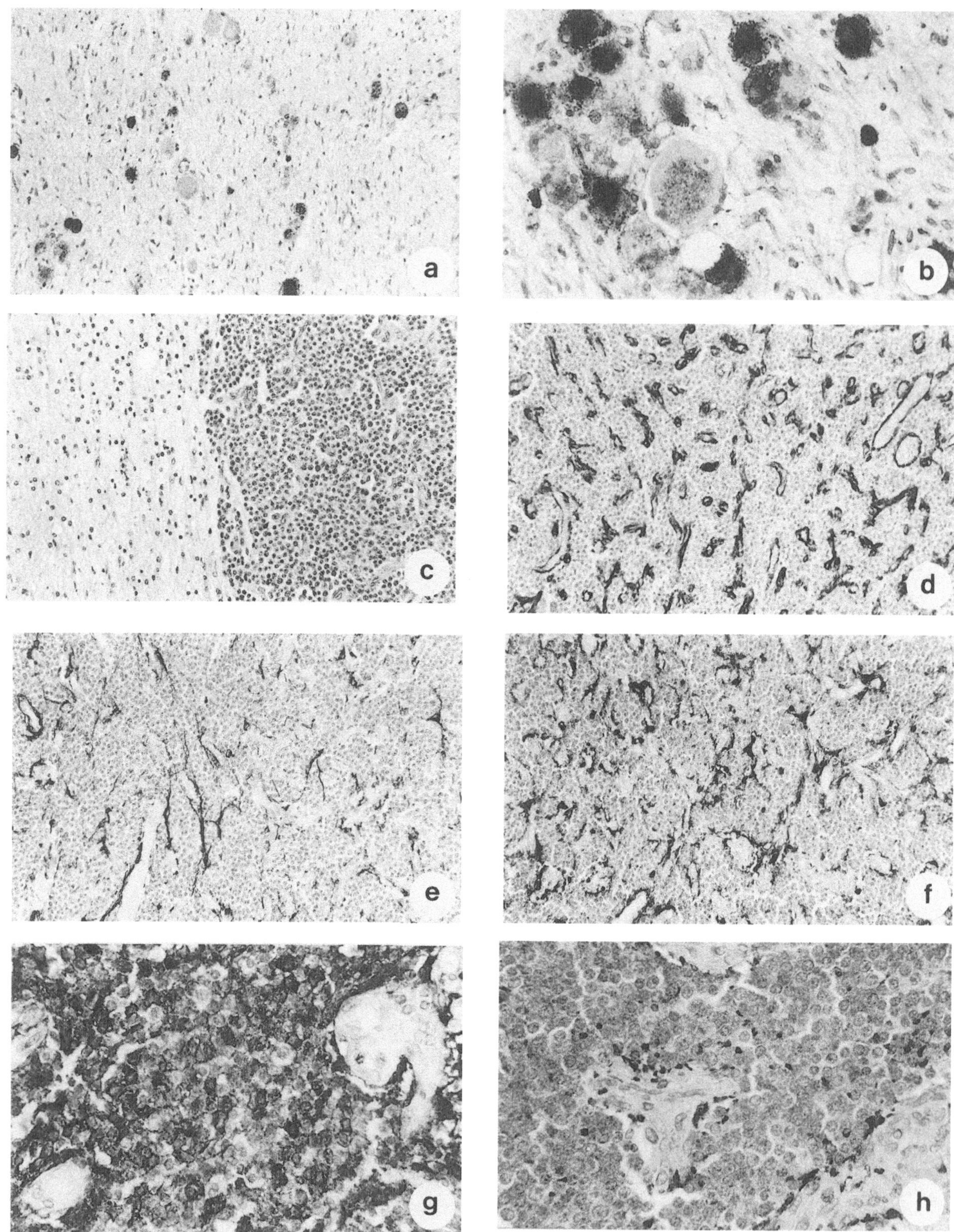

Abb. 14. a-b) *Ganglioneurom (WHO-Grad I).* Ganglioide Tumorzellen mit zytoplasmatischer Immunreaktivität für HNK-1. NP 112/83. a) 120x. b) 280x. **c-h)** *Ästhesioneuroblastom (WHO-Grad III).* Im HE-Präparat (c) findet sich ein gegenüber dem ZNS scharf abgegrenzter zellreicher Tumor. Die Geschwulst ist außerordentlich stark vaskulari-siert, was durch den Nachweis von Vimentin besonders stark hervortritt (d). GFAP (e) und S-100 (f) sind im wesentlichen auf perivaskuläre gliogene Zellelemente beschränkt. Im Gegensatz hierzu reagieren die Tumorzellen HNK-1- (g) und Synaptophysin-positiv (h). NP 169/89 (c-f)120x. (g-h) 280x. a-b,d-h) Gegenfärbung mit Hämalaun

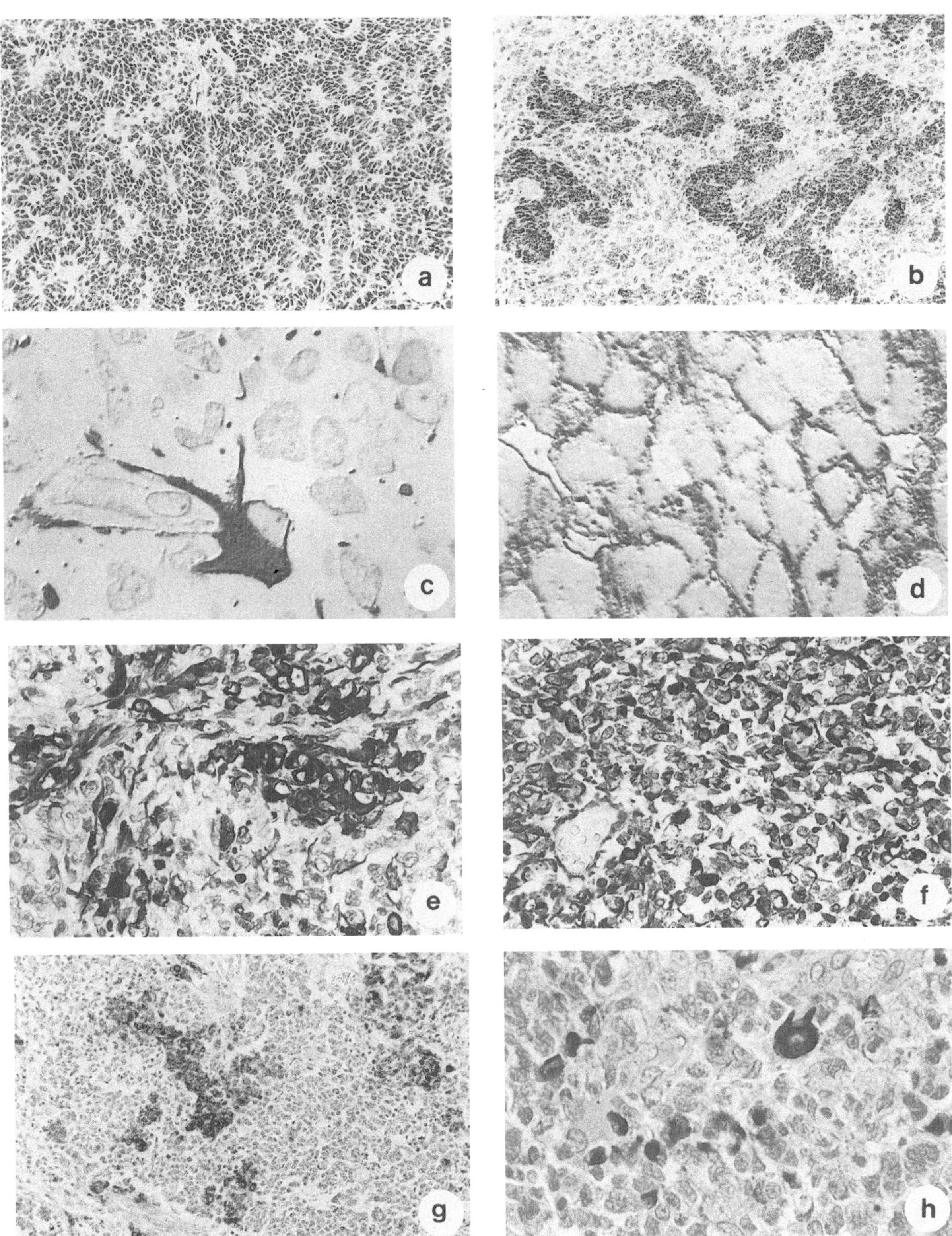

Abb. 15. a) *Medulloblastom (WHO-Grad IV)*. Typisches Erscheinungsbild mit Rosettenformationen. NP 714/86. HE. 120x. **b)** *Medulloblastom, desmoplastisch (WHO-Grad IV)*. Expression von Synaptophysin in neuroepithelialen Tumorzellinseln. NP 518/83. 120x. **c-d)** *Medulloblastom (WHO-Grad IV)*. Immunhistochemischer Nachweis von GFAP (c) und HNK-1 (d) am semidünnen Plastikschnitt. In diesem Tumor ist die GFAP-Expression auf reaktive Astrozyten beschränkt (c). Die Tumorzellen sind membranständig HNK-1-positiv (d). NP 141/84. 1000x. **e-f)** *Medulloblastom, desmoplastisch (WHO-Grad IV)*. Expression von GFAP (e) und Vimentin (f) in Medulloblastomzellen. NP 654/82. 280x. **g-h)** *Medulloblastom, desmoplastisch (WHO-Grad IV)*. Expression von Zytokeratinen (KL1) (g) und Neurofilamenten (h) in einem Teil der Tumorzellen. NP 606/84. g) 120x, h) 310x. b,e-h) Gegenfärbung mit Hämalaun. c-d) Nomarski-Interferenzkontrast

misch ließen sich die Tumorzellen sehr klar anhand ihrer Immunreaktivität für NSE (Abb. 13g) und Neurofilamente inmitten der massiven lymphozytären Infiltrate, die überwiegend aus T-Lymphozyten bestanden (Abb. 13h), identifizieren.

Das Ästhesioneuroblastom (Abb. 14c) zeigte eine weitverbreitete Markierung der Tumorzellen für NSE und Synaptophysin (Abb. 14h). Außerdem reagierten zahlreiche Tumorzellen HNK-1-positiv (Abb. 14g). Die sehr starke Vaskularisation des Tumors wurde am Vimentin-Präparat besonders deutlich, da hier nur die Gefäße, aber nicht die Tumorzellen markiert waren (Abb. 14d). Die Expression von GFAP und S-100 beschränkte sich auf perivaskulär arrangierte nicht-neoplastische Zellelemente (Abb. 14e,f).

3.1.1.9.2 Untersuchungen am Gefriermaterial

Gefriermaterial stand von einem Gangliogliom, einem Ganglioneurom, dem Neuroblastom, dem polymorphen Ganglioneuroblastom und dem Gangliozytom des Nebennierenmarkes, sowie dem Ästhesioneuroblastom zur Verfügung. Wie aus der Tabelle 7b hervorgeht, stimmten die an Kryostatschnitten erzielten Resultate im wesentlichen mit den oben für Paraffinschnitte beschriebenen Befunden überein. Deutlicher zu Tage trat hierbei neben der Immunreaktivität für Neurofilamente (Abb. 13c) auch die für Vimentin, und zwar nicht nur in Tumorzellen des Neuroblastoms und des Ganglioneuroblastoms (Abb. 13d), sondern ebenfalls in den gut differenzierten ganglioiden Zellen des Ganglioneuroms und des Gangliozytoms.

Zytokeratine (Lu5), Desmin und Desmoplakine wurden in neuronalen Tumorzellen nicht exprimiert (Abb. 13e). In dem Gangliogliom fand sich allerdings Desmin in der gliösen Tumorzellpopulation.

3.1.1.10 Medulloblastome

3.1.1.10.1 Untersuchungen am Paraffinmaterial

Es wurden 35 Medulloblastome, davon 27 des klassischen und acht des desmoplastischen Typs, an Formalin-fixierten Paraffinschnitten bearbeitet (Tabelle 8a).

3.1.1.10.1.1 Klassische Medulloblastome

Die Mehrzahl der klassischen Medulloblastome zeigte keine Expression von Differenzierungsantigenen. In einigen war jedoch eine Immunreaktivität für verschiedene Antigene zumindest in einem Teil der Tumorzellen vorhanden. So fanden sich in 5 der 27 Medullobla-

stome GFAP-positive neoplastische Zellen. Diese waren morphologisch und auch aufgrund ihrer Häufigkeit deutlich von den in allen Tumoren vorkommenden reaktiven Astrozyten zu differenzieren (Abb. 15c). Die gleichen Fälle waren auch partiell Vimentin-positiv. Neurofilamente ließen sich in keinem der klassischen Medulloblastome nachweisen. Im Gegensatz dazu enthielten bis auf einen Fall alle Tumoren NSE-positive Tumorzellen. Synaptophysin fand sich in 6 von 25 Fällen. In einem Medulloblastom waren vereinzelte Tumorzellen mit Expression von Zytokeratinen und EMA nachweisbar. Alle klassischen Medulloblastome waren HNK-1-positiv, wobei in der Regel die Mehrheit der Tumorzellen markiert war (Abb. 15d). Das Immunprodukt war überwiegend im Bereich der Zellmembran lokalisiert (Abb. 15d). Gelegentlich fand sich zusätzlich eine feingranuläre Zytoplasmareaktion.

3.1.1.10.1.2 Desmoplastische Medulloblastome

Auffällig war das im Vergleich zu den klassischen Medulloblastomen häufigere Vorkommen GFAP- und Vimentin-positiver Tumorzellen in Tumoren der desmoplastischen Variante (Abb. 15e,f). GFAP-immunreaktive Tumorzellen fanden sich in einigen Tumoren lediglich in den neuroepithelialen inselförmigen Tumorabschnitten, wobei eine Bevorzugung der Übergangszone zu den angrenzenden retikulinfaserhaltigen desmoplastischen Anteilen zu beobachten war. In anderen Tumoren waren sie aber auch mehr oder minder regellos unter Einschluß der desmoplastischen Areale im Tumor verteilt. Die Tumorzellen in den neuroepithelialen Inseln zeigten immunhistochemisch regelmäßig Hinweise auf eine primitive neuronale Differenzierung mit Immunreaktivität für NSE, HNK-1 und mehrheitlich auch Synaptophysin (Abb. 15b). Neurofilamente ließen sich in diesen Zellen jedoch nicht nachweisen. In dem einzigen Tumor mit eindeutiger Neurofilamentexpression durch Tumorzellen fanden sich diese vereinzelt und nur zum Teil zu kleinen Gruppen von 5 bis 10 Zellen zusammengelagert (Abb. 15h). Unter den desmoplastischen Medulloblastomen waren 6 von 8 Tumoren HNK-1-positiv, wobei die Zahl der immunreaktiven Tumorzellen im Vergleich zu den klassischen Medulloblastomen meist deutlich geringer war, da desmoplastische Anteile in der Regel negativ waren. In einem Fall konnten Zytokeratine (KL1) und EMA nachgewiesen werden (Abb. 15g).

Tabelle 8. Expression von Differenzierungsantigenen in Medulloblastomen und in einem zerebralen PNET

a) Ergebnisse am Paraffinmaterial

Diagnose und Grad	GFAP	Vim	KL1	D33	NF	S-100	NSE	HNK-1	EMA	SP
Medulloblastom (IV)	5/27	5/27	1/27	0/33	0/27	6/27	25/27	26/27	1/26	6/25
Medulloblastom, desmopl. (IV)	3/8	4/8	1/8	0/8	1/8	1/8	8/8	6/8	1/8	5/8
PNET (IV)	1/1	1/1	0/1	0/1	0/1	1/1	1/1	1/1	0/1	0/1
Gesamt	9/36	10/36	2/36	2/28	1/36	8/36	34/36	33/36	2/35	11/34

b) Ergebnisse am Gefriermaterial

Diagnose und Grad	GFAP	Vim	Lu5	DP	Des1	Des2	NF	SP
Medulloblastom (IV)	2/10	5/10	0/10	0/7	0/9	0/4	2/10	3/10
Medulloblastom, desmoplast. (IV)	1/2	2/2	1/2	1/2	1/2	1/2	1/2	1/1
PNET (IV)	1/1	1/1	0/1	0/1	0/1	0/1	0/1	0/1
Gesamt	4/13	8/13	1/13	1/10	1/12	1/7	3/13	4/12

Tabelle 9. Expression von Differenzierungsantigenen in Medulloblastomen: Vergleich zwischen Primärtumor und spinaler Liquormetastase

Diagnose und Grad	NP-Nr.	GFAP	Vim	KL1	NF	S-100	NSE	HNK-1	EMA	SP
Medulloblastom (IV)	74/77	0	1	0	0	0	2	1	0	0
Metastase v. 74/77	68/78	0	0	0	0	0	2	0	0	0
Medulloblastom (IV)	98/77	0	0	0	0	0	3	3	0	1
Metastase v. 98/77	18/80	0	0	0	0	0	2	0	0	1
Medulloblastom (IV)	758/84	0	0	0	0	0	0	3	0	0
Metastase v. 758/84	454/87	0	0	0	0	0	1	3	0	0
Medulloblastom, dpl. (IV)	78/78	0	0	0	0	0	2	2	0	1
Metastase v. 78/78	261/79	0	0	0	0	0	1	2	0	0

3.1.1.10.1.3 Spinale Liquormetastasen von Medulloblastomen

Von den vier untersuchten spinalen Medulloblastom-metastasen standen auch die jeweiligen Primärtumoren für immunhistochemische Untersuchungen am Paraffinmaterial zur Verfügung (Tabelle 9). In zwei Fällen waren im Primärtumor Vimentin- bzw. Synaptophysin-positive Tumorzellen vorhanden, die sich in den jeweiligen Metastasen nicht mehr nachweisen ließen. Außerdem ergab sich in zwei Tumoren ein Verlust der HNK-1-Expression in der metastatischen Absiedlung. Eine Medulloblastomabsiedlung wies einzelne NSE-positive Tumorzellen auf, während die ursprüngliche Geschwulst NSE-negativ war. Ansonsten entsprach das Muster der Immunreaktivität in den Metastasen weitgehend dem der jeweiligen Primärtumoren.

3.1.1.10.2 Untersuchungen am Gefriermaterial

Eine partielle Tumorzellmarkierung für Desmoplakine ließ sich in einem Fall eines desmoplastischen Medulloblastomes nachweisen, das zugleich Zytokeratin (Lu5)-positive Tumorzellen enthielt. Desmin-Immunreaktivität fand sich in 10 von 11 Fällen lediglich in reaktiven Astrozyten und glatten Muskelzellen der Gefäßwände. Nur in einem desmoplastischen Medulloblastom ließen sich in geringer Anzahl Desmin-positive Tumorzellen darstellen. Derselbe Tumor reagierte auch GFAP- und Vimentin-positiv. In drei Tumoren waren Neurofilament-positive Tumorzellen vorhanden, wobei bemerkenswert ist, daß zwei dieser Geschwülste am Paraffinschnitt Neurofilament-negativ waren. Ein ähnlicher Befund war für Vimentin zu beobachten: hier waren von den vier am Gefrierschnitt positiven Tumoren immerhin drei am Paraffinschnitt negativ. Tabelle 8b gibt eine Übersicht über die Ergebnisse.

3.1.1.11 Primitiver neuroektodermaler Tumor (PNET)

Ein bifrontal bei einem 3jährigen Jungen gewachsener primitiver neuroektodermaler Tumor wurde immunhistochemisch an Paraffin- und Kryostatschnitten bearbeitet (Tabelle 8a,b). Die Diagnose wurde von Frau Prof. Dr. L. Rorke aus Philadelphia, USA, bestätigt. Abb. 16a zeigt das Erscheinungsbild dieses Tumors im HE-Präparat.

3.1.1.11.1 Untersuchungen am Paraffinmaterial

Neben einer starken Markierung reaktiver Astrozyten im Bereich der Tumorrandzone fand sich eine zytoplasmatische Immunreaktion für GFAP in einem Teil der kleinen neoplastischen Zellen. Ein fast identisches Bild erbrachte der Nachweis von S-100, wobei aber auch im Zellkern angefärbte Tumorzellen zu sehen waren. Ein weitaus größerer Teil der Tumorzellen stellte sich hingegen als Vimentin-positiv heraus, während Neurofilamente, Zytokeratine (KL1) und Desmin (D33) nicht nachweisbar waren. Die Mehrheit der Tumorzellen reagierte allerdings HNK-1- (Abb. 16b) und NSE-positiv. An mehreren Stellen fanden sich zudem in kleinen Grüppchen zusammengelagerte Tumorzellen mit Chromogranin-A-Immunreaktivität (Abb. 16d). Die Reaktion für Synaptophysin fiel hingegen negativ aus.

3.1.1.11.2 Untersuchungen am Gefriermaterial

Am Gefriermaterial stellte sich im Vergleich zum Paraffinmaterial ein deutlich höherer Anteil GFAP-positiver Tumorzellen dar (Abb. 16c). Die nahezu generalisierte Vimentin-Expression bestätigte sich auch hier. Neurofilamente, Zytokeratine (Lu5), Desmin und Desmoplakine waren in diesem Tumor nicht nachweisbar.

3.1.1.12 Neurinome und Neurofibrome

3.1.1.12.1 Untersuchungen am Paraffinmaterial

Alle siebzehn untersuchten Tumoren dieser Gruppe, d.h. neun gutartige und zwei mehrfach rezidivierte anaplastische Neurinome (Neurosarkome) sowie fünf gutartige Neurofibrome (Tabelle 10a), wiesen eine starke Expression des Vimentin-Intermediärfilamentproteins auf (Abb. 17c und 18a). Zusätzlich enthielten vier der gutartigen und eines der anaplastischen Neurinome GFAP-immunreaktive Tumorzellen (Abb. 17d). Desmin (D33) und Neurofilamente waren dagegen nicht nachweisbar. Nur die in einigen Fällen vorhandenen residualen Anteile des vom Tumor betroffenen Nerven zeigten meist noch eine Neurofilamentexpression in axonalen Fortsätzen und konnten somit als interne Positivkontrolle angesehen werden. Diese residualen Nervenanteile wiesen auch eine Anfärbung für MBP (Abb. 18d) und HNK-1 (Abb. 17e und 18c) in den Myelinscheiden ihrer bemarkten Axone auf. Die Tumorzellen in Neurinomen und Neurofibromen waren allerdings stets MBP-negativ. Im Gegensatz dazu waren in acht von elf Neurinomen und in zwei von sechs Neurofibromen HNK-1-positive

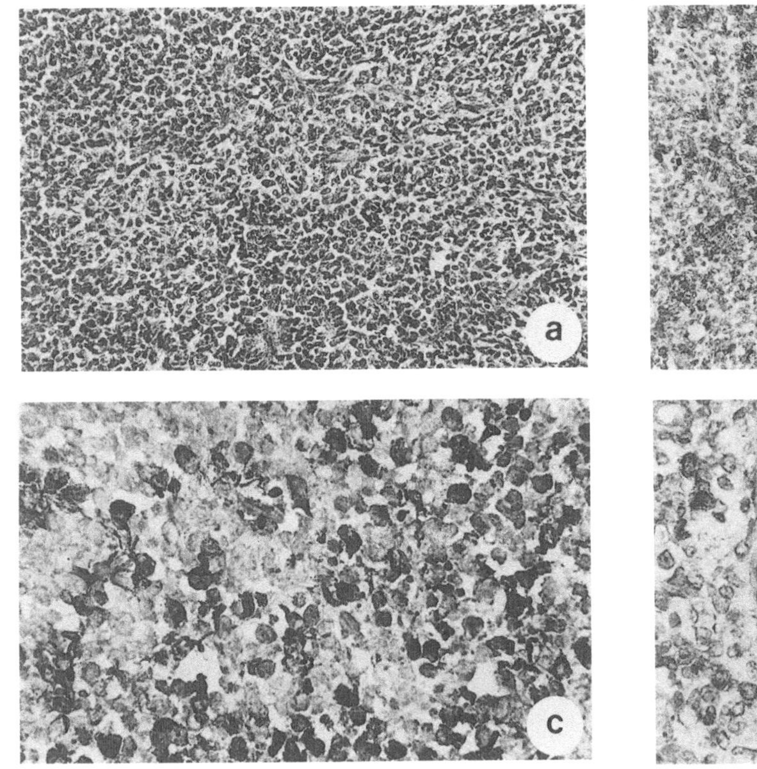

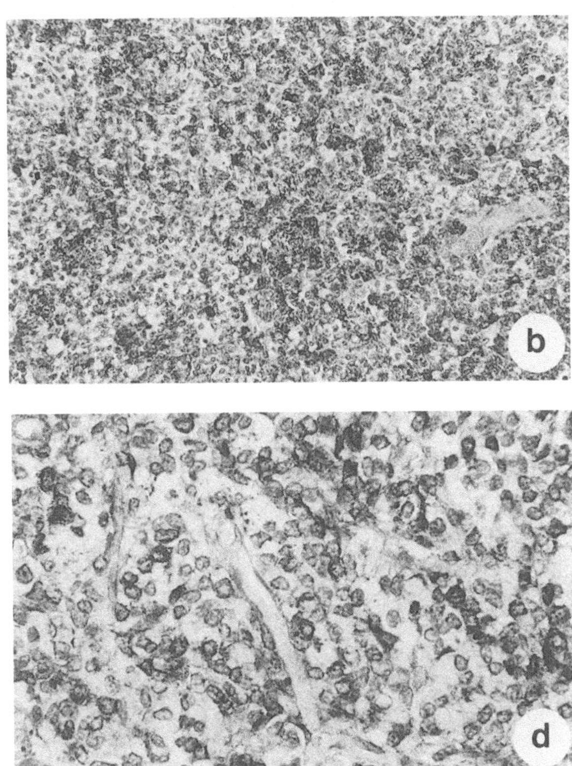

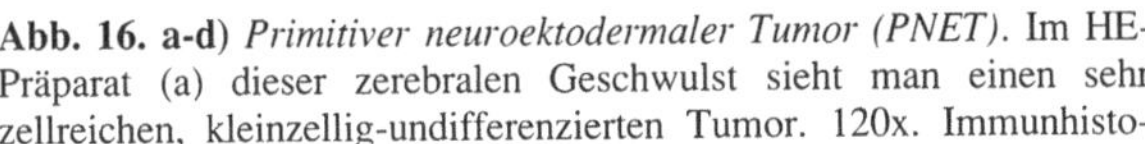

Abb. 16. a-d) *Primitiver neuroektodermaler Tumor (PNET).* Im HE-Präparat (a) dieser zerebralen Geschwulst sieht man einen sehr zellreichen, kleinzellig-undifferenzierten Tumor. 120x. Immunhisto-chemisch exprimiert ein Teil der Tumorzellen HNK-1 (b), GFAP (c) oder Chromogranin A (d). NP 302/88. b) 120x, c-d) 280x. b-d) Gegenfärbung mit Hämalaun

Tumorzellen mit einer typischerweise granulären Zytoplasmareaktivität nachweisbar (Abb. 17f,h). Alle Tumoren dieser Gruppe wiesen als weiteres charakteristisches Merkmal eine starke Immunreaktivität für S-100 auf, wobei, wie in den Gliomen, das Immunprodukt sowohl im Zytoplasma als auch im Zellkern der Schwannschen Tumorzellen lokalisiert war (Abb. 17b,g und 18b).

3.1.1.12.2 Untersuchungen am Gefriermaterial

Die an Kryostatschnitten untersuchten Neurinome und Neurofibrome (vgl. Tabelle 10b) zeigten ausnahmslos eine starke Expression von Vimentin, wobei in drei Neurinomen ein Teil der Tumorzellen GFAP koexprimierte. Immunreaktivität für Zytokeratine (Lu5) und Desmoplakine war nicht vorhanden. In der Mehrheit der Tumoren war Desmin ebenfalls nicht nachweisbar. Allerdings reagierte ein GFAP-positives Neurinom stark mit DE-R-11 und DE-U-10.

Tabelle 10. Expression von Differenzierungsantigenen in Neurinomen und Neurofibromen

a) Ergebnisse am Paraffinmaterial

Diagnose und Grad	GFAP	Vim	D33	NF	S-100	NSE	HNK-1	MBP
Neurinom (I)	4/9	9/9	0/6	0/3	9/9	5/5	7/9	0/9
Neurinom, anapl. (III)	1/2	2/2	0/1	-	2/2	1/1	1/2	0/2
Neurofibrom (I)	0/6	6/6	-	0/4	6/6	0/2	2/6	0/6
Gesamt	5/17	17/17	0/7	0/7	17/17	6/8	10/17	0/17

b) Ergebnisse am Gefriermaterial

Diagnose und Grad	GFAP	Vim	Lu5	DP	Des1	Des2	Des3
Neurinom (I)	3/7	7/7	0/3	0/3	1/5	0/5	1/5
Neurinom, anapl. (III)	0/1	1/1	0/1	0/1	0/1	0/1	-
Neurofibrom (I)	0/1	1/1	0/1	0/1	0/1	0/1	-
Gesamt	3/9	9/9	0/5	0/5	1/7	0/7	1/5

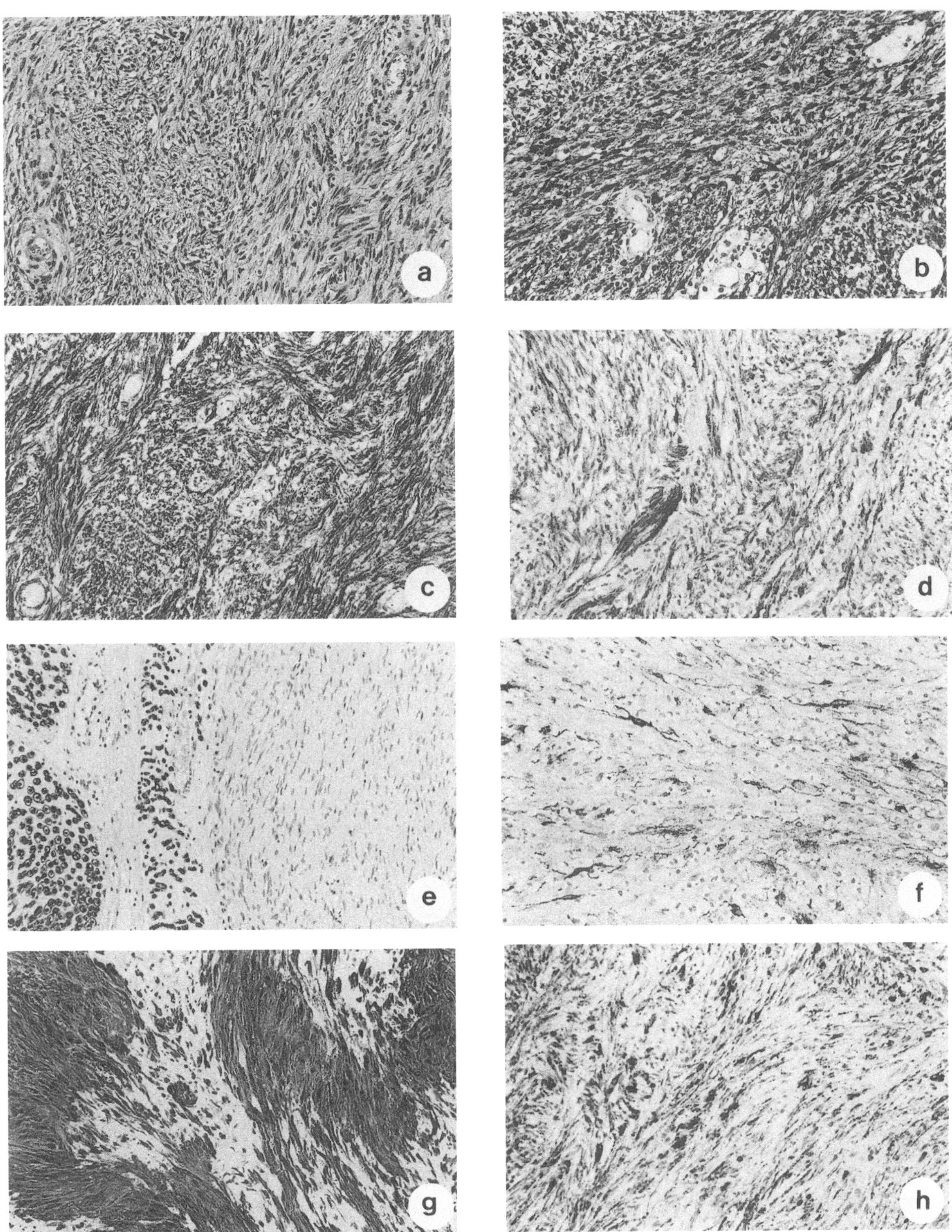

Abb. 17. a-e) *Neurinom (WHO-Grad I)*. Typisches Erscheinungsbild eines Akustikusneurinoms im HE-Präparat (a). Immunhistochemisch reagiert der Tumor stark positiv für S-100 (b) und Vimentin (c). Ein Teil der Tumorzellen exprimiert auch GFAP (d). HNK-1-Immunreaktivität ist in diesem Fall auf die Myelinscheiden des angrenzenden Nerven beschränkt, während die Tumorzellen vollständig negativ bleiben (e).

NP 1057/88. a-d) 120x, e) 100x. **f)** *Neurinom (WHO-Grad I)*. Tumor mit wenigen HNK-1-positiven Tumorzellen. NP 182/85. 120x. **g-h)** *Neurinom (WHO-Grad I)*. Starke Immunreaktivität für S-100 in Pseudopalisadenformationen (g). Derselbe Tumor enthält zahlreiche HNK-1-positive Tumorzellen. NP 160/81. 120x. b-h) Gegenfärbung mit Hämalaun

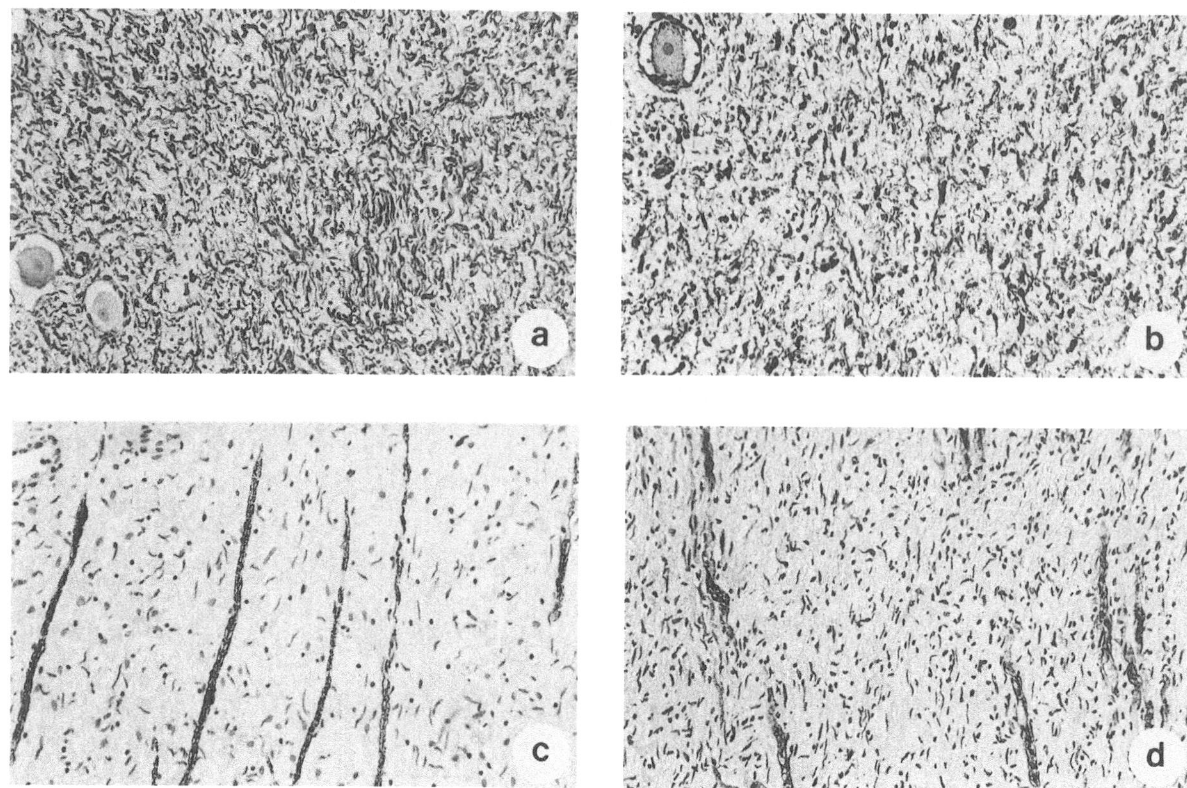

Abb. 18. a-d) *Neurofibrom (WHO-Grad I)*. Dieser Tumor zeigt die für Nervenscheidentumoren charakteristische Koexpression von Vimentin (a) und S-100 (b). HNK-1 (c) und MBP (d) sind dagegen nur in residualen bemarkten Axonen vorhanden. Man beachte die residualen Spinalganglienzellen in (a) und (b). NP 983/88. 120x. a-d) Gegenfärbung mit Hämalaun

Tabelle 11. Expression von Differenzierungsantigenen in Meningeomen

a) Untersuchungen am Paraffinmaterial

Diagnose und Grad	GFAP	Vim	KL1	D33	NF	S-100	HNK1	NSE
Meningeom, end. (I)	0/6	6/6	0/6	0/6	0/6	1/6	0/6	4/6
Meningeom, end.-fibr. (I)	0/1	1/1	1/1	0/1	0/1	1/1	0/1	1/1
Meningeom, end.-psam. (I)	0/2	2/2	0/2	0/2	0/2	2/2	0/2	1/2
Meningeom, melanot. (I)	0/1	1/1	0/1	0/1	0/1	0/1	0/1	1/1
Meningeom, myxomat. (I)	0/2	2/2	0/2	0/2	0/2	0/2	0/2	0/2
Meningeom, atyp. (II)*	0/1	1/1	0/1	0/1	0/1	0/1	0/1	0/1
Meningeom, anapl. (III)	0/5	5/5	1/5	0/5	0/5	0/5	0/5	5/5
Gesamt	0/18	18/18	2/18	0/18	0/18	4/18	0/18	12/18

b) Untersuchungen am Gefriermaterial

Diagnose und Grad	GFAP	Vim	Lu5	DP	Des1	Des2	Des3
Meningeom, end. (I)	0/9	9/9	2/9	9/9	0/9	0/8	0/5
Meningeom, end.-fibr. (I)	0/2	2/2	1/2	2/2	0/2	0/2	0/1
Meningeom, myxomat. (I)	0/1	1/1	0/1	1/1	0/1	0/1	-
Meningeom, atyp. (II)*	0/1	1/1	1/1	1/1	0/1	0/1	0/1
Meningeom, anapl. (III)	0/1	1/1	0/1	1/1	0/1	0/1	-
Gesamt	0/14	14/14	4/14	14/14	0/14	0/13	0/7

Erläuterungen zu Tabelle 11: end.: endotheliomatös; end.-fibr.: endotheliomatös-fibromatös; end.-psam.: endotheliomatös-psammomatös; melanot.: melanotisch; myxomat.: myxomatös; * atypisches Meningeom eines 5jährigen Kindes.

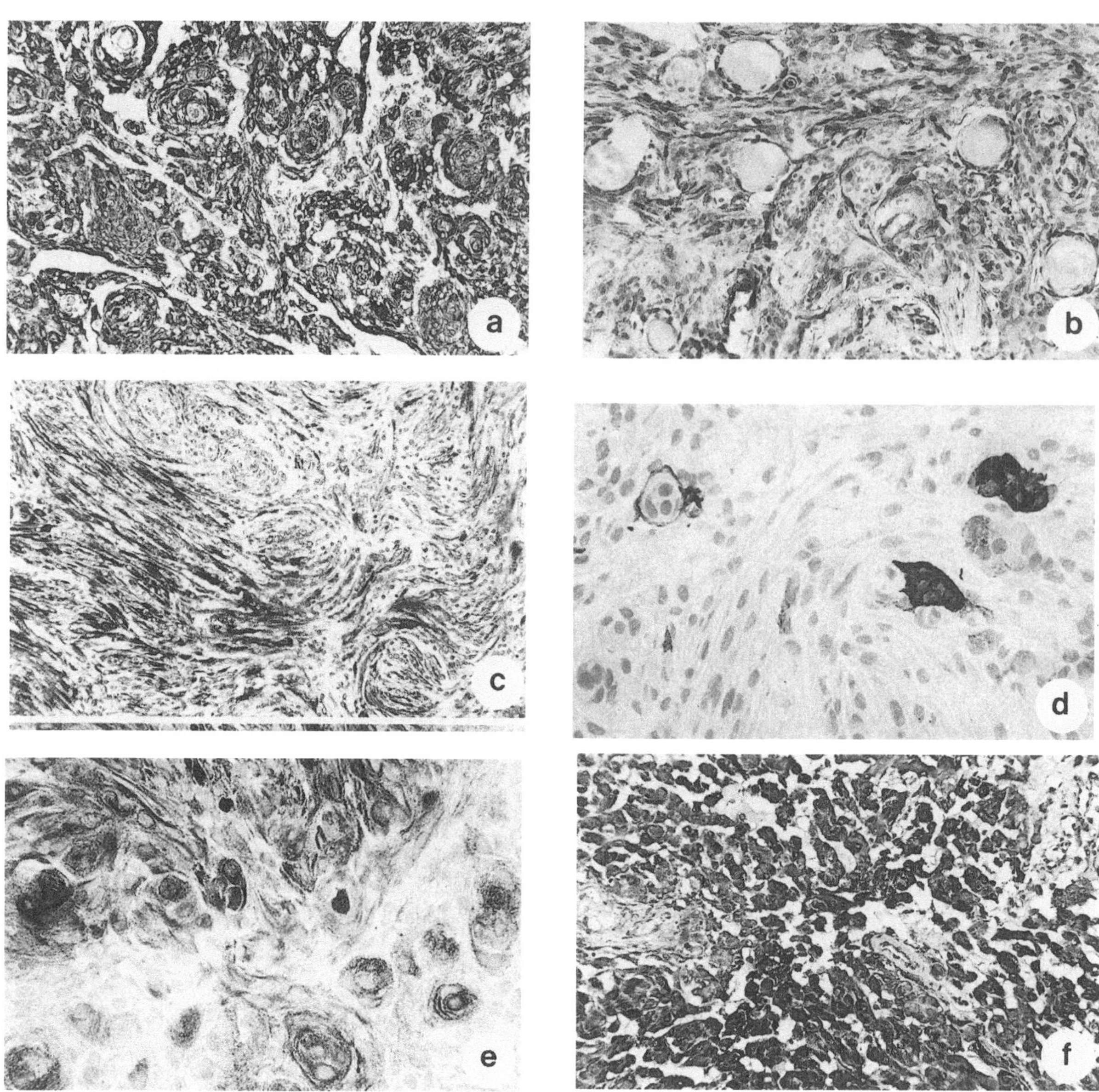

Abb. 19. a) *Meningeom, endotheliomatös-psammomatös (WHO-Grad I).* Generalisierte Immunreaktivität für Vimentin in einem endotheliomatösen Tumoranteil (a). Ein Teil der Tumorzellen reagiert S-100-positiv (b). NP 414/85. a) 120x. b) 280x. **c)** *Meningeom, anaplastisch (WHO-Grad III).* Immunreaktivität für KL1 in überwiegend spindeligen Meningeomzellen. c) NP 259/82. 120x. **d-f)** *Meningeom, endotheliomatös (WHO-Grad I).* (d) Fokale Immunreaktivität für Zytokeratine (Lu5). NP 436/88. 280x. (e) Starke Anfärbung für Desmoplakine mit besonderer Betonung von meningealen Wirbelformationen (b). NP 800/87. 280x. f) Generalisierte NSE-Immunreaktivität. NP 869/89. 120x. a-f) Gegenfärbung mit Hämalaun. d-e) Kryostatschnitte

3.1.1.13 Meningeome

3.1.1.13.1 Untersuchungen am Paraffinmaterial

Von den neunzehn Meningeomen, die an Paraffinschnitten untersucht wurden (Tabelle 11a) waren alle
stark Vimentin-positiv (Abb. 19a). Im Gegensatz hierzu
verliefen Untersuchungen zum Nachweis von GFAP,
Desmin (D33) und Neurofilamenten stets negativ. In
zwei Meningeomen waren allerdings Zytokeratin (KL1)-
und in vier Fällen S-100-positive Tumorzellen vorhanden (Abb. 19b,c). Eine Anfärbung für NSE war in der
Mehrheit der Meningeome zu finden (Abb. 19f).
Dagegen waren alle Meningeome HNK-1-negativ.

3.1.1.13.2 Untersuchungen am Gefriermaterial

Die an Kryostatschnitten von 13 gutartigen Meningeomen und einem anaplastischen Rezidivmeningeom
erzielten Ergebnisse entsprachen weitgehend den am
Paraffinmaterial erhobenen Befunden (Tabelle 11b).
Vimentin war in weiter Verbreitung in allen Tumoren
vorhanden. In 4 von 14 Tumoren ließen sich Tumorzellen mit Expression von Zytokeratinen (Lu5) nachweisen (Abb. 19d). Immunreaktivität für GFAP oder
Desmin war dagegen in keinem Fall vorhanden. Alle
untersuchten Meningeome, einschließlich der atypischen
und anaplastischen Geschwülste, wiesen eine zumeist
starke, teils jedoch regional unterschiedlich ausgeprägte, Immunreaktivität für Desmoplakine auf (Abb. 19e).
Insbesondere endotheliomatöse Tumorzellen waren
konstant Desmoplakin-positiv, während fibromatöse
und myxomatöse Tumoranteile gelegentlich nur schwach
reagierten oder sogar keine Anfärbung zeigten.

3.1.1.14 Maligne Melanome

3.1.1.14.1 Untersuchungen am Paraffinmaterial

Acht intrakranielle maligne Melanome (Tabelle 12a)
zeigten in der Mehrzahl ihrer Tumorzellen eine starke
Vimentin-Expression (Abb. 20a,e), wohingegen sich
andere Intermediärfilamentproteine nicht nachweisen
ließen (Abb. 20d). Außerdem fand sich immer eine sehr
starke Immunreaktivität für S-100 (Abb. 20b,f). Weiterhin war die Mehrheit dieser Tumoren NSE-positiv. Im
Gegensatz hierzu waren alle malignen Melanome
negativ für HNK-1 (Abb. 20g), LCA, MAC387 und
FAL (Abb. 20h). Der von mir verwendete Antikörper
gegen ein Melanom-assoziiertes Antigen (MAA) erkannte nur in sechs der acht Fälle Melanomzellen.
Hierbei war nur sehr selten eine generalisierte Immunreaktivität zu beobachten (Abb. 20c), während im
Regelfall nur wenige Tumorzellen markiert waren.

3.1.1.14.2 Untersuchungen am Gefriermaterial

Die an Kryostatschnitten von zwei intrazerebralen
malignen Melanomen gewonnenen Ergebnisse entsprachen weitgehend den am Paraffinmaterial erhobenen
Befunden (Tabelle 12b). Die Tumoren zeigten keine
Expression von Desmoplakinen, Zytokeratinen (Lu5)
oder Desmin.

3.1.1.15 Maligne Lymphome und Plasmozytome

3.1.1.15.1 Untersuchungen am Paraffinmaterial

Es wurden acht maligne Non-Hodgkin-Lymphome,
sieben davon intrazerebral und eines spinal epidural
gelegen, sowie vier vertebrale Plasmozytome an
Paraffinschnitten untersucht (Tabelle 13a). Nach der
Kiel-Klassifikation waren unter den Lymphomen drei
vom zentroblastischen, zwei vom lymphoblastischen,
eines vom zentrozytisch-zentroblastischen und eines
vom immunozytischen Subtyp. Ein Lymphom war
nicht näher subtypisierbar. Alle Lymphome und
Plasmozytome zeigten am Paraffinschnitt keine
Immunreaktivität für Intermediärfilamentproteine oder
S-100 (Abb. 21a,b). Im Gegensatz hierzu exprimierten
die malignen Lymphome sehr stark LCA (Abb. 21c). In
den Plasmozytomen waren hingegen nur vereinzelte
Zellen LCA-positiv, worunter sich auch nicht-
neoplastische Lymphozyten befanden (Abb. 21g). In
zwei Lymphomen waren HNK-1-positive Tumorzellen
vorhanden (Abb. 21d). Die Subtypisierung der
Lymphome ergab in allen Fällen einen B-Zell-
Phänotyp. Interessanterweise reagierten die
Plasmozytome nicht mit dem verwendeten Pan-B-
Antikörper, exprimierten allerdings EMA (Abb. 21h).
Tabelle 14 faßt die eigenen Ergebnisse zur
Expression von LCA in verschiedenen Tumoren des
Nervensystems zusammen. Man erkennt, daß der
Nachweis dieses Antigens nicht nur sehr sensitiv,
sondern auch sehr spezifisch für maligne Lymphome ist,
denn lediglich ein Teil der Plasmozytome enthielt,
allerdings in geringer Anzahl, ebenfalls LCA-positive
Tumorzellen. In einem intrakraniellen Germinom und
einer spinalen Seminommetastase waren neben den
typischen kleinen lymphozytären Zellen auch einzelne
größere Zellen LCA-positiv, welche möglicherweise
Tumorzellen entsprachen. In allen übrigen Tumoren
fand sich LCA nur in lymphozytären Infiltratzellen,
aber niemals in Tumorzellen.

Tabelle 12. Expression von Differenzierungsantigenen in malignen Melanomen

a) Untersuchungen am Paraffinmaterial

Diagnose	NP-Nr.	GFAP	Vim	KL1	D33	NF	S-100	HNK-1	NSE	LCA	MAA*
Malignes amelanot. Melanom, i.c.	309/89	0	3	0	0	0	3	0	1	0	2
Malignes amelanot. Melanom, i.c.	326/89	0	2	0	0	0	3	0	2	0	0
Malignes Melanom, i.c.	550/82	0	2	0	0	0	3	0	3	0	0
Malignes Melanom, i.c.	273/85	0	3	0	0	0	3	0	2	0	1
Malignes Melanom i.c.	587/85	0	1	0	0	0	3	0	0	0	1
Malignes Melanom i.c.	151/88	0	4	0	0	0	4	0	3	0	4
Malignes Melanom i.c.	376/88	0	3	0	0	0	4	0	0	0	2
Malignes Melanom i.c.	1099/88	-	4	0	-	-	4	-	1	0	4
Gesamt	-	0/7	8/8	0/8	0/7	0/7	8/8	0/7	6/8	0/8	6/8

* Melanom-assoziiertes Antigen

b) Untersuchungen am Gefriermaterial

Diagnose	NP-Nr.	GFAP	Vim	Lu5	DP	Des1	Des2	Des3
Malignes Melanom, i.c.	151/88	0	4	0	0	0	0	0
Malignes amelanot. Melanom, i.c.	309/89	0	4	0	0	0	0	0
Gesamt	-	0/2	2/2	0/2	0/2	0/2	0/2	0/2

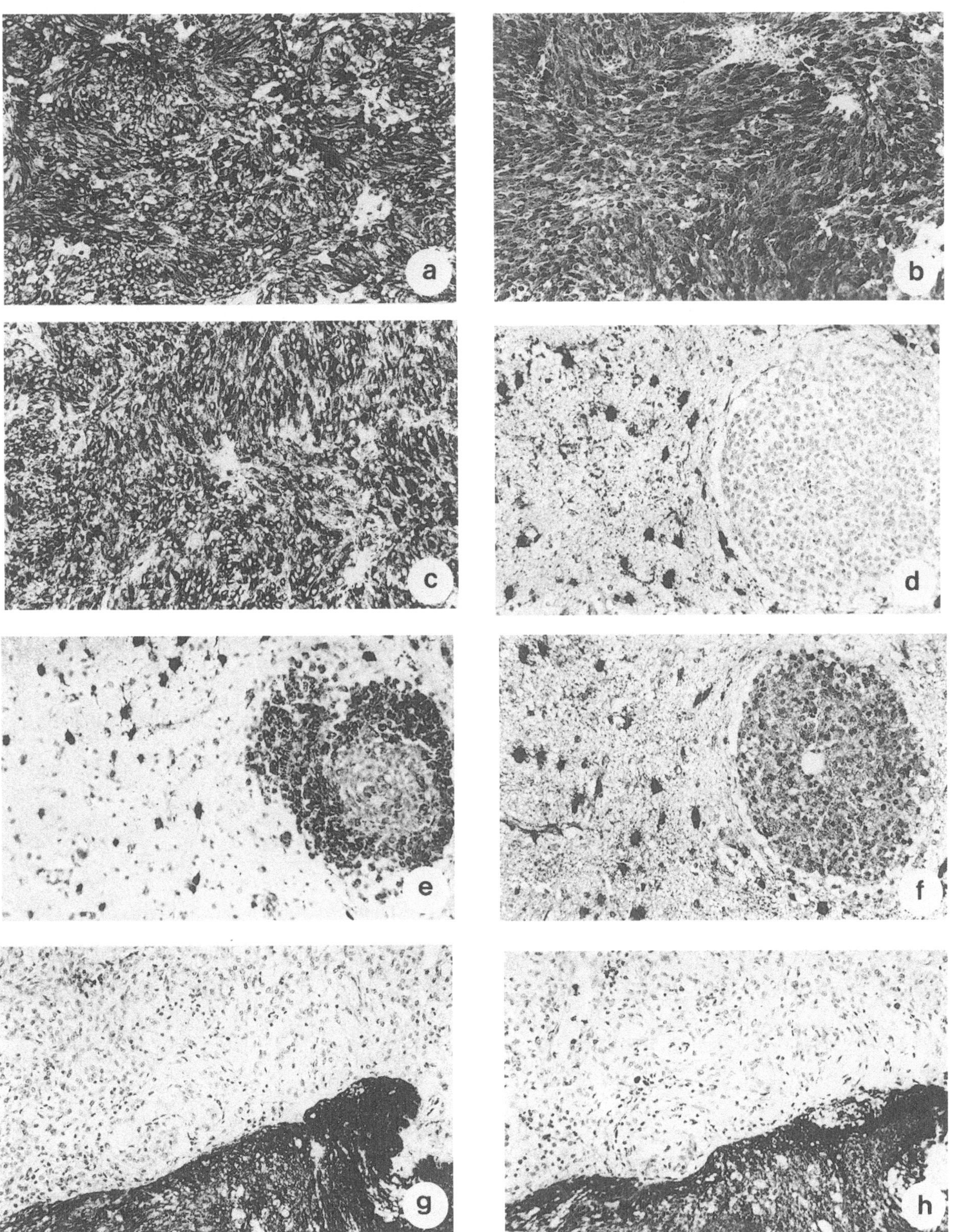

Abb. 20. a-c) *Intrazerebrales malignes Melanom.* Die Tumorzellen zeigen die typische Koexpression von Vimentin (a) und S-100 (b). Außerdem exprimieren fast alle Tumorzellen das Melanom-assoziierte Antigen (c). NP 151/88. 120x. **d-h)** *Intrazerebrales amelanotisches malignes Melanom.* Reaktive Astrozyten enthalten GFAP (d), Vimentin (e) und S-100 (f), während die Tumorzellen nur positiv für Vimentin (e) und S-100 (f), jedoch nicht für GFAP (d) sind. Der Nachweis von HNK-1 (g) und FAL (h) erbringt ebenfalls lediglich eine Markierung des an den Tumor angrenzenden Hirngewebes, wohingegen das Melanom negativ bleibt. NP 309/88. 120x. a-h) Gegenfärbung mit Hämalaun

Tabelle 13. Expression von Differenzierungsantigenen in malignen Lymphomen und Plasmozytomen

a) Ergebnisse am Paraffinmaterial

Diagnose	NP-Nr.	GFAP	Vim	KL1	D33	NF	S100	HNK1	NSE	LCA	TZ	BZ	MAC
Malignes Lymphom, zentroblastisch	392/85	0	0	0	0	0	0	2	0	4	0	3	0
Malignes Lymphom, zentroblastisch	157/89	0	0	0	0	0	0	0	0	4	0	3	0
Malignes Lymphom, zentroblastisch	202/90	0	0	0	0	0	0	0	0	4	0	4	0
Malignes Lymphom, lymphoblastisch	168/87	0	0	0	-	-	-	0	1	4	-	-	-
Malignes Lymphom, lymphoblastisch	551/89	0	0	0	0	0	0	0	0	4	0	3	0
Malignes Lymphom, zentrozyt.-zentroblast.	1090/88	0	0	0	0	0	0	0	0	4	0	1	0
Mal. Lymphom, immunozytisch*	129/88	0	0	0	0	0	0	0	0	4	0	3	0
Malignes Lymphom, unklassifiziert	562/88	0	0	0	-	-	0	2	-	4	0	3	0
Plasmozytom	775/87	0	0	0	0	0	0	0	0	1	0	0	0
Plasmozytom	202/88	0	0	0	0	0	0	0	0	0	0	0	0
Plasmozytom	493/88	0	0	0	0	0	0	0	0	1	0	0	0
Plasmozytom	1036/88	0	0	0	0	0	0	0	0	1	0	0	0

b) Ergebnisse am Gefriermaterial

Diagnose	NP-Nr.	GFAP	Vim	Lu5	DP	Des1	Des2
Malignes Lymphom	1090/88	0	0	0	0	0	0
Malignes Lymphom	202/90	0	0	0	0	0	0
Malignes Lymphom	551/89	0	0	0	0	0	0
Malignes Lymphom*	129/88	0	3	0	0	0	0
Plasmozytom	775/87	0	2	0	0	0	0
Plasmozytom	202/88	0	3	0	0	0	0
Plasmozytom	493/88	0	4	0	0	0	0

Erläuterungen zu Tabelle 13: TZ: pan-T-Zell-Antigen UCHL1; BZ: pan-B-Zell-Antigen 4KB5; MAC: Histiozyten-Antigen MAC387; * epidural spinal gelegenes malignes Lymphom.

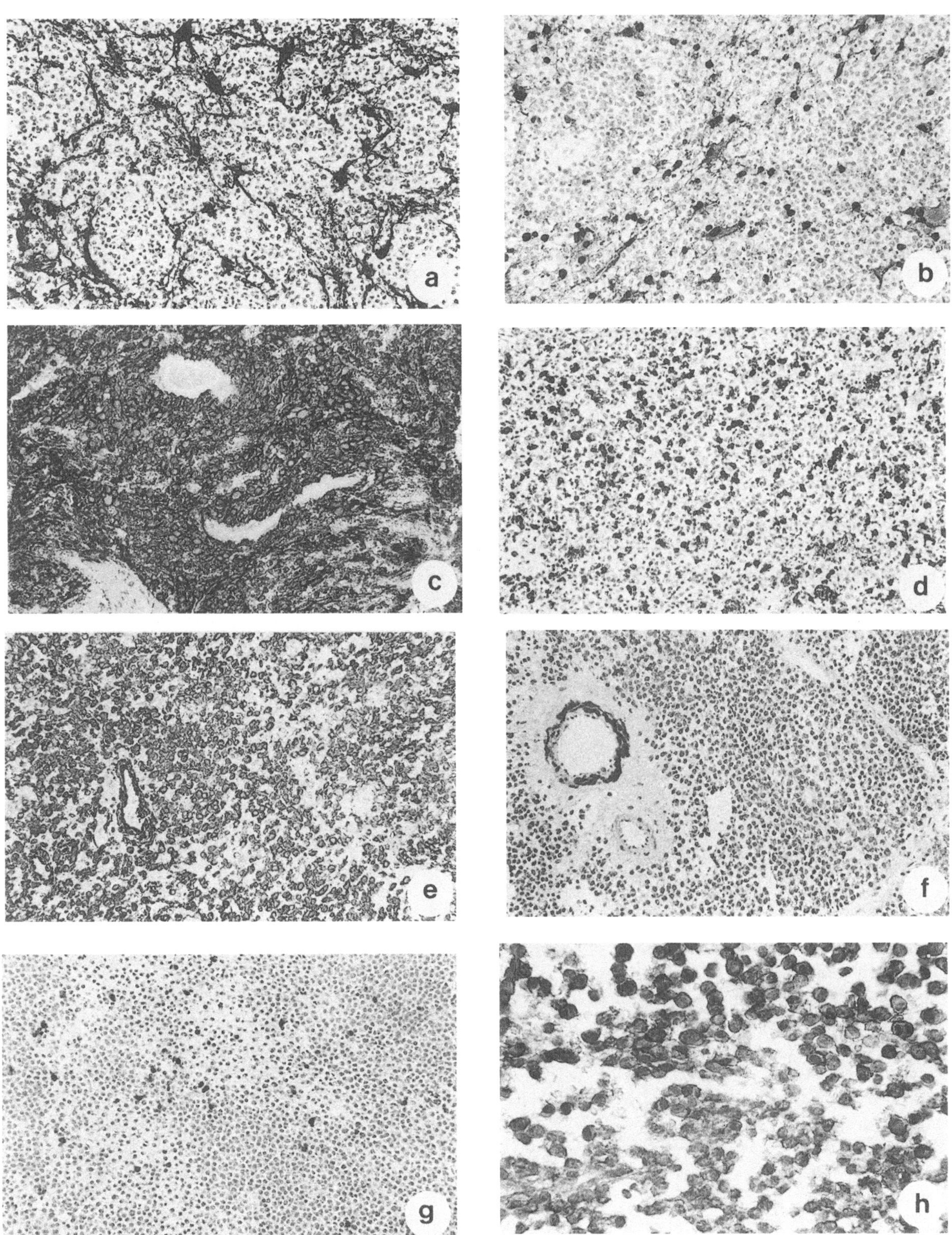

Abb. 21. a-d) *Intrazerebrale maligne Lymphome.* Die Expression von GFAP (a) und S-100 (b) ist auf reaktive Astrozyten beschränkt. Die Lymphomzellen reagieren dagegen stark LCA-positiv (c). In einem Teil der Lymphome fanden sich HNK-1-positive Tumorzellen (d). a,b,d) NP 392/85, c) NP 562/88. 120x. **e-h)** *Plasmozytome.* Am Gefrierschnitt reagieren Plasmozytome Vimentin-positiv (e). Andere Intermediärfila-mente werden nicht exprimiert. Der Nachweis von Desmin gelingt nur in der glatten Gefäßwandmuskulatur (f). LCA findet sich in einzelnen, regellos im Tumor verteilten Zellen (g). EMA-Immunreaktivität in Plasmozytomzellen (h). e,h) NP 493/88, f,g) NP 202/88. e-g) 120x, h) 280x. a-h) Gegenfärbung mit Hämalaun

Tabelle 14. Expression des gemeinsamen Leukozytenantigens (LCA) in verschiedenen Tumoren des Nervensystems

Diagnose und Grad	Pos./Ges.	Diagnose und Grad	Pos./Ges.
Astrozytom (II)	0 / 3	Ganglioneurom (I)	0 / 1
Astrozytom, anapl. (III)	0 / 7	Ganglioneuroblastom	0 / 1
Rez. Astrozytom, anapl. (IV)	0 / 2	Neuroblastom	0 / 2
PXA	0 / 2	Ästhesioneuroblastom (III)	0 / 1
Oligodendrogliom (II)	0 / 7	Meningeom (I)	0 / 4
Oligodendrogliom, anapl. (III)	0 / 2	I.c. malignes Melanom	0 / 6
Mischgliom (II)	0 / 1	I.c. Germinom	1 / 4 *
Mischgliom, anapl. (III)	0 / 1	Seminommetastase	1 / 2 *
Ependymom (II)	0 / 5	I.c. Teratom (I)	0 / 1
Plexuspapillom (I)	0 / 2	Plasmozytom	3 / 4 **
Plexuspapillom, anapl. (III)	0 / 3	Malignes Lymphom	8 / 8
Glioblastom (IV)	0 / 7	Karzinommetastase	0 / 12
Medulloblastom (IV)	0 / 9	Rhabdomyosarkommetastase	0 / 2
PNET (IV)	0 / 1	Alveoläre Weichteilsarkommetastase	0 / 1
Pineozytom (I)	0 / 1	Chordom (II/III)	0 / 1
Neurinom (I)	0 / 3	Gesamt	13 / 107
Neurofibrom (I)	0 / 1		

* Neben zahlreichen lymphozytären Infiltratzellen auch vereinzelt größere Zellelemente LCA-positiv, die vermutlich Tumorzellen entsprechen; ** einzelne positive Tumorzellen.

Tabelle 15. Expression von Differenzierungsantigenen in kapillären Hämangioblastomen (Lindau-Tumoren)

Diagnose und Grad	NP-Nr.	GFAP	Vim	KL1	D33	NF	S100	NSE	HNK1	EMA	Chrgr
Kapilläres Hämangioblastom (I)	18/84	0	4	2	1	0	3	2	1	0	0
Kapilläres Hämangioblastom (I)	498/84	2	4	0	0	0	3	3	2	0	0
Kapilläres Hämangioblastom (I)	254/85	0	4	0	0	0	3	3	0	0	0
Kapilläres Hämangioblastom (I)	414/89	0	4	0	0	0	3	2	0	0	0
Kapilläres Hämangioblastom (I)	568/89	1	4	0	0	0	2	2	0	0	0
Total	-	2/5	5/5	1/5	1/5	0/5	5/5	5/5	2/5	0/5	0/5

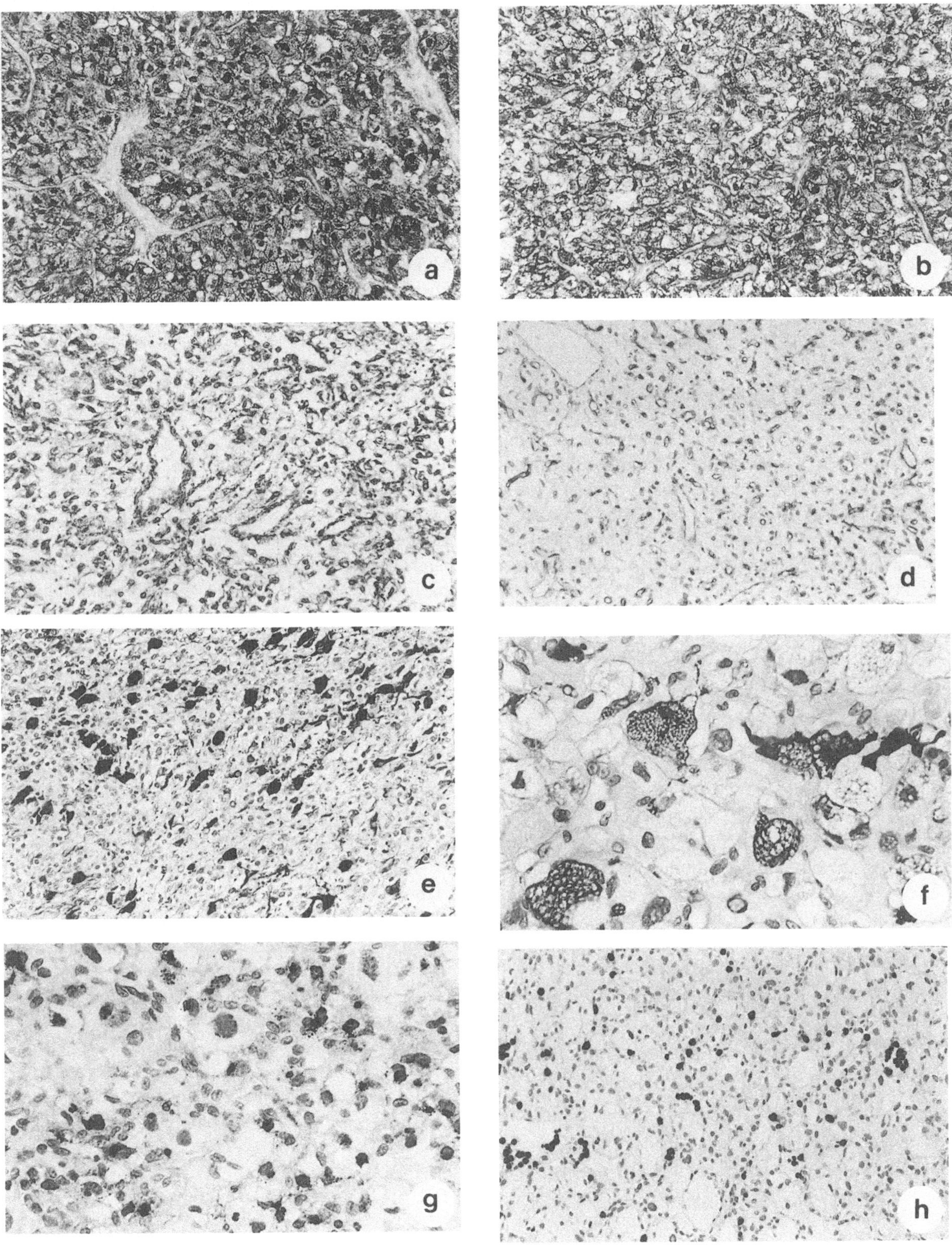

Abb. 22. a-h) *Kapilläre Hämangioblastome (WHO-Grad I)*. Starke und weitverbreitete Immunreaktivität für S-100 (a) und NSE (b). Vimentin findet sich nicht nur in den Kapillarendothelien, sondern auch in den Stromazellen (c). Die dichte Vaskularisierung erkennt man sehr deutlich in der UEA-1-Färbung (d). (a-d) NP 329/89. 120x. (e) Starke GFAP-Expression in reaktiven Astrozyten. NP 254/85. 120x. (f) GFAP-positive Stromazellen mit ausgeprägter Vakuolisierung des Zytoplasmas. (g) Immunreaktivität für HNK-1 in Stromazellen. (h) MAC387 findet sich dagegen nur in hämatogenen Makrophagen. (f-h) NP 498/84. (f-g) 280x, (h) 120x. (a-h) Gegenfärbung mit Hämalaun

3.1.1.15.2 Untersuchungen am Gefriermaterial

Die immunhistochemische Bearbeitung von vier malignen Lymphomen und drei Plasmozytomen an Kryostatschnitten (Tabelle 13b) ergab in den Plasmozytomen und in einem Immunozytom eine generalisierte Tumorzellmarkierung für Vimentin (Abb. 21e), während die anderen Lymphome negativ blieben. Desmin (Abb. 21f), Zytokeratine (Lu5) und Desmoplakine wurden weder in den malignen Lymphomen noch in den Plasmozytomen gefunden.

3.1.1.16 Kapilläre Hämangioblastome

Fünf kapilläre Hämangioblastome des Kleinhirns (Lindau-Tumoren) wurden an Paraffinschnitten untersucht (Tabelle 15). Hierbei zeigte sich, daß Vimentin nicht nur sehr stark in Gefäßendothelzellen und reaktiven Astrozyten, sondern auch in allen Fällen in den Stromazellen exprimiert wurde (Abb. 22c). GFAP war hingegen nur in zwei Fällen in einem Teil der Stromazellen zu finden (Abb. 22f). Ansonsten waren lediglich reaktive Astrozyten stark GFAP-positiv (Abb. 22e). Das HNK-1-Epitop war in drei Tumoren ebenfalls auf das an den jeweiligen Tumor angrenzende normale und reaktive Kleinhirngewebe beschränkt, in zwei Fällen reagierten jedoch auch Stromazellen HNK-1-positiv (Abb. 22g). Neurofilamente und EMA wurden in den Hämangioblastomen nicht exprimiert. In einem Fall fanden sich im Tumor eingestreute D33-positive Zell-elemente, während in den übrigen Tumoren lediglich Gefäßwandmuskelzellen markiert waren. Der gleiche Tumor enthielt in größerer Anzahl Zytokeratin-(KL1)-positive Stromazellen. Immunreaktivität für S-100 und NSE (Abb. 22a,b) war von Fall zu Fall unterschiedlich ausgeprägt, während der Nachweis von Chromogranin A stets negativ verlief. Das histiozytäre Antigen MAC387 fand sich lediglich in hämatogenen Makrophagen, aber niemals in den Stromazellen (Abb. 22h).

3.1.1.17 Keimzelltumoren

Die eigenen immunhistochemischen Untersuchungen an Keimzelltumoren im Bereich des Nervensystems beschränkten sich auf zwei Tumortypen, nämlich die Germinome und die Teratome.

3.1.1.17.1 Germinome

Es wurden zwei Germinome der Pinealisregion, ein supraselläres Germinom, eine spinale Liquormetastase eines Germinoms der Pinealis und zwei spinale Metastasen von Seminomen des Hodens an Formalin-fixierten Paraffinschnitten untersucht (Tabelle 16). Die eigentlichen Tumorzellen zeigten nur in einem Fall eines Pinealisgerminoms Immunreaktivität für Vimentin (Abb. 23c). Der gleiche Tumor war zusätzlich Zytokeratin (KL1)-positiv (Abb. 23d). In allen anderen Fällen zeigten die Tumorzellen keine Expression von Vimentin oder Zytokeratinen. In der Mehrheit der Tumoren stellte sich jedoch heraus, daß die lymphozytäre Komponente zumindest teilweise Vimentin-positiv reagierte. Außerdem waren als endogene Positivkontrolle intratumorale Blutgefäße stets stark Vimentin-positiv (Abb. 23c). Andere Intermediärfilamentproteine wie GFAP (Abb. 23b), Desmin (D33) und Neurofilamente ließen sich in keinem der Germinome bzw. Seminome nachweisen. Die lymphozytären Infiltratzellen waren durch eine starke Expression von LCA charakterisiert (Abb. 23e). In zwei Fällen zeigten auch einzelne der größeren Zellen eine membranständige Immunreaktivität für LCA (Abb. 23g). Bei der Subtypisierung der lymphozytären Zellen mit monoklonalen Antikörpern gegen B- und T-Lymphozyten zeigte sich in allen Fällen, daß die Mehrzahl eindeutig aus der Reihe der T-Lymphozyten stammte (Abb. 23f), während B-Lymphozyten immer nur in geringer Anzahl nachweisbar waren. Daneben fanden sich ganz vereinzelt HNK-1-positive Lymphozyten, die eigentlichen Germinomzellen blieben jedoch HNK-1-negativ.

Beide Germinome der Pinealisregion wiesen insofern noch Besonderheiten auf, als ihre Tumorzellen das Plazenta-spezifische Isoenzym der alkalischen Phosphatase (PLAP) nicht exprimierten, während alle anderen Tumoren dieser Gruppe hierfür deutlich positiv waren (Abb. 23h). α-Fetoprotein (AFP) und humanes Choriongonadotropin (HCG) ließen sich in keinem Fall nachweisen. Ebenso waren alle Tumoren dieser Gruppe negativ für Synaptophysin, Chromogranin A und S-100. Allerdings enthielten mehrere Geschwülste vereinzelte S-100-positive Lymphozyten.

3.1.1.17.2 Intrazerebrales Teratom

In einem intrazerebralen Teratom (WHO-Grad II), das im Bereich des III. Ventrikels bei einem sechs Wochen alten Neugeborenen lokalisiert war, fand sich in den gliös differenzierten Tumorpartien die typische Expression von glia-assoziierten Antigenen (GFAP, S-100, HNK-1), in den epithelialen Anteilen Immun-

Tabelle 16. Expression von Differenzierungsantigenen in Keimzelltumoren

Diagnose		GFAP	Vim	KL1	D33	NF	S100	HNK	LCA	TZ	BZ	SP	ChrA	HCG	AFP	PLAP
Germinom	TuZ	0	0	0	0	0	0	0	0	0	0	0	0	0	0	3
NP 544/83	Lz	0	3	0	0	0	1	1	4	3	1	0	0	0	0	0
Germinom	TuZ	0	2	3	0	0	0	0	0	0	0	0	0	0	0	0
NP 588/83	Lz	0	2	0	0	0	0	1	4	3	1	0	0	0	0	0
Germinom	TuZ	0	0	0	-	0	0	0	2	0	0	0	0	0	0	0
S 674/84	Lz	0	0	0	-	0	0	2	3	3	1	0	0	0	0	0
Germinom	TuZ	0	0	0	0	0	0	0	0	0	0	0	0	0	0	3
NP 247/86	Lz	0	2	0	0	0	1	1	4	3	1	0	0	0	0	0
Seminom*	TuZ	0	0	0	-	0	0	0	0	0	0	0	0	0	0	4
NP 176/78	Lz	0	1	0	-	0	0	0	4	3	1	0	0	0	0	0
Seminom*	TuZ	0	0	0	0	0	0	0	1	0	0	0	0	0	0	3
NP 135/85	Lz	0	2	0	0	0	0	1	4	3	1	0	0	0	0	0
Teratom, i.c.		2	2	2	1	0	2	2	0	-	-	-	-	0	0	0
NP 808/83																

Erläuterungen zu Tabelle 16: TuZ: Tumorzellen; Lz: Lymphozyten; TZ: pan-T-Zell-Antigen UCHL1; BZ: pan-B-Zell-Antigen 4KB5; HNK: HNK1-Epitop; * spinale Metastasen von Seminomen des Hodens.

reaktivität für Zytokeratine (Abb. 24a), in mesenchymalen Anteilen (Bindegewebe, Knorpel) eine Anfärbung für Vimentin (Abb. 24b) und in Muskelzellen für Desmin (Abb. 24c,d). Neurofilamente und Synaptophysin ließen sich hingegen im Tumor nicht nachweisen. HCG, AFP und PLAP waren ebenfalls nicht vorhanden.

3.1.1.18 Mißbildungstumoren und tumorähnliche Läsionen

Die WHO-Klassifikation weist unter dieser Rubrik insgesamt elf Unterformen aus, worunter sich das Kraniopharyngeom, die unterschiedlichen Arten der zystischen Mißbildungen, das Lipom, das sogenannte Choristom oder besser der Granularzelltumor, das hypothalamische neuronale Hamartom und die nasalen gliösen Heterotopien befinden. Da insbesondere die letzten drei aufgezählten Entitäten sehr selten sind, habe ich meine immunhistochemischen Untersuchungen auf relativ wenige Geschwülste aus der Gruppe der Kraniopharyngeome, der Lipome und der unterschiedlichen zystischen Mißbildungen beschränkt, die an Formalin-fixierten Paraffinschnitten immunhistochemisch gefärbt wurden (vgl. Tabelle 17).

3.1.1.18.1 Kraniopharyngeome

Alle untersuchten Kraniopharyngeome zeigten eine Expression von Zytokeratinen (KL1) in den epithelialen Tumoranteilen (Abb. 25e,f,h). Die bindegewebigen stromalen Anteile waren Vimentin-positiv (Abb. 25d,g). Die Expression von GFAP (Abb. 25a), S-100 (Abb. 25b) und HNK-1 (Abb. 25c) beschränkte sich dagegen auf das reaktiv-gliös veränderte, an den Tumor angrenzende zentralnervöse Gewebe. In einem Teil der Fälle waren allerdings ganz vereinzelte S-100-positive epitheliale Zellen zu entdecken. Alle Kraniopharyngeome waren Neurofilament-negativ, wohingegen NSE in der Mehrheit der Fälle, zumeist allerdings in recht schwacher Ausprägung, vorhanden war.

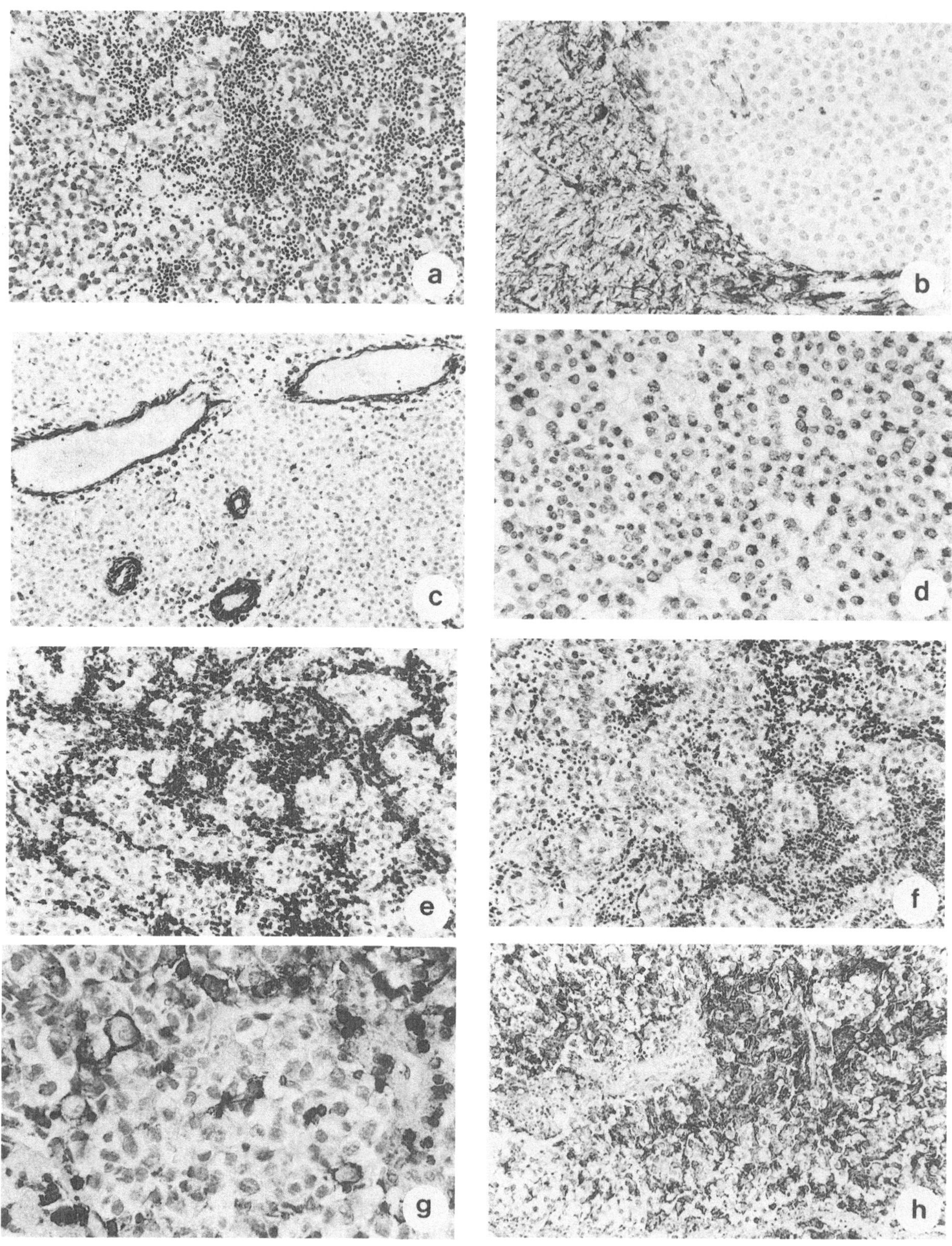

Abb. 23. a) *Germinom (WHO-Grad II-III)*. Suprasellärer Tumor mit typischem Erscheinungsbild aus großen Tumorzellen und kleinen Lymphozyten ("Zweizelltumor"). NP 544/83, HE, 120x. **b-d)** *Germinom (WHO-Grad III-IV)*. Dieser anaplastische Tumor wuchs im Bereich der Pinealis und des Kleinhirns. Der Nachweis von GFAP beschränkt sich auf reaktive Gliazellen in der Kleinhirnrinde, während die Germinomzellen negativ sind (b). Ein Teil der Tumorzellen exprimiert Vimentin (c), und die Mehrheit enthält Zytokeratine (KL1) (d). NP 588/83. b,d) 280x, c) 120x. **e-f)** *Germinom (WHO-Grad II-III)*. Die lymphozytären Zellen reagieren LCA-positiv (e) und exprimieren mehrheitlich das T-Zell-Antigen UCHL1 (f). NP 544/83. 120x. **g-h)** *Spinale Seminommetastase*. LCA findet sich bei diesem Fall nicht nur auf kleinen lymphoiden Zellen, sondern auch auf einigen großen Zellen, die möglicherweise Seminomzellen entsprechen (g). Der Tumor reagiert PLAP-positiv (h). NP 135/83. g) 280x, h) 120x. b-h) Gegenfärbung mit Hämalaun

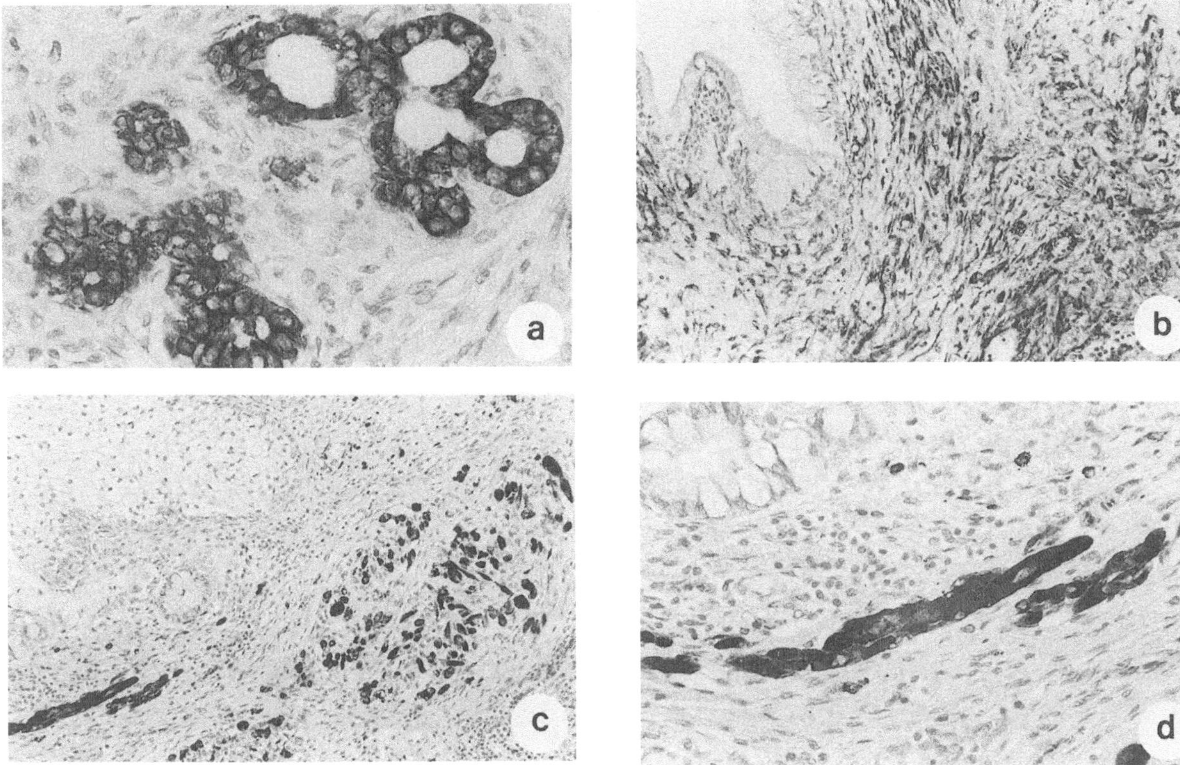

Abb. 24. a-d) *Intrazerebrales Teratom (WHO-Grad II).* Epitheliale Zellen in diesem Tumor sind durch ihre Immunreaktivität für Zytokeratine gekennzeichnet (a). Die bindegewebigen Tumoranteile exprimieren Vimentin (b). Mit dem D33-Antikörper gegen Desmin ergibt sich eine selektive Markierung quergestreifter Muskelzellen (c-d). NP 808/83. a,d) 280x, b,c) 120x. a-d) Gegenfärbung mit Hämalaun

Tabelle 17. Expression von Differenzierungsantigenen in Mißbildungstumoren und tumorähnlichen Läsionen

Diagnose und Grad	GFAP	Vim	KL1	D33	NF	S-100	HNK-1	NSE
Kraniopharyngeom (I)	0/7	0/7	7/7	0/7	0/7	3/7	0/7	6/6
Dermoidzyste, s.c. (I)	0/1	0/1	1/1	0/1	0/1	1/1	0/1	0/1
Dermoidzyste, i.c. (I)	0/1	0/1	1/1	0/1	0/1	0/1	0/1	1/1
Kolloidzyste (I)	0/4	0/4	4/4	0/4	0/4	0/4	0/4	0/4
Enterogene Zyste (I)	0/1	0/1	1/1	0/1	0/1	0/1	0/1	0/1
Lipom, i.c. (I)	0/1	0/1	0/1	0/1	0/1	1/1	0/1	0/1
Gesamt	0/15	0/15	14/15	0/15	0/15	4/15	0/15	7/14

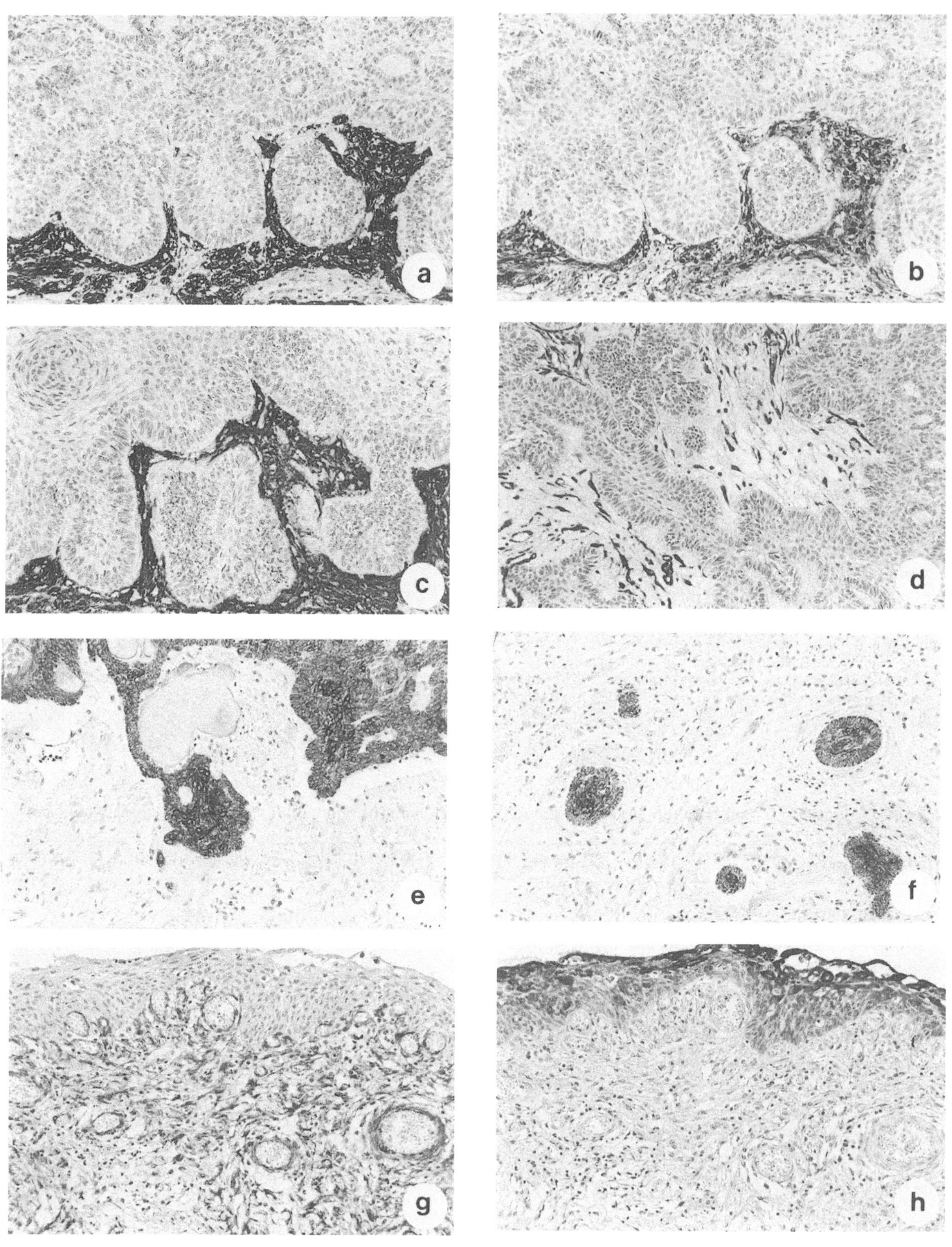

Abb. 25. a-d) *Kraniopharyngeom (WHO-Grad I)*. Die Expression von GFAP (a), S-100 (b) und HNK-1 (c) ist auf das an den Tumor angrenzende Hirngewebe beschränkt. Vimentin (d) findet sich lediglich im bindegewebigen Stroma und in den Gefäßwänden. NP 213/84. **e-f)** *Kraniopharyngeom (WHO-Grad I)*. Die Tumorzellen sind Zytokeratin-positiv, während das gliotisch veränderte, mit Tumorzellnestern durchsetzte Hirngewebe nicht markiert ist. NP 310/79. **g-h)** *Kraniopharyngeom (WHO-Grad I)*. Nachweis von Vimentin (g) und Zytokeratinen (h) an zwei benachbarten Schnitten. Man erkennt die selektive Anfärbung des Epithels für Zytokeratine (h) und des darunterliegenden Bindegewebes für Vimentin (g). NP 285/79. a-h) 120x, Gegenfärbung mit Hämalaun

3.1.1.18.2 Dermoidzysten

Eine intrazerebrale und eine subkutane Dermoidzyste exprimierten in epithelialen Anteilen Zytokeratin (KL1). Vereinzelt fanden sich zudem S-100-positive Zellen in der epithelialen Zystenwand. Daneben wiesen einige Drüsenepithelien von Hautanhangsgebilden S-100-Positivität auf. Bindegewebige Anteile und Gefäß-endothelien reagierten in beiden Fällen Vimentin-positiv. Bei der intrazerebralen Dermoidzyste fanden sich GFAP und HNK-1 nur im Bereich des angrenzenden gliotischen Hirngewebes, während NSE hier, aber auch in einigen Epithelzellen nachweisbar war.

3.1.1.18.3 Enterogene Zyste

Eine spinale enterogene Zyste im Bereich des Conus medullare wies in den Epithelzellen eine Zytokeratin-(KL1)-Expression auf. GFAP, S-100, HNK-1 und NSE ließen sich dagegen nur in gliotisch umgewandelten Anteilen des angrenzenden Rückenmarkgewebes nach-weisen. Vimentin fand sich in reaktiven Astrozyten, war zudem aber auch in bindegewebigen Anteilen der Zystenwand sowie in Gefäßendothelien der Blutgefäße vorhanden.

3.1.1.18.4 Kolloidzysten

In den vier untersuchten Kolloidzysten des III. Ventrikels stellte sich die epitheliale Zystenwand Zytokeratin-(KL1)-positiv dar. Das angrenzende gliotische Hirngewebe zeigte die bereits beschriebenen Anfärbungen.

3.1.1.18.5 Intrazerebrales Lipom

Ein intrazerebrales gutartiges Lipom war S-100-positiv. Alle anderen Differenzierungsantigene ließen sich im Tumor nicht nachweisen.

3.1.1.19 Paragangliome

Es wurden sechs gutartige Paragangliome aus dem Bereich der Cauda equina, ein vertebrales und ein retromastoidal gelegenes Paragangliom der Dignitäts-stufe WHO-Grad III, sowie ein gutartiger Glomustumor des Ganglion caroticum an Paraffinschnitten untersucht (Tabelle 18). Die Mehrheit der Paragangliome zeigte eine Koexpression von Vimentin und Zytokeratinen (KL1), wobei allerdings die Anzahl der das jeweilige

Tabelle 18. Expression von Differenzierungsantigenen in Paragangliomen

Diagnose und Grad	NP-Nr.	GFAP	Vim	KL1	D33	NF	S-100	HNK-1	NSE	ChrA	SP
Glomustumor (I)	287/80	0	3	1	0	0	2	2	4	3	2
Paragangliom (I)	35/79	0	0	3	0	0	0	2	4	4	0
Paragangliom (I)	389/80	0	3	1	0	0	1	1	4	4	2
Paragangliom (I)	740/85	0	3	1	0	0	1	2	4	4	3
Paragangliom (I)	401/87	0	3	3	0	0	0	2	4	3	2
Paragangliom (I)	406/87	0	3	3	0	0	0	2	4	3	2
Paragangliom (I)	50/88	0	3	3	0	0	0	2	4	4	3
Paragangliom (III)	782/84	0	3	2	0	0	0	0	3	4	0
Paragangliom (III)	686/88	0	0	0	0	0	0	0	3	3	2
Gesamt	-	0/9	7/9	8/9	0/9	0/9	3/9	7/9	9/9	9/9	7/9

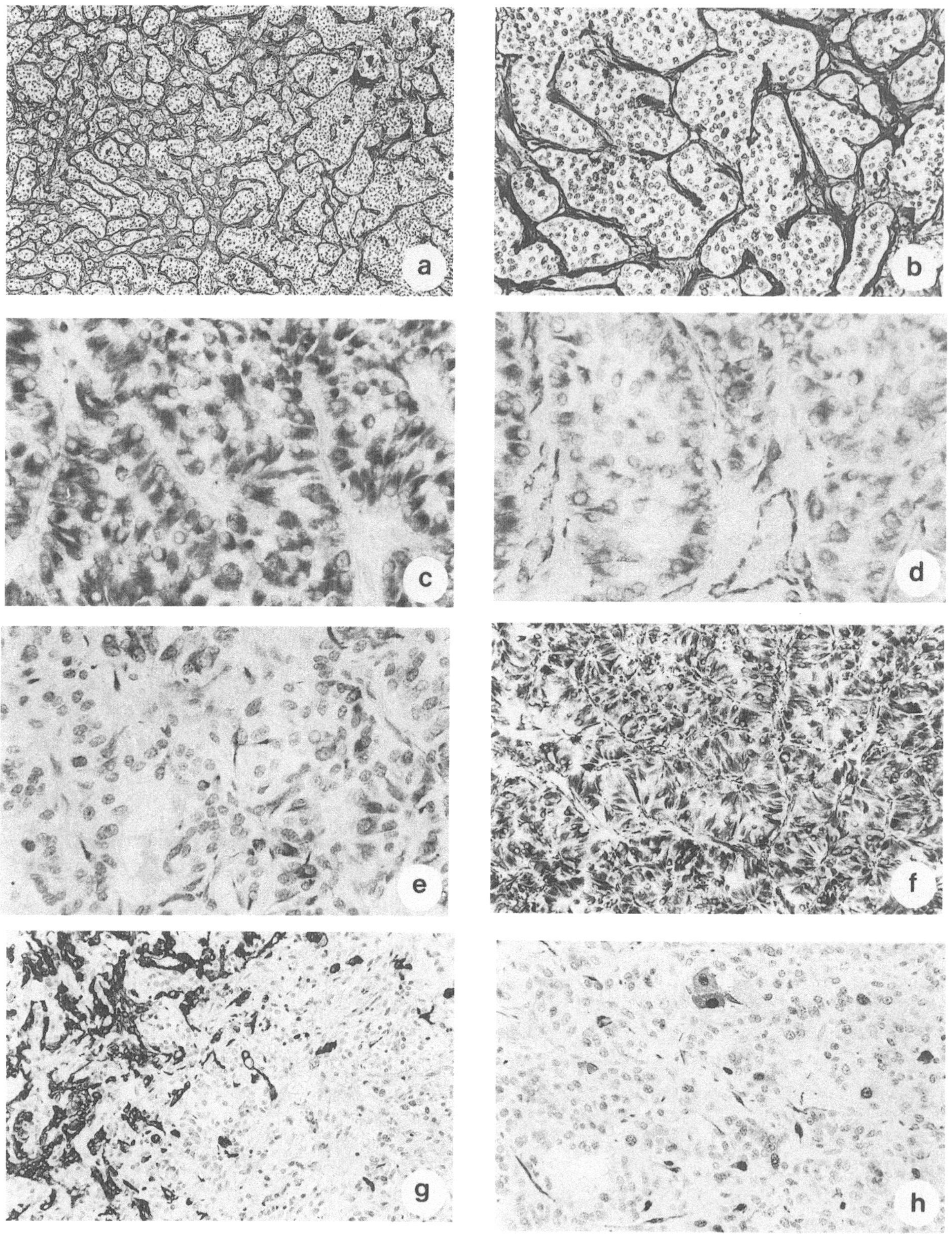

Abb. 26. a-d) *Paragangliom (WHO-Grad I)*. Typisches Wachstumsmuster dieses Tumortyps in Form von Zellballen (a,b). Silberimprägnation nach Tibor Pap. a) 50x, b) 120x. Die meisten Tumorzellen reagieren Zytokeratin-positiv (c), ein Teil exprimiert zusätzlich Vimentin (d). NP 401/87, 280x. **e-i)** *Paragangliom (WHO-Grad I)*. In diesem Tumor exprimiert nur ein Teil der Tumorzellen Zytokeratine (e), während nahezu alle stark Vimentin-positiv sind (f). GFAP ist nur in reaktiven Gliazellen im Randbereich des Tumors vorhanden (g). S-100 findet sich in Zwischenzellen und in den vereinzelt in diesem Tumor vorkommenden ganglioiden Zellen (h). Die eigentlichen Tumorzellen sind positiv für Chromogranin (PHE5) (i). NP 740/85. e) 280x, f,g,i) 120x, h) 180x. **j-l)** *Paragangliom (WHO-Grad I)*. Weitverbreitete Immunreaktivität für Chromogranin A (LK2H10) (j). Ein Teil der Tumorzellen exprimiert HNK-1 (k) und Synaptophysin (l). NP 406/87. j) 120x, k,l) 280x. c-l) Gegenfärbung mit Hämalaun

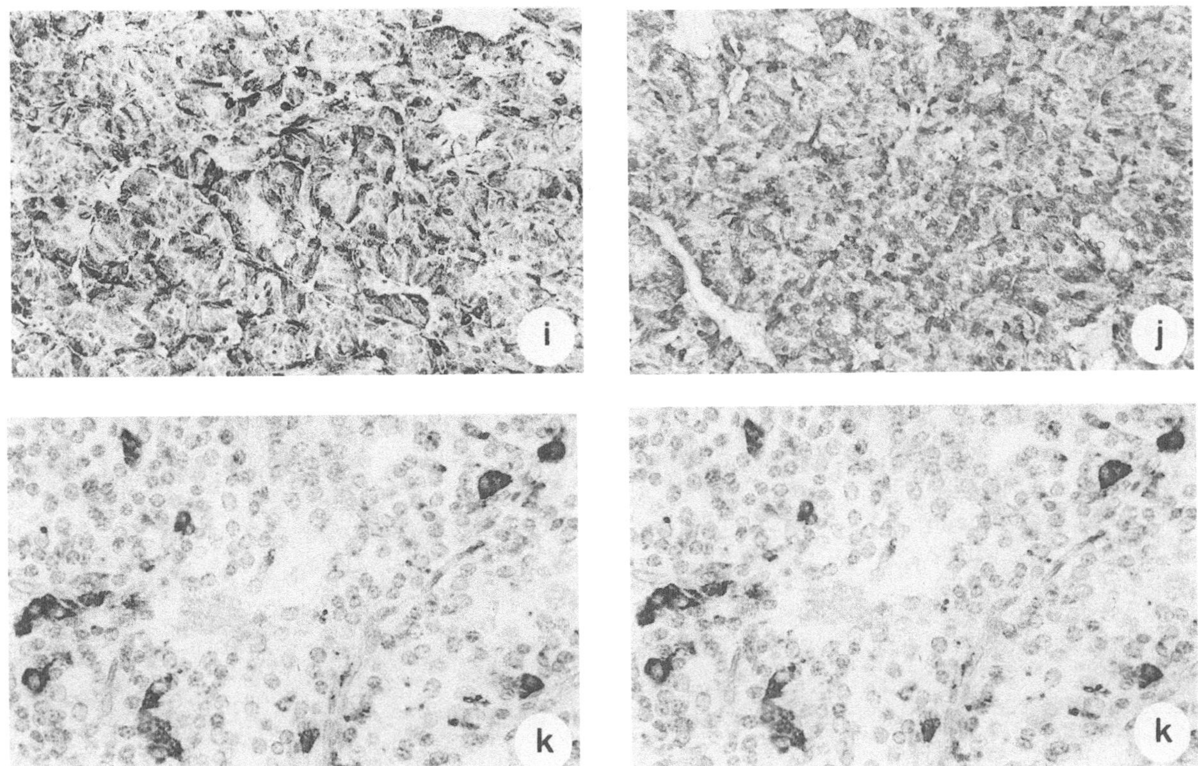

Abb. 26. i-l

Intermediärfilamentprotein exprimierenden Tumorzellen sehr stark von Tumor zu Tumor variierte (Abb. 26c-f). Nur eines der semimalignen Paragangliome zeigte weder für Vimentin noch für Zytokeratine eine Tumorzellanfärbung. Alle Paragangliome waren Neurofilament- und GFAP-negativ (Abb. 26g). Immunreaktivität für Desmin (D33) war ebenfalls nicht vorhanden. S-100 konnte lediglich in wenigen Zellen nachgewiesen werden. Diese entsprachen morphologisch zum größten Teil den Sustentakularzellen, obwohl in einigen Fällen auch die eigentlichen Paragangliomzellen S-100 enthielten. In einem Tumor fanden sich vereinzelte S-100-positive ganglioid differenzierte Zellen (Abb. 26h). Außerdem stellten sich angrenzende Nervenwurzeln aufgrund einer starken Anfärbung der Schwannschen Zellen deutlich dar.

Die konstanteste und ausgeprägteste Immunreaktivität zeigten die Paragangliome für neuroendokrine Antigene. Alle Tumoren dieser Gruppe exprimierten NSE und Chromogranin A (Abb. 26i,j), wobei beide verwendeten Antikörper gegen Chromogranin, d.h. LK2H10 und PHE5, sehr ähnliche Resultate erbrachten. Synaptophysin-positive Tumorzellen waren in sieben von neun Paragangliomen nachweisbar (Abb. 26 l). NSE zeigte eine starke und homogene Zytoplasmaanfärbung, während sich für die Vesikel-assoziierten Antigene eine fein-granuläre zytoplasmatische Immunreaktivität ergab. Auch das HNK-1-Epitop fand sich als neuroendokrines Differenzierungsmerkmal in Tumorzellen von sieben der neun Paragangliome, allerdings war die Zahl der HNK-1-positiven Tumorzellen im Vergleich zu NSE oder Chromogranin A deutlich niedriger (Abb. 26k).

Tabelle 19. Expression von Differenzierungsantigenen in Karzinommetastasen

a) Ergebnisse am Paraffinmaterial

Diagnose	GFAP	Vim	KL1	D33	NF	S100	HNK1	NSE	EMA
Metastase, hellzell. i.c. (PT: Niere)	0/4	4/4	3/4	0/4	0/4	2/4	0/4	2/4	4/4
Metastase, kleinzell. i.c. (PT: Lunge)	0/3	0/3	3/3	0/3	0/3	0/3	0/3	3/3	3/3
Metastase, Adeno. i.c. (PT: Lunge)	0/1	0/1	1/1	0/1	0/1	1/1	0/1	1/1	1/1
Metastase, Adeno. Kleinhirn (PT: Lunge)	0/1	0/1	1/1	0/1	0/1	1/1	0/1	1/1	1/1
Metastase, Adeno. intravert. (PT: Lunge)	0/1	0/1	1/1	0/1	0/1	0/1	0/1	0/1	1/1
Metastase, Adeno. i.c. (PT: Mamma)	0/1	0/1	1/1	0/1	0/1	0/1	0/1	0/1	1/1
Metastase, Adeno. i.c. (PT: Prostata)	0/1	0/1	0/1	0/1	0/1	0/1	0/1	0/1	1/1
Metastase, Adeno. Kleinhirn (PT: Kolon)	0/1	0/1	0/1	0/1	0/1	0/1	0/1	0/1	1/1
Metastase, Adeno. Kleinhirn (PT: ?)	0/1	0/1	1/1	0/1	0/1	0/1	0/1	0/1	1/1
Metastase, Adeno. intravert. (PT: ?)	0/1	0/1	0/1	0/1	0/1	1/1	0/1	1/1	1/1
Metastase, papill. Kleinhirn (PT: Lunge)	0/1	0/1	1/1	0/1	0/1	0/1	0/1	0/1	1/1
Metastase, Plattenep. i.c. (PT: Lunge)	0/1	0/1	1/1	0/1	0/1	0/1	0/1	1/1	1/1
Metastase, entdiff. intravert. (PT: Blase)	0/1	0/1	1/1	-	0/1	-	0/1	1/1	-
Metastase, entdiff. i.c. (PT: ?)	0/1	1/1	1/1	0/1	0/1	-	0/1	0/1	0/1
Gesamt	0/19	5/19	15/19	0/18	0/19	5/17	0/19	10/19	17/18

Erläuterungen zu Tabelle 19: PT: Primärtumor; PT: ?: unbekannter Primärtumor.

Tabelle 19: Expression von Differenzierungsantigenen in Karzinommetastasen (Fortsetzung)

b) Ergebnisse am Gefriermaterial

Diagnose	NP-Nr.	GFAP	Vim	Lu5	DP	Des1	Des2	Des3
Metastase, Adeno. i.c. (PT: Lunge)	660/87	0	0	3	3	0	0	0
Metastase, Adeno. Kleinhirn (PT: Lunge)	666/87	0	3	3	3	0	0	0
Metastase, papill. i.c. (PT: Thyroidea)	985/88	0	0	3	3	-	-	-
Metastase, großzell. i.c. (PT: Lunge)	811/87	0	4	2	2	0	0	0
Metastase, kleinzell. i.c. (PT: Lunge)	26/88	0	0	1	4	0	0	0
Metastase, Plattenepith. i.c. (PT: Lunge)	450/88	0	0	3	3	0	0	0
Metastase, hellzell. i.c. (PT: Niere)	24/88	0	3	3	3	0	0	0
Metastase, hellzell. i.c. (PT: Niere)	520/88	0	4	1	1	0	0	-
Metastase, follikulär paravert. (PT: Thyroidea)	334/88	0	2	4	3	0	0	-
Metastase, entdiff. paravert. (PT: ?)	313/88	0	4	4	1	0	0	-
Schädelmetastase, Adeno. (PT: ?)	451/88	0	0	4	2	0	0	0
Gesamt	-	0/11	6/11	11/11	11/11	0/10	0/10	0/7

3.1.1.20 Karzinommetastasen

3.1.1.20.1 Untersuchungen am Paraffinmaterial

Es wurden 19 verschiedenartige intrakranielle oder spinale Karzinommetastasen an Paraffinschnitten untersucht (Tabelle 19a). Die überwiegende Mehrheit der Fälle reagierte Zytokeratin-(KL1)- und EMA-positiv (Abb. 27a, 28a,c,e). Immunreaktivität für GFAP, Desmin (D33), Neurofilamente, HNK-1 und LCA war in keinem der Fälle in den Tumorzellen nachweisbar. Ein Teil der Karzinommetastasen (5/19) enthielt allerdings außer Zytokeratinen auch Vimentin (Abb. 28b), während in dem anderen Teil Vimentin auf das mesenchymale Stroma und die Gefäße beschränkt war (Abb. 28d). Im Regelfall waren die Karzinommetastasen S-100-negativ, jedoch waren in 5 von 17 Fällen einzelne S-100-positive epitheliale Tumorzellen zu erkennen. Die Mehrheit der Tumoren reagierte NSE-positiv, wobei unter den positiven Fällen Metastasen ganz verschiedenen Ursprungs und unterschiedlicher Differenzierung anzutreffen waren.

3.1.1.20.2 Untersuchungen am Gefriermaterial

Die Untersuchung von elf metastatischen Karzinomen an Kryostatschnitten ergab in allen Fällen eine Anfärbung für Zytokeratine (Lu5) in der Mehrheit der Tumorzellen. In sechs Karzinommetastasen fand sich eine Koexpression von Vimentin. Alle Metastasen reagierten Desmoplakin-positiv (Abb. 28f). Untersuchungen zum Nachweis von GFAP und Desmin verliefen in dieser Tumorgruppe auch an Kryostatschnitten immer negativ (vgl. Tabelle 19b).

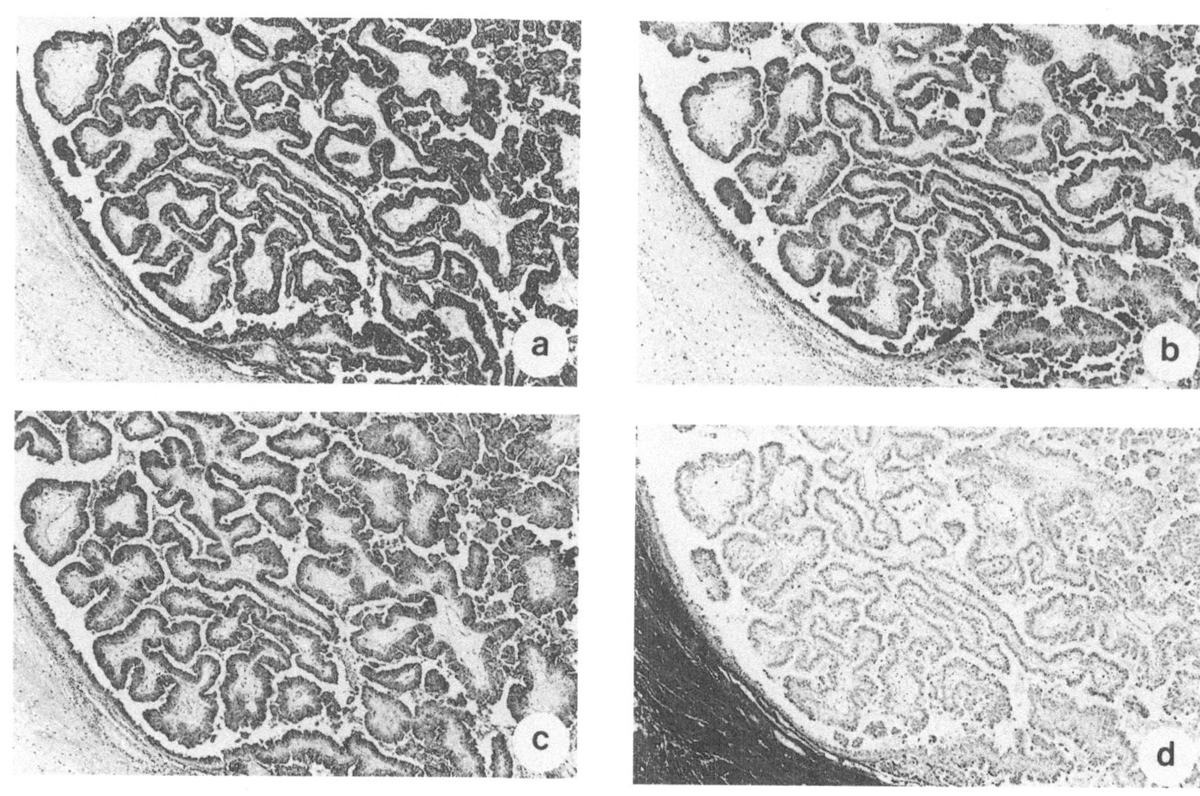

Abb. 27. a-d) *Kleinhirnmetastase vom Typ eines papillären Karzinoms.* Dieser Tumor exprimiert EMA (a), CEA (b) und FAL (c), während S-100 (d) nur im angrenzenden Kleinhirngewebe (links unten) vorkommt. NP 732/89. 50x. Gegenfärbung mit Hämalaun

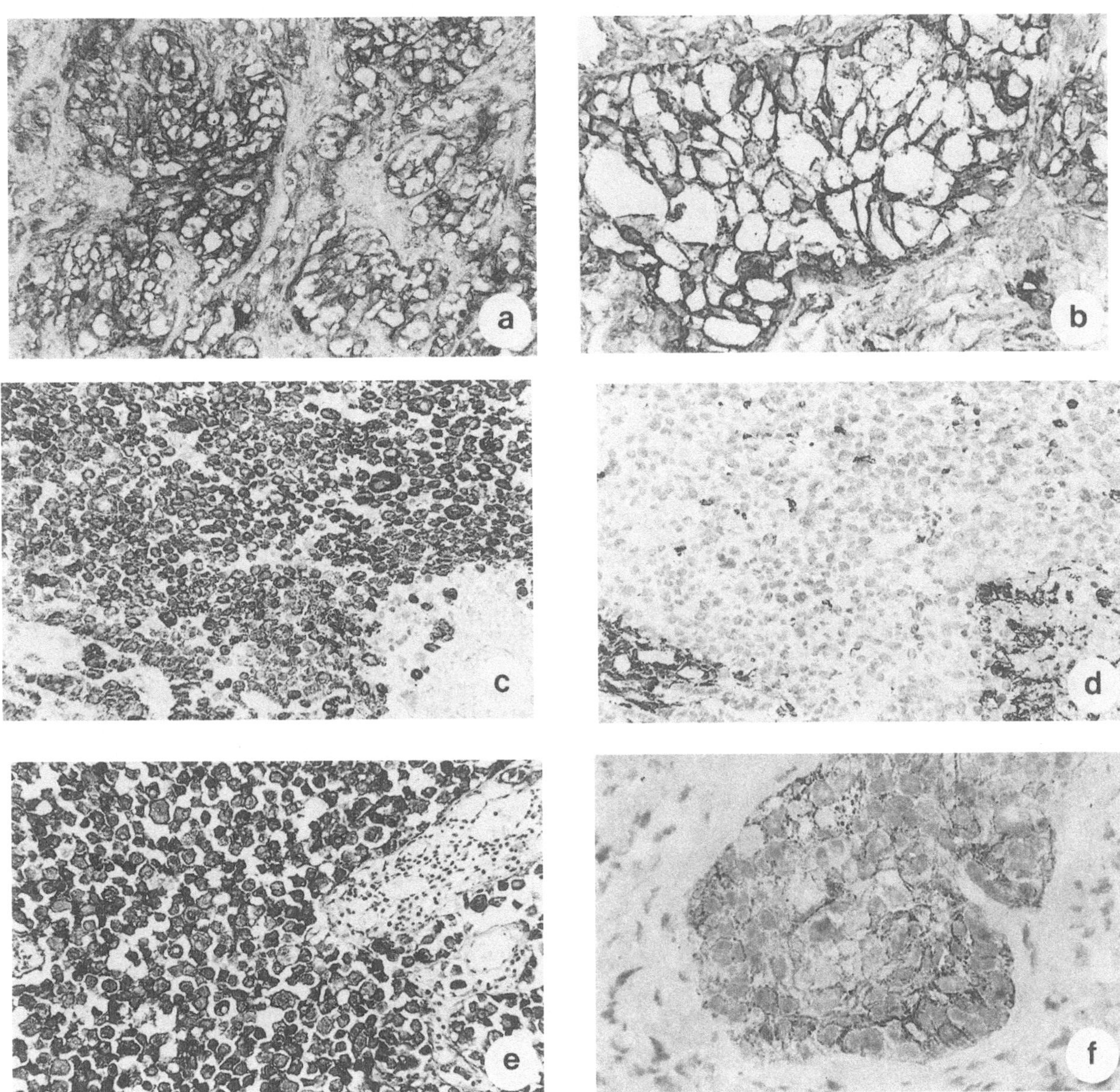

Abb. 28. a-b) *Intrazerebrale Metastase vom Typ eines hellzelligen Karzinoms.* Die Tumorzellen dieser Geschwulst sind positiv für EMA (a) und Vimentin (b). NP 520/88. a) 120x, b) 280x. **c-e)** *Kleinhirn-Metastase vom Typ eines gering differenzierten Adenokarzinoms.* Die Tumorzellen zeigen eine starke Immunreaktivität für Zytokeratine (c)

und EMA (e), aber zum größten Teil keine Markierung für Vimentin (d). NP 612/88. 120x. **f)** *Intrazerebrale Metastase vom Typ eines kleinzelligen Karzinoms.* Tumorzellnest mit deutlicher Immunreaktivität für Desmoplakine. NP 26/88. 280x. a-f) Gegenfärbung mit Hämalaun. b,f) Kryostatschnitte

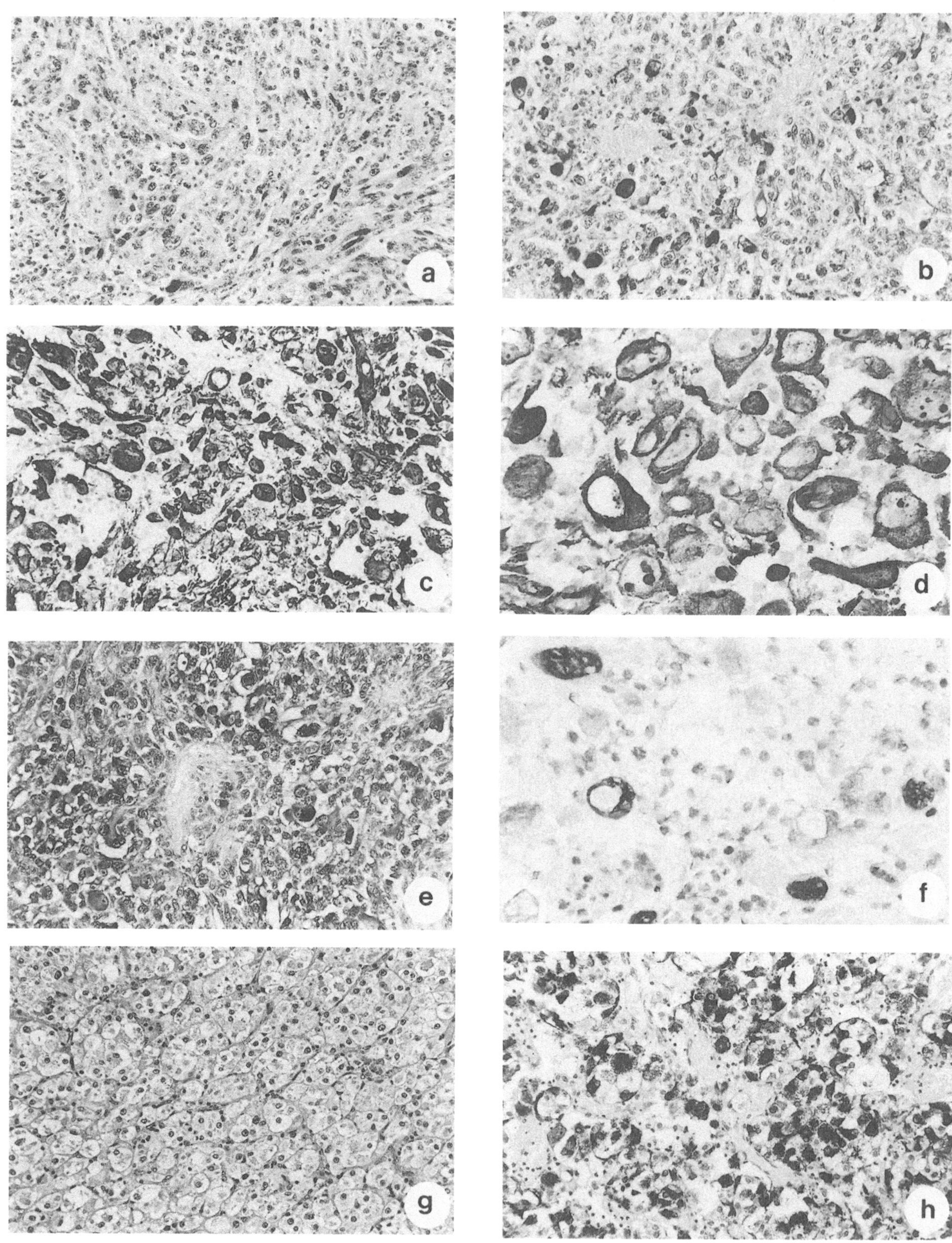

Abb. 29. a-f) *Intrazerebrale Metastase vom Typ eines pleomorphen Rhabdomyosarkoms.* In der HE-Färbung (a) erkennt man den Zellreichtum und die Pleomorphie dieser Geschwulst. Immunhistochemisch zeigen die Tumorzellen eine starke Anfärbung für Desmin, d.h. für D33 (b), DE-R-11 (c) und DE-B-5 (d). Außerdem findet sich eine weitverbreitete Markierung für NSE (e). Ki-67 ließ sich in 8% der Tumorzellen nachweisen (f). NP 90/89. a,b,c,e) 120x, d,f) 280x. **g-h)** *Intrazerebrale Metastase vom Typ eines alveolären Weichteilsarkoms.* In der HE-Färbung erkennt man das typische Erscheinungsbilsd dieses Tumortyps (g). Die Mehrheit der Tumorzellen exprimiert Desmin (D33) b-f,h) Gegenfärbung mit Hämalaun

3.1.1.21 Sonstige Tumoren

In diesem Abschnitt werden die immunhistochemischen Befunde an drei Fällen von malignen mesenchymalen Tumoren im Bereich des ZNS, d.h. an einer intrazerebralen Metastase eines pleomorphen Rhabdomyosarkoms (Abb. 29a), einem im Kleinhirn lokalisierten pleomorphen Rhabdomyosarkom und an einer intrazerebralen Metastase eines alveolären Weichteilsarkoms beschrieben (Abb. 29g).

3.1.1.21.1 Untersuchungen am Paraffinmaterial

Die Tumorzellen in den beiden Rhabdomyosarkomen reagierten größtenteils Desmin-(D33)-positiv, wobei auffiel, daß insbesondere großleibige Tumorzellen markiert waren, während viele der kleinen undifferenzierten Elemente negativ blieben (Abb. 29b). Ein geringer Teil der Tumorzellen zeigte eine leichte Vimentin-Immunreaktivität. Außerdem fand sich eine partielle Anfärbung für NSE (Abb. 29e). Der Nachweis von GFAP, Neurofilamenten, S-100, EMA und LCA verlief hingegen negativ. Während die intrazerebrale Metastase Zytokeratin- und HNK-1-negativ blieb, reagierte der Kleinhirntumor in einem Teil der Tumorzellen positiv für Zytokeratine (KL1) und HNK-1.

Die Tumorzellen in einer intrazerebralen Metastase eines alveolären Weichteilsarkomes waren Desmin-(D33)- (Abb. 29h) und Vimentin-positiv. GFAP, Zytokeratine (KL1), Neurofilamente, S-100, NSE, HNK-1, Synaptophysin, Chromogranin A, LCA, MAC387 und EMA ließen sich dagegen in diesem Tumor nicht nachweisen.

3.1.1.21.2 Untersuchungen am Gefriermaterial

Von beiden Rhabdomyosarkomen stand Gefriermaterial für Untersuchungen an Kryostatschnitten zur Verfügung. Hierbei ergab sich übereinstimmend eine starke Immunreaktivität für Vimentin und Desmin (Abb. 29c,d). Der intrazerebrale Tumor blieb negativ für Zytokeratine (Lu5), Neurofilamente, Desmoplakine und GFAP. Die Geschwulst im Kleinhirn enthielt dagegen vereinzelte Tumorzellen mit Immunreaktivität für Zytokeratine (Lu5) oder Neurofilamente. In beiden Fällen wurde ein Ki-67-Proliferationsindex von 8% ermittelt (Abb. 29f).

3.1.2 Untersuchungen zur Expression von 3-Fukosyl-N-Acetyl-Laktosamin

Im folgenden möchte ich über die Ergebnisse beim Nachweis von 3-Fukosyl-N-Acetyl-Laktosamin (FAL) mit dem monoklonalen Antikörper MMA (anti-Leu-M1) an Paraffinschnitten von 195 primären und metastatischen Tumoren des Nervensystems berichten (Tabelle 20). In diesen Untersuchungen erwies sich die reaktive Astrogliose im Randbereich von intrazerebralen oder intraspinalen Tumoren jedweder Art zumeist als FAL-positiv. Ein Teil der reaktiven Astrozyten zeigte eine sehr starke Anfärbung, wobei das Immunprodukt vornehmlich entlang der zahlreichen feinen und feinsten Zellfortsätze lokalisiert war (Abb. 30d). Hieraus resultierten oftmals sehr eindrucksvolle Darstellungen sternförmiger, mit zahlreichen filigranen Fortsätzen ausgestatteter Zellen. Ein solches Bild bekam man in der GFAP-Färbung nicht zu sehen, da GFAP in Astrozyten vermutlich nur in den kaliberstärkeren Fortsätzen in für die immunhistochemische Darstellung ausreichender Menge vorhanden ist. Allerdings sollte auch gesagt werden, daß im Vergleich zur GFAP-Färbung, die nahezu alle diese Zellen zur Darstellung bringt, eine Expression von FAL nicht in jedem reaktiven Astrozyten nachzuweisen war.

Bezüglich der Expression von FAL durch Tumorzellen ergaben sich die interessantesten Befunde eindeutig in der Gruppe der Gliome im engeren Sinne, d.h. in den Astrozytomen, Oligodendrogliomen, Mischgliomen und Glioblastomen. Hier zeigte sich nämlich, daß in der Mehrheit der Gliome die Tumorzellen im Gegensatz zur normalen und reaktiven Glia keine Immunreaktivität für FAL aufwiesen (Abb. 30c-f). Dies galt insbesondere für Gliome höherer Malignität (WHO-Grad III und IV), wo mit einer Ausnahme alle Tumoren FAL-negativ waren. Die Ausnahme war ein Oligodendrogliomrezidiv mit fokaler Anaplasie (WHO-Grad III), das in seinen anaplastischen Anteilen ebenfalls FAL-negativ war, jedoch daneben noch gut differenzierte Anteile enthielt, die eine partielle Immunreaktivität zeigten. Als Kontrast zu der fehlenden Reaktivität der Tumorzellen fand sich stets eine starke Expression in intra- bzw. perivaskulär und vor allem im Bereich von Tumorgewebsnekrosen vorkommenden (Abb. 29f) myelomonozytären Zellelementen. Diese dienten zugleich als interne Positivkontrolle für eine gelungene Reaktion.

In den Gliomen niedrigerer Malignität (WHO-Grad I und II) ergab sich ein vergleichsweise komplexeres Expressionsmuster, obwohl auch hier die Mehrheit der Tumoren FAL-negativ war. In einem Teil der niedriggradigen Gliome fand sich allerdings eine Anfärbung der Tumorzellen (Abb. 30a).

Tabelle 20. Expression von 3-Fukosyl-N-Acetyl-Laktosamin (FAL) in Tumoren des Nervensystems

Diagnose und Grad	Fallzahl	FAL-Expression				
		0	**1**	**2**	**3**	**4**
Astrozytom, pilozytisch (I)	4	1	1	2	0	0
Astrozytom (II)	8	5	2	1	0	0
Astrozytom, anapl. (III)	14	14	0	0	0	0
Astrozytom, anapl. (IV)*	2	2	0	0	0	0
Subependym. Riesenzellastrozytom (I)	2	2	0	0	0	0
Pleomorphes Xanthoastrozytom	2	0	1	1	0	0
Oligodendrogliom (II)	14	8	2	3	1	0
Oligodendrogliom, anapl. (III)	7	6	1	0	0	0
Mischgliom (II)	6	4	2	0	0	0
Mischgliom, anapl. (III)	3	3	0	0	0	0
Subependymom (I)	6	4	0	2	0	0
Ependymom, myxopapillär (I)	4	2	1	1	0	0
Ependymom (II)	8	4	1	0	3	0
Ependymom, anapl. (III)	3	1	0	1	1	0
Plexuspapillom (I)	4	4	0	0	0	0
Plexuspapillom, anapl. (III)	3	3	0	0	0	0
Gangliogliom (I)	3	3	0	0	0	0
Glioblastom (IV)	21	21	0	0	0	0
Medulloblastom (IV)	6	6	0	0	0	0
PNET (IV)	1	1	0	0	0	0
Meningeom (I)	6	5	0	0	1	0
Meningeom, anapl. (III)	4	4	0	0	0	0
Neurinom (I)	4	4	0	0	0	0
Neurinom, anapl. (III)	1	1	0	0	0	0
Neurofibrom (I)	1	1	0	0	0	0
Ganglioneurom**	1	1	0	0	0	0
Ganglioneuroblastom***	1	1	0	0	0	0
Ästhesioneuroblastom (III)	1	1	0	0	0	0
Paragangliom (I)	6	6	0	0	0	0
Paragangliom (III)	2	2	0	0	0	0
Glomustumor (I)	1	1	0	0	0	0
Malignes Melanom, i.c.	6	5	0	0	1	0
Malignes Lymphom, i.c.	3	3	0	0	0	0
Germinom	4	3	0	0	1	0
Seminommetastase	2	2	0	0	0	0
Kraniopharyngeom (I)	7	3	1	2	1	0
Kolloidzyste (I)	4	4	0	0	0	0
Lipom, i.c. (I)	1	1	0	0	0	0
Enterogene Zyste (I)	1	1	0	0	0	0
Chordom (II/III)	1	1	0	0	0	0
Rhabdomyosarkommetastase, i.c.	1	1	0	0	0	0
Karzinommetastase, i.c.	16	11	1	2	1	1
Gesamt	195	156	13	15	10	1

* Hochgradig anaplastische Rezidivastrozytome (vgl. Winkler et al. 1988); ** gutartig; *** Grad II nach
Hughes et al. (1974)

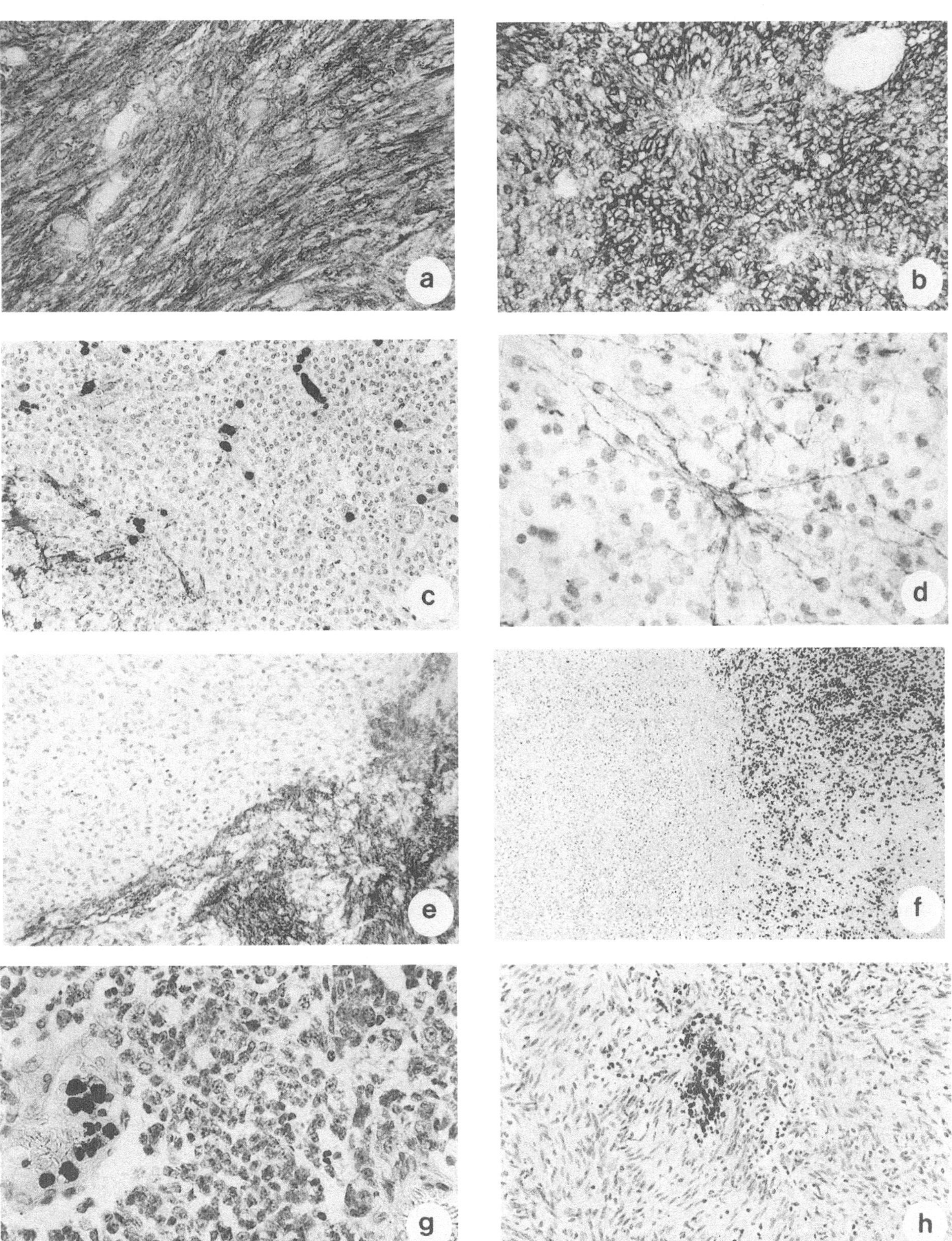

Abb. 30. a) *Pilozytisches Astrozytom (WHO-Grad I)*. Generalisierte Immunreaktivität für FAL. NP 899/84. 280x. **b)** *Ependymom (WHO-Grad II)*. Starke FAL-Immunreaktivität in den Tumorzellen. NP 45/81. 120x. **c-d)** *Oligodendrogliom (WHO-Grad II)*. Die Tumorzellen sind FAL-nagativ, lediglich reaktive Astrozyten (d) und myelomonozytäre Blutzellen (c) färben sich an. c) NP 162/85. 120x. d) NP 220/84. 280x. **e-f)** *Glioblastom (WHO-Grad IV)*. Im Bereich der Infiltrationszone dieses Tumors läßt sich persistierendes ZNS-Gewebe durch seine Immunreaktivität für FAL von den negativen Tumorzellen abgrenzen (e). In Tumorgewebsnekrosen kann man oftmals sehr viele FAL-positive myelomonozytäre Freßzellen finden (f). NP 211/81. e) 120x, f) 50x. **g)** *Medulloblastom (WHO-Grad IV)*. Die Tumorzellen sind FAL-negativ, nur intravaskuläre myelomonozytäre Zellen sind markiert. NP 606/84. 280x. **h)** *Neurinom (WHO-Grad I)*. Die FAL-Immunreaktivität ist auch in diesem Tumor auf nicht-neoplastische weiße Blutkörperchen beschränkt. NP 1057/88. 120x. a-h) Gegenfärbung mit Hämalaun

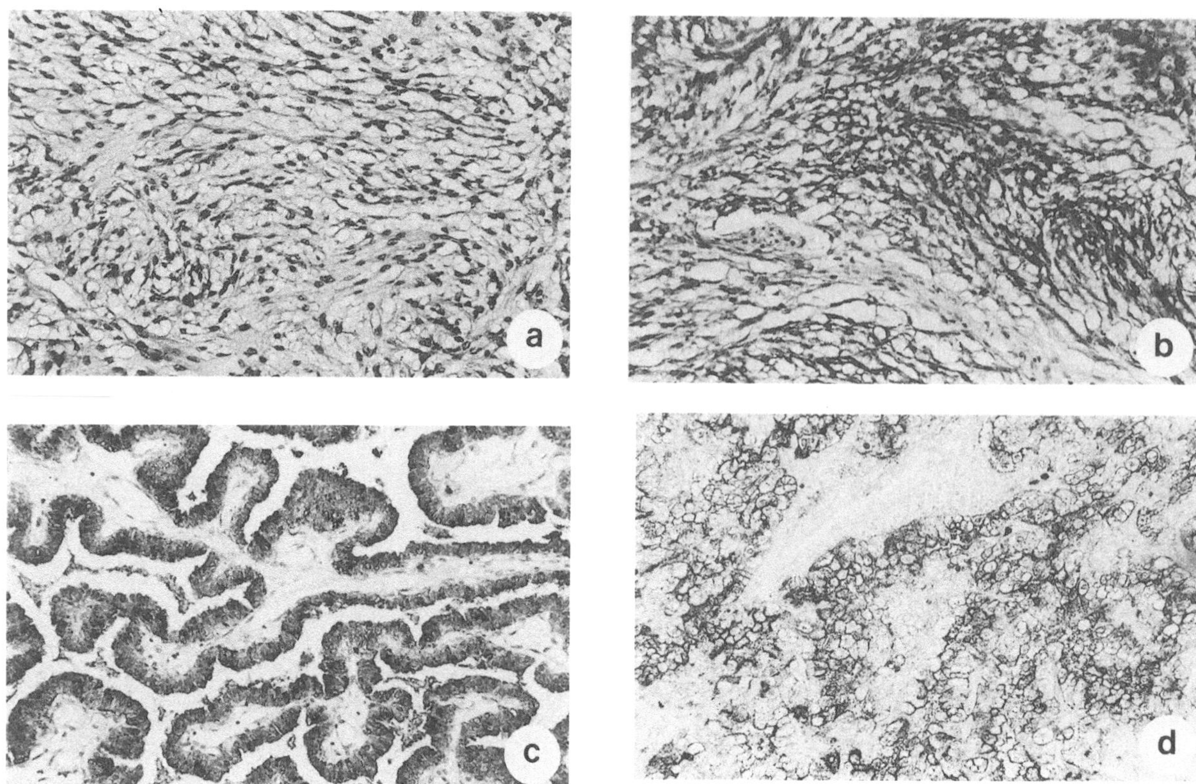

Abb. 31. a-b) *Meningeom, myxomatös (WHO-Grad I).* (a) Erscheinungsbild dieses relativ seltenen Meningeomsubtyps in der HE-Färbung. Dieser Fall war der einzige unter den Meningeomen der FAL-positiv war (b). NP 388/89. 120x. **c)** *Kleinhirnmetastase vom Typ eines papillären Karzinoms.* Starke Immunreaktivität der Karzinomzellen für

FAL. NP 732/89. 120x. **d)** *Intrazerebrale Metastase vom Typ eines hellzelligen Karzinoms.* Auch in diesem Tumor reagiert die Mehrheit der Karzinomzellen FAL-positiv, während das bindegewebige Stroma negativ ist. NP 520/88. 120x. b-d) Gegenfärbung mit Hämalaun

Eine sehr variable Expression von FAL fand sich in der Gruppe der Ependymome. Zeigten erste Untersuchungen an einer kleineren Fallzahl noch mehrheitlich positive Befunde in Ependymomen (Abb. 30b; vgl. Szymas et al. 1987), so ergaben weitergehende Arbeiten an mehr Tumoren aus dieser Gruppe, daß auch hier ein nicht unbeträchtlicher Teil der Tumoren FAL-negativ blieb. Es fand sich allerdings keine signifikante Abnahme der Expression in höhergradigen Ependymomen. Ebenso ließ sich keine klare Korrelation mit bestimmten Subtypen feststellen.

Die übrigen untersuchten primären Geschwülste des ZNS wie Medulloblastome (Abb. 30g), ein zerebraler PNET, Plexuspapillome, und verschiedene neuronale Tumoren waren alle FAL-negativ. Ebenso fand sich in Neurinomen (Abb. 30h), Neurofibromen und Paragangliomen keine Markierung in Tumorzellen. Unter den Meningeomen zeigte allerdings ein Fall einer myxomatösen Variante eine starke Anfärbung (Abb. 31a,b). FAL-Immunreaktivität in zahlreichen Tumor-

zellen fand sich in einem von sechs intrakraniellen malignen Melanomen und in einem von vier Germinomen. Unter den untersuchten Karzinommetastasen zeigten eine Metastase vom Typ eines hellzelligen Nierenkarzinoms (Abb. 31d), zwei Adenokarzinommetastasen aus der Lunge, eine Metastase eines Mammakarzinoms und eine papilläre Metastase (Abb. 31c) FAL-Immunreaktivität, während elf andere Karzinommetastasen, darunter zwei hellzellige Karzinommetastasen, zwei kleinzellige Bronchialkarzinommetastasen, eine Adenokarzinommetastase und zwei entdifferenzierte Metastasen von unbekannten Primärtumoren, eine Metastase eines Plattenepithelkarzinoms der Lunge, eine Adenokarzinommetastase aus der Lunge, eine Prostatakarzinommetastase und eine Kolonkarzinommetastase, vollständig negativ blieben.

Kraniopharyngeome zeigten in einem Teil der Fälle eine partielle Anfärbung des Epithelgewebes. Im Gegensatz dazu reagierte das Epithel in vier Kolloidzysten des III. Ventrikels nicht. Es fand sich allerdings in allen vier Fällen eine schwache diffuse Immunreaktivität im Bereich des Kolloids. Eine spinale enterogene Zyste, ein Chordom, ein intrazerebrales Lipom, drei intrazerebrale maligne Non-Hodgkin-Lymphome, eine intrazerebrale Metastase eines Rhabdomyosarkoms und eine intrazerebrale Metastase eines alveolären Weichteilsarkoms waren FAL-negativ.

3.1.3 Untersuchungen mit dem monoklonalen Antikörper Ki-67

Auf den folgenden Seiten möchte ich die Resultate meiner Untersuchungen mit Ki-67 an Kryostatschnitten von 182 verschiedenen Tumoren des Nervensystems vorstellen. Tabelle 21 enthält die Ergebnisse in der Übersicht.

3.1.3.1 Astrozytome

In pilozytischen Astrozytomen (WHO-Grad I) fanden sich entweder keine oder nur ganz vereinzelte Tumorzellen mit Expression des Ki-67-Antigens. Ebenso zeigte ein subependymäres Riesenzellastrozytom (WHO-Grad I) und ein pleomorphes Xanthoastrozytom nur eine minimale Markierungsrate. In der Gruppe der Astrozytome des WHO-Grades II ergab sich im Schnitt ein deutlich über den Grad-I-Tumoren liegender Ki-67-Index (Abb. 32a), obwohl auch hier mehrere Tumoren nur in weniger als 1% ihrer Tumorzellen Ki-67-positiv waren. Immerhin zeigten aber auch zwei Astrozytome einen Markierungsindex von 7,9% bzw. 7,0%. Der eine war ein zerebelläres Astrozytom vom fibrillären Typ bei einem 4jährigen Kind (Abb. 32b), während der andere Tumor gleichen Typs bei einer 45jährigen Frau im rechten Temporallappen aufgetreten war. Morphologisch unterschieden sich beide Tumoren nicht von anderen fibrillären Astrozytomen, deren Ki-67-Indizes weitaus niedriger lagen. Beim Vergleich von WHO-Grad-II-Astrozytomen verschiedenen Subtyps ergab sich keine signifikante Differenz zwischen fibrillären, protoplasmatischen und gemistozytischen Tumoren.

In anaplastischen Astrozytomen (WHO-Grad III) fand sich ein weitaus höherer mittlerer Ki-67-Index als in den niedrigradigeren Astrozytomen, obwohl aufgrund der großen Streubreiten der Einzelwerte eine deutliche Überlappung beider Gruppen festzustellen war. Den höchsten Wert unter den anaplastischen Astrozytomen (21,2%) zeigte ein rechtsfrontaler Tumor bei einem 5jährigen Kind. Die postoperative Überlebenszeit betrug in diesem Fall nur 4 Monate.

3.1.3.2 Oligodendrogliome

Die Untersuchung von fünf isomorphen Oligodendrogliomen des WHO-Grades II ergab einen mittleren Ki-67-Index von 3,4%. Auch in dieser Gruppe fand sich eine recht weite Streuung der Einzelwerte, die von weniger als 1% bis zu 8,5% reichte (Abb. 32c). Morphologisch ließen sich hierbei keine eindeutigen Unterschiede zwischen den jeweiligen Tumoren ausmachen. Ein anaplastisches Oligodendrogliom (WHO-Grad III) lag mit einem Wert von 11% deutlich oberhalb der niedriggradigen Tumoren.

3.1.3.3 Mischgliome

Auch in dieser Tumorgruppe ergab sich eine Korrelation der mittleren Ki-67-Werte mit dem WHO-Grading. Insgesamt zeigten die Mischgliome im Vergleich zu den anderen Gliomen die höchsten Durchschnittswerte, wobei der Wert von 13,7% für die anaplastischen Mischgliome der größte unter allen untersuchten primären Gliomen war und sogar den für die Glioblastome ermittelten Durchschnitt übertraf. Die Mischgliome zeigten sowohl innerhalb der Grad-II- als auch innerhalb der Grad-III-Tumoren erhebliche Streubreiten der Einzelwerte. Beim Vergleich der Ki-67-Markierungsrate der astrozytären bzw. der oligodendrozytären Tumorkomponente ließ sich kein signifikanter Unterschied feststellen. Es muß allerdings betont werden, daß eine exakte Zuordnung von Tumorzellen zu dem einen oder anderen Typ am Kryostatschnitt nicht immer möglich war.

3.1.3.4 Ependymome

Zwei Subependymome (WHO-Grad I) enthielten nur einzelne Ki-67-positive Tumorzellen, so daß in beiden Fällen ein Markierungsindex unter 1% resultierte. In drei Ependymomen des WHO-Grades II, von denen eines im Seitenventrikel und zwei im IV. Ventrikel lokalisiert waren, ergab sich ein mittlerer Proliferationsindex von 1,3% bei einer Streubreite zwischen <1% und 3,2%. In diesen Fällen konnte man den Eindruck gewinnen, daß die Mehrheit der Ki-67-positiven Tumorzellen in den soliden Arealen aus typischen kuboidalen Tumorzellen anzutreffen war, während Zellen in den charakteristischen Rosetten oder perivaskulären Pseudorosetten überwiegend Ki-67-negativ waren (Abb. 32d).

Tabelle 21. Ki-67-Proliferationsraten in Tumoren des Nervensystems

Diagnose	WHO-Grad	No.	Ki-67-Proliferationsrate		
			x (%)	STD	Range (%)
Astrozytom, pilozytisch	I	6	<1	<1	-
Astrozytom	II	18	1,4	2,3	0 - 7,9
Rez. Astrozytom	II	3	1,7	2,4	0 - 5,0
Astrozytom, anapl.	III	7	7,1	6,7	1,3 - 21,2
Rez. Astrozytom, anapl.	III	1	10,0	-	-
Rez. Astrozytom, anapl.*	IV	2	48,5	4,5	44,0 - 53,0
Subepend. Riesenzellastrozytom	I	1	<1	-	-
Pleomorphes Xanthoastrozytom	-	1	<1	-	-
Oligodendrogliom	II	5	3,4	2,3	<1 - 8,5
Oligodendrogliom, anapl.	III	1	11,0	-	-
Rez. Oligodendrogliom, anapl.	III	6	14,4	3,6	10,4 - 19,5
Mischgliom	II	3	3,8	3,3	<1 - 8,0
Mischgliom, anapl.	III	9	13,7	8,8	3,0 - 29,0
Ependymom	II	3	1,3	1,3	0 - 3,2
Subependymom	I	2	<1	<1	-
Gangliogliom	I	1	<1	-	-
Glioblastom	IV	28	9,7	7,6	<1 - 28,0
Rez. Glioblastom	IV	5	8,1	6,9	<1 - 17,6
Medulloblastom	IV	11	18,1	12,2	5,0 - 42,0
PNET	IV	2	13,7	0,3	13,4 - 14,0
Neurinom	I	7	<1	<1	-
Rez. Neurinom, anapl.	III	1	22,0	-	-
Ganglioneurom	-**	1	<1	-	-
Neuroblastom	-****	1	32,0	-	-
Ganglioneuroblastom	-***	1	7,7	-	-
Ästhesioneuroblastom	III	1	5,0	-	-
Kapilläres Hämangioblastom	I	1	<1	-	-
Meningeom	I	28	1,2	1,3	<1 - 5,0
Rez. Meningeom, anapl.	III	1	10,0	-	-
Karzinommetastase	-	20	18,4	15,5	<1 - 46,0
Malignes Lymphom, i.c.	-	1	28,0	-	-
Plasmozytom, spinal	-	4	10,8	8,3	1,0 - 20,0
Malignes Melanom, i.c.	-	2	3,5	3,5	<1 - 7,0
Rhabdomyosarkom, i.c.	-	2	8,0	0	-

Erläuterungen zu Tabelle 21: x: Mittelwert; STD: Standardabweichung; Range: Spannweite; * hochgradig anaplastische Rezidivgliome (vgl. Winkler et al. 1988); ** gutartig; *** Grad II bzw. **** Grad III nach Hughes et al. (1974).

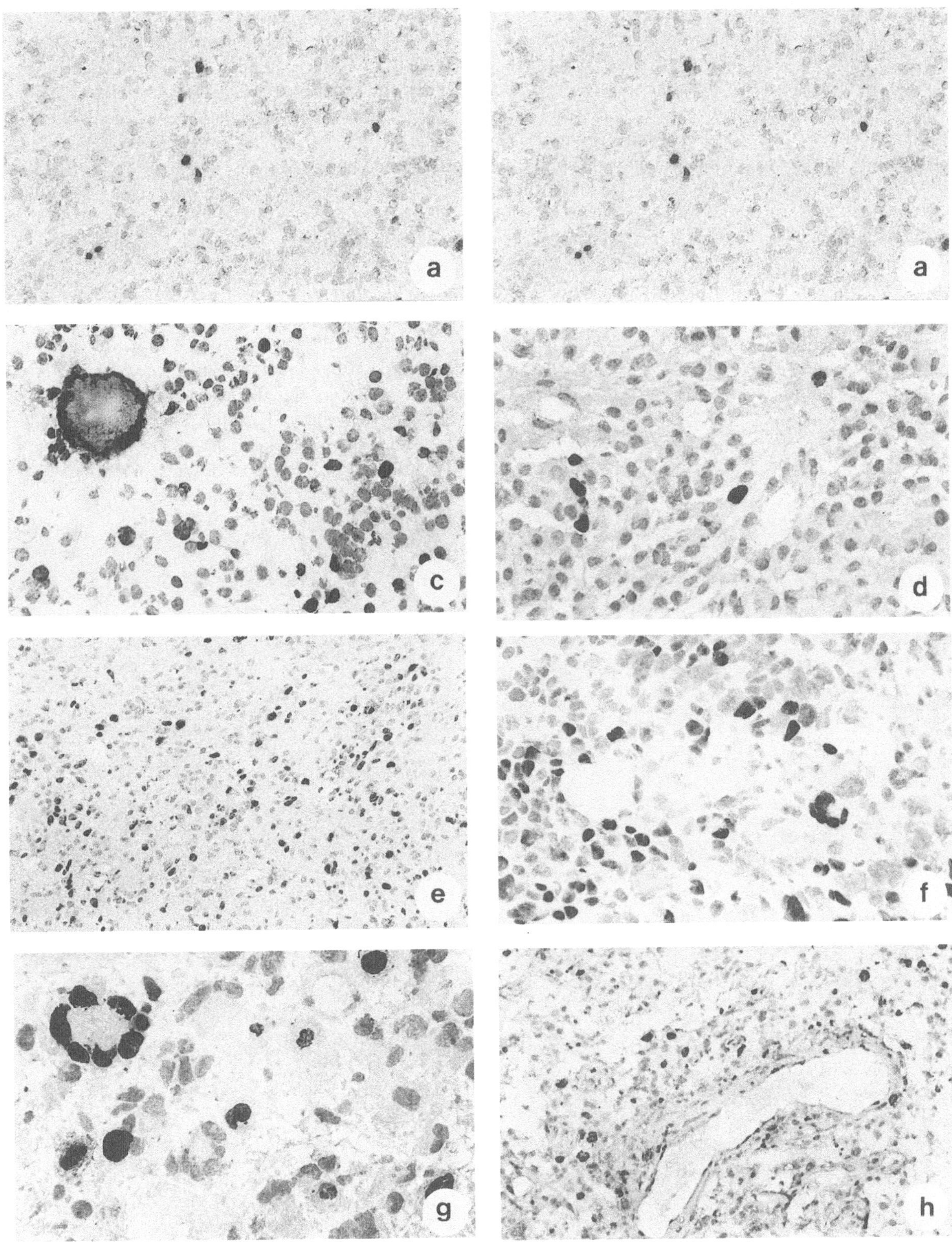

Abb. 32. a) *Astrozytom, gemistozytisch (WHO-Grad II)*. Ki-67-Index von 1,7%. NP15/88. 120x. **b)** *Astrozytom, fibrillär (WHO-Grad II)*. Ki-67-Index von 7%. NP 669/88. 120x. **c)** *Oligodendrogliom (WHO-Grad II)*. Ki-67-Index von 8,5%. Man erkennt außerdem die für diesen Tumortyp typischen Mikroverkalkungen. NP 699/88. 280x. **d)** *Ependymom (WHO-Grad II)*. Ki-67-Index von 3,2%. NP 831/88. 280x. **e-f)** *Glioblastom (WHO-Grad IV)*. Ki-67-Index von 22%. Zahlreiche kleine anaplastische Gliomzellen und einzelne mehrkernige Riesenzellen reagieren positiv. NP 741/87. e) 120x. f) 280x. **g)** *Riesenzellglioblastom (WHO-Grad IV)*. Ki-67-Index von 13,1%. Auffällig ist die variable Markierung der mehrkernigen Riesenzellen. NP 602/88. 280x. **h)** *Glioblastom (WHO-Grad IV)*. Markierung von einzelnen Endothelzellen in einem Tumorgefäß. Tumor mit einem Ki-67-Index von 3,3%. NP 662/86. 120x. a-h) Gegenfärbung mit Hämalaun

3.1.3.5 Glioblastome

Entsprechend der morphologischen und biologischen Heterogenität des *Glioblastoma multiforme* ergab sich bei den Untersuchungen mit Ki-67 in dieser Tumorgruppe eine sehr große Variabilität der Ergebnisse. Dies galt sowohl für den Einzelfall, in dem sich so gut wie nie eine homogene Verteilung der Ki-67-positiven Tumorzellen fand, sondern regelmäßig starke regionale Schwankungen zu konstatieren waren, als auch für den Vergleich zwischen verschiedenen Tumoren, was sich letztendlich in der großen Streubreite der Ki-67-Werte zwischen weniger als 1% und 28% niederschlug. Diese Variabilität resultierte dann auch in einem mittleren Proliferationsindex von nur knapp 10%, der sich somit nicht wesentlich von den für die Grad-III-Gliome errechneten Mittelwerten unterschied.

Im allgemeinen zeigten solche Glioblastome hohe Ki-67-Werte, die einen hohen Prozentsatz aus kleinen, dicht beieinander liegenden, undifferenzierten Gliomzellen enthielten (Abb. 32e). Dagegen wiesen Tumoren oder Tumorareale mit geringerer Zelldichte und höherer Tumorzelldifferenzierung in der Regel weniger markierte Zellen auf.

In Glioblastomen mit riesenzelliger Komponente fand sich beim Vergleich mit den anderen Glioblastomen kein signifikanter Unterschied der mittleren Ki-67-Indizes. Die mehrkernigen Tumorriesenzellen wiesen allerdings nur zum Teil eine Expression des Antigens auf (Abb. 32f,g).

Generell war der Nachweis von Ki-67 auf vitale Tumorzellen beschränkt, während nekrotische Areale stets negativ blieben. Die Endothelzellen in Tumorgefäßen enthielten nur gelegentlich Ki-67-positive Zellkerne (Abb. 32h), ein Befund, der im übrigen auch auf die für Glioblastome charakteristischen Glomerulum-artigen Gefäßproliferationen zutraf.

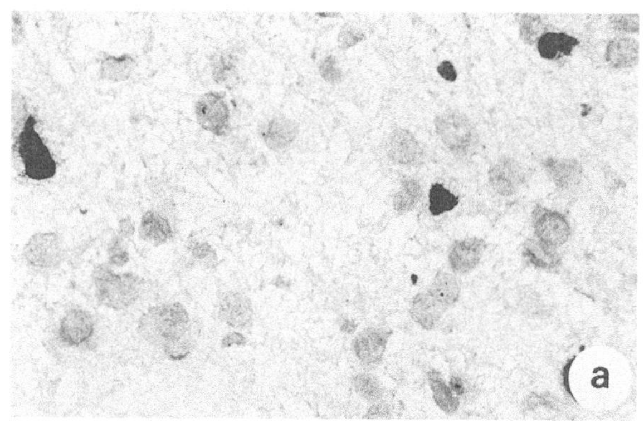
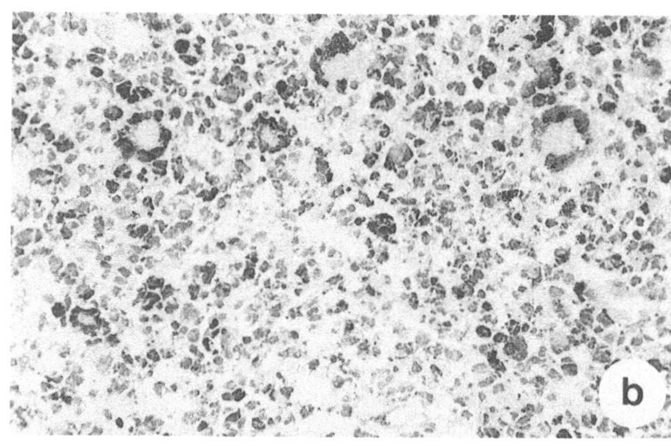
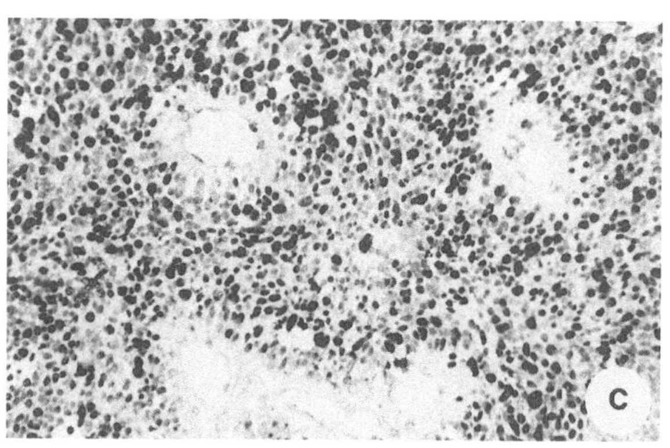
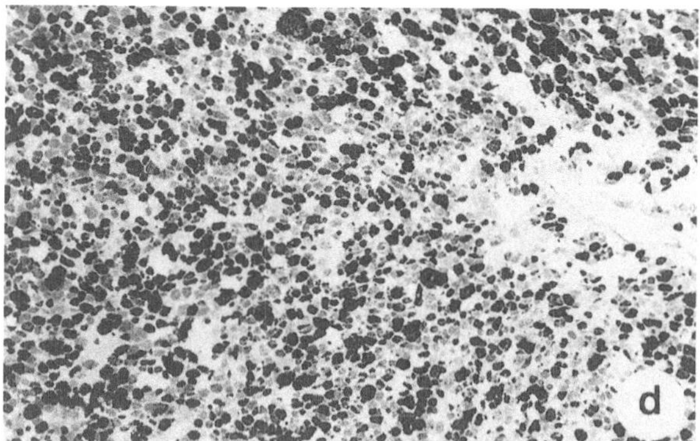
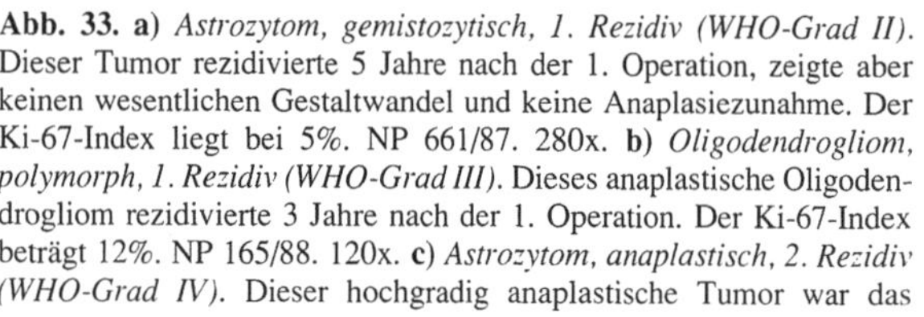

Abb. 33. a) *Astrozytom, gemistozytisch, 1. Rezidiv (WHO-Grad II).* Dieser Tumor rezidivierte 5 Jahre nach der 1. Operation, zeigte aber keinen wesentlichen Gestaltwandel und keine Anaplasiezunahme. Der Ki-67-Index liegt bei 5%. NP 661/87. 280x. **b)** *Oligodendrogliom, polymorph, 1. Rezidiv (WHO-Grad III).* Dieses anaplastische Oligodendrogliom rezidivierte 3 Jahre nach der 1. Operation. Der Ki-67-Index beträgt 12%. NP 165/88. 120x. **c)** *Astrozytom, anaplastisch, 2. Rezidiv (WHO-Grad IV).* Dieser hochgradig anaplastische Tumor war das zweite Rezidiv eines primär gemistozytischen Astrozytoms des WHO-Grades II fünf Jahre nach der 1. Operation. Der Ki-67-Index liegt jetzt mit 53% extrem hoch. NP 751/87. 120x. **d)** *Astrozytom, anaplastisch, 1. Rezidiv (WHO-Grad IV).* Dieser hochgradig anaplastische Tumor rezidivierte 3 Jahre nach der 1. Operation eines primär gemistozytischen Astrozytoms des WHO-Grades II. Der Ki-67-Index beträgt jetzt 48%. NP 732/87. 120. a-d) Gegenfärbung mit Hämalaun

3.1.3.6 Rezidivgliome

Unter den mit der Ki-67-Methode bearbeiteten Tumoren waren 17 Rezidivgliome. Vier davon waren Tumoren, die in einem Zeitraum zwischen 2,5 und 4 Jahren nach der ersten Operation wieder aufgetreten waren. Die Primärtumoren waren in allen vier Fällen gemistozytische Astrozytome der Dignitätsstufe WHO-Grad II. Zwei der Rezidivastrozytome zeigten keinen wesentlichen Gestaltwandel und insbesondere keine Zunahme der Anaplasie. Sie wurden demgemäß wieder dem WHO-Grad II zugeordnet. Die Ki-67-Indizes lagen bei <1% bzw. 5% (Abb. 33a). Im Gegensatz hierzu manifestierten sich die beiden anderen Rezidivastrozytome mit einer dramatischen Zunahme der Anaplasie, d.h. in weiten Anteilen war es zu einer zellulären Entdifferenzierung mit Vorherrschen dicht gelagerter, kleinzelliger, polymitotischer Gliomzellen gekommen. Die ursprünglich vorherrschenden gemistozytischen Astrozytomzellen waren in beiden Tumoren zwar noch in einigen Arealen vorhanden, traten jedoch zahlenmäßig in den Hintergrund. Die Dignität beider Tumoren wurde als WHO-Grad IV eingestuft, obwohl das typische Bild eines Glioblastomes in beiden Fällen noch nicht vorlag. Die Bestimmung der Ki-67-Indizes bestätigte allerdings die hohe Malignität, denn es fanden sich die extremen Werte von 44% bzw. 53% (Abb. 33c,d). Die Überlebenszeit des ersten Patienten betrug 11 Monate und die der zweiten Patientin nur ca. sechs Wochen. In beiden Fällen kam es trotz adjuvanter Radio- und Chemotherapie zu einer ausgedehnten Metastasierung über die Liquorwege (vgl. Winkler et al. 1988).

Ein Rezidiv eines fibrillären Astrozytoms (WHO-Grad II) zwei Jahre postoperativ zeigte nach konventionellen Kriterien keine Anaplasiezunahme. Dementsprechend ergab sich ein nur geringer Ki-67-Index von <1%. Das Rezidiv eines anaplastischen Astrozytoms vierzehn Monate nach der ersten Operation zeigte ebenfalls keinen wesentlichen Gestaltwandel und lag mit einem Ki-67-Wert von 10% nur geringfügig höher als der für Primärtumoren dieses Typs bestimmte Durchschnittswert von 7,1%.

Unter den Rezidivgliomen befanden sich auch sechs Oligodendrogliome. Vier davon waren Rezidive von primär isomorphen Oligodendrogliomen der Dignitätsstufe WHO-Grad II, die sich nach 2, 5, 8 bzw. 24 Jahren erneut manifestiert hatten. Der fünfte Tumor dieser Gruppe war das dritte Rezidiv eines anaplastischen Oligodendroglioms und der letzte war das erste Rezidiv eines polymorphen anaplastischen Oligodendroglioms (WHO-Grad III) drei Jahren nach der ersten Operation. Alle sechs Rezidivoligodendrogliome zeigten deutliche Zeichen der Anaplasie. Die Ki-67-Werte rangierten zwischen 10,4% und 19,5%. Interessant war der

Befund, daß in dem rezidivierten polymorphen Oligodendrogliom die riesenzellige Tumorkomponente mehrheitlich Ki-67-positiv reagierte (Abb. 33b).

Fünf Glioblastomrezidive, alle von Patienten, die nach der ersten Operation einer adjuvanten Strahlentherapie zugeführt worden waren, wurden ebenfalls mit der Ki-67-Methode bearbeitet. Einer dieser Tumoren war ein monstrozelluläres Glioblastom mit sekundärer sarkomatöser Komponente, das zum dritten Mal rezidiviert war und jetzt 18% Ki-67-positive Zellen enthielt. Für die anderen Tumoren dieser Gruppe ergaben sich die Werte von 15%, 4%, 4% und <1%. Der hieraus resultierende Mittelwert lag mit ca. 8% etwas unter dem Wert für die primären Glioblastome.

3.1.3.7 Medulloblastome und primitive neuroektodermale Tumoren

Unter den elf untersuchten Medulloblastomen waren acht vom klassischen Typ und drei entsprachen der desmoplastischen Variante. Die Ki-67-Raten in diesen Tumoren lagen mit einem Durchschnittswert von etwa 18% im Vergleich zu den Gliomen deutlich höher, obwohl auch in dieser, unter morphologischen Gesichtspunkten eigentlich recht homogenen Gruppe, eine weite Streubreite der Einzelwerte mit einem Minimum von 5% und einem Maximum von 42% zu beobachten war (Abb. 34a). Es bestand ein deutlicher Unterschied zwischen dem mittleren Ki-67-Wert für die desmoplastischen Tumoren (24,3%) und dem für die klassischen Medulloblastome (15,7%).

In zwei zerebralen PNET ergaben sich mit 13,4% und 14,0% in etwa dem für die klassischen Medulloblastome ermittelten Durchschnittswert entsprechende Proliferationsraten (Abb. 34b).

3.1.3.8 Meningeome

Unter den 28 untersuchten gutartigen Meningeomen entsprachen 16 dem endotheliomatösen, acht dem endotheliomatös-fibromatösen, zwei dem fibromatösen, eins dem endotheliomatös-fibromatös-angiomatösen und eins dem endotheliomatös-psammomatösen Subtyp. In der Mehrheit der Tumoren fanden sich nur wenige Ki-67-positive Zellen, jedoch ergaben sich in Einzelfällen Markierungsraten bis zu 5%, ohne daß diese Tumoren anhand konventioneller Kriterien eine erhöhte Anaplasie zeigten (Abb. 34g). Signifikante Unterschiede bezüglich der Expression von Ki-67 in Tumoren verschiedenen Subtyps ließen sich nicht feststellen. Ein Fall eines anaplastischen Rezidivmeningeoms vom endotheliomatösen Typ zeigte einen Ki-67-

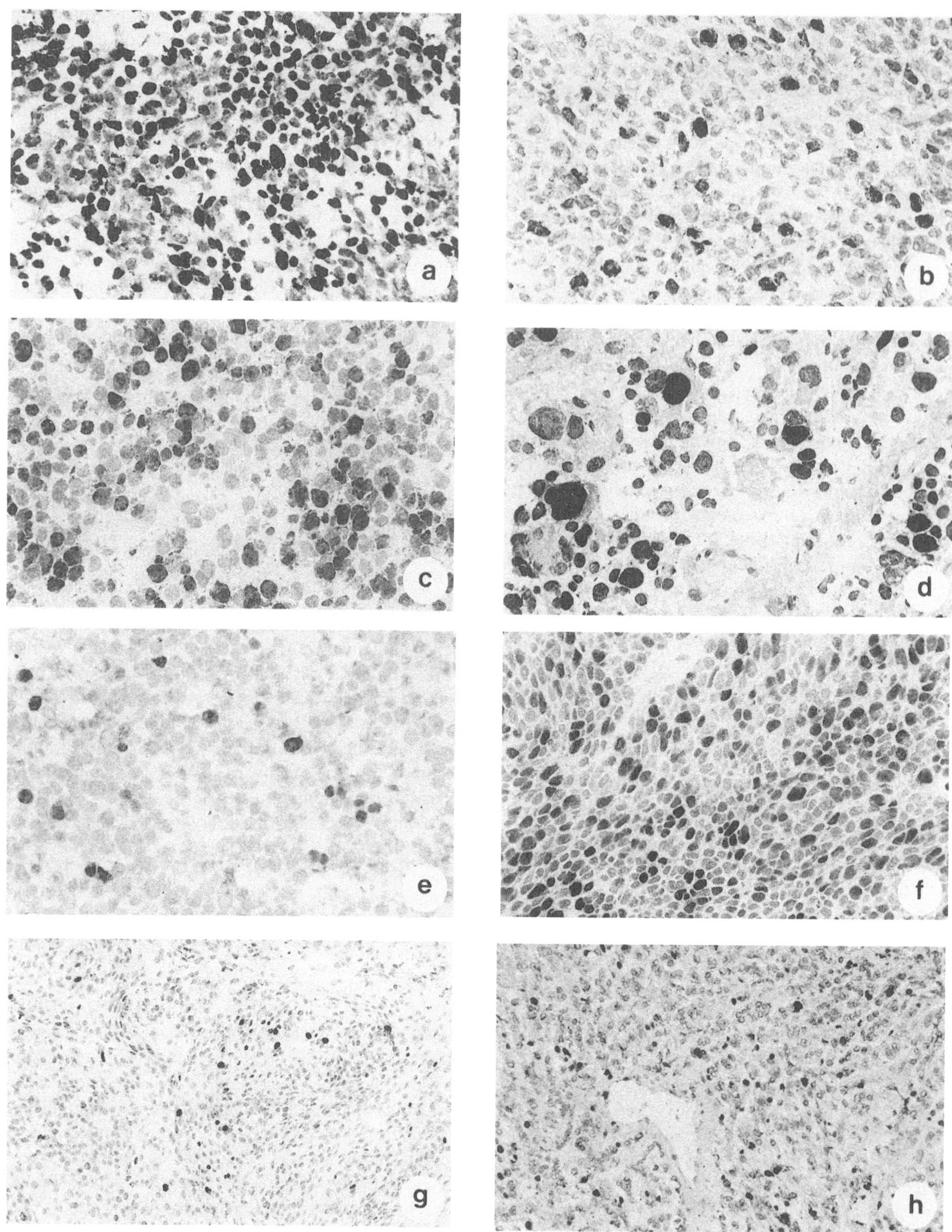

Abb. 34. a) *Medulloblastom, desmoplastisch (WHO-Grad IV).* Tumor mit 36% Ki-67 positiver Tumorzellen. NP 276/88. 280x. **b)** *Primitiver neuroektodermaler Tumor (PNET).* Supratentorieller Tumor bei einem 4jährigen Kind mit einem Ki-67-Index von 13,4%. NP 302/88. 280x. **c)** *Neuroblastom (Grad III nach Hughes).* Tumor im Nebennierenmark eines 6jährigen Kindes. Der Ki-67-Index beträgt 32%. NP 15/90. 280x. **d)** *Polymorphes Ganglioneuroblastom (Grad II nach Hughes).* Dieser Nebennierenmarkstumor bei einem 7jährigen Kind hat einen Ki-67-Index von 7,7%. NP 610/88. 280x. **e)** *Ästhesioneuroblastom (WHO-Grad III).* Ki-67-Index von 5%. NP 169/89. 280x. **f)** *I.c. Metastase eines kleinzelligen Bronchialkarzinoms.* Ki-67-Index von 34%. NP 26/88. 280x. **g)** *Meningeom, endotheliomatös (WHO-Grad I).* Gutartiger Tumor mit einem Ki-67-Index von 2%. NP 53/88. 120x. **h)** *Meningeom, anaplastisch (WHO-Grad III).* Dieses 2. Rezidiv eines endotheliomatösen Meningeoms zeigte deutliche Anaplasiezeichen und einen Ki-67-Index von 10%. NP 61/88. 120x. a-h) Gegenfärbung mit Hämalaun

Index von 10% und lag damit deutlich über dem Kollektiv der gutartigen Meningeome (Abb. 34h).

3.1.3.9 Neurinome

In sieben gutartigen Neurinomen, darunter 6 Akustikusneurinome und ein Trigeminusneurinom, ergab sich mit der Ki-67-Methode stets nur eine Reaktivität in weniger als 1% der Tumorzellen. Im Gegensatz dazu enthielt ein mehrfach rezidiviertes anaplastisches Neurinom bei einem Patienten mit Morbus Recklinghausen immerhin 22% Ki-67-positive Tumorzellen (Abb. 37b).

3.1.3.10 Karzinommetastasen

Wie erwartet erbrachten Untersuchungen an zwanzig intrakraniellen und spinalen Karzinommetastasen einen recht hohen durchschnittlichen Ki-67 Wert von über 18%. Allerdings fand sich auch in dieser Tumorgruppe eine große Streubreite der Einzelwerte (<1% bis 46%). Die maximalen Werte wurden hierbei von einer entdifferenzierten intrazerebralen Metastase eines Vaginalkarzinoms (46%), einer intrazerebralen Metastase vom Typ eines entdifferenzierten Adenokarzinoms der Lunge (46%) und einer intrazerebralen Metastase eines kleinzelligen Bronchialkarzinoms (34%) erzielt (Abb. 34f). Die geringsten Markierungsraten (<1%) fanden sich in intrazerebralen Metastasen eines Hypernephroms, eines gut differenzierten Adenokarzinoms der Lunge und eines großzelligen Lungenkarzinoms, sowie in einer paravertebralen Metastase eines gut differenzierten follikulären Schilddrüsenkarzinoms.

3.1.3.11 Sonstige Tumoren

Unter den sonstigen Tumoren, die mit der Ki-67-Methode untersucht wurden, befanden sich u.a. verschiedene zentrale und periphere neuronale Geschwülste (Abb. 34c-e), intrazerebrale maligne Melanome und ein malignes Non-Hodgkin-Lymphom, vier vertebrale Plasmozytome (Abb. 43d) und zwei intrakranielle pleomorphe Rhabdomyosarkome (Abb. 29f). Die bei diesen und anderen Tumoren erzielten Ergebnisse sind in der Tabelle 21 zusammengefaßt.

3.1.4 Untersuchungen zur Expression von Onkoproteinen, Rezeptoren und Proteinkinase C

3.1.4.1 Epidermaler Wachstumsfaktorrezeptor

Es wurden insgesamt 112 Tumoren des Nervensystems immunhistochemisch an Kryostatschnitten mit dem monoklonalen Antikörper EGFR1 untersucht. Die Ergebnisse wurden mit den an Serienschnitten derselben Tumoren bestimmten Ki-67-Wachstumsfraktionen verglichen (Tabelle 22).

Unter den 22 untersuchten niedriggradigen Gliomen befanden sich sechzehn Astrozytome des WHO-Grades I oder II, zwei Oligodendrogliome (WHO-Grad II), ein Mischgliom (WHO-Grad II) und drei Ependymome (WHO-Grad II). Hiervon zeigten nur zwei der Grad-II-Astrozytome eine Immunreaktivität für EGFr. Alle anderen niedriggradigen Gliome, d.h. mehr als 90% der Tumoren, reagierten vollständig EGFr-negativ (Abb. 35a und 36a). Im Gegensatz hierzu zeigten knapp 80% (23 von 29) der hochmalignen Gliome des WHO-Grades III oder IV, darunter 8 anaplastische Astrozytome, 5 anaplastische Oligodendrogliome, 6 anaplastische Mischgliome und 10 Glioblastome, zumindest eine partielle, mehrheitlich sogar eine subtotale oder generalisierte Expression von EGFr (Abb. 35b und 36b-e). Die Immunreaktivität fand sich als feingranuläres Reaktionsprodukt sowohl entlang der Zellmembran als auch im Zytoplasma der Tumorzellen (Abb. 36b-d,g). In den meisten Fällen ergab sich eine recht homogene Intensität der EGFr-Expression innerhalb des jeweiligen Gliomes (Abb. 36c,d), in einzelnen Tumoren ließ sich allerdings auch eine variable Intensität der Immunfärbung mit stärker und weniger stark markierten Tumorzellen nachweisen (Abb. 36e,g). Blutgefäße einschließlich der typischen Gefäßproliferationen in Glioblastomen und nekrotische Tumor-areale wiesen niemals eine Anfärbung für EGFr auf (Abb. 36c-e).

Es ließ sich keine augenfällige Korrelation zwischen verstärkter EGFr-Expression und Vorherrschen bestimmter zytologischer Tumorzelltypen nachweisen, allerdings zeigte sich eine leichte Tendenz zum gehäuften Vorkommen undifferenzierter anaplastischer Gliomzellen in stark EGFr-positiven Gliomen. Diese Tumorzellen zeigten regelmäßig einen hohen Markierungsgrad für das Ki-67-Antigen, was auf ihre hohe proliferative Aktivität hindeutet. Allerdings ließ sich keine statistisch signifikante Korrelation zwischen EGFr-Expression und Proliferationsaktivität herstellen (vgl. Abb. 35a,b), da insbesondere in der Gruppe der Glioblastome einzelne Tumoren nur einen relativ geringen Ki-67-Index bei starker generalisierter EGFr-Expression aufwiesen und andere Glioblastome und

Tabelle 22. Expression des EGF-Rezeptors (EGFr) in Tumoren des Nervensystems

Diagnose und Grad	No.	Ki-67-Proliferationsrate			EGFr-Expression				
		x (%)	STD	Range (%)	0	1	2	3	4
Astrozytom, pilozytisch (I)	4	<1	<1	-	4	0	0	0	0
Astrozytom (II)	10	0,5	0,7	<1 - 1,9	8	0	2	0	0
Astrozytom, anapl. (III)	5	8,6	7,3	2,0 - 21,2	1	0	0	2	2
Rez. Astrozytom, gemistozytisch (II)	2	2,5	2,5	<1 - 5	2	0	0	0	0
Rez. Astrozytom, anapl. (III)	1	10	-	-	0	0	0	0	1
Rez. Astrozytom, anapl. (IV)*	2	48,5	4,5	44 - 53	0	1	1	0	0
Oligodendrogliom (II)	2	2,6	0,1	2,5 - 2,7	2	0	0	0	0
Oligodendrogliom, anapl. (III)	1	11	-	-	0	0	0	0	1
Rez. Oligodendrogliom anapl. (III)	4	12,8	3,1	10 - 18	1	0	0	2	1
Mischgliom (II)	1	3,3	-	-	1	0	0	0	0
Mischgliom, anapl. (III)	6	16,1	8,2	5 - 29	1	0	2	0	3
Ependymom (II)	3	1,3	1,4	<1 - 3,2	3	0	0	0	0
Glioblastom (IV)	8	6,5	7,1	<1 - 22	2	1	1	4	0
Rez. Glioblastom (IV)	2	2,0	2,0	<1 - 4	1	0	0	1	0
Medulloblastom (IV)	11	18,1	12,2	5 - 42	10	1	0	0	0
PNET (IV)	2	13,4**	-	-	2	0	0	0	0

Erläuterungen zu Tabelle 22: x: Mittelwert; STD: Standardabweichung; Range: Spannweite; * hochgradig anaplastische Rezidivastrozytome (vgl. Winkler et al. 1988); ** nur einer der beiden PNETs wurde mit Ki-67 untersucht; *** gutartig; **** Grad II nach Hughes et al. (1974).

Tabelle 22: Expression des EGF-Rezeptors (EGFr) in Tumoren des Nervensystems (Fortsetzung)

Diagnose und Grad	No.Ki-67-Proliferationsrate				EGFr-Expression				
	x (%)	STD	Range (%)		0	1	2	3	4
Neurinom (I)	6	<1	<1	-	6	0	0	0	0
Rez. Neurinom, anapl. (III)	1	22	-	-	0	0	0	0	1
Ganglioneurom***	1	<1	-	-	1	0	0	0	0
Ganglioneuroblastom****	1	7,7	-	-	1	0	0	0	0
Meningeom (I)	17	1,0	1,1	<1 - 3,8	2	1	9	5	0
Rez. Meningeom, anapl. (III)	1	10	-	-	0	0	1	0	0
Karzinommetastase	14	17,0	15,6	<1 - 46	6	0	1	6	1
Malignes Melanom, i.c.	1	<1	-	-	1	0	0	0	0
Malignes Lymphom, i.c.	1	27	-	-	1	0	0	0	0
Rhabdomyosarkommetastase, i.c.	1	8	-	-	1	0	0	0	0
Plasmozytom, spinal	3	7,7	7,4	<1 - 18,0	3	0	0	0	0
Eosinophiles Granulom	1	<1	-	-	1	0	0	0	0

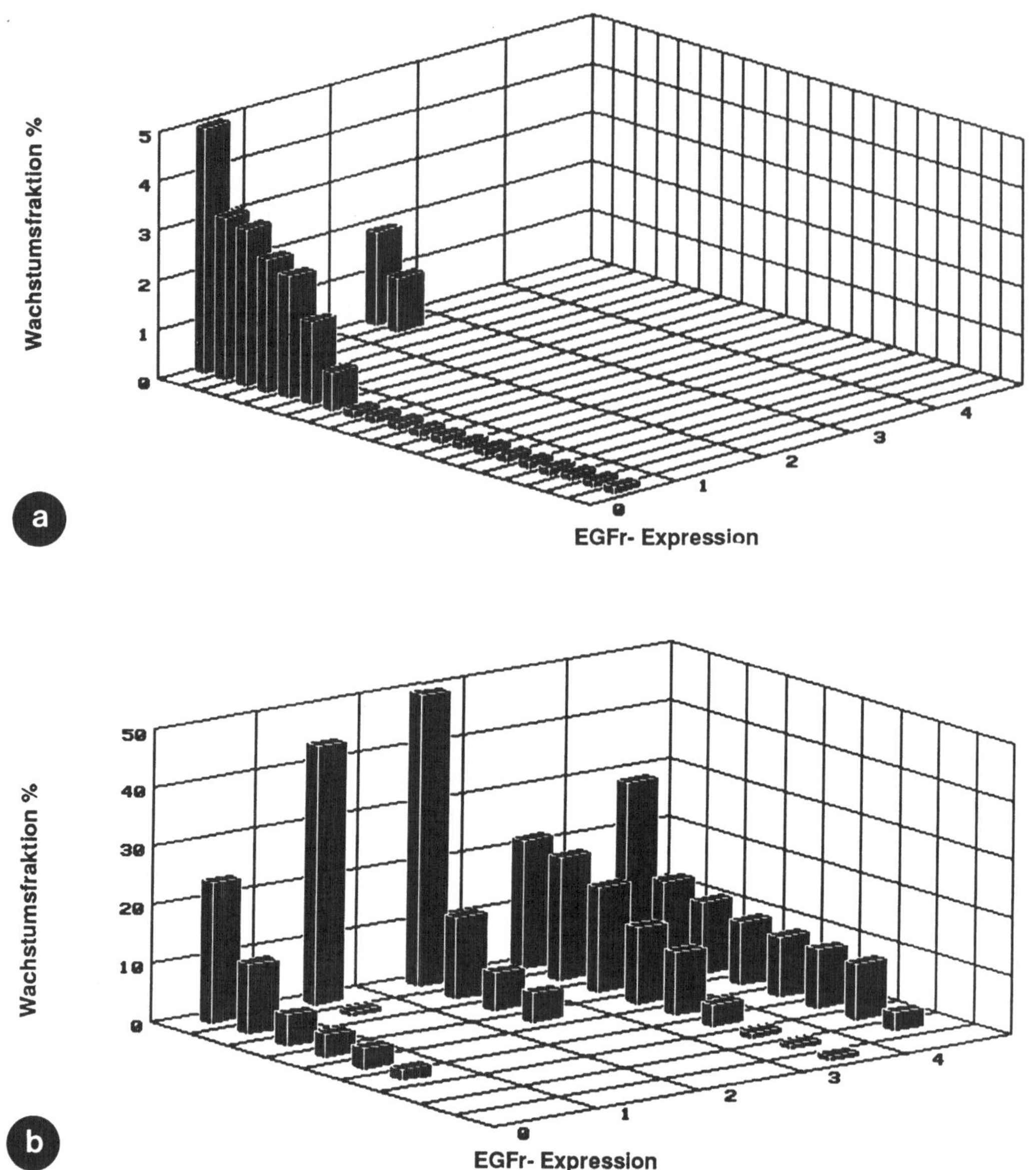

Abb. 35. a-b) *EGFr-Expression in Gliomen des Menschen.* Die Graphiken fassen schematisch die Expression von EGFr in Korrelation zur Ki-67-Wachstumsfraktion in niedriggradigen (a) und hochgradigen (b) Gliomen zusammen. Die Immunreaktivität für EGFr wurde semiquantitativ eingeteilt in 0 = keine Immunreaktivität, 1 = einzelne positive Tumorzellen (<10%), 2 = mäßig viele positive Tumorzellen (<50%), 3 = viele positive Tumorzellen (>50%) und 4 = sehr viele positive Zellen (>90%). Die Wachstumsfraktion ist auf der Hochachse in Prozent Ki-67-positiver Tumorzellen angegeben. Jeder Balken steht für ein Gliom. Man erkennt, daß nur 2 von 22 niedriggradigen Gliomen (a), aber die Mehrheit der hochgradigen Gliome EGFr-positiv sind (b). Es besteht allerdings keine offensichtliche Korrelation zwischen EGFr-Immunreaktivität und Wachstumsfraktion

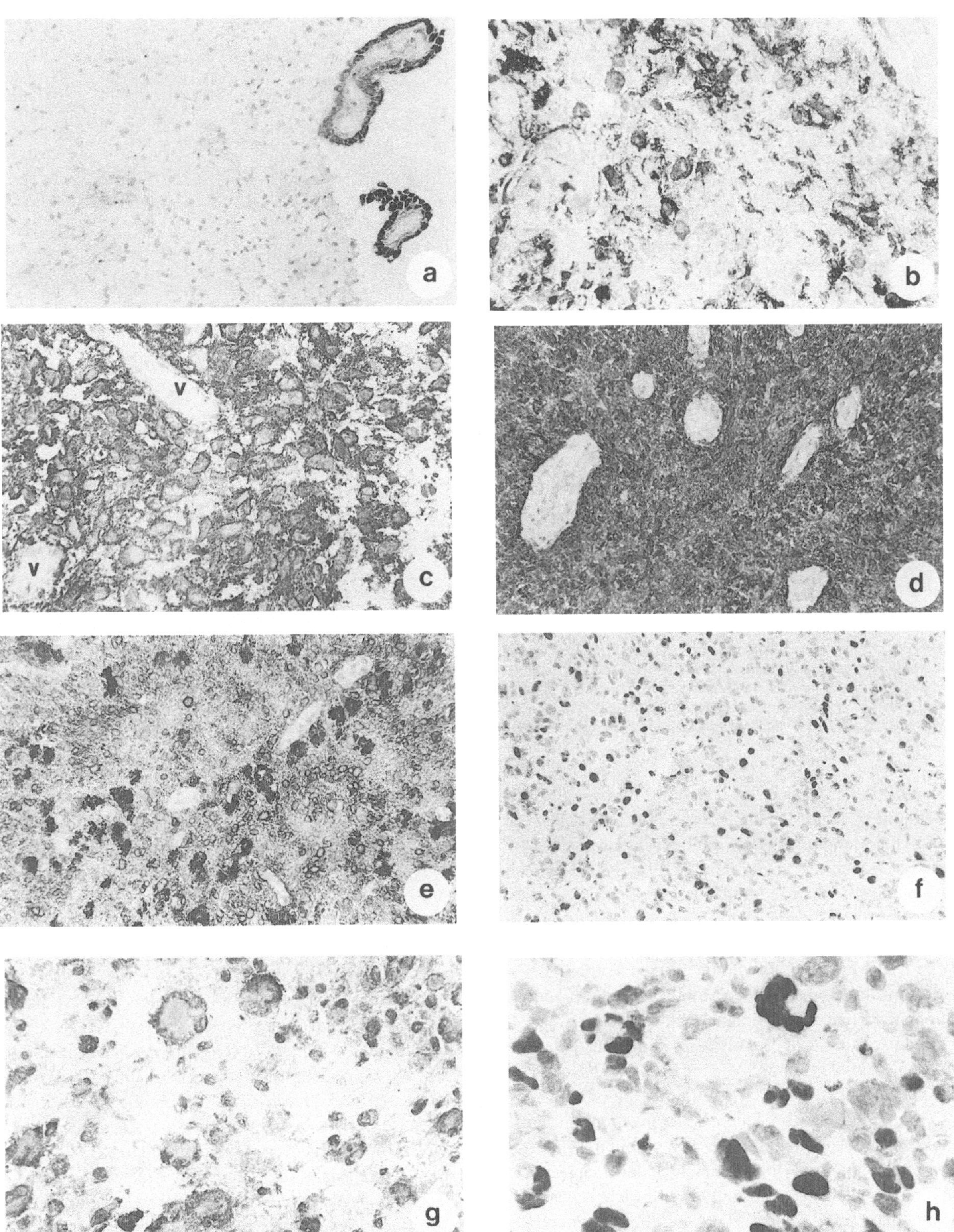

Abb. 36. a) *Astrozytom (WHO-Grad II)*. Dieses niedriggradige Gliom zeigt keine Immunreaktivität für EGFr. Lediglich die an den Tumor angrenzenden Epithelzellen des Plexus choroideus sind markiert. NP 669/88. 120x. **b-c)** *Mischgliom, anaplastisch (WHO-Grad III)*. Starke Immunreaktivität für EGFr in fast allen Tumorzellen (c). Im Bereich einer Tumorgewebsnekrose reagieren nur noch residuale vitale Zellen (b). Blutgefäße (v) sind EGFr-negativ. NP 33/88. 280x. **d)** *Glioblastom (WHO-Grad IV)*. Tumor mit sehr starker Immunreaktivität. Die Gefäße sind jedoch vollständig negativ. NP 5/89. 120x. **e-h)** *Glioblastom (WHO-Grad IV)*. Heterogene Markierung der Tumorzellen für EGFr (e). Der Tumor hat einen Ki-67-Index von 22% (f). Tumorriesenzellen zeigen eine variable Anfärbung für EGFr (g) und Ki-67 (h). NP 741/87. e-f) 120x, g-h) 280x. a-h) Gegenfärbung mit Hämalaun

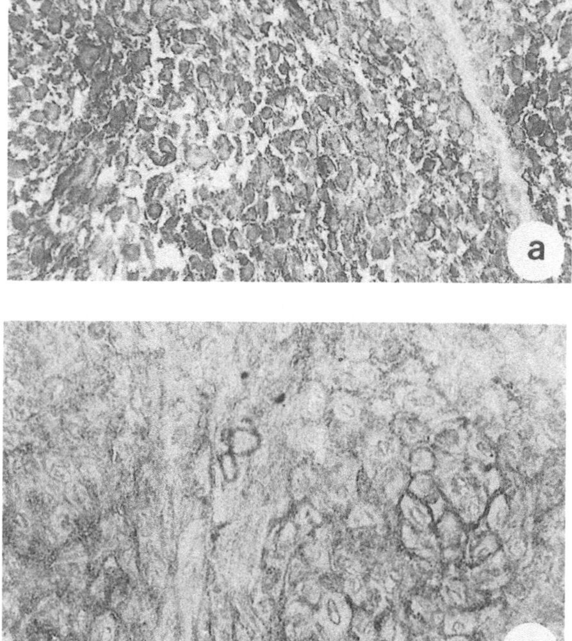

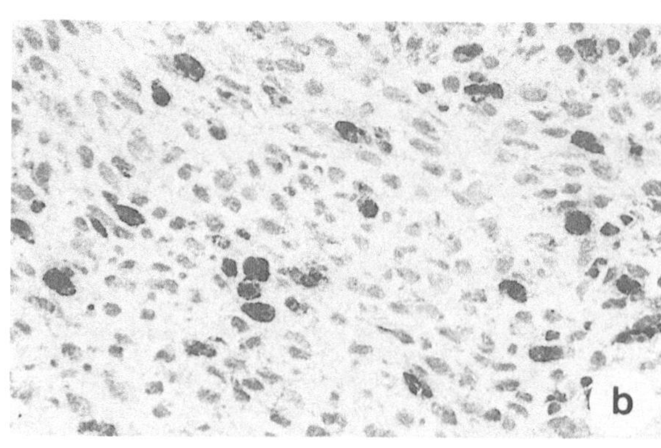

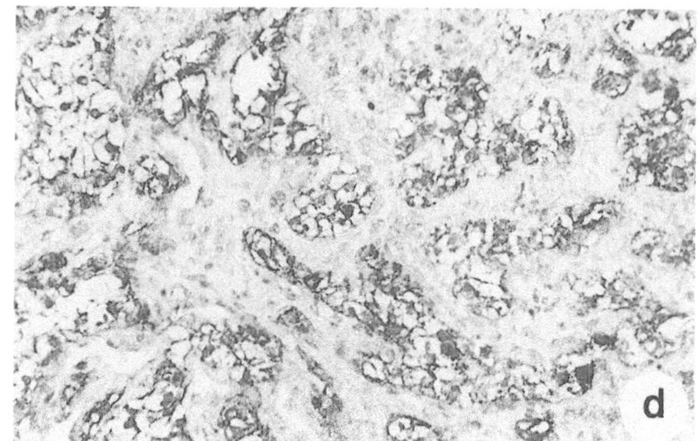

Abb. 37. a-b) *Neurinom, anaplastisch (WHO-Grad III).* Im Gegensatz zu den gutartigen Neurinomen fand sich in diesem mehrfach rezidivierten Tumor eine generalisierte starke EGFr-Expression (a). Die Malignität des Tumors wird durch den hohen Ki-67-Index von 22% unterstrichen (b). NP 344/88. 280x. **c)** *Meningeom, endotheliomatös*

(WHO-Grad I). Ein Tumor mit einer für Meningeome relativ starken EGFr-Immunreaktivität. NP 721/87. 280x. **d)** *Intrazerebrale Metastase eines hypernephroiden Karzinoms.* Die epithelialen Tumorzellen sind EGFr-positiv, whärend das mesenchymale Stroma sich nicht anfärbt. NP 24/88. 120x. a-d) Gegenfärbung mit Hämalaun

anaplastische Gliome mit hohem Ki-67-Index eine fehlende bzw. nur leichte Reaktion für EGFr zeigten.

Zehn Medulloblastome und zwei zerebrale PNET erwiesen sich als vollständig EGFr-negativ. In einem desmoplastischen Medulloblastom mit partieller gliöser Differenzierung fand sich eine im Vergleich zu den hochgradigen Gliomen zwar schwache, jedoch eindeutige EGFr-Immunreaktivität in einigen Tumorzellen.

Von siebzehn gutartigen Meningeomen (elf endotheliomatöse und fünf endotheliomatös-fibromatöse Tumoren sowie ein fibromatöses Meningeom) und einem anaplastischen Rezidiv-Meningeom (WHO-Grad III) waren nur zwei Tumoren vollständig ohne Immunreaktivität für EGFr. Alle anderen Meningeome präsentierten sich mit immungefärbten Tumorzellen (Abb. 37c), wobei die Intensität im Vergleich zu den anaplastischen Gliomen allerdings wesentlich schwächer war. Man hatte den Eindruck, daß EGFr vor allem in endotheliomatösen Tumorzellen vorhanden war, während fibromatöse Anteile meist nicht oder nur sehr leicht markiert waren. Es bestand kein signifikanter Unterschied bezüglich der Intensität der EGFr-Immunreaktivität in dem malignen Rezidivmeningeom und den übrigen Meningeomen geringerer Malignität. Wie bei

den Gliomen konnte auch in der Gruppe der Meningeome keine Korrelation zwischen EGFr-Expression und Proliferationsaktivität entdeckt werden.

Sechs gutartige Neurinome und ein Ganglioneurom waren EGFr-negativ. Demgegenüber zeigte ein mehrfach rezidiviertes anaplastisches Neurinom mit einem Proliferationsindex von 22% eine generalisierte starke Immunreaktivität (Abb. 37a,b).

Acht von vierzehn intrazerebralen und spinalen Karzinommetastasen wiesen eine starke Reaktion für EGFr in der Mehrheit ihrer Tumorzellen auf (Abb. 37d). Im Gegensatz dazu waren drei undifferenzierte Metastasen und eine kleinzellige Bronchialkarzinommetastase, sowie eine intrazerebrale Adenokarzinommetastase und eine vertebrale follikuläre Schilddrüsenkarzinommetastase EGFr-negativ. Eine intrazerebrale Metastase vom Typ eines malignen Melanoms, ein intrazerebrales malignes Non-Hodgkin-Lymphom, drei vertebrale Plasmozytome, eine intrazerebrale Metastase eines pleomorphen Rhabdomyosarkoms, ein Ästhesioneuroblastom und ein polymorphes Ganglioneuroblastom des Nebennierenmarks waren ebenso wie ein eosinophiles Granulom der Schädelkalotte EGFr-negativ.

3.1.4.2 Nervenwachstumsfaktorrezeptor

Die Expression des NGF-Rezeptors wurde an Kryostatschnitten von insgesamt 100 Tumoren immunhistochemisch mit dem monoklonalen Antikörper ME20-4 bestimmt und mit der an Serienschnitten derselben Tumoren bestimmten Proliferationsaktivität verglichen (Tabelle 23a). Zusätzlich wurden 35 ausgewählte Fälle an Paraffinschnitten mit demselben Antikörper gefärbt (Tabelle 23b). Abb. 38 zeigt eine schematische Zusammenfassung der NGFr-Expression in Korrelation zur Proliferationsaktivität in niedriggradig (Abb. 38a) und in hochgradig malignen (Abb. 38b) Tumoren des Nervensystems.

NGFr-Immunreaktivität fand sich als feingranuläre Zytoplasmaanfärbung oder als Membran-assoziierte Markierung in verschiedenen Tumoren. Unter den 28 untersuchten niedriggradigen Gliomen des WHO-Grades I und II zeigten nur die pilozytischen Astrozytome konstant eine weitverbreitete Tumorzellmarkierung für NGFr (Abb. 39a). In den anderen niedriggradigen Gliomen, darunter dreizehn Astrozytome, zwei Oligodendrogliome, zwei Mischgliome, drei Ependymome und zwei Subependymome, war eine sehr heterogene Expression festzustellen. Vierzehn von vierundzwanzig Tumoren waren vollständig NGFr-negativ, während unter den übrigen zehn Tumoren sieben eine geringe Anzahl positiver Tumorzellen enthielten und nur zwei Astrozytome und ein Mischgliom eine Anfärbung in mehr als 50% ihrer Tumorzellen aufwiesen.

Von den 26 untersuchten anaplastischen Gliomen des WHO-Grades III und IV war ebenfalls die Mehrheit der Tumoren entweder vollständig negativ oder enthielt eine nur kleine Anzahl immunreaktiver Tumorzellen (Abb. 39b-e). Allein in der Gruppe der anaplastischen Mischgliome fand sich in mehreren Tumoren eine etwas größere Tumorzellfraktion mit NGFr-Immunreaktivität. Eine Korrelation zwischen NGFr-Expression und Proliferationsaktivität konnte weder bei den niedriggradigen noch bei den hochgradigen Gliomen festgestellt werden (Abb. 38a,b).

Die gliogene Tumorkomponente in drei gutartigen Gangliogliomen war in allen Fällen zumindest partiell NGFr-positiv. Im Gegensatz dazu wurde eine Expression durch ganglioide Zellen nur in einem Fall beobachtet. Von drei Medulloblastomen wiesen zwei keine Immunreaktivität auf, während in einem desmoplastischen Medulloblastom die Mehrheit der Tumorzellen positiv war. Ein zerebraler PNET blieb hingegen ebenfalls negativ. Unter 15 Meningeomen fanden sich sieben Tumoren mit einer von Fall zu Fall variablen Anzahl NGFr-immunreaktiver Tumorzellen. In den restlichen Meningeomen beschränkte sich die Expression auf einen Teil der Tumorgefäße (Abb. 39f).

Die epithelialen Tumorzellen von vier an Paraffinschnitten bearbeiteten Plexuspapillomen waren negativ. Vereinzelt fanden sich jedoch NGFr-positive Zellelemente im Bereich des bindegewebigen Stromas und in Assoziation mit Gefäßwänden.

In Tumoren des peripheren Nervensystems ließ sich NGFr in fünf von sechs an Kryostatschnitten und neun von zehn an Paraffinschnitten untersuchten gutartigen Neurinomen nachweisen. Die Intensität der Färbung war in diesen Tumoren meist sehr stark, wobei insbesondere Schwannsche Tumorzellen in Pseudopalisadenformationen hervorstachen (Abb. 40a). Von den zwei anaplastischen Neurinomen war eines NGFr-negativ, während das andere eine geringgradige Tumorzellmarkierung aufwies (Abb. 40b). Schwannsche Zellen in den Neurofibromen reagierten wie in den Neurinomen deutlich NGFr-positiv (Abb. 40c). Ebenso fand sich in zwei Ganglioneuromen eine Assoziation der NGFr-Expression mit der Schwannschen Tumorzellkomponente, wohingegen die ganglioiden Tumorzellen negativ blieben (Abb. 40d).

Mit Ausnahme eines kortikotropen (ACTH-positiven) Hypophysenadenoms, das eine NGFr-Expression in etwa der Hälfte seiner Tumorzellen aufwies, waren alle anderen neuroendokrinen Tumoren, d.h. zehn weitere Hypophysenadenome und drei Paragangliome der Cauda equina, negativ. In einzelnen Fällen konnte man jedoch eine schwache Reaktion von teils spindeligen, teils sternförmigen Zellen erkennen, die vermutlich den Zwischenzellen entsprachen. In intrazerebralen und spinalen Karzinommetastasen konnte keine Immunreaktivität in epithelialen Tumorzellen festgestellt werden. Nur im Bereich des bindegewebigen, gefäßführenden Tumorstromas fanden sich gelegentlich spindelige NGFr-positive Zellelemente. In drei von vier vertebralen Plasmozytomen ließ sich eine kleine Anzahl immunreaktiver Tumorzellen darstellen.

Wie bereits erwähnt, fand sich neben der oftmals sehr variablen NGFr-Expression durch verschiedenartige Tumorzellen in allen Tumorarten eine Immunreaktivität um größere und mittlere Gefäße (Abb. 39e,f). Dieses Phänomen war besonders deutlich in den verschiedenen Meningeomen zu erkennen (Abb. 39f).

3.1.4.3 Transferrinrezeptor

An insgesamt 101 Tumoren des zentralen und peripheren Nervensystems wurde der Transferrinrezeptor (Tr) immunhistochemisch mit dem monoklonalen Antikörper 2EB an Kryostatschnitten nachgewiesen. Hierbei ergab sich eine feingranuläre Immunreaktivität entlang der Zellmembran und innerhalb des Zytoplasmas einer variablen Anzahl von Tumorzellen in unterschiedlichen Geschwulsttypen. Daneben fand sich regelmäßig eine

Tabelle 23. Expression des NGF-Rezeptors in Tumoren des Nervensystems

a) Untersuchungen am Gefriermaterial

Diagnose und Grad	No.Ki-67-Proliferationsrate				NGFr-Expression				
		x (%)	STD	Range(%)	0	1	2	3	4
Astrozytom, pilozytisch (I)	4	<1	<1	-	0	0	0	1	3
Astrozytom (II)	13	1,6	2,3	<1 - 7	9	2	0	2	0
Astrozytom, anapl. (III)	5	8,4	7,0	1.3 - 21,2	3	1	1	0	0
Subependymales Riesen-zellastrozytom (I)	1	<1	-	-	1	0	0	0	0
Oligodendrogliom (II)	2	4,3	4,3	<1 - 8,5	1	1	0	0	0
Oligodendrogliom, anapl. (III)	4	12,8	3,1	10 - 18	3	1	0	0	0
Mischgliom (II)	2	4,0	4,0	<1 - 8	0	0	1	1	0
Mischgliom, anapl. (III)	6	14,1	9,5	3 - 29	0	2	3	0	1
Ependymom (II)	3	1,3	1,4	<1 - 3,2	1	0	2	0	0
Subependymom (I)	2	<1	<1	-	2	0	0	0	0
Gangliogliom (I)	1	<1	-	-	0	0	0	0	1
Glioblastom (IV)	11	12,0	8,4	<1 - 28	1	6	4	0	0
Medulloblastom (IV)	3	20,5	12,4	6,0 - 36,4	2	0	0	0	1
PNET (IV)	1	13,4	-	-	1	0	0	0	0
Neurinom (I)	6	<1	<1	-	1	0	0	1	4
Rez. Neurinom, anapl. (III)	1	22	-	-	0	0	1	0	0
Ganglioneurom*	1	<1	-	-	0	0	1	0	0
Ganglioneuroblastom**	1	7,7	-	-	0	1	0	0	0
Meningeom (I)	14	1,2	1,1	<1 - 3,8	8	3	1	1	1
Rez. Meningeom, anapl. (III)	1	10	-	-	0	0	0	1	0
Karzinommetastase	11	13,0	12,4	<1 - 34,2	11	0	0	0	0
Malignes Lymphom, i.c.	1	27	-	-	1	0	0	0	0
Plasmozytom	4	9,5	7,5	<1 - 20,0	1	1	2	0	0

Erläuterungen zu Tabelle 23a: x: Mittelwert; STD: Standardabweichung; Range: Spannweite; * gutartig; ** Grad II nach Hughes et al. (1974).

Tabelle 23. Expression des NGF-Rezeptors in Tumoren des Nervensystems (Fortsetz.)

b) Untersuchungen am Paraffinmaterial

Diagnose und Grad	No.	NGFr-Expression				
		0	**1**	**2**	**3**	**4**
Neurinom (I)	10	1	1	5	3	0
Rez. Neurinom, anapl. (III)	1	1	0	0	0	0
Neurofibrom (I)	3	0	0	2	1	0
Ganglioneurom*	1	0	0	0	1	0
PNET (PNS) (IV)	1	1	0	0	0	0
Paragangliom (I)	3	3	0	0	0	0
Gangliogliom (I)	2	0	1	1	0	0
Plexuspapillom (I)	3	3	0	0	0	0
Plexuspapillom, anapl. (III)	1	1	0	0	0	0
Hypophysenadenom (I)	10	9	0	1	0	0

* gutartig

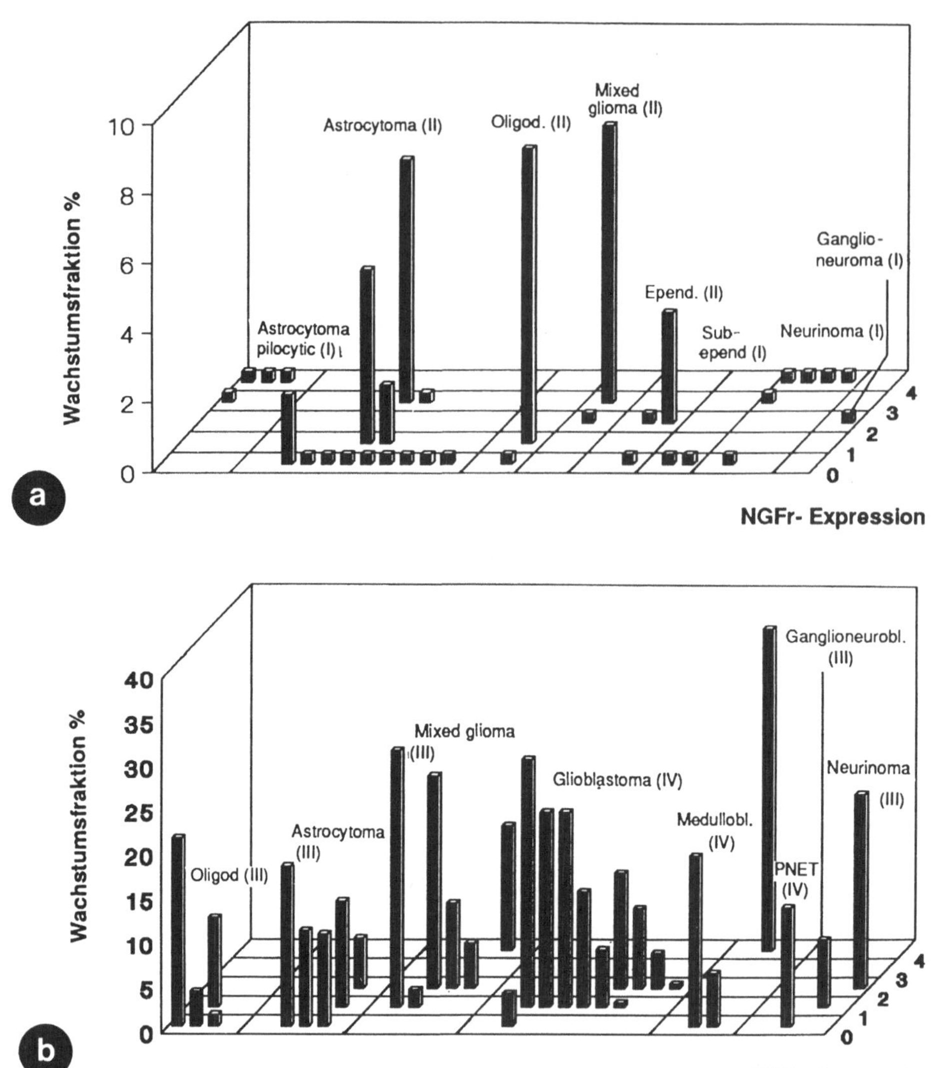

Abb. 38. a-b) *NGFr-Expression in Tumoren des Nervensystems.* Die Grafiken fassen schematisch die Expression von NGFr in Korrelation zur Wachstumsfraktion in niedriggradigen (a) und hochgradigen (b) Tumoren des Nervensystems zusammen. Die Immunreaktivität für NGFr wurde semiquantitativ eingeteilt in 0 = keine positiven Tumorzellen, 1 = einzelne positive Tumorzellen (<10%), 2 = mäßig viele positive Tumorzellen (<50%), 3 = viele positive Tumorzellen (>50%) und 4 = sehr viele positive Tumorzellen (>90%). Die Wachstumsfraktion ist in Prozent Ki-67-positiver Tumorzellen angegeben. Jeder Balken repräsentiert einen Tumor. Man erkennt, daß in nahezu jeder Tumorgruppe eine sehr unterschiedliche NGFr-Expression von Tumor zu Tumor besteht und daß keinerlei Beziehung zur Proliferationsaktivität besteht

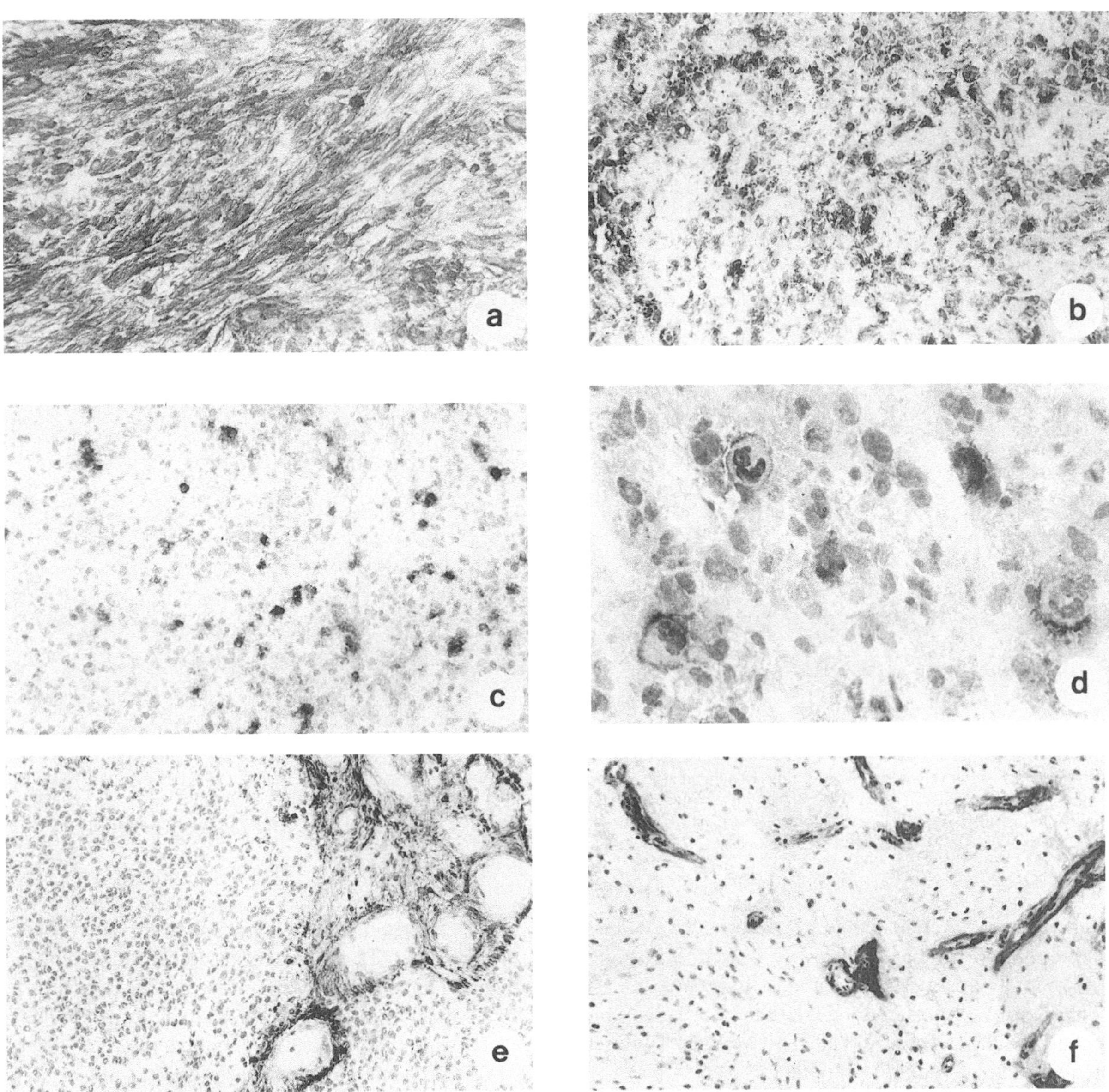

Abb. 39. a) *Astrozytom, pilozytisch (WHO-Grad I)*. Starke Immunreaktivität für NGFr in fast allen Tumorzellen. NP 506/87, 150x. **b)** *Astrozytom, anaplastisch (WHO-Grad III)*. Ein Teil der Tumorzellen exprimiert NGFr. NP 790/88. 120x. **c)** *Glioblastom (WHO-Grad IV)*. Nur wenige Tumorzellen reagieren NGFr-positiv. NP 741/87. 120x. **d)** *Riesenzellglioblastom (WHO-Grad IV)*. Zellmembranständige Immunreaktivität für NGFr in einigen Tumorriesenzellen. NP 602/88. 280x. **e)** *Oligodendrogliom, anaplastisch, 1. Rezidiv (WHO-Grad III)*. NGFr-Immunreaktivität ist in diesem Fall hauptsächlich um vaskuläre Proliferationen konzentriert. NP 54/88. 120x. **f)** *Meningeom, endotheliomatös (WHO-Grad I)*. Auch in diesem Tumor findet sich eine Blutgefäßwand-assoziierte Immunreaktivität. NP 697/88. 120x. a-f) Gegenfärbung mit Hämalaun

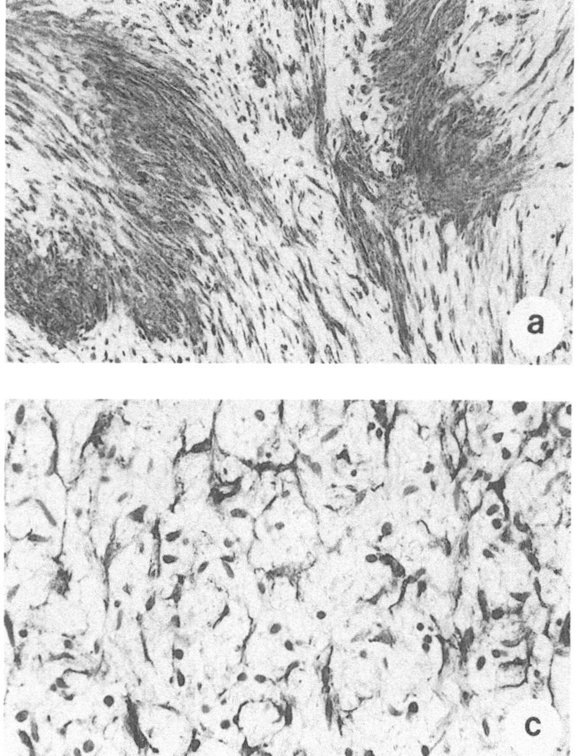

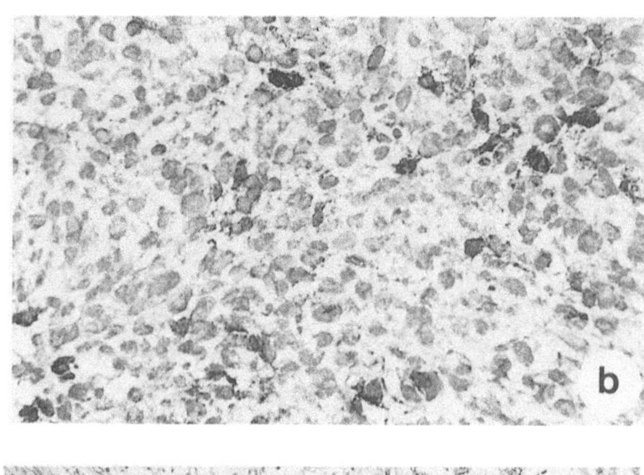

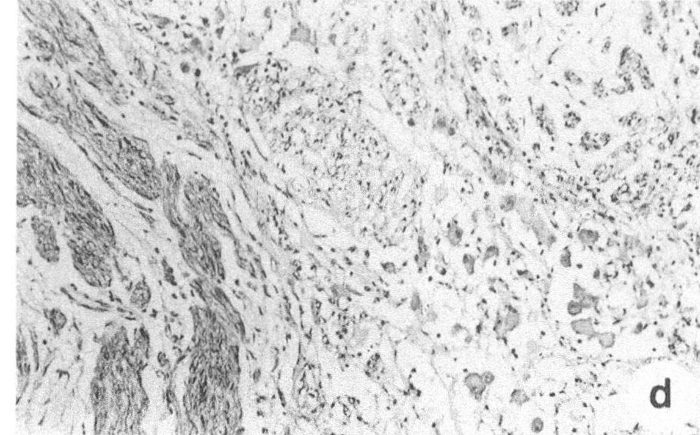

Abb. 40. a) *Neurinom (WHO-Grad I)*. Starke NGFr-Expression in Schwannschen Tumorzellen, die hier typische Pseudopalisadenformationen bilden. NP 160/81. 120x. **b)** *Neurinom, anaplastisch (WHO-Grad III)*. Nur ein geringer Teil der Tumorzellen reagiert NGFr-positiv. NP 344/88. 280x. **c)** *Neurofibrom (WHO-Grad I)*. Deutliche Immunreaktivität für NGFr in einem Teil der Tumorzellen. NP 983/88. 280x. **d)** *Ganglioneurom (WHO-Grad I)*. Die Expression von NGFr ist auf die neuromatösen Tumorpartien beschränkt, während ganglioide Tumorzellen negativ sind. NP 31/83. 120x.a-d) Gegenfärbung mit Hämalaun

Markierung der Gefäßendothelien in normalen Gefäßen und in Tumorgefäßen. Außerdem waren in einigen Tumoren Tr-positive infiltrierende Lymphozyten zu beobachten. Ansonsten fand sich im normalen und reaktiven ZNS-Gewebe, das an die jeweiligen Tumoren angrenzte, keine Immunreaktivität.

Tabelle 24 faßt die Tr-Expression und die Proliferationsaktivität in den untersuchten Tumoren zusammen. Abbildung 41 repräsentiert graphisch den Zusammenhang zwischen Tr-Expression, Proliferationsaktivität und WHO-Grading in den Gliomen. Bei der Einstufung der Tr-Expression wurde von der ansonsten verwendeten fünfstufigen semiquantitativen Skala abgewichen, da kein Tumor in mehr als 90% der Tumorzellen Tr-positiv war, so daß eine vierstufige Skala wie sie in den Legenden zu Tabelle 24 und Abbildung 41 erklärt ist, ausreichte.

Die 25 untersuchten Gliome des WHO-Grades I oder II exprimierten Tr entweder gar nicht oder nur in wenigen Tumorzellen (Abb. 42a-d). Im Gegensatz hierzu enthielten alle anaplastischen Gliome (WHO-Grad III und IV) Tr-positive Tumorzellen. In vielen Grad-III-Gliomen lag allerdings der Prozentsatz der positiven Tumorzellen unter 50%, während in der Mehrheit der Glioblastome mehr als die Hälfte der Tumorzellen markiert war (Abb. 42e,f). Diese stark Tr-positiven Glioblastome hatten in der Regel auch deutlich erhöhte Ki-67-Proliferationsindizes, während alle Tr-negativen Gliome nur in weniger als 1% ihrer Tumorzellen Ki-67-positiv waren. Insgesamt ergab sich allerdings eine beträchtliche Streubreite der einzelnen Ki-67-Werte innerhalb eines Tr-Expressionsgrades. Eine statistische Analyse mit dem Mann-Whitney-U-Test resultierte jedoch trotzdem in einer signifikanten

Erläuterungen zu Tabelle 24: Die Einteilung der Tr-Expression erfolgte nach folgender semiquantitativer Schätzskala: 0: keine positiven Tumorzellen; 1: einzelne positive Tumorzellen (<10%); 2: mäßig viele positive Tumorzellen (<50%); 3: viele positive Tumorzellen (>50%). x: Mittelwert; STD: Standardabweichung; Range: Spannweite; * hochgradig anaplastische Rezidivastrozytome (vgl. Winkler et al. 1988); ** gutartig; *** Grad II nach Hughes et al. (1974).

Tabelle 24. Transferrinrezeptor-Expression in Tumoren des Nervensystems

Diagnose und Grad	No.	Tr-Expression				Ki-67-Proliferationsrate		
		0	1	2	3	x (%)	STD	Range (%)
Astrozytom, pilozyt. (I)	2	2	0	0	0	<1	<1	-
Astrozytom (II)	12	4	7	1	0	1,8	2,1	<1 - 7
Astrozytom, anapl. (III)	5	0	2	3	0	8,4	7,8	1,3 - 21
Astrozytom, anapl. (IV)*	2	0	0	0	2	48,5	4,5	44 - 53
Pleomorphes Xantho-astrozytom	1	0	1	0	0	<1	-	-
Oligodendrogliom (II)	3	1	1	1	0	3,3	4,5	<1 - 8,5
Oligodendroglioma, anapl. (III)	4	0	4	0	0	12,8	3,5	10 - 18
Mischgliom (II)	2	0	2	0	0	4,3	5,3	<1 - 8
Mischgliom, anapl. (III)	6	0	3	2	1	14,1	10,4	3 - 29
Ependymom (II)	3	2	1	0	0	1,5	1,5	<1 - 3,2
Ependymom, anapl. (III)	1	0	0	0	1	21	-	-
Subependymom (I)	2	0	2	0	0	<1	<1	-
Glioblastom (IV)	16	0	1	5	10	12,3	7,3	3,7 - 28
Medulloblastom (IV)	5	1	1	2	1	24,7	14,5	6 - 42
PNET	1	0	0	1	0	13,4	-	-
Neurinom (I)	5	5	0	0	0	<1	<1	-
Rez. Neurinom, anapl. (III)	1	0	0	1	0	22	-	-
Ganglioneurom**	1	1	0	0	0	<1	-	-
Ganglioneuroblastom***	1	0	1	0	0	7,7	-	-
Meningeom (I)	12	2	2	7	1	1,2	1	<1 - 3,8
Meningeom, anapl. (III)	1	0	0	0	1	10	-	-
Karzinommetastase	9	2	0	1	6	10,8	12,4	<1 - 34
I.c. malignes Lymphom	1	0	0	0	1	27	-	-
Plasmozytom	4	2	0	0	2	10,7	9,6	<1 - 20
I.c. Rhabdomyosarkom-metastase	1	0	0	0	1	8	-	-

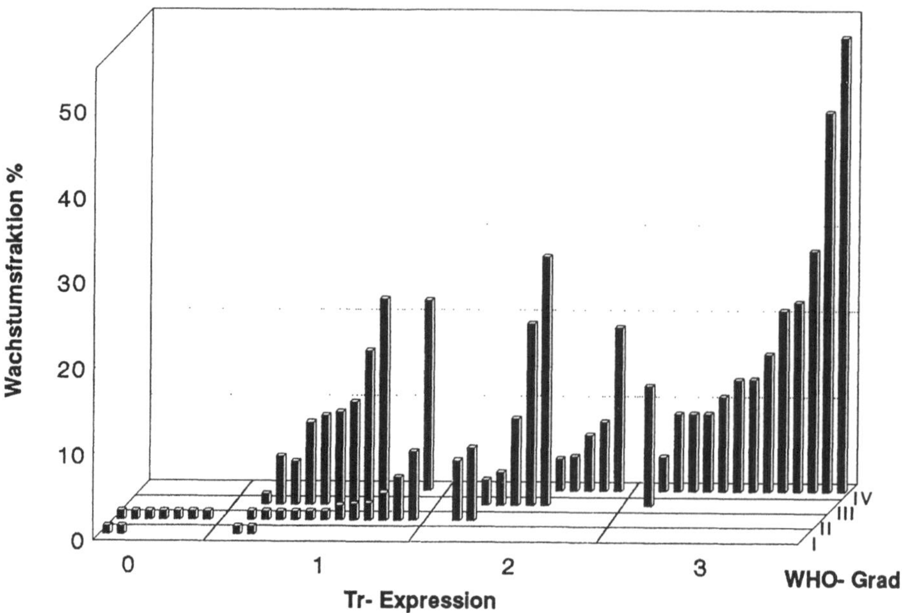

Abb. 41. *Transferrinrezeptor-Expression in Tumoren des Nervensystems.* Die Grafik faßt schematisch die Expression des Transferrinrezeptors (Tr) in Korrelation zum WHO-Grading und zur Ki-67-Proliferationsaktivität zusammen. Die Tr-Expression wurde semiquantitativ anhand einer Schätzskala eingestuft, wobei 0 = keine positiven Tumorzellen, 1 = einzelne positive Tumorzellen (<10%), 2 = mäßig viele positive Tumorzellen (<50%) und 3 = viele positive Tumorzellen (>50%) bedeutet. Die Proliferationsaktivität (tumor growth fraction) ist in Prozent Ki-67-positiver Tumorzellen angegeben.

Jeder Balken repräsentiert einen Tumor. Die mittleren Ki-67-Werte (x) steigen kontinuierlich mit dem Grad der Tr-Expression: Tr = 0: x = <1%; Tr = 1: x = 6,1%, STD = 7,0; Tr = 2: x = 10,3%, STD = 8,3; Tr = 3: x = 19,0, STD = 14,1. Die statistischen Signifikanzen betragen bei Anwendung des Mann-Whitney-U-Tests: Tr = 0 vs. Tr = 1: p = 0,0006; Tr = 0 vs. Tr = 2: p = 0,00004; Tr = 0 vs. Tr = 3: p = 0,00002; Tr = 1 vs Tr = 2: p = 0,025; Tr = 1 vs. Tr = 3: p = 0,0002; Tr = 2 vs. Tr = 3: p = 0,011

Korrelation zwischen Tr-Expression und Proliferationsaktivität (vgl. Abb. 41).

In vier von fünf untersuchten Medulloblastomen und in einem zerebralen PNET ergab sich eine sehr heterogene, größtenteils recht schwach ausgeprägte Immunreaktivität der Tumorzellen. Ein Medulloblastom blieb sogar vollständig Tr-negativ. Unter den Tumoren des peripheren Nervensystems fand sich lediglich in einem mehrfach rezidivierten anaplastischen Neurinom (WHO-Grad III) und in einem Ganglioneuroblastom eine mäßiggradige Markierung für Tr, während alle gutartigen Neurinome und ein Ganglioneurom vollständig negativ blieben. In den Meningeomen wurde in der Mehrheit der Fälle eine schwache Anfärbung für Tr gefunden, die in vielen Fällen inselförmig konzentriert war (Abb. 43a,b). Eine

Beziehung der Tr-Expression zu bestimmten Meningeomsubtypen war nicht vorhanden. In einem anaplastischen Meningeom des WHO-Grades III ergab sich allerdings eine etwas stärker ausgeprägte Immunreaktivität.

Unter den untersuchten intrazerebralen und spinalen Karzinommetastasen war in sechs von neun Fällen eine sehr starke Markierung der Tumorzellen festzustellen (Abb. 43e,f). Außerdem waren ein intrazerebrales Non-Hodgkin-Lymphom, eine intrazerebrale Metastase eines polymorphen Rhabdomyosarkoms und zwei von vier vertebralen Plasmozytomen Tr-positiv. Die Tr-negativen Plasmozytome hatten niedrige Ki-67-Indizes zwischen 0,9% und 4,2%, während die beiden positiven Tumoren Werte von 18% bzw. 20% aufwiesen (Abb. 43c,d).

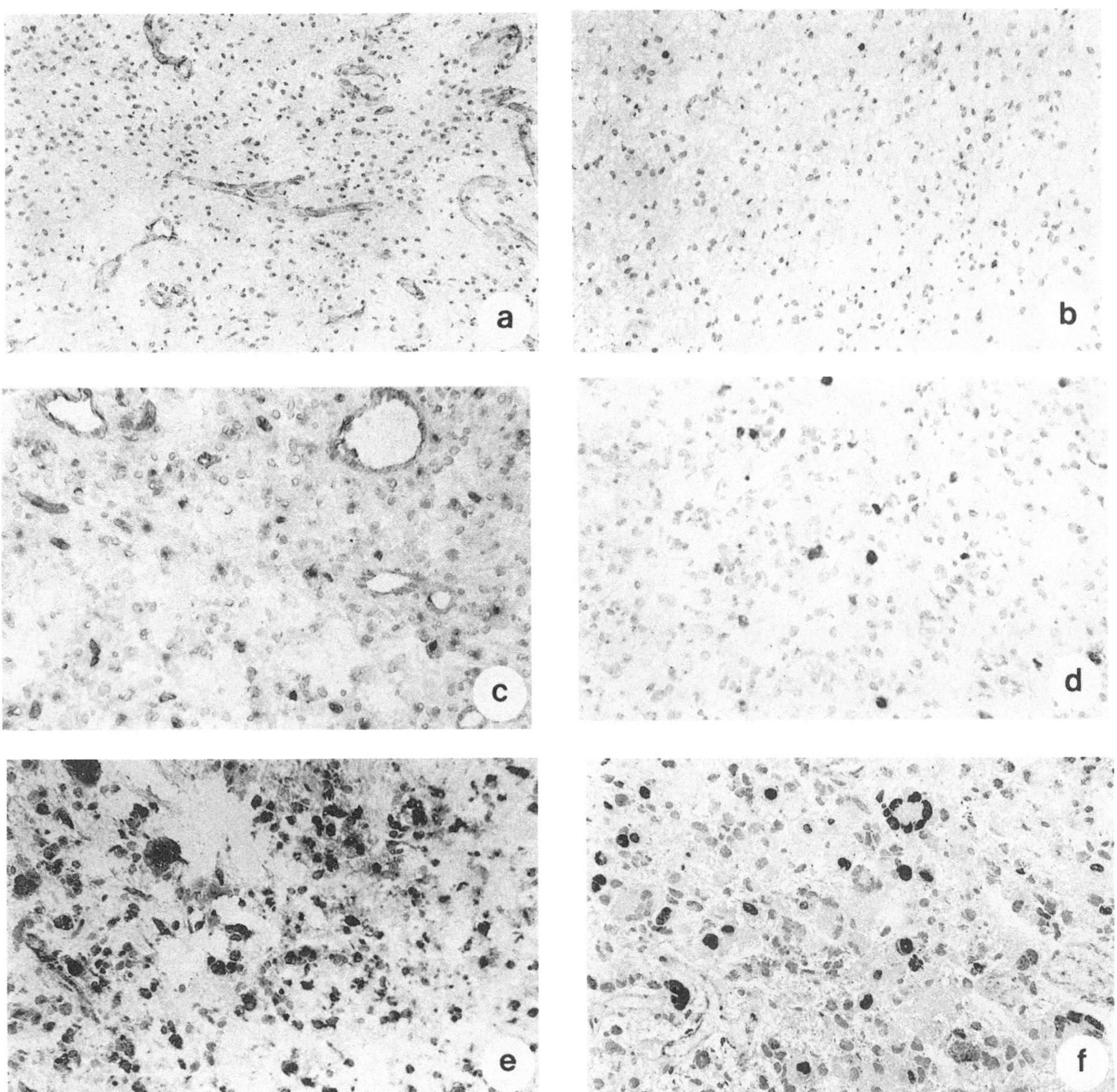

Abb. 42. a-b) *Astrozytom (WHO-Grad II)*. Die Tr-Expression ist auf Tumorgefäße beschränkt (a). Der Ki-67-Index liegt unter 1%. NP 678/88. 120x. **c-d)** *Oligodendrogliom (WHO-Grad II)*. Immunreaktivität für Tr findet sich außer in Gefäßendothelien auch in einem kleinen Teil der Tumorzellen (c). Der Ki-67-Index beträgt 8,5% (d). NP 669/88. 150x. **e-f)** *Riesenzellglioblastom (WHO-Grad IV)*. Starke Tr-Expression in der Mehrheit der Tumorzellen (e). Der Ki-67-Index liegt bei 13% (f). NP 602/88. 150x. a-f) Gegenfärbung mit Hämalaun

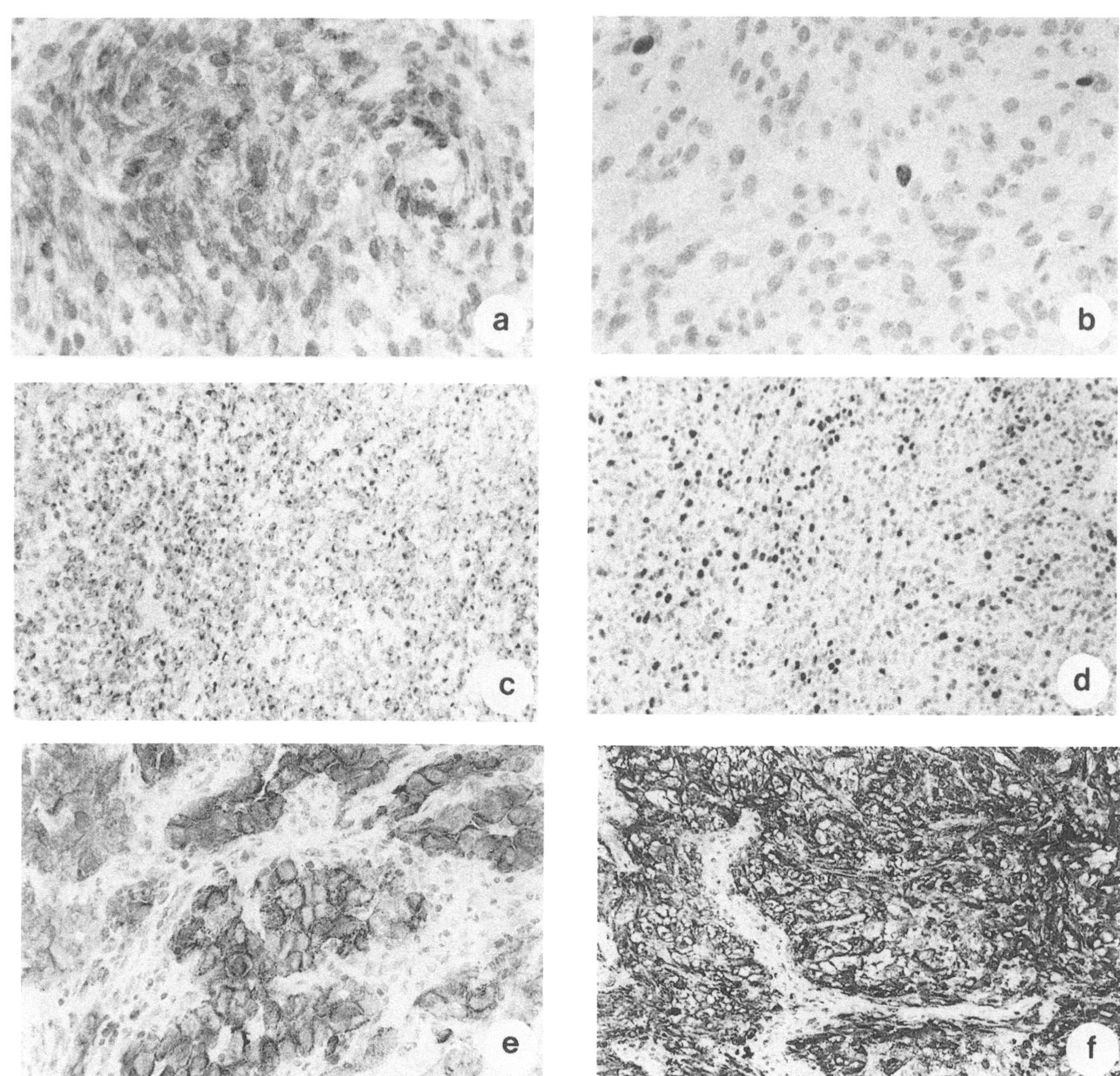

Abb. 43. a-b) *Meningeom, endotheliomatös (WHO-Grad I).* Tr-Expression in einem Teil der Tumorzellen (a). Der Ki-67-Index liegt unter 1%. NP 1103/88. 400x. **c-d)** *Plasmozytom.* Viele Tumorzellen reagieren Tr-positiv (c). Diese Geschwulst hat 18% Ki-67-positive Tumorzellen. NP 493)88. 120x. **e)** *Paravertebrale Metastase vom Typ eines entdifferenzierten Karzinoms.* Starke Tr-Immunreaktivität in den Karzinomzellen, während das mesenchymale Stroma nicht markiert ist. Der Ki-67-Index dieses Tumors lag bei 17%. NP 313/88. 240x. **f)** *Intrazerebrale Hypernephrommetastase.* Generalisierte starke Anfärbung der Tumorzellen für den Tr. Dieser Tumor hatte einen Ki-67-Index von 9%. NP 675/88. 150x. a-f) Gegenfärbung mit Hämalaun

3.1.4.4 c-néu-Onkoprotein

Das c-neu-Onkoprotein (p185neu) wurde mit dem monoklonalen Antikörper 9G6 an Kryostatschnitten von 101 Tumoren des Nervensystems immunhistochemisch nachgewiesen (Tabelle 25). Hierbei fanden sich in allen Meningeomen, in der Mehrheit der Karzinommetastasen und in einem Neurinom positive Tumorzellen. Die Immunreaktivität war in diesen Fällen im wesentlichen Zellmembran-assoziiert (Abb. 44a,c,d), gelegentlich fand sich aber zusätzlich auch eine zytoplasmatische Anfärbung (Abb. 44b). Unter den Karzinommetastasen waren insbesondere Adenokarzinommetastasen verschiedener Organe besonders stark immunreaktiv, während eine kleinzellige Lungenkarzinommetastase und eine Hypernephrommetastase vollständig negativ blieben. In den Meningeomen war die Stärke der Immunreaktion in der Regel wesentlich schwächer. Eine eindeutige Bevorzugung eines bestimmten Subtyps war hier nicht zu erkennen. Auch das c-neu-positive Neurinom war im Vergleich zu den positiven Karzinommetastasen nur schwach markiert.

Alle anderen untersuchten Tumoren des Nervensystems, darunter verschiedene Gliome, Medulloblastome, PNET und neuronale Tumoren waren vollständig negativ. Auch verschiedene andere nicht-neuroepitheliale Tumoren zeigten keine Immunreaktivität (vgl. Tabelle 25).

3.1.4.5 Proteinkinase C

Es wurden insgesamt 126 Tumoren des Nervensystems immunhistochemisch an Kryostatschnitten mit dem monoklonalen Antikörper C5 untersucht. Die Resultate wurden mit der an Serienschnitten ermittelten Proliferationsaktivität der Tumoren verglichen (Tabelle 26).

3.1.4.5.1 Normales und reaktives Hirngewebe

In Kryostatschnitten von autoptisch gewonnenem Gewebe aus zwei normalen adulten menschlichen Gehirnen fand sich die Immunreaktivität mit dem C5-Antikörper beschränkt auf das Zytoplasma und die Zellfortsätze der Astrozyten. Die Membrana limitans gliae externa war stark positiv. Außerdem zeigte sich eine Akkumulation der Immunreaktivität im Bereich der perivaskulären Astrogliazellfortsätze (Membrana limitans perivascularis). Im Kleinhirn reagierte neben den Astrozyten der weißen Substanz auch die Bergmannsche Glia im perinukleären Zytoplasma und in den radialen Fortsätzen durch die Molekularschicht. Oligodendrozyten, Ependymzellen mit Ausnahme der

Tanyzyten im Bereich des III. Ventrikels, Zellen des Plexus choroideus, Neurone, leptomeningeale Zellen und Zellen intrazerebraler Blutgefäße waren negativ. Die Verteilung der PKC-Immunreaktivität stimmte somit im normalen menschlichen Gehirn weitgehend mit derjenigen des sauren Gliafaserproteins überein.

In reaktiven Astrozyten fand sich ebenfalls eine starke PKC-Immunreaktivität, die sowohl innerhalb des Zytoplasmas als auch in den zahlreichen Zellfortsätzen nachweisbar war (Abb. 45a).

3.1.4.5.2 Astrozytome

In allen Astrozytomen waren Tumorzellen mit einer Markierung für PKC im perikaryellen Zytoplasma und zum Teil auch in den Zellfortsätzen vorhanden (Abb. 45b,c). Eine Anfärbung im Bereich des Zellkerns war nie zu beobachten. In einzelnen gemistozytischen Astrozytomzellen war eine Akzentuierung der Immunreaktivität im Bereich der Zellmembran-nahen Zytoplasmaanteile zu erkennen, während die inneren Zytoplasmaabschnitte nur geringfügig oder gar nicht reagierten. Im Regelfall zeigten die Tumorzellen jedoch eine homogene zytoplasmatische Verteilung des Immunprodukts. Der Anteil positiver Tumorzellen variierte von Tumor zu Tumor, und in vielen Geschwülsten zeigte sich eine beträchtliche regionale Heterogenität. Obwohl alle zytologischen Subtypen von Astrozytomzellen markiert wurden, erwiesen sich solche mit großem Zytoplasma wie gemistozytische Astrozyten als besonders stark positiv (Abb. 45c; Abb. 47a), während kleine undifferenzierte Gliomzellen nur unregelmäßig und schwächer markiert waren. Intratumorale Blutgefäße und Nekroseareale waren immer PKC-negativ.

3.1.4.5.3 Oligodendrogliome

In allen Oligodendrogliomen war eine von Fall zu Fall variable Anzahl GFAP- und Vimentin-positiver astrozytär-differenzierter Tumorzellen nachweisbar, die stark PKC-positiv waren. Zusätzlich zeigten auch typische oligodendrogliöse Tumorzellen mit kleinen runden hyperchromatischen Zellkernen eine Immunreaktivität in ihren spärlichen Zytoplasmaanteilen und kurzen Fortsätzen (Abb. 45e). Daneben waren jedoch andere oligodendrogliöse Tumorzellen vorhanden, die überhaupt keine Expression von PKC aufwiesen. Die durchschnittliche Anzahl positiver Tumorzellen war daher in Oligodendrogliomen geringer als in Astrozytomen. Innerhalb der Gruppe der Oligodendrogliome fand sich kein signifikanter Unterschied in der Anzahl immunreaktiver Tumorzellen zwischen niedriggradigen Tumoren und dem anaplastischen Oligodendrogliom.

Tabelle 25. Expression des c-neu-Onkoproteins in Tumoren des Nervensystems

Diagnose und Grad	No.	c-neu-Expression				
		0	**1**	**2**	**3**	**4**
Astrozytom, pilozyt. (I)	2	2	0	0	0	0
Astrozytom (II)	9	9	0	0	0	0
Astrozytom, anapl. (III)	5	5	0	0	0	0
Oligodendrogliom (II)	2	2	0	0	0	0
Oligodendrogliom, anapl. (III)	3	3	0	0	0	0
Mischgliom (II)	1	1	0	0	0	0
Ependymom (II)	1	1	0	0	0	0
Glioblastom (IV)	15	15	0	0	0	0
Gliosarkom (IV)	1	1	0	0	0	0
Medulloblastom (IV)	3	3	0	0	0	0
PNET	2	2	0	0	0	0
Pineozytom (II)	1	1	0	0	0	0
Ganglioneurom*	1	1	0	0	0	0
Ganglioneuroblastom**	1	1	0	0	0	0
Ästhesioneuroblastom (III)	1	1	0	0	0	0
Neurinom (I)	4	3	0	1	0	0
Rez. Neurinom, anapl. (III)	1	1	0	0	0	0
Meningeom (I)	21	0	3	3	15	0
Meningeom, atyp. (II)	1	0	0	0	1	0
Meningiom, anapl. (III)	1	0	0	0	1	0
Kapilläres Hämangioblastom (I)	2	2	0	0	0	0
Hypophysenadenom (I)	2	2	0	0	0	0
I.c. malignes Lymphom	2	2	0	0	0	0
Plasmozytom	2	2	0	0	0	0
I.c. malignes Melanom	2	2	0	0	0	0
Karzinommetastase						
- Adenokarzinom	9	0	2	0	5	2
- kleinzell. Karzinom	1	1	0	0	0	0
- Plattenepithelkarzinom	1	0	0	0	1	0
- Hypernephrom	2	1	0	0	1	0
- pap. Schilddrüsenkarzinom	1	0	0	0	0	1
I.c. Rhabdomyosarkommetastase	1	1	0	0	0	0
Gesamt	101	65	5	4	24	3

* gutartig; ** Grad II nach Hughes et al. (1974)

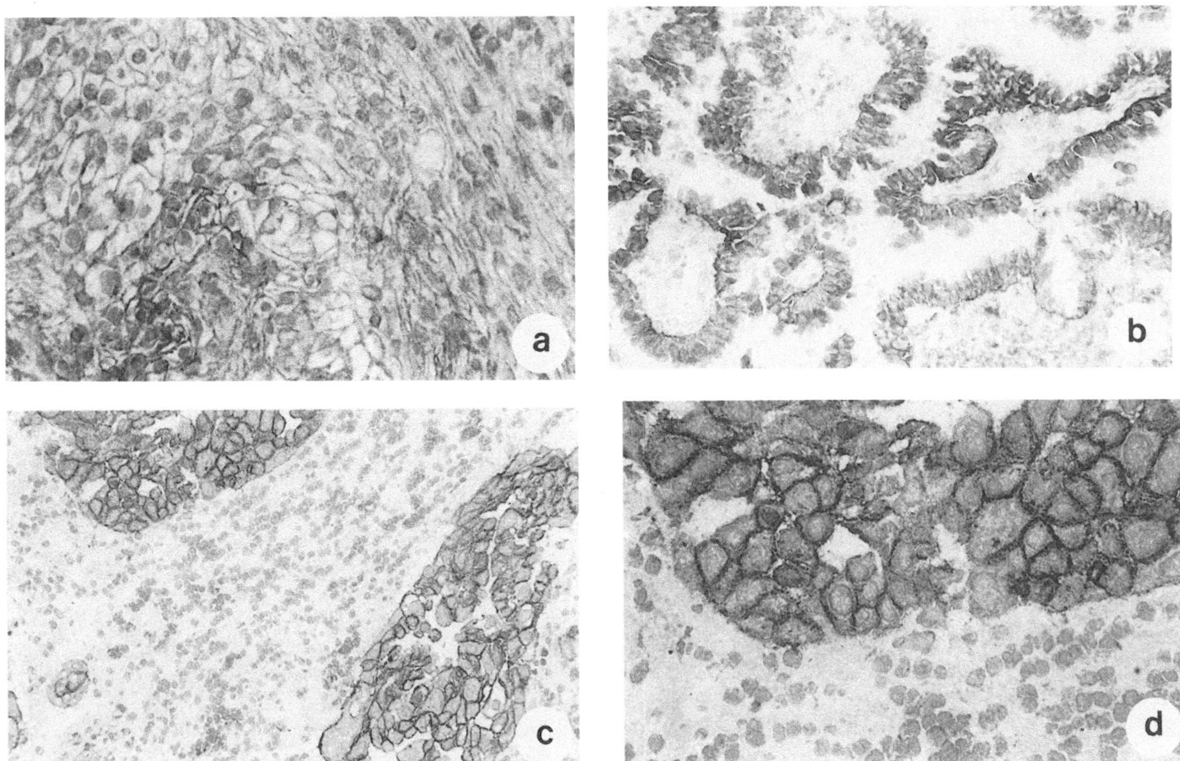

Abb. 44. a) *Meningeom, endotheliomatös (WHO-Grad I)*. Überwiegend Zellmembran-assoziierte Immunreaktivität für das c-neu-Onkoprotein. NP 332/89. 280x. **b)** *Intrazerebrale Metastase eines papillären Adenokarzinoms der Lunge*. Starke Immunreaktivität für c-neu auch im Zytoplasma der epithelialen Tumorzellen. NP 669/89. 120x. **c-d)** *Kleinhirnmetastase eines Adenokarzinoms der Lunge*. Zellmembran-assoziierte Anfärbung für das c-neu-Onkoprotein. NP 666/87. c) 120x. d) 280x. a-d) Gegenfärbung mit Hämalaun

Tabelle 26. Expression von Proteinkinase C in Tumoren des Nervensystems

Diagnose und Grad	No.	Ki-67-Proliferationsrate			PKC-Expression				
		x (%)	STD	Range (%)	0	1	2	3	4
Astrozytom, pilozytisch (I)	4	<1	<1	-	0	0	0	2	2
Astrozytom (II)	13	1,1	2,0	<1 - 7	0	0	1	9	3
Astrozytom, anapl. (III)	6	8,0	6,9	1,3 - 21	0	1	0	5	0
Rez. Astrozytom, gemistozytisch (II)*	2	2,5	2,5	<1 - 5	0	0	0	2	0
Rez. Astrozytom, anapl. (III)**	1	10	-	-	0	0	0	1	0
Rez. Astrozytom, anapl. (IV)***	2	48,5	4,5	44 - 53	0	0	2	0	0
Subependymales Riesen-zellastrozytom (I)	1	<1	-	-	0	1	0	0	0
Oligodendrogliom (II)	5	3,4	2,8	<1 - 8,5	0	0	4	1	0
Oligodendrogliom, anapl. (III)	1	11	-	-	0	0	1	0	0
Rez. Oligodendrogliom, anapl. (III)****	4	12,8	3,1	10 - 18	0	2	1	1	0
Mischgliom (II)	3	3,8	3,3	<1 - 8	0	0	2	3	0
Mischgliom, anapl. (III)	7	14,1	8,8	3 - 29	0	2	3	2	0
Ependymom (II)	3	1,3	1,4	<1 - 3,2	0	2	1	0	0
Subependymom (I)	2	<1	<1	-	0	0	0	0	2
Gangliogliom (I)	1	<1	-	-	0	0	1	0	0
Glioblastom (IV)	15	9,5	8,4	<1 - 28	0	4	5	4	2
Medulloblastom (IV)	4	25,8	14,2	6 - 42	4	0	0	0	0

Erläuterungen zu Tabelle 26: x: Mittelwert; STD: Standardabweichnung; Range: Spannweite (Minimum-Maximum); * 1. Rezidive von gemistozytischen Astrozytomen (WHO-Grad II); ** 1. Rezidiv eines anaplastischen Astrozytoms (WHO-Grad III); *** hochgradig anaplastische Rezidive von primär gemistozytischen Astrozytomen (vgl. Winkler et al. 1988); **** drei Rezidive von isomorphen Oligodendrogliomen (WHO-Grad II) und ein Rezidiv eines polymorphen Oligodendrogliomes (WHO-Grad III)

Tabelle 26. Expression von Proteinkinase C in Tumoren des Nervensystems (Fortsetzung)

Diagnose und Grad	No.	Ki-67-Proliferationsrate			PKC-Expression				
		x (%)	STD	Range (%)	0	1	2	3	4
Neurinom (I)	7	<1	<1	-	3	2	1	1	0
Rez. Neurinom, anapl. (III)	1	22	-	-	1	0	0	0	0
Ganglioneurom	1	<1	-	-	1	0	0	0	0
Ganglioneuroblastom	1	7,7	-	-	1	0	0	0	0
Meningeom (I)	19	1,0	1,1	<1 - 3,8	12	3	3	1	0
Rez. Meningeom, anapl. (III)	1	10	-	-	1	0	0	0	0
Kapilläres Hämangioblastom (I)	1	<1	-	-	0	0	1	0	0
Karzinommetastase	14	17,0	15,6	<1 - 46	14	0	0	0	0
Malignes Melanom, i.c.	1	<1	-	-	1	0	0	0	0
Malignes Lymphom, i.c.	1	27	-	-	1	0	0	0	0
Rhabdomyosarkommetastase, i.c.	1	8	-	-	1	0	0	0	0
Plasmozytom	3	7,7	7,4	<1 - 18	3	0	0	0	0

3.1.4.5.4 Mischgliome

In den Mischgliomen entsprach das Muster der Immunreaktivität den bereits für die Astrozytome und Oligodendrogliome beschriebenen Befunden. Obwohl es an Kryostatschnitten schwierig ist, sicher zwischen oligodendrogliösen und astrozytären Tumorzellen zu unterscheiden, konnte man doch den Eindruck gewinnen, daß die Astrozytomkomponente in den Mischgliomen eine stärkere Expression von PKC aufwies als die oligodendrogliösen Tumoranteile. Auch in den Mischgliomen zeigte sich eine beträchtliche Heterogenität der Immunreaktivität sowohl innerhalb eines einzelnen Tumors als auch im Vergleich zwischen verschiedenen Tumoren. Die Anzahl positiver Tumorzellen in den anaplastischen Mischgliomen lag meist nur im Bereich um oder unter 50% (Abb. 45g), während diese Tumoren fast alle hoch proliferativ waren (Abb. 45h).

3.1.4.5.5 Ependymome

Drei Ependymome des WHO-Grades II zeigten eine partielle Tumorzellmarkierung für PKC. Insbesondere Zellfortsätze in Rosetten und perivaskulären Pseudorosetten wiesen eine starke Immunreaktivität auf (Abb. 45f). In zwei Subependymomen zeigten fast alle Tumorzellen eine starke Anfärbung für PKC.

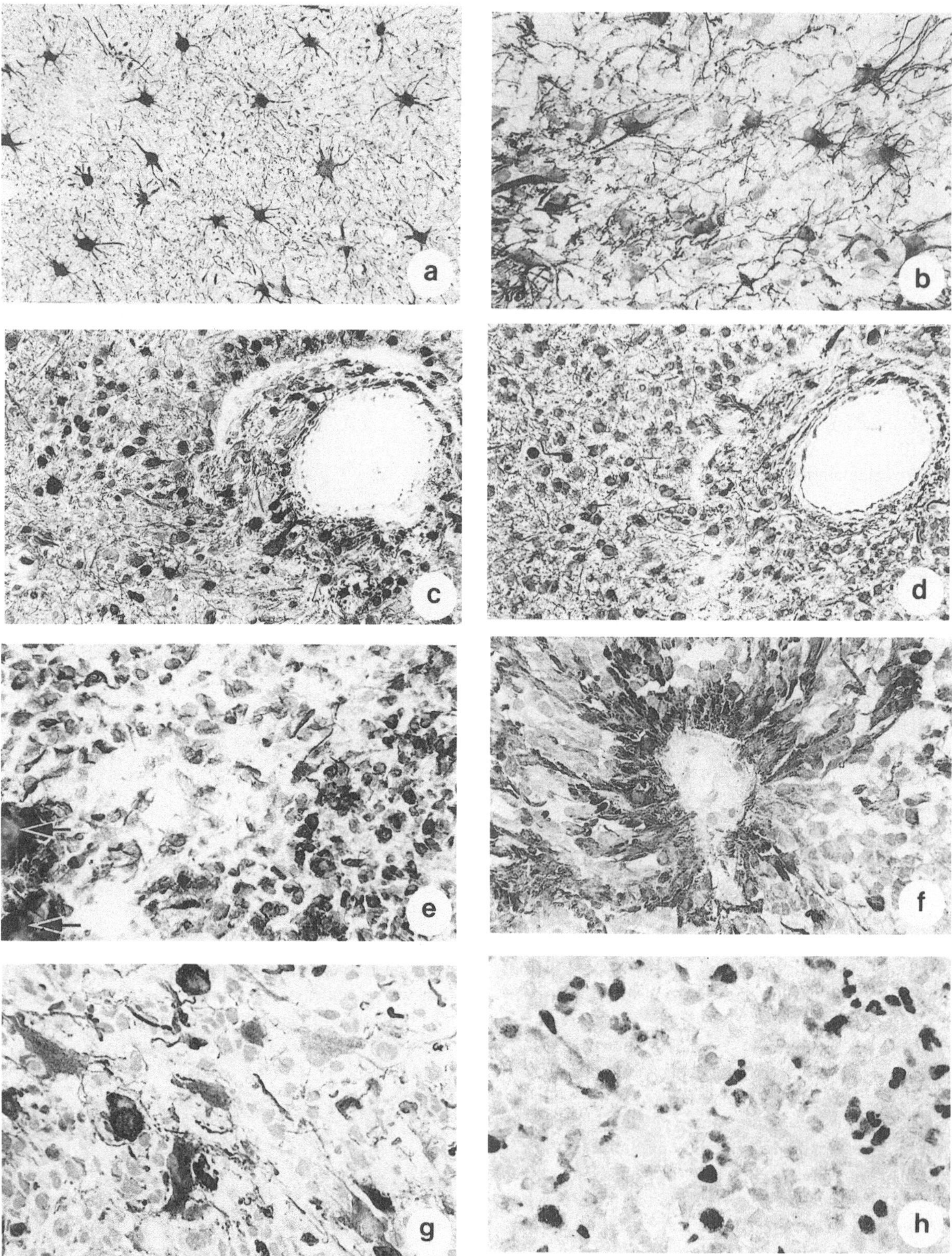

Abb. 45. a) *Reaktive Astrogliose*. Nachweis von Proteinkinase C (PKC) in reaktiven Astrozyten der peritumorösen weißen Substanz um eine intrazerebrale Karzinommetastase. 120x. **b)** *Astrozytom (WHO-Grad II)*. PKC-Immunreaktivität in neoplastischen Astrozyten. NP 177/88. 280x. **c-d)** *Astrozytom, gemistozytisch (WHO-Grad II)*. Immunreaktivität für PKC (c) und GFAP (d) an Folgeschnitten. NP 15/88. 120x. **e)** *Oligodendrogliom (WHO-Grad II)*. Zahlreiche Tumorzellen reagieren PKC-positiv. Beachte die Mikroverkalkungen (Pfeile). NP 3/87. 280x. **f)** *Ependymom (WHO-Grad II)*. Die Immunreaktivität für PKC zeigt eine besondere Assoziation zu Zellfortsätzen in perivaskulären Pseudorosetten. NP 831/87. 280x. **g-h)** *Mischgliom, anaplastisch (WHO-Grad III)*. Partielle Markierung der Tumorzellen für PKC (g). Der Tumor hat einen Proliferationsindex von 24% (h). NP 642/87. 280x. a-h) Gegenfärbung mit Hämalaun

3.1.4.5.6 Glioblastome

In den Glioblastomen fanden sich PKC-positive Tumorzellen in von Tumor zu Tumor variabler Anzahl und meist irregulärer Verteilung innerhalb eines Tumors. Einzelne Glioblastome enthielten nur sehr wenige positive Tumorzellen, während in anderen die Mehrzahl der Tumorzellen markiert war (Abb. 46a). Gewöhnlich erwiesen sich astrozytäre Tumorzellen und Zellen mit größerem Zytoplasma einschließlich der multinukleären Riesenzellen als stark immunreaktiv (Abb. 46c), während kleine anaplastische Gliomzellen meist negativ waren. Auffällig war in den Glioblastomen ferner eine Akkumulation der PKC-Immunreaktivität in perivaskulär gelegenen Tumorzellen und in Tumorzellen und Fortsätzen in sogenannten astroblastischen Tumorzellformationen (Abb. 46b). Tumorgewebsnekrosen und Tumorgefäße einschließlich der typischen Glioblastomgefäße erwiesen sich dagegen immer als PKC-negativ (Abb. 46a,b).

3.1.4.5.7 Rezidivgliome

Diese heterogene Tumorgruppe umfaßte neun Patienten mit Gliomrezidiven. Vier davon waren Rezidive von typischen gemistozytischen Astrozytomen des WHO-Grades II (vgl. Resultate 3.1.3.6). Zwei dieser Rezidivastrozytome zeigten keine wesentliche Anaplasiezunahme, und die Immunreaktivität für PKC war entsprechend stark und weitverbreitet in fast allen Tumorzellen nachweisbar (Abb. 47a,b). Im Gegensatz hierzu zeigten die beiden anderen Tumoren, die in Form hochgradig anaplastischer Geschwülste rezidivierten, nur wenige PKC-positive Tumorzellen, die überwiegend den differenzierten, GFAP-positiven astrozytären Tumorzellen entsprachen, während die vorherrschenden kleinen anaplastischen Gliomzellen mehrheitlich PKC-negativ waren (Abb 47c,d). In einem anderen anaplastischen Rezidivastrozytom (WHO-Grad III) fanden sich dagegen noch viele positive Astrozytomzellen.

Außer den Astrozytomen wurden auch drei anaplastische Oligodendrogliomrezidive untersucht, die 2, 8 und 24 Jahre nach der Erstoperation aufgetreten waren (vgl. Resultate 3.1.3.6). PKC war in diesen Geschwülsten in einem Teil der Tumorzellen nachweisbar, wobei neben GFAP-positiven astrozytären Tumorzellen auch typische oligodendrogliöse Zellen markiert waren. In dem Rezidiv eines polymorphen Oligodendroglioms (WHO-Grad III) fanden sich nur wenige PKC-positive Tumorzellen, darunter einzelne Tumorriesenzellen und vor allem perivaskulär lokalisierte Zellelemente.

3.1.4.5.8 Medulloblastome

In vier Medulloblastomen, eines vom klassischen und drei vom desmoplastischen Typ, erwiesen sich die Tumorzellen ausnahmslos als PKC-negativ. Nur reaktive Astrozyten und deren Zellfortsätze waren markiert.

3.1.4.5.9 Meningeome

Die Mehrheit der untersuchten Meningeome war PKC-negativ. In sieben von zwanzig Tumoren fanden sich allerdings Inseln endotheliomatöser Tumorzellen mit schwacher Immunreaktivität, welche in einem Teil der Fälle als Membran-assoziierte Anfärbung imponierte (Abb. 48d).

3.1.4.5.10 Karzinommetastasen

In keiner der vierzehn untersuchten Karzinommetastasen verschiedenen Typs fand sich eine Immunreaktivität für PKC in den epithelialen Tumorzellen. Lediglich reaktive Astrozyten waren stark markiert (Abb. 48a-c).

3.1.4.5.11 Sonstige Tumoren

Die neuronalen Tumorzellen in einem gutartigen Gangliogliom, in einem gutartigen Ganglioneurom und in einem polymorphen Ganglioneuroblastom zeigten keine Immunreaktivität für PKC. Drei von sechs gutartigen Neurinomen enthielten eine geringe Anzahl positiver Tumorzellen. Interessanterweise zeigten dieselben Tumoren auch eine partielle GFAP-Expression. Ein mehrfach rezidiviertes anaplastisches Neurinom war hingegen vollständig PKC-negativ. Ein kapilläres Hämangioblastom des Kleinhirns (Lindau-Tumor) wies eine starke Expression von PKC in den im Tumor lokalisierten reaktiven Astrozyten auf. Zusätzlich war eine relativ schwache Immunreaktivität in einem Teil der stromalen Zellen nachzuweisen. Drei vertebrale Plasmozytome, ein intrazerebrales malignes Lymphom, ein intrazerebrales malignes Melanom und eine intrazerebrale Metastase eines Rhabdomyosarkoms waren negativ.

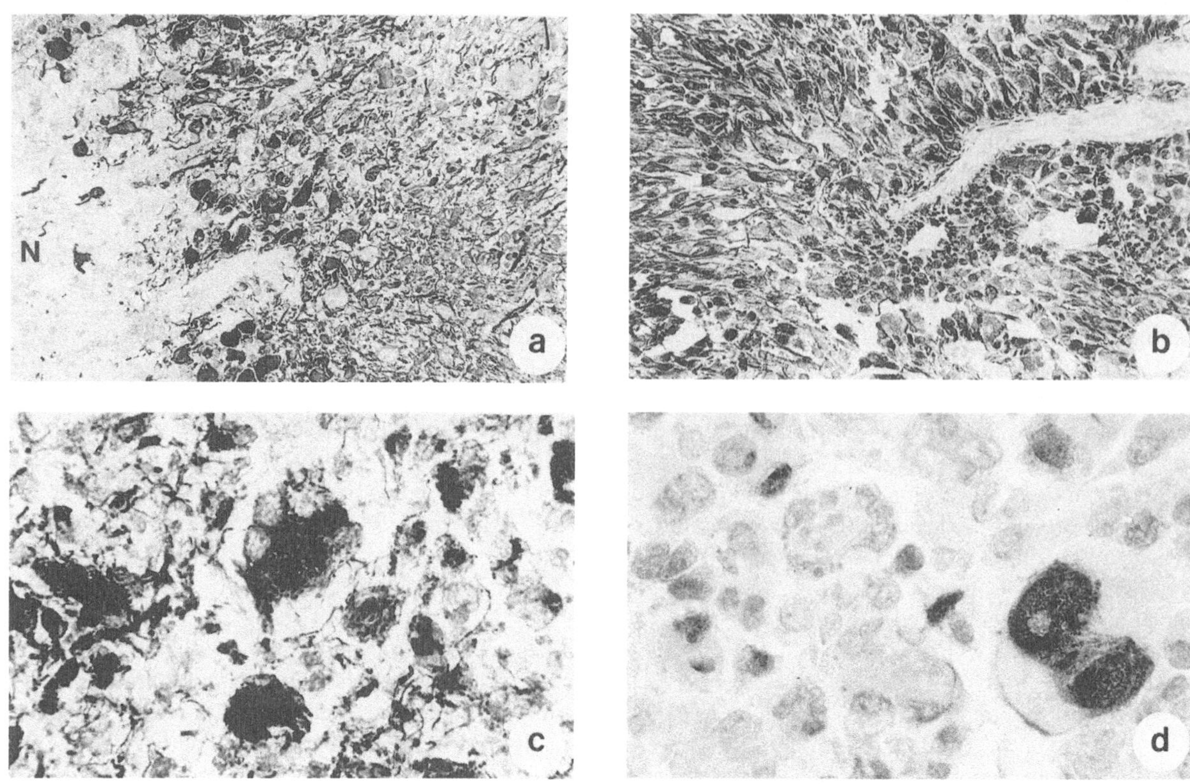

Abb. 46. a) *Glioblastom (WHO-Grad IV)*. Tumor mit starker Immunreaktivität für PKC in zahlreichen Tumorzellen. Die Tumornekrose (N) ist nicht markiert. NP 659/87. 120x. **b-d)** *Glioblastom (WHO-Grad IV)*. Starke Markierung für PKC in perivaskulären astroblastischen Tumorzellformationen (b). Multinukleäre Tumorriesenzellen exprimieren zum Teil PKC (c) und reagieren sehr variabel Ki-67-positiv (d). NP 741/87. b) 120x, c,d) 280x. a-d) Gegenfärbung mit Hämalaun.

3.1.4.5.12 Doppelmarkierungsexperimente

An ausgewählten Fällen niedrig- und hochmaligner Gliome wurden Doppelmarkierungsexperimente mit C5 und Ki-67 durchgeführt. In diesen Experimenten konnte gezeigt werden, daß nur sehr wenige Gliomzellen beide Antigene gleichzeitig exprimieren. Die Mehrheit der Zellen war entweder nur PKC- bzw. nur Ki-67-positiv oder für beide Antigene negativ. Dieses Ergebnis bestätigte den schon an Serienschnitten gewonnenen Eindruck einer negativen Korrelation zwischen der Expression von Ki-67 und PKC.

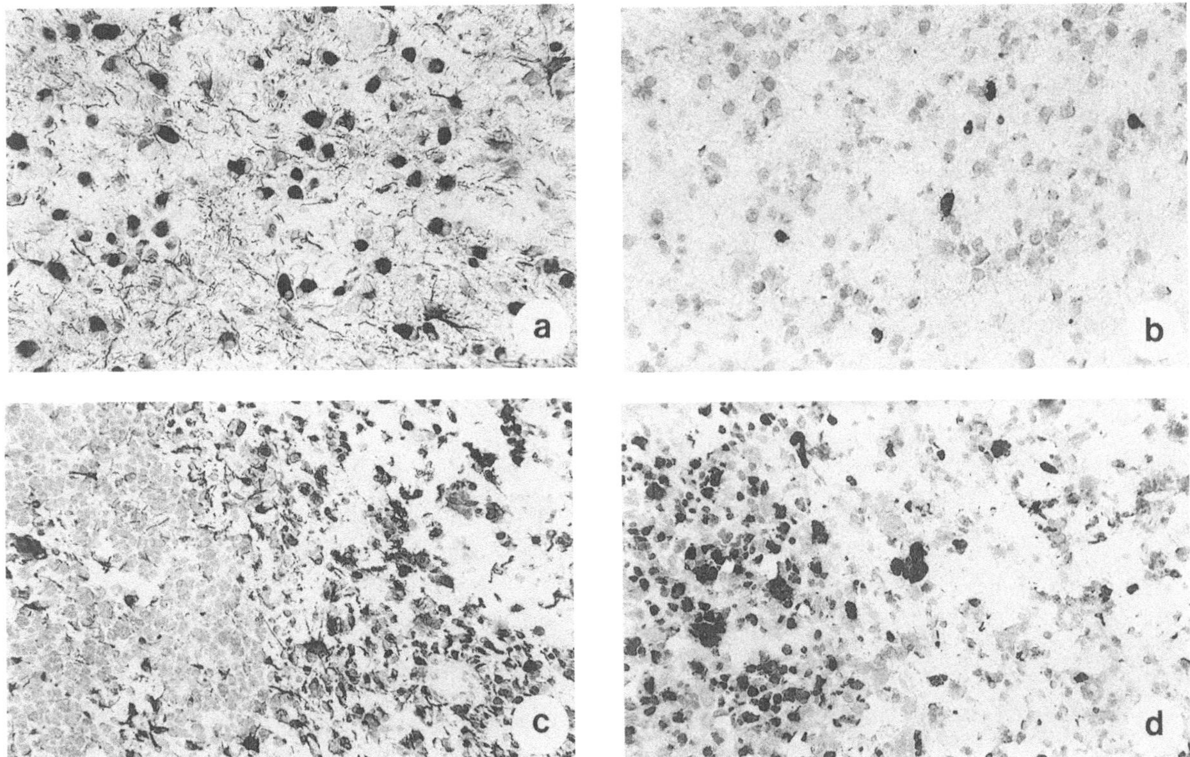

Abb. 47. a-b) *Astrozytom, gemistozytisch, 1. Rezidiv (WHO-Grad II).* Dieser Tumor zeigte im Vergleich zur Primärgeschwulst keinen wesentlichen Gestaltwandel. PKC-Immunreaktivität ist in der Mehrheit der Tumorzellen vorhanden (a), und der Ki-67-Index ist mit 5% noch relativ niedrig (b). NP 661/87. 120x. **c-d)** *Astrozytom, anaplastisch, 1. Rezidiv (WHO-Grad IV).* Dieser hochgradig anaplastische Rezidivtumor eines gemistozytischen Astrozytomes des WHO-Grades II zeigt eine Immunreaktivität nur noch in astrozytär differenzierten Tumorzellen (rechte Seite von c), während die kleinzelligen anaplastischen Gliomzellen (linke Seite von c) mehrheitlich negativ sind. Für Ki-67 ergibt sich am Nachbarschnitt ein komplementäres Bild. Der Proliferationsindex dieses Tumors lag bei 48%. NP 732/87. 120x. a-d) Gegenfärbung mit Hämalaun

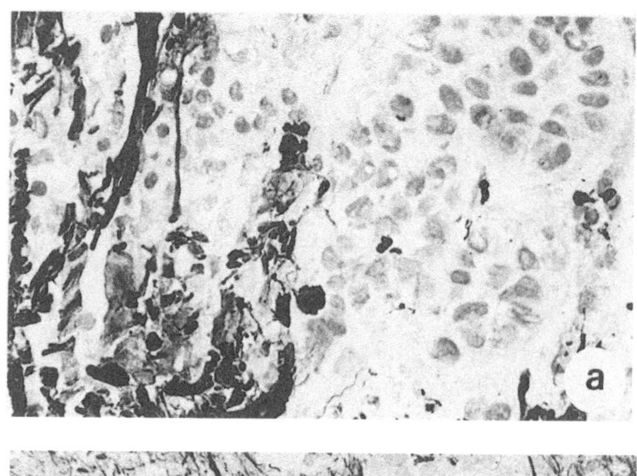

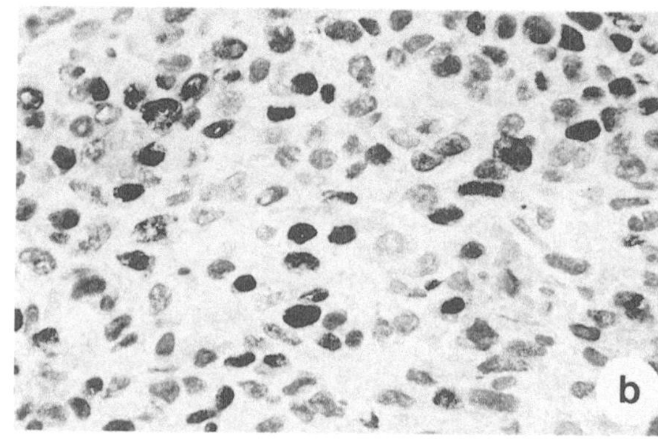

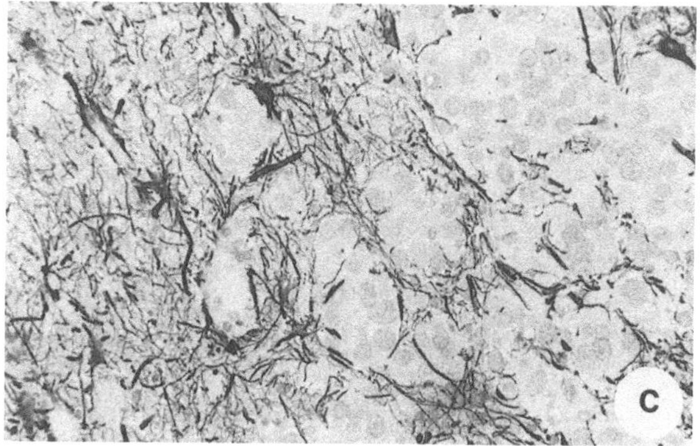

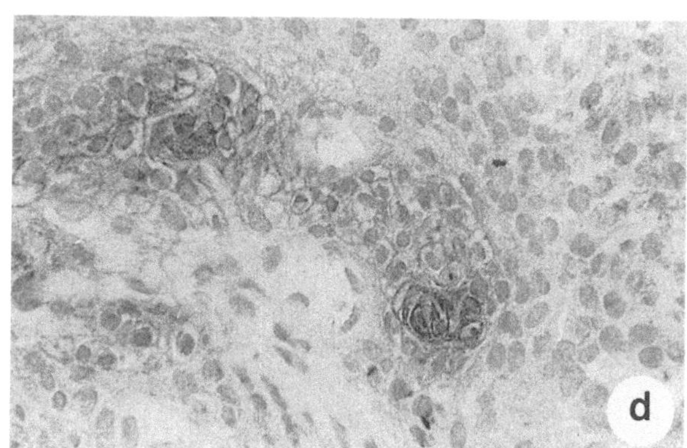

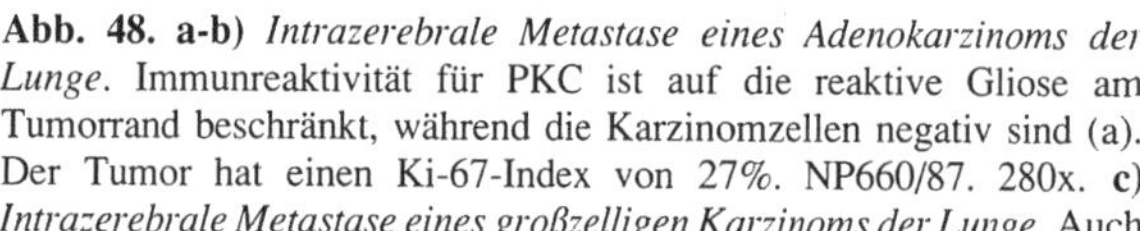

Abb. 48. a-b) *Intrazerebrale Metastase eines Adenokarzinoms der Lunge.* Immunreaktivität für PKC ist auf die reaktive Gliose am Tumorrand beschränkt, während die Karzinomzellen negativ sind (a). Der Tumor hat einen Ki-67-Index von 27%. NP660/87. 280x. **c)** *Intrazerebrale Metastase eines großzelligen Karzinoms der Lunge.* Auch

in diesem Fall ist lediglich die reaktive Gliose positiv für PKC. NP 811/87. 280x. **d)** *Meningeom, endotheliomatös (WHO-Grad I).* Schwache Immunreaktivität für PKC in einem Teil der endotheliomatösen Geschwulstzellen. NP 53/88. 280x. (a-d) Gegenfärbung mit Hämalaun

3.2 *Ergebnisse an experimentellen Tumoren des Nervensystems*

3.2.1 Untersuchungen zur Expression von Differenzierungsantigenen in ENU-induzierten Gliomen der Ratte

3.2.1.1 Reaktive Gliose

Reaktive Astrozyten in und um ENU-induzierte Tumoren des ZNS der Ratte zeigten eine starke GFAP-Expression (Abb. 49a-c). Interessanterweise fanden sich GFAP-positive reaktive Astrozyten nicht nur in den größeren Tumoren, sondern waren bereits in den kleinsten neoplastischen Läsionen vorhanden (Abb. 49a). Dadurch war es in einigen Fällen möglich, zusätzliche, sehr kleine neoplastische Frühveränderungen in GFAP-gefärbten Schnitten zu erkennen, die in HE-gefärbten Nachbarschnitten zunächst nicht aufgefallen waren. Ein großer Teil der reaktiven

Astrozyten, speziell diejenigen die in unmittelbarer Nähe oder im Tumor selbst lokalisiert waren, zeigte eine Koexpression von Vimentin (Abb. 49d). Zusätzlich zu GFAP und Vimentin waren nahezu alle reaktiven Astrozyten S-100-positiv. Vereinzelt reagierten sie auch schwach mit dem NSE-Antiserum, waren jedoch Neurofilament-negativ. HNK-1- und FAL-Immunreaktivität ließen sich ebenfalls nur selten nachweisen. In Ependymzellen, die in der Nachbarschaft intrazerebraler Tumoren lokalisiert waren, fand sich manchmal zusätzlich zu der im normalen Ependym vorhandenen Expression von Vimentin und S-100 auch eine Anfärbung für GFAP (Abb. 54f).

3.2.1.2 ENU-induzierte Gliome

Es wurden insgesamt 104 auf transplazentarem Wege durch einmalige Applikation von ENU induzierte Tumoren des ZNS immunhistochemisch untersucht (vgl. Tabelle 27 und 28). Die beiden vorherrschenden Tumortypen in dieser Serie waren Oligodendrogliome

Tabelle 27. Expression von Differenzierungsantigenen in intrazerebralen ENU-induzierten Gliomen der Ratte

Diagnose	Größe	No.	GFAP	Vim	NF	S-100	NSE	HNK-1	FAL
	<0,5mm	9	0/0	0/0	0/0	3/1	0/0	9/4	0/0
Oligoden-	<1mm	8	0/0	2/1	0/0	8/1	0/0	8/4	0/0
drogliom	<3mm	9	0/0	7/2	0/0	8/2	0/0	9/4	0/0
	>3mm	4	2/1	4/2	0/0	4/2	1/1	4/3	0/0
	<0,5mm	4	0/0	3/1	0/0	3/1	0/0	4/2	0/0
Misch-	<1mm	6	2/1	5/2	0/0	6/2	2/1	5/2	0/0
gliom	<3mm	18	9/1	17/2	0/0	17/2	4/1	17/2	0/0
	>3mm	24	14/1	23/2	0/0	23/2	4/1	24/2	0/0
Glio-	<1mm	1	1/1	1/1	0/0	1/1	1/2	0/0	0/0
ependymom	>3mm	2	2/1	2/1	0/0	2/1	0/0	2/1	0/0
Mal. Gliom, Kleinhirn	>3mm	1	0/0	1/4	0/0	1/1	0/0	1/1	0/0

Tabelle 28. Expression von Differenzierungsantigenen in spinalen ENU-induzierten Gliomen der Ratte

Diagnose	Größe	No.	GFAP	Vim	NF	S-100	NSE	HNK-1	FAL
Oligoden-	<1mm	1	0/0	0/0	0/0	0/0	0/0	1/4	0/0
	<3mm	6	0/0	0/0	0/0	1/1	0/0	6/4	0/0
drogliom	>3mm	2	1/1	1/1	0/0	1/2	0/0	2/3	0/0
Misch-	<3mm	4	4/1	4/2	0/0	4/2	0/0	4/2	0/0
gliom	>3mm	3	3/1	3/2	0/0	3/2	1/1	3/2	0/0
Glioependymom	>3mm	1	0/0	0/0	0/0	1/1	1/1	0/0	0/0
Glio-	>3mm	1	1/2	1/2	0/0	1/2	0/0	1/1	0/0
sarkom			0/0	1/4	0/0	0/0	0/0	0/0	0/0
Total	-	18	9/1	9/2	0/0	11/2	2/1	17/2	0/0

Erläuterungen zu Tabelle 27 und 28: Größe: größter Durchmesser in mm; No.: Anzahl der Fälle. Die Zahl vor dem Querstrich gibt die Anzahl der für das jeweilige Antigen positiven Tumoren, und die Zahl nach dem Querstrich steht für die durchschnittliche Anzahl positiver Tumorzellen in der jeweiligen Tumorgruppe. Hierbei bedeutet 0: keine positiven Tumorzellen, 1: einzelne positive Tumorzellen (<10%), 2: mäßig viele positive Tumorzellen (<50%), 3: viele positive Tumorzellen (>50%) und 4: sehr viele positive Tumorzellen (>90%).

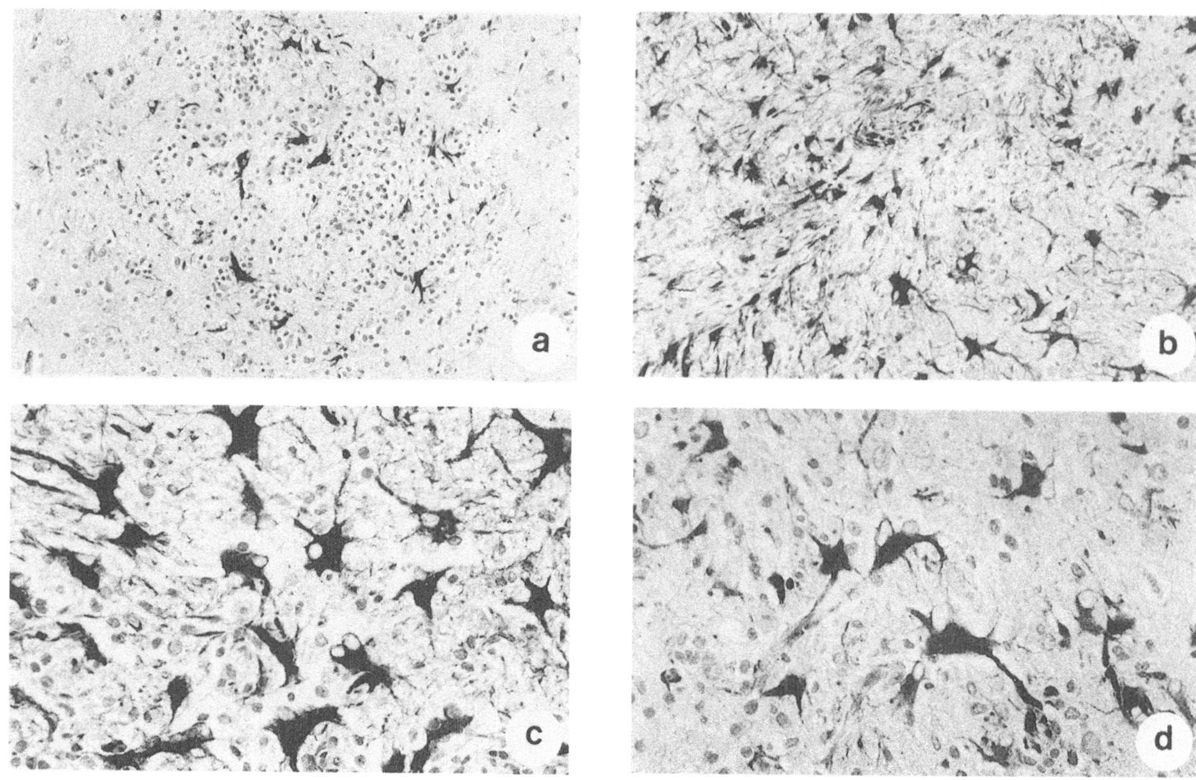

Abb. 49. a) Starke GFAP-Immunreaktivität in reaktiven Astrozyten in einer frühen neoplastischen Läsion im Kortex. Die Oligodendroglia-artigen Tumorzellen sind negativ. B572/2. 120x. **b)** Intensive Färbung für GFAP in der reaktiven Gliose um eine frühe neoplastische Läsion in der weißen Substanz. B573/2. 120x. **c)** Reaktive Astrozyten in der Peripherie eines großen zerebralen Mischglioms reagieren sehr stark GFAP-positiv. B565/3. 280x. **d)** Immunreaktivität für Vimentin in reaktiven Astrozyten. B546/1. 280x. a-d) Gegenfärbung mit Hämalaun

und Mischgliome unterschiedlicher Größe und Lokalisation. Die Tumoren zeigten außerdem verschiedene Anaplasie- und Polymorphiegrade. Die meisten der kleinsten neoplastischen Läsionen mit Durchmessern von weniger als 500 μm entsprachen kleinen herdförmigen Ansammlungen Oligodendroglia-ähnlicher Zellen. Zwischen diesen neoplastischen Zellen waren regelmäßig reaktive Astrozyten auszumachen. Nur in einem sehr kleinen Teil dieser frühen Läsionen ließen sich zusätzlich neoplastische Astrozyten nachweisen. Die etwas größeren Mikrotumoren mit Durchmessern zwischen 0,5 mm und 1 mm zeigen gewöhnlich eine schon deutlichere zelluläre Heterogenität. Sie entsprachen daher in ihrem histologischen Bild zumeist Mischgliomen, jedoch waren auch noch relativ isomorphe Tumoren vom oligodendrogliösen Typ vorhanden. Die mittelgroßen Tumoren mit Durchmessern unter 3 mm und insbesondere die großen Tumoren mit Durchmessern über 3 mm wiesen in aller Regel eine weitere Zunahme der zellulären Polymorphie auf. In diesen Tumoren vermischten sich Tumorzellen von astrozytärer und oligodendrozytärer Morphologie mit kleinen undifferenzierten anaplastischen Gliomzellen. Letztere zeigten eine Tendenz zur Ansammlung in anaplastischen, medulloblastomartigen Nestern, die zum Teil eindeutig perivaskulär lokalisiert waren, zum anderen Teil jedoch kein zentrales Gefäß oder Gefäßknäuel enthielten. Vaskuläre Proliferation, intratumorale Blutungen, zystische Degenerationen und Nekrosen waren wesentlich häufiger in den fortgeschritteneren Geschwülsten zu beobachten.

Außer den Oligodendrogliomen und Mischgliomen wurden zwei große zerebrale Tumoren untersucht, die ependymomartige Tumorabschnitte neben oligodendrogliösen oder mischgliomartigen Anteilen enthielten und daher als *Glioependymome* eingestuft wurden. Zusätzlich fand sich in einem Versuchstier ein Tumor im Bereich des lumbalen Rückenmarks, der aus einem zentralen sarkomatösen Anteil und einer umgebenden gliösen Tumorkomponente bestand und daher als *Gliosarkom* klassifiziert wurde. Ein weiteres Versuchstier entwickelte einen nicht eindeutig klassifizierbaren anaplastischen gliogenen Tumor im Kleinhirn, der vorwiegend aus großleibigen Tumorzellen bestand und umfangreiche Nekrosen aufwies.

Die Tabellen 27 und 28 zeigen die immunhistochemischen Ergebnisse an den ENU-induzierten Gliomen im Bereich des Gehirns und des Rückenmarks in der Übersicht. Die Tumorzellen in den kleinsten neoplastischen Läsionen zeigten keine Expression von GFAP, Vimentin, Zytokeratinen oder Neurofilamenten. Im Gegensatz dazu fiel die starke Reaktion für GFAP und Vimentin in den diese frühen neoplastischen Läsionen begleitenden reaktiven Astrozyten auf (Abb. 49a). S-100 war hier ebenfalls weitestgehend auf reaktive Gliazellen beschränkt. Regelmäßig fand sich jedoch eine starke Anfärbung für HNK-1 im Bereich der Matrix der frühen neoplastischen Läsionen. Das MMA-Epitop war bereits zu diesem Zeitpunkt des Tumorwachstums nicht nachweisbar.

In den mittelgroßen und größeren Geschwülsten vom oligodendrogliösen Typ fehlten GFAP und Vimentin in der Mehrheit der Tumorzellen. Nur gelegentlich, und dann hauptsächlich in den sehr großen polymorphen Oligodendrogliomen, waren GFAP-positive Tumorzellen vorhanden, die in ihrer Morphologie teilweise astrozytären, teilweise aber auch oligodendrogliösen Tumorzellen entsprachen (Abb. 50f). In diesen Tumoren waren außerdem vermehrt nestförmig zusammengelagerte, kleine anaplastische Gliomzellen vorhanden, welche sich als stark Vimentin-positiv erwiesen (Abb. 50c). Außerdem waren zwischen den oligodendrogliösen Tumorzellen vorkommende kleine anaplastische Gliomzellen und astrozytäre Tumorzellen Vimentin-positiv (Abb. 50d). Intratumorale Blutgefäße und insbesondere vaskuläre Proliferationen ließen sich aufgrund ihrer Vimentin-Expression gut darstellen (Abb. 50e).

Die stärkste Immunreaktivität zeigten alle Oligodendrogliome unabhängig von Größe und Lokalisation mit dem HNK-1-Antikörper. Insbesondere in isomorphen Oligodendrogliomen waren nahezu alle Tumorzellen entlang der Zellmembran und zum Teil auch im Zytoplasma markiert (Abb. 50a,b). Auffällig war, daß die isomorphen Oligodendrogliome des Rückenmarks oftmals noch stärker angefärbt waren als die entsprechenden Tumoren des Gehirns.

Die Expression von S-100 in oligodendrogliösen Geschwülsten variierte von Tumor zu Tumor. Die meisten Tumoren enthielten jedoch im Zellkern bzw. im Zytoplasma markierte Tumorzellen. In den polymorphen größeren Tumoren waren zusätzlich zahlreiche der kleinen anaplastischen Gliomzellen S-100-positiv (Abb. 50h).

Einzelne Tumoren aus dieser Gruppe enthielten eine geringe Anzahl NSE-positiver Tumorzellen, die Mehrheit reagierte jedoch NSE-negativ (Abb. 50g). Neurofilamente, Zytokeratine (Lu5) und das FAL-Epitop ließen sich in keinem Oligodendrogliom nachweisen.

In den Mischgliomen zeigten die in den HE-Präparaten recht zahlreich vorhandenen Tumorzellen mit astrozytärer Morphologie nur zu einem geringen Teil eine GFAP-Expression (Abb. 51d). Demgegenüber wurde Vimentin in zahlreichen astrozytären Tumorzellen und, wie in den polymorphen Oligodendrogliomen, in den kleinen anaplastischen Gliomzellen exprimiert (Abb. 51a-c). Außerdem stellten sich natürlich intratumorale Blutgefäße einschließlich der gelegentlich vorkommenden vaskulären Proliferationen stark Vimentin-positiv dar. Die oligodendrogliöse Tumorkomponente war in allen Mischgliomen negativ für GFAP und Vimentin, reagierte jedoch HNK-1-positiv, während astrozytäre Tumorelemente zum größten Teil HNK-1-negativ blieben. Protein S-100 fand sich hauptsächlich in kleinen anaplastischen Gliomzellen, aber auch in vielen astrozytären und einem Teil der oligodendrogliösen Tumorzellen (Abb. 51e). NSE-positive Tumorzellen ließen sich bis auf wenige Ausnahmefälle in den Mischgliomen nicht nachweisen. Neurofilamente, Zytokeratine und das FAL-Epitop wurden in Mischgliomen ebenfalls nicht exprimiert. MBP war stets nur in myelinisierten Axonen, aber nie in Tumorzellen vorhanden (Abb. 51f).

Die beiden untersuchten Glioependymome wiesen in den Ependymom-ähnlichen Tumorarealen eine auf Einzelzellen beschränkte Expression von GFAP, Vimentin und Protein S-100 auf. Ebenso waren diese Tumoranteile weitestgehend negativ für HNK-1. NSE, Neurofilamente, Zytokeratine und MMA ließen sich nicht nachweisen. Das atypische maligne Kleinhirngliom zeigte eine starke Expression von Vimentin in nahezu allen Tumorzellen (Abb. 52a,b), während GFAP und alle anderen Antigene nicht nachweisbar waren.

Das Gliosarkom im Bereich des lumbalen Rückenmarks exprimierte Vimentin in Tumorzellen der gliösen und der sarkomatösen Tumorkomponente, während GFAP-, S-100- und HNK-1-Immunreaktivität nur in den gliösen Tumoranteilen vorhanden war (Abb. 52c,d).

3.2.2 Die malignen Rattengliomklone RG2 und F98

Die beiden aus ENU-induzierten Gliomen isolierten malignen Gliomklone RG2 und F98 wurden immunzytologisch in vitro und in vivo untersucht. Tabelle 29 zeigt die Ergebnisse in der Übersicht.

Das ENU-induzierte Mischgliom, aus dem der RG2-Klon isoliert wurde (Abb. 53a), zeigte nur in einzelnen Zellen eine Expression von GFAP (Abb. 53b) und Vimentin. Auch S-100, NSE und HNK-1 waren nur in geringem Umfang nachweisbar, während die Immunreaktion für Neurofilamente, Zytokeratine und FAL vollständig negativ ausfiel. Der von diesem Tumor

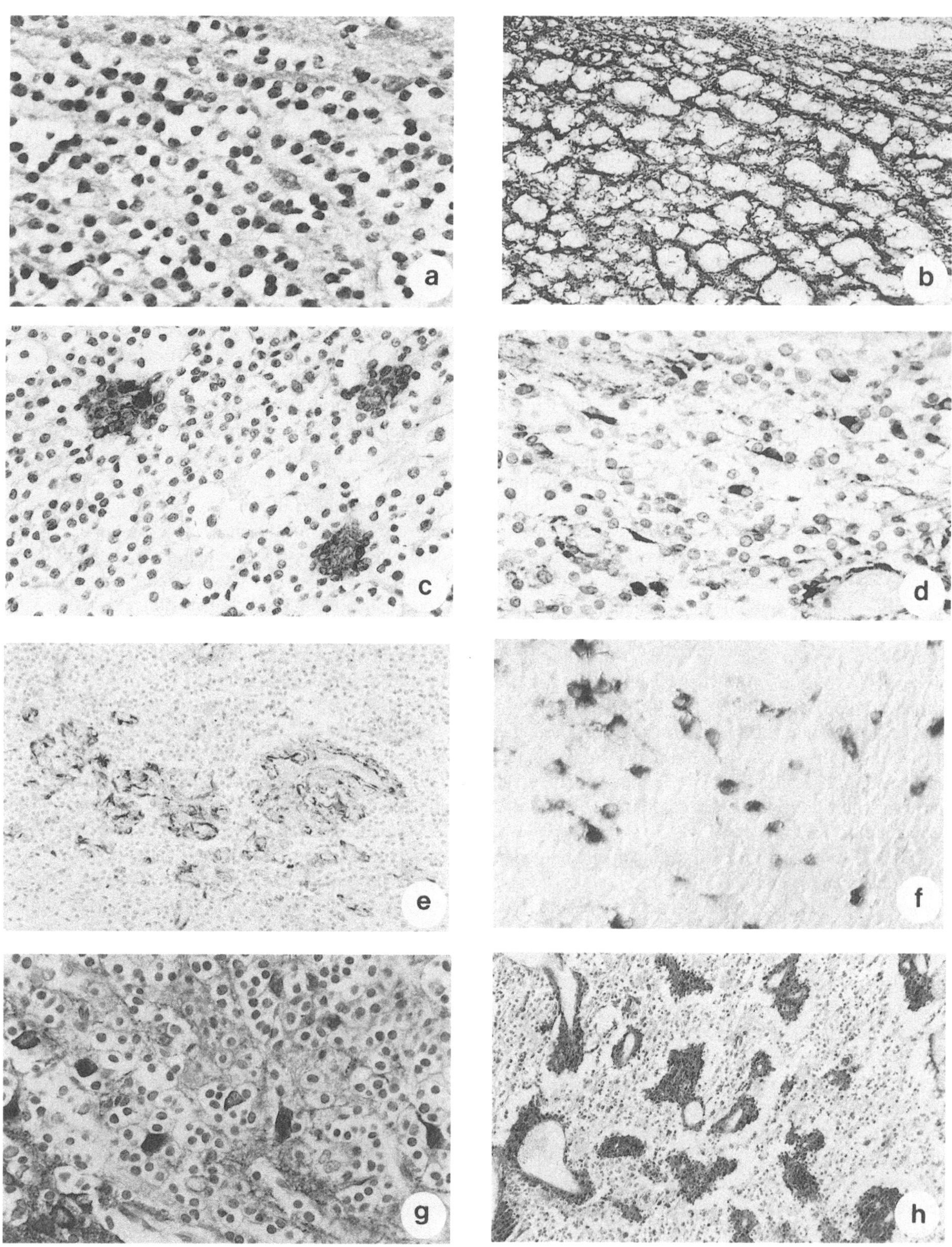

Abb. 50. a-c) *Oligodendrogliom, isomorph.* Das HE-Präparat (a) läßt die typische Morphologie mit Honigwabenstruktur erkennen. Der immunhistochemische Nachweis von HNK-1 unterstreicht dieses Muster (b). In kleinen Nestern vorkommende undifferenziertere Gliomzellen exprimieren Vimentin (c). B528/1. 280x. **d)** *Oligodendrogliom.* Expression von Vimentin in einem Teil der Tumorzellen dieses etwas polymorpheren Tumors. B526/1. 280x. **e)** *Oligodendrogliom.* Vaskuläre Proliferationen reagieren Vimentin-positiv. B542/1. 120x. **f)** *Oligodendrogliom.* Expression von GFAP in einem Teil der Tumor-zellen dieses Rückenmarkstumors. B546/6. 280x. **g)** *Oligodendrogliom.* In der Tumorrandzone finden sich einzelne residuale Neurone mit NSE-Immunreaktivität, während die Tumorzellen negativ sind. B572/2. 280x. **h)** *Oligodendrogliom.* In dieser großen polymorphen Geschwulst findet sich Immunreaktivität für S-100 hauptsächlich in zellreichen anaplastischen Inseln aus kleinen undifferenzierten Gliomzellen. B563/1. 120x. c-e,g-h) Gegenfärbung mit Hämalaun, f) Nomarski-Interferenzkontrast

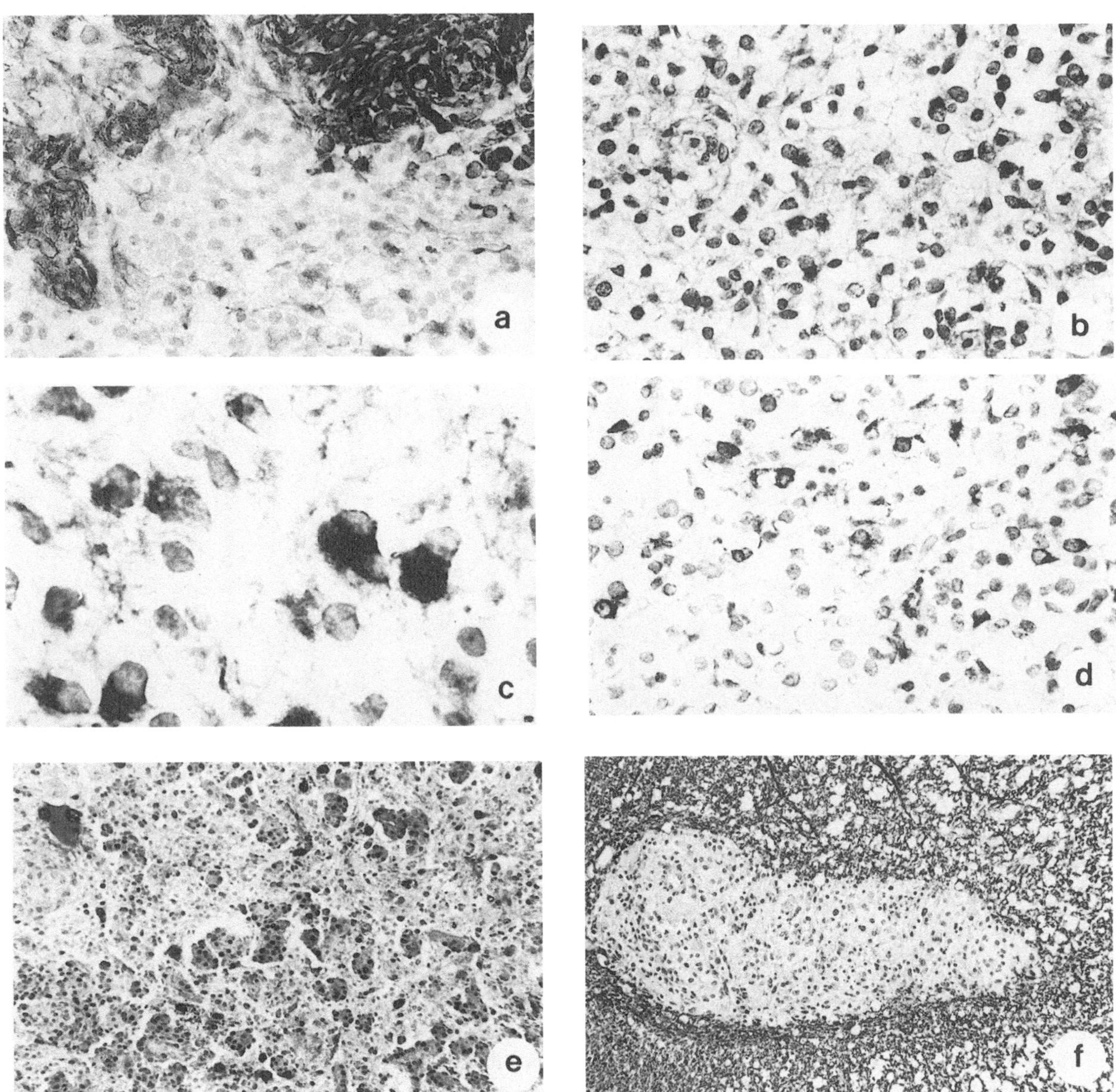

Abb. 51. a) *Mischgliom, spinal.* Die Tumorzellen in anaplastischen Nestern sowie vereinzelt im übrigen Tumorgewebe eingestreute Zellen reagieren Vimentin-positiv. B527/3. 280x. **b)** *Mischgliom, zerebral.* Zahlreiche Tumorzellen sind Vimentin-positiv. C604/2. 280x. **c)** *Mischgliom, zerebral.* Stärkere Vergrößerung Vimentin-positiver astrozytärer Tumorzellen. B565/3. 700x. **d)** *Mischgliom, spinal.* Ein Tumor mit GFAP-positiven Geschwulstzellen. C604/5. 280x. **e)** *Mischgliom.* Weitverbreitete und starke Anfärbung für S-100. 120x. **f)** *Mischgliom, spinal.* MBP-Immunreaktivität ist nur in Myelinscheiden der weißen Substanz vorhanden, während der gut abgegrenzte Tumor vollständig negativ ist. D74. 120x. (a-f) Gegenfärbung mit Hämalaun

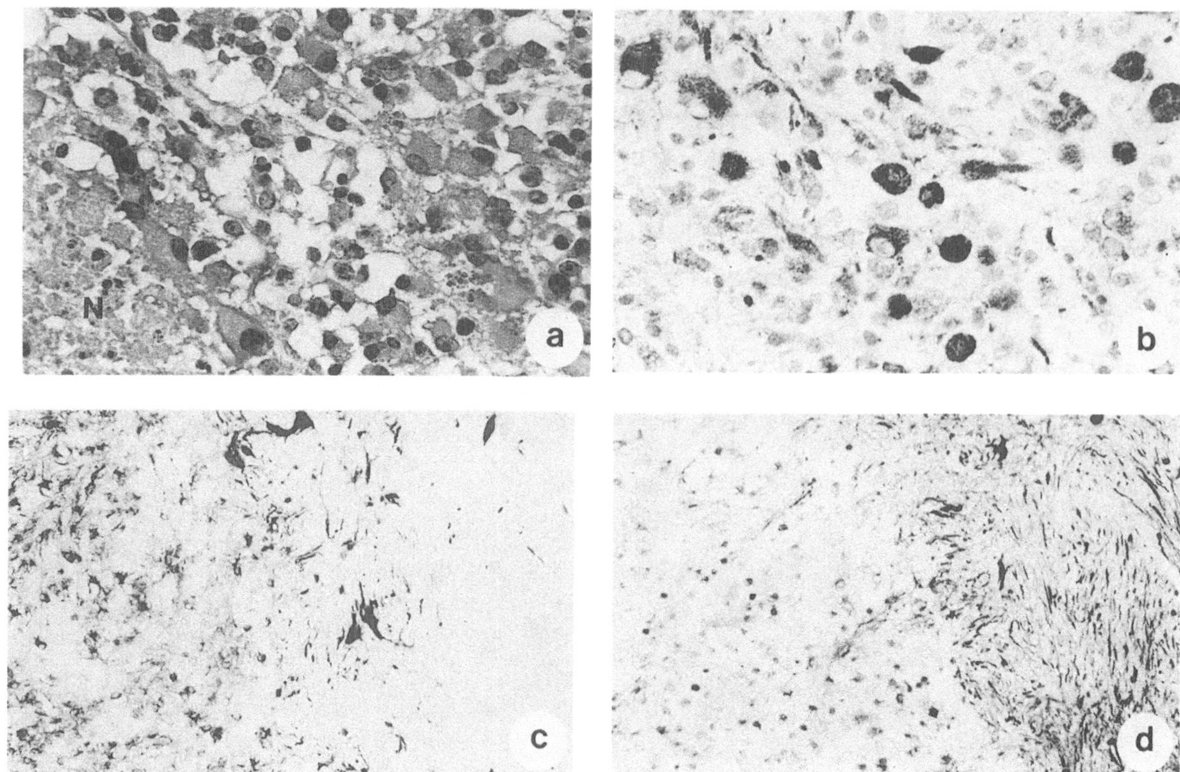

Abb. 52. a-b) *Atypisches malignes zerebelläres Gliom.* Im HE-Präparat (a) erkennt man, daß dieser Tumor aus großleibigen Gliomzellen besteht und Tumorgewebsnekrosen aufweist (N). Die meisten Zellen reagieren Vimentin-positiv (b) während nur ein Teil S-100 und HNK-1 exprimierte. B542/4. 280x. **c-d)** *Gliosarkom.* Die gliöse Tumorkomponente reagiert teilweise GFAP-positiv, während der sarkomatöse Anteil vollständig negativ ist (c). Im Gegensatz hierzu ist Vimentin in beiden Tumorarealen zu finden (d). a-b) Gegenfärbung mit Hämalaun. c-d) Nomarski-Interferenzkontrast

abgeleitete subkutane Transplantationstumor exprimierte Vimentin in der Mehrheit der Tumorzellen, während GFAP nicht mehr nachweisbar war (Abb. 53c,d). NSE und S-100 waren jedoch in schwacher Ausprägung noch vorhanden. In der Monolayerkultur war der aus diesem Tumor isolierte RG2-Klon durch eine starke Expression von Vimentin sowohl während der logarhythmischen Wachstumsphase als auch in der stationären Phase charakterisiert (Abb. 53e,f). Demgegenüber war eine GFAP-Immunreaktivität in RG2-Zellen in Kultur nicht nachweisbar. Ein Teil der RG2-Zellen exprimierte jedoch S-100, vor allem im Bereich ihres Zellkerns. NSE, Neurofilamente, Zytokeratine, Desmin, Fibronektin, HNK-1 und FAL ließen sich in RG2-Zellen in vitro nicht nachweisen. In syngenen intrazerebralen RG2-Transplantationstumoren zeigten alle Tumorzellen eine starke Expression von Vimentin in frühen wie in späten Phasen des Tumorwachstums (Abb. 53h). Zusätzlich fand sich jedoch jetzt, im Unterschied zu den Ergebnissen in vitro, eine geringe Zahl GFAP-positiver Tumorzellen (Abb. 53g). Außer-

Tabelle 29. Expression von Differenzierungsantigenen in den malignen Ratten-gliomklonen RG2 und F98

Antigen	RG2		F98	
	in vitro	in vivo	in vitro	in vivo
GFAP	0	1	1	2
Vimentin	4	4	4	4
Neurofilamente	0	0	0	0
Zytokeratine	0	0	0	0
Desmin	0	0	0	0
S-100	2	2	2	2
MBP	0	0	0	0
HNK-1	0	0	0	0
FAL	0	0	0	0
Fibronektin	0	0	3	3

Erläuterungen zu Tabelle 29: in vitro: in der Monolayerkultur; in vivo: als syngene intrazerebrale Transplantationstumoren.

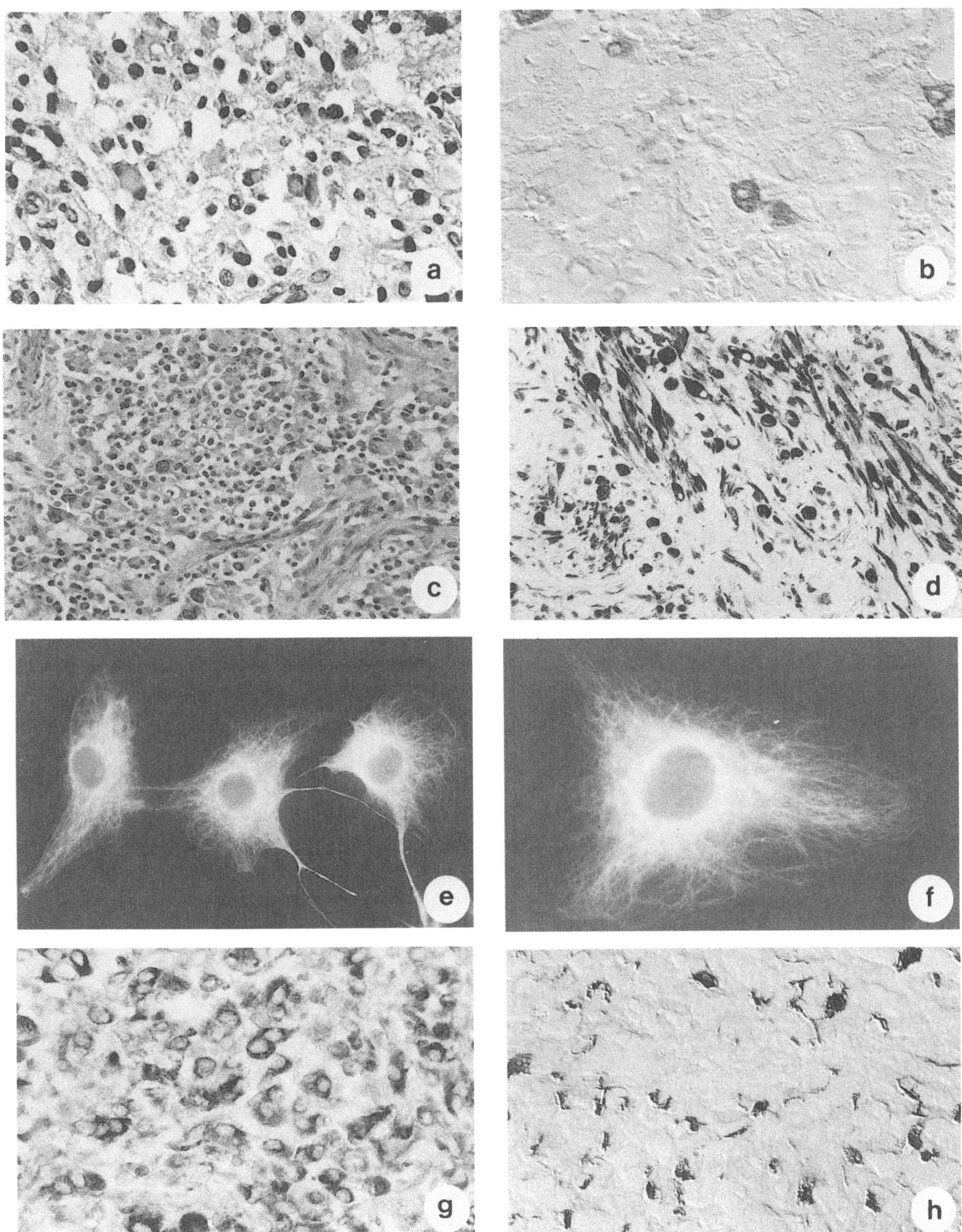

Abb. 53. *Expression von Differenzierungsantigenen in dem malignen Rattengliomklon RG2.* **a-b)** Im HE-Präparat (a) erkennt man die Morphologie des primären spinalen Mischglioms mit astrozytären und oligodendrogliösen Tumorzellen. Vereinzelt finden sich GFAP-positive Tumorzellen (b). C 619/5. 280x. **c-d)** Das HE-Präparat des subkutanen Transplantationstumors (a) zeigt ein zellreiches Gliom. Die Tumorzellen sind fast alle Vimentin-positiv (d). D74. 120x. **e-f)** Starke filamentöse Immunfluoreszenz für Vimentin in RG2-Zellen in der Monolayer-Kultur. 960x. **g-h)** Die Tumorzellen in syngenen intrazerebralen RG2-Transplantationstumoren sind mehrheitlich Vimentin-positiv (g), während nur sehr vereinzelte GFAP-immunreaktive Zellen nachweisbar sind. 280x. b,d,g-h) Nomarski-Interferenzkontrast

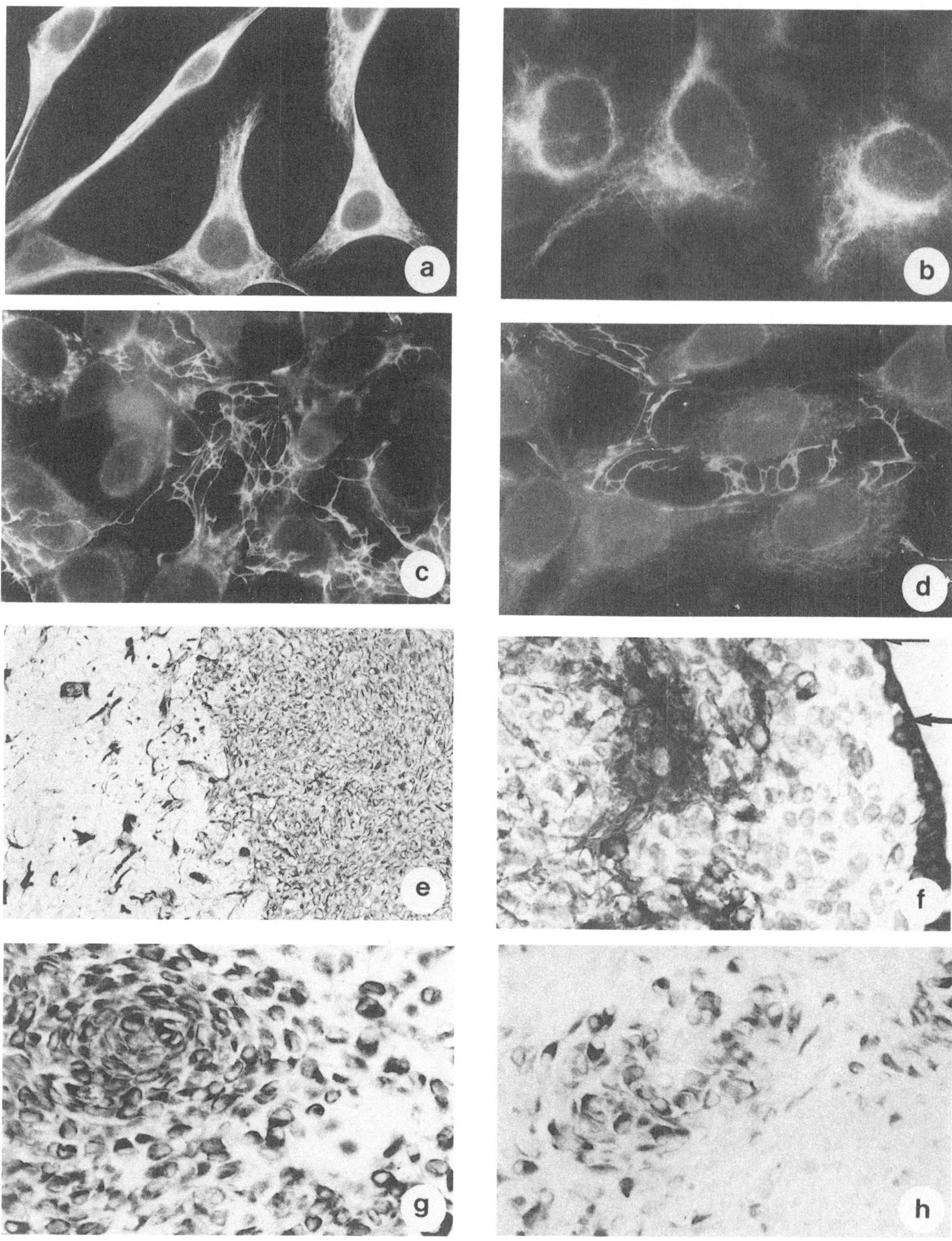

Abb. 54. *Expression von Differenzierungsantigenen in dem malignen Rattengliomklon F98.* **a-d)** F98-Zellen in der Monolayer-Kultur exprimieren im Zytoplasma Vimentin (a) und zum Teil auch GFAP (b). Zwischen den Tumorzellen kann man ein Netzwerk aus Fibronektin-positiven Filamenten erkennen (c-d). a) 600x, b-d) 960x. **e-h)** In syngenen intrazerebralen F98-Transplantationstumoren findet sich eine starke Expression von Vimentin (e,g). Einige Tumorzellen koexprimieren GFAP (h). Die reaktive Gliose und das an den Tumor angrenzende Ependym (Pfeile) sind ebenso GFAP-positiv (f). e) 120x, f-h) 280x. f) Gegenfärbung mit Hämalaun, e,g-h) Nomarski-Interferenzkontrast

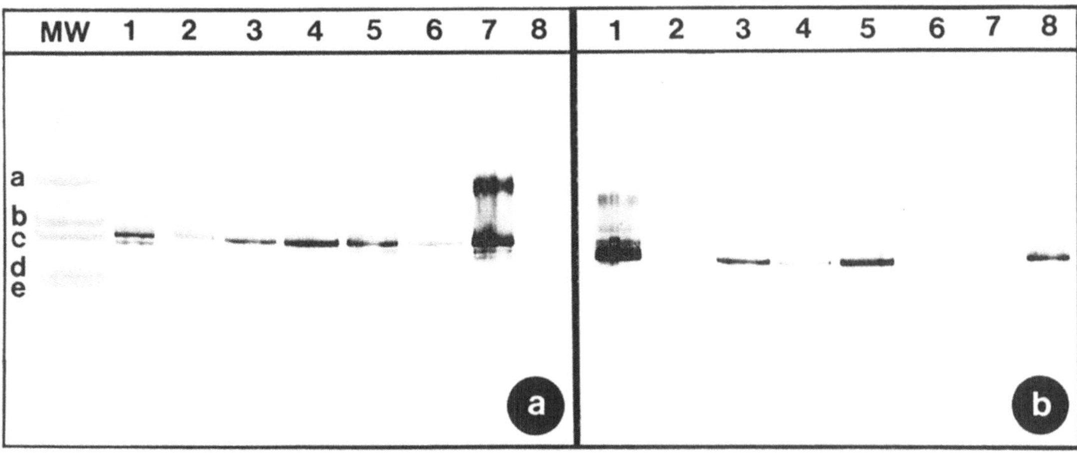

Abb. 55. *Westernblots für Vimentin* (**a**) *und GFAP* (**b**). Es wurden die monoklonalen Antikörper V9 gegen Vimentin und G-A-5 gegen GFAP verwendet. Es wurde folgendermaßen aufgetragen: (1) Normales adultes Rattenhirn; (2) normales embryonales Rattenhirn vom 20. Tag der Gestation; (3) syngener intrazerebraler F98-Transplantationstumor; (4) F98-Zellen aus der Monolayerkultur; (5) syngener intrazerebraler RG2-Transplantationstumor; (6) RG2-Zellen aus der Monolayerkultur; (7) gereinigtes Vimentin; (8) gereinigtes GFAP; MW = Molekulargewichtsstandards: a = 84kD, b = 58kD, c = 48kD, d = 36kD, e = 26kD. Man erkennt, daß keine Kreuzreaktivität zwischen V9 und GFAP und zwischen G-A-5 und Vimentin besteht. Während in allen Extrakten Vimentin nachweisbar ist, findet sich GFAP nur im adulten normalen Rattenhirn (b1), in F98-Zellen in vitro (b4) und in vivo (b3) sowie in RG2-Zellen in vivo (b5). Die Doppelbanden in a7, b1 und b8 sind wahrscheinlich Folge einer partiellen Dimerbildung der jeweiligen Intermediärfilamentpolypeptide

dem war ein Teil der Tumorzellen S-100-positiv. Alle anderen der oben aufgeführten Antigene ließen sich auch unter diesen Bedingungen in den Tumorzellen nicht nachweisen.

Der F98-Klon, dessen Primärtumor für immunhistochemische Untersuchungen leider nicht zur Verfügung stand, zeigte in der Monolayerkultur und in intrazerebralen Transplantationstumoren ein im Vergleich zu RG2 etwas anderes Reaktionsmuster. Sowohl in vitro als auch in vivo wies dieser Klon eine starke Expression von Vimentin auf (Abb. 54a,e,g), zeigte jedoch zusätzlich in einem Teil der Tumorzellen eine Immunreaktivität für GFAP (Abb. 54b,h). Innerhalb der Transplantationstumoren waren die GFAP-positiven Tumorzellen zum größten Teil in kleinen Nestern zusammengelagert, die von Zügen GFAP-negativer Zellen mit reichlicher Retikulinfaserproduktion umgeben waren. F98 wies sowohl in vitro als auch in vivo

eine Expression des S-100-Proteins auf. Außerdem ließ sich eine umfangreiche Produktion von Fibronektin in Kultur und in syngenen Transplantationstumoren nachweisen (Abb. 54c,d). Neurofilamente, NSE, Zytokeratine, Desmin, HNK-1 und FAL waren dagegen in F98-Zellen nicht zu finden. In beiden Klonen ergab sich keine wesentliche Differenz im Immunphänotyp bei der Untersuchung von Zellen nach unterschiedlichen In-vitro-Passagen zwischen 30 und weit über 100.

In Untersuchungen mit der Westernblot-Methode (Abb. 55) konnte die Spezifität der verwendeten Antikörper gegen GFAP und Vimentin gesichert werden. Außerdem ließen sich die immunfluoreszenzmikroskopischen bzw. immunzytochemischen Ergebnisse bezüglich der Expression von GFAP und Vimentin in der Zellkultur und in syngenen Transplantationstumoren für beide Klone eindeutig bestätigen (vgl. Abb. 55).

4 Diskussion

Die rasche Fortentwicklung in weiten Bereichen der biologischen und medizinischen Forschung innerhalb der letzten Jahre hat auch in der experimentellen und klinischen Neuroonkologie durch die Einführung neuartiger Methoden und Techniken zu wichtigen neuen Erkenntnissen und Konzepten geführt. An erster Stelle sind hier die modernen Hypothesen zur Pathogenese der Tumoren des Nervensystems zu nennen, wobei die erst in jüngerer Zeit gewonnenen Erkenntnisse zur Rolle von Onkogenen, Suppressorgenen, Wachstumsfaktoren und Rezeptoren im Vordergrund stehen (vgl. Einleitung Kapitel 4).

Aber auch in der klinisch orientierten Neuroonkologie sind eine Reihe innovativer Entwicklungen zu verzeichnen, darunter neben der Beschreibung neuartiger Tumorentitäten, wie z.B. des *pleomorphen Xanthoastrozytoms* (Kepes et al. 1979b), des *zentralen Neurozytoms* (Hassoun et al. 1982), des *desmoplastischen infantilen Ganglioglioms* (Vandenberg et al. 1987) oder des sogenannten *dysembryoplastischen neuroepithelialen Tumors* (Daumas-Duport et al. 1988), auch die Formulierung herausfordernder neuer Theorien, wie des zuerst von Hart und Earle (1973) vorgeschlagenen und von Rorke et al. (1985) im Detail ausgearbeiteten Konzepts der *primitiven neuroektodermalen Tumoren des Kindesalters (PNET)*. Eng mit letzteren Entwicklungen assoziiert ist ohne Zweifel die breite Einführung der Immunhistochemie in die histopathologische Tumordiagnostik. Dies führte nicht nur zu einer Verbesserung der diagnostischen Qualität insgesamt, sondern resultierte auch in einer Reform überkommener Ansichten bezüglich der nosologischen Einordnung bestimmter Geschwülste. So konnten aufgrund der Expression astrozytärer Differenzierungsantigene das Fibroxanthom der Meningen als pleomorphes Xanthoastrozytom (Kepes et al. 1979) und die sogenannten monstrozellulären Hirnsarkome (Zülch 1986) als riesenzellige Glioblastomvarianten (Margetts und Kalyan-Raman 1989; vgl. auch Russel und Rubinstein 1989) reklassifiziert werden. Außerdem entsprechen die sogenannten Ependymome des Foramen Monroi sehr wahrscheinlich in Wahrheit zentralen Neurozytomen, denn sie erwiesen sich als NSE-, Synaptophysin- und in Einzelfällen auch Neurofilament-positiv (von Deimling et al. 1990).

In der vorliegenden Monographie wurde eine große Serie verschiedener Geschwülste des Nervensystems immunhistochemisch untersucht, um die derzeitigen Möglichkeiten und Grenzen dieser Methode in der Neuroonkologie unter besonderer Berücksichtigung der Tumorklassifikation, d.h. der Artdiagnose und des Tumorgradings, zu erfassen. Entsprechend der Strukturierung der bisherigen Abschnitte, möchte ich auch die Diskussion in fünf Bereiche untergliedern und mit der Bedeutung des Nachweises von Differenzierungsantigenen in der Differentialdiagnostik der Tumoren des Nervensystems beginnen.

4.1 Die Bedeutung des immunhistochemischen Nachweises von Differenzierungsantigenen in der Differentialdiagnostik der Tumoren des Nervensystems

Der Einsatz der Immunhistochemie zum Nachweis von Differenzierungsantigenen ist aufgrund seiner unmittelbaren Relevanz für die Tumordiagnostik das in den letzten Jahren am ausführlichsten bearbeitete Forschungsgebiet in der Neuroonkologie. Aus Gründen der Übersichtlichkeit möchte ich daher den gegenwärtigen Erkenntnisstand unter Berücksichtigung der eigenen Resultate in zwei Formen diskutieren: unter 4.1.1 werden die Expressionsmuster der wichtigsten Differenzierungsantigene in einzelnen Kapiteln besprochen, und unter 4.1.2 wird die Antigenexpression in den wichtigsten Tumortypen des Nervensystems für jeden Tumortyp getrennt diskutiert. Diese Unterteilung bedingt gelegentliche Wiederholungen und Verweise, erscheint mir jedoch wegen der verbesserten Nachschlagemöglichkeit bei Fragen zu einem bestimmten Antigen oder zu einem speziellen Tumortyp gerechtfertigt. Unter 4.1.3 wird dann noch auf generelle Aspekte bezüglich der Bedeutung der Immunhistochemie in der Differentialdiagnostik der Tumoren des Nervensystems eingegangen.

4.1.1 Diskussion der verschiedenen Differenzierungsantigene

4.1.1.1 Saures Gliafaserprotein

Das zuerst von Eng et al. (1971) isolierte saure Gliafaserprotein (GFAP) ist das in Tumoren des Nervensystems am ausführlichsten untersuchte Antigen. Trotz des mittlerweile von mehreren Autoren beschriebenen Vorkommens von GFAP in einer Reihe nichtgliöser Zelltypen (vgl. Einleitung 1.1.1), ist der Nachweis dieses Antigens in der neuroonkologischen Diagnostik immer noch von herausragender Bedeutung (vgl. Perentes und Rubinstein 1987; Kleihues et al. 1987a; Schwechheimer 1987; Reifenberger et al. 1987b; Szymas und Gottschalk 1987).

In *Astrozytomen* findet sich GFAP regelmäßig in der Mehrheit der Tumorzellen. Dieser Befund wird übereinstimmend von sämtlichen Autoren bestätigt

(Deck et al. 1978; Duffy et al. 1977, 1978, 1979; Delpech et al. 1978; Eng und Rubinstein 1978; Jacque et al. 1978; van der Meulen et al. 1978; de Armond et al. 1980; Velasco et al. 1980; Tascos et al. 1982; Pasquier et al. 1983; Schiffer et al. 1983; Gulotta et al. 1985; Herpers et al. 1986; Szymas und Gottschalk 1987; Schwechheimer 1987). Besonders stark wird GFAP im Zytoplasma von gemistozytischen Astrozyten exprimiert, während es in protoplasmatischen Astrozyten vergleichsweise schwach oder gelegentlich sogar nicht vorkommt. Dies stimmt gut mit elektronenmikroskopischen Befunden überein, die in gemistozytischen Astrozyten dichte Netz-werke aus Gliafilamenten nachweisen konnten, wohingegen im Zytoplasma von protoplasmatischen Astrozyten selbige nur spärlich ausgebildet sind (vgl. Zülch 1986; Russel und Rubinstein 1989).

In fibrillären und pilozytischen Astrozytomen sieht man normalerweise weniger eine Anfärbung im Zellleib als eine vornehmlich auf die Tumorzellfortsätze konzentrierte Expression. Die für pilozytische Astrozytome typischen *Rosenthalschen Fasern* zeigen eine heterogene Anfärbung, wobei in der Regel lediglich die Randbereiche markiert sind, während der amorphe Kern negativ bleibt. Diese Beobachtung stimmt mit den Berichten von Janzer und Friede (1981), Tascos et al. (1982) und Smith und Lantos (1985) überein. Nach Dinda et al. (1990) kann man drei Typen Rosenthalscher Fasern unterscheiden, und zwar solche mit homogener GFAP-Positivität (Typ I), solche mit randständiger Markierung (Typ II) und solche ohne GFAP-Immunreaktivität (Typ III). Diese Heterogenität der GFAP-Expression entspricht ultrastrukturellen Ergebnissen, nach denen ein mehr oder minder großer amorpher Kern von einem unterschiedlich ausgeprägten Netz-werk aus Gliafilamenten umsäumt wird (Schlote 1964; Hosmann und Wechsler 1965; Dinda et al. 1990). Zusammengenommen unterstützen somit Elektronenmikroskopie und Immunhistochemie die bereits von Rosenthal (1898) vorgeschlagene Interpretation dieser Gebilde als Degenerationsprodukt gliöser Fasern in Astrozytenfortsätzen.

In ähnlicher Weise wie die Rosenthalschen Fasern reagieren die sogenannten *granulierten Körperchen,* die gleichfalls ein Charakteristikum der pilozytischen Astrozytome darstellen. Die GFAP-Positivität dieser Gebilde, die bereits von Barnard und Scott (1980) sowie Smith und Lantos (1985) beschrieben wurde, kann auch hier als Korrelat der ultrastrukturell nachgewiesenen Gliafilamente angesehen werden (Rubinstein und Herman 1972).

In den beiden *subependymären Riesenzellastrozytomen* der eigenen Untersuchungsreihe fand sich im Unterschied zu den übrigen Astrozytomen nur eine geringe Anzahl GFAP-positiver Tumorzellen, wobei die typischen pleomorphen Riesenzellen nahezu vollständig negativ blieben und sich die GFAP-Expression hauptsächlich auf spindelzellige Elemente beschränkte. In einer detaillierten Studie fanden Bonnin et al. (1984) eine außerordentlich heterogene GFAP-Expression in subependymären Riesenzellastrozytomen. Beim Vergleich zwischen Tumoren dieses Typs, die bei Patienten ohne und mit tuberöser Sklerose aufgetreten waren, fiel diesen Autoren auf, daß von ersteren alle zumindest teilweise GFAP-positiv waren, während letztere häufig kein GFAP exprimierten. Auch Stefansson und Wollmann (1980) fanden in drei mit tuberöser Sklerose assoziierten subependymären Riesenzellastrozytomen keine GFAP-Immunreaktivität. Dieselben Autoren (1981) sahen dagegen eine starke Markierung für NSE in diesen Geschwülsten, was sich in den eigenen Fällen bestätigen ließ. Dieser Befund kann bei der weiten Verbreitung von NSE in Gliomen und nichtneuroektodermalen Tumoren (vgl. Diskussion 4.1.8) nicht als verläßlicher Indikator für eine neuronale Differenzierung gewertet werden. Allerdings sollen in Einzelfällen Neurofilamente in subependymären Riesenzellastrozytomen nachweisbar sein, so daß eine bipotentielle Differenzierungsmöglichkeit der subependymären Ursprungszelle dieses Tumortyps in eine dominierende astrozytäre und eine, nur gelegentlich zum Ausdruck kommende, neuronale Richtung vorgeschlagen wurde. In ultrastrukturellen Untersuchungen fanden sich ebenfalls Hinweise sowohl für eine astrozytäre als auch für eine neuronale Tumorzelldifferenzierung (vgl. Russel und Rubinstein 1989). In den eigenen Untersuchungen konnten jedoch keine Neurofilamente nachgewiesen werden. Dagegen waren beide subependymären Riesenzellastrozytome stark S-100-positiv, was die Beobachtungen von Nakamura und Becker (1983) bestätigt und zusammen mit der gleichzeitig vorhanden Vimentin-Expression eher zu einem astrozytären Phänotyp paßt.

Die seltenen *pleomorphen Xanthoastrozytome* enthalten GFAP-positive Tumorzellen, deren Anzahl allerdings von Tumor zu Tumor sehr variabel sein kann (Kepes et al. 1979b). In den beiden eigenen Fällen fand sich ebenfalls nur eine geringradige GFAP-Expression, wobei neben spindelzelligen Tumorzellen auch einzelne polymorphe mehrkernige Riesenzellen markiert waren.

In der Literatur wird von mehreren Autoren eine, im Vergleich zu gutartigen Astrozytomen, verminderte GFAP-Expression in *anaplastischen Astrozytomen* beschrieben (Deck et al. 1978; Eng und Rubinstein 1978; Jacque et al. 1979; Duffy et al. 1980; de Armond et al. 1980; Szymas und Gottschalk 1987). Andere Autoren widersprachen allerdings dieser Ansicht (Delpech et al. 1978; Rasmussen et al. 1980; Herpers et al. 1986). In den eigenen Untersuchungen zeigte die Mehrheit der anaplastischen Astrozytome eine generalisierte starke GFAP-Expression. In sieben von sechzehn an Paraffinschnitten untersuchten Fällen, darunter drei Rezidiv-astrozytome und ein hochgradig anaplastischer kindlicher Tumor, war die Zahl der GFAP-positiven Tumorzellen allerdings im Mittel etwas geringer als in den anderen Astrozytomen. In diesen Tumoren fand sich neben astrozytären Tumorzellen eine größere Population an undifferenzierten, GFAP-negativen Gliomzellen. Der Anteil der schwächer GFAP-positiven Tumoren unter den anaplastischen Astrozytomen vermindert sich allerdings, wenn man die an Kryostatschnitten erhobenen Befunde zugrunde legt. Hier erwiesen sich nur noch drei von neun untersuchten Tumoren, nämlich das erwähnte anaplastische kindliche Astrozytom und zwei außergewöhnliche hochgradig anaplastische Rezidivastrozytome als teilweise GFAP-positiv, während alle anderen anaplastischen Astrozytome stark und generalisiert GFAP-positiv reagierten.

Die *Glioblastome* zeigten an Paraffinschnitten in 15 von 27 Fällen eine Anfärbung für GFAP in der Mehrheit der Tumorzellen. In 12 Fällen waren dagegen nur weniger als 50% der Tumorzellen positiv, jedoch war kein einziger Fall vollständig negativ. Bei Verwendung von Kryostatschnitten waren immerhin 12 von 17 Glioblastomen mehrheitlich GFAP-positiv. Diese Ergebnisse sprechen dafür, daß bei Verwendung von Paraffinmaterial eine leichte Tendenz zur Abnahme des Anteils GFAP-positiver Tumorzellen an der gesamten Tumorzellpopulation in anaplastischen Astrozytomen und Glioblastomen vorhanden ist, die an Kryostatschnitten, in denen das Antigen offensichtlich besser konserviert ist, bei anaplastischen Astrozytomen nicht mehr und bei Glioblastomen kaum noch vorhanden ist. Im Einzelfall ist daher der Ausfall einer GFAP-Färbung für Aussagen über das Tumorgrading und die Prognose wenig hilfreich (vgl. Schwechheimer 1987; Kleihues et al. 1987a).

Da GFAP kein Tumor-assoziiertes Antigen im engeren Sinn darstellt, sondern auch in normaler und in reaktiver Astroglia exprimiert wird, kann eine Differenzierung zwischen neoplastischen Astrozyten auf der einen und normalen oder reaktiven Astrozyten auf der anderen Seite in astrozytären Tumoren aufgrund der GFAP-Expression allein nicht vorgenommen werden. Selbst unter Berücksichtigung der Morphologie und der topographischen Lage der jeweiligen Zelle ist eine solche Unterscheidung oft noch sehr schwierig.

Die Expression von GFAP in *Oligodendrogliomen* und *Mischgliomen* ist im wesentlichen auf astrozytäre Tumorelemente beschränkt. In einem Teil dieser Tumoren sind aber auch typische oligodendrogliöse Tumorzellen positiv. Der gleiche Befund wurde in der Literatur bereits beschrieben (van der Meulen et al. 1978; de Armond et al. 1980; Meneses et al. 1982;

Herpers und Budka 1984; Gulotta et al. 1985; Nakagawa et al. 1986; Schwechheimer 1987; Szymas und Gottschalk 1987). Demgegenüber fanden mehrere andere Autoren in ihren Serien keine GFAP-positiven neoplastischen Oligodendrozyten (Deck et al. 1978; Eng und Rubinstein 1978; Velasco et al. 1980; Tascos et al. 1982; Pasquier et al. 1983; Trojanowski et al. 1984; Royds et al. 1986). Adulte normale Oligodendroglia ist in der Tat GFAP-negativ und zeigt auch ultrastrukturell keine Intermediärfilamente (vgl. Russel und Rubinstein 1989). Die Arbeiten von Choi und Kim (1984,1985) und Ogawa et al. (1985) wiesen jedoch eine transiente GFAP-Expression in Oligodendrozyten während bestimmter Stadien der normalen Entwicklung vor der Myelogenese nach. Diese Befunde wurden allerdings von anderen Autoren in Frage gestellt (Bullon et al. 1984; Munoz-Garcia und Ludwin 1985). Insgesamt ist daher die Interpretation GFAP-positiver Tumoroligodendrozyten noch weitgehend spekulativ. Eine mögliche Hypothese ist das Vorhandensein eines Differenzierungsblocks, der diese Tumorzellen in einem frühen GFAP-positiven Entwicklungsstadium zurückhält. Nach Nakagawa et al. (1986) könnten Oligodendrogliome und Mischgliome von gemeinsamen Ursprungszellen mit bipolarer Differenzierungspotenz abstammen, die sowohl zur Ausbildung echter oligo-astrozytärer Mischtumoren (Mischgliome) als auch zur Manifestation von Oligodendrogliomen führen könnten. Die Existenz solcher bipotenter glialer Vorläuferzellen während der normalen Entwicklung wurde eindrucksvoll von Raff et al. (1983) bewiesen.

Herpers und Budka (1984) schlugen den Term *gliofibrillärer Oligodendrozyt* für GFAP-positive oligodendrogliöse Tumorzellen vor. Entsprechend nannten sie solche Tumoren, die überwiegend aus gliofibrillären Oligodendrozyten bestanden, *gliofibrilläre Oligodendrogliome*. Die gleichen Autoren beschrieben fließende Übergänge dieses Tumortyps zu gemistozytischen Astrozytomen, wobei als zusätzliche Zwischenform noch ein *Minigemistozyt* vorhanden sein soll, der dann bei dominierendem Vorkommen in einem Tumor das *Minigemistozytom* als weiteren Gliomsubtyp zwischen Oligodendrogliom und Astrozytom bildet.

Trotz der oben geschilderten, bislang leider nur sehr spekulativen Theorien, ist an dem eigentlichen Befund einer GFAP-Expression in oligodendrogliösen Tumorzellen in einem Teil der Oligodendrogliome und Mischgliome wohl nicht mehr zu zweifeln. Dies bedeutet in der diagnostischen Praxis, daß zwischen Astrozytomen auf der einen und Oligodendrogliomen bzw. Mischgliomen auf der anderen Seite bezüglich der GFAP-Expression kein qualitativer, sondern lediglich ein quantitativer Unterschied besteht. Somit ist eine Differenzierung dieser Tumoren allein aufgrund einer GFAP-Färbung nicht mit letzter Sicherheit möglich.

Allerdings ist zumindest bei den differenzierten Tumoren das morphologische Erscheinungsbild im konventionell gefärbten Präparat so typisch, daß keine größeren diagnostischen Schwierigkeiten auftreten.

In gutartigen und malignen *Ependymomen* kommen regelmäßig GFAP-positive Tumorzellen vor (Deck et al. 1978; Duffy et al. 1978,1979; Eng und Rubinstein 1978; de Armond et al. 1980; Velasco et al. 1980; Tascos et al. 1980; Pasquier et al. 1983; Trojanowski et al. 1984; Gulotta et al. 1985; Royds et al. 1986; Schwechheimer 1987; eigene Ergebnisse). Die stärkste Anfärbung findet sich in den klassischen Ependymomen im Bereich der perivaskulären Pseudorosetten und typischen Rosetten, wobei insbesondere die Zellfortsätze in diesen Formationen besonders deutlich markiert sind. In solideren Tumorabschnitten liegen dagegen häufig nur einzelne GFAP-positive Tumorzellen (Duffy et al. 1979; Schwechheimer 1987).

Alle *Subependymome* und *myxopapillären Ependymome* der eigenen Serie waren GFAP-positiv, was die bislang hierzu veröffentlichten Daten bestätigt (Eng und Rubinstein 1978; de Armond et al. 1980; Velasco et al. 1980; Tascos et al. 1982; Gullotta et al. 1985; Sonneland et al. 1985; Szymas und Gottschalk 1987; Schwechheimer 1987).

Plexuspapillome können gelegentlich GFAP-positive epitheliale Tumorzellen enthalten (Rubinstein und Brucher 1981; Taratuto et al. 1983; Trojanowski et al. 1984; Coffin et al. 1986; Miettinen et al. 1986; Bonnin et al. 1987; Doglioni et al. 1987; Kouno et al. 1988; Mannoji und Becker 1988; Cruz-Sanchez et al. 1989; Lopes et al. 1989). Unter den Plexuspapillomen der eigenen Serie war dieses Phänomen in zwei von sieben Fällen zu beobachten. Nach Rubinstein und Brucher (1981) kann die fokale GFAP-Expression in Plexuspapillomen als Ausdruck einer ependymalen Differenzierung aufgefaßt werden. Interessant ist in diesem Zusammenhang, daß Kasper und Karsten (1987) eine fokale GFAP-Anfärbung im normalen Plexusepithel Neugeborener fanden, so daß man auch bei den Plexuspapillomen spekulieren kann, daß neoplastische Tumorzellen phänotypisch bestimmte ontogenetische Differenzierungsstufen nachahmen bzw. sich an einen bestimmten Differenzierungszustand erinnern und darin verharren können. Die Interpretation der GFAP-positiven Tumorzellen in Plexuspapillomen als fokale ependymale Differenzierung ist allerdings umstritten, da das normale adulte Ependym weitgehend GFAP-negativ ist (Schwechheimer 1987).

Über das Vorkommen GFAP-positiver Tumorzellen in *Medulloblastomen* werden in der Literatur unterschiedliche Auffassungen vertreten. So konnten Marsden et al. (1983) in 101 Medulloblastomen keine GFAP-positiven neoplastischen Zellen finden. Auch in den Serien von Van der Meulen et al. (1978), Tascos et

al. (1982) und Coffin et al. (1983) waren alle Tumoren negativ. Die Mehrheit der Untersucher berichtet jedoch über GFAP-positive Tumorzellen in einem Teil der Medulloblastome, wobei die Prozentzahlen von Autor zu Autor erheblich variieren: Giordana et al. (1983): 5% (2/43); Schindler und Gullotta (1983): 10% (5/50); Kleihues et al. (1987a): 10%; Schwechheimer (1987) 10% (2/20); Mannoji et al. (1981): 12% (3/25); Kumanishi et al. (1985a): 17% (5/30); Szymas und Gottschalk (1987): 22,8% (26/114); Trembley et al. (1985): ca. 30% (30/35 mit GFAP-positiven Zellen, davon in ca. 1/3 der Fälle Tumorzellen); Crus-Sanchez et al. (1989): 40% (20/50); Roessmann et al. (1983): 51% (24/47); Palmer et al. (1981): 85% (11/13); Gould et al. 1990a,b: 96% (21 von 22 an Kryostatschnitten untersuchten PNET, darunter 17 Medulloblastome).

Die breite Streuung der Werte zwischen den einzelnen Gruppen liegt vermutlich an der Schwierigkeit, GFAP-positive reaktive Astrozyten von GFAP-positiven Tumorzellen zu unterscheiden. Zu diesem Zweck erscheint die von Mannoji et al. (1981) vorgeschlagene Differenzierung der GFAP-positiven Zellen in Medulloblastomen in drei Subtypen als sehr hilfreich: Typ-1-Zellen entsprechen morphologisch den typischen neoplastischen Medulloblastomzellen mit hyperchromatischen Zellkernen und schmalem Zyto-plasma; Typ-3-Zellen sind typische reaktive Astrozyten mit reichlich Zytoplasma und zahlreichen gut-entwickelten Zellfortsätzen; Typ-2-Zellen entsprechen einem intermediären Zelltyp mit kurzen plumpen Zellfortsätzen und etwas mehr Zytoplasma als die Typ-1-Zellen. Von den Typ-2-Zellen soll zumindest ein Teil neoplastischen Charakter aufweisen. Unter Verwendung dieser Kriterien fanden sich in der eigenen Serie bei Untersuchungen am Paraffinmaterial in 23% der Fälle (8/35) GFAP-positive Tumorzellen, wobei in klassischen Medulloblastomen nur 19% (5/27), in desmoplastischen Medulloblastomen aber immerhin 38% (3/8) der Fälle positive Tumorzellen enthielten. Bei Verwendung von Kryostatschnitten waren sogar 25% (3/12) aller Medulloblastome partiell GFAP-positiv. Auch hier übertrafen die desmoplastischen die klassischen Medulloblastome. Der Befund eines vermehrten Vorkommens GFAP-positiver Tumorzellen in desmoplastischen Medulloblastomen entspricht tendenziell den Resultaten von Herpers und Budka (1985), allerdings ist deren Schlußfolgerung, daß GFAP-positive Tumorzellen nur in Medulloblastomen des desmoplastischen Typs vorkommen, nicht haltbar. In einer der jüngeren Arbeiten zu diesem Thema beobachteten Crus-Sanchez et al. (1989) sogar einen geringeren Prozentsatz GFAP-positiver Fälle unter den desmoplastischen als unter den klassischen Medulloblastomen.

Zusammenfassend ist die Expression von GFAP in einem Teil der Tumorzellen von Medulloblastomen als gesichert anzusehen. Dieser Befund kann zusammen mit dem ultrastrukturellen Nachweis gliöser Charakteristika als Hinweis auf eine gliöse Differenzierungspotenz in Medulloblastomen gewertet werden. Die von Schindler und Gullotta (1983) vertretene Auffassung, daß die GFAP-Immunreaktivität in Medulloblastomzellen nicht genuin ist, sondern als Folge einer Phagozytose des aus zerfallenen ortsständigen und reaktiven Astrozyten stammenden Antigens durch die Tumorzellen anzusehen sei, erscheint mir aufgrund der eben vorgestellten immunhistochemischen und elektronenmikroskopischen Befunde als nicht ausreichend zur Erklärung der GFAP-Expression in Medulloblastomzellen.

Immunhistochemische Untersuchungen an gutartigen *Pineozytomen* gibt es aufgrund der Seltenheit dieser Geschwülste zur Zeit erst sehr wenige. Nach Russel und Rubinstein (1989) können diese Geschwülste sowohl neuronale als auch gliale Charakteristika aufweisen. Dies ließ sich durch die eigenen Fälle bestätigen, bei denen sich sowohl GFAP-, S-100- und HNK-1-positive als auch Synaptophysin- bzw. Chromogranin-positive Tumorzellen nachweisen ließen. Eine GFAP-Expression in Pineozytomen wurde von Herrick und Rubinstein (1979), de Armond et al. (1980) und Okeda et al. (1984) bereits beschrieben.

In *neuronalen Tumoren* ist die GFAP-Expression auf die gliösen Anteile in Gangliogliomen beschränkt, während neuronale Tumorzellen immer negativ sind (vgl. Roessmann et al. 1983). In einem Ganglioneurom der eigenen Untersuchungsreihe und in drei Ganglioneuromen der Serie von Schwechheimer (1987) fanden sich GFAP-positive Satelliten- und Schwann-Zellen.

Das Vorkommen von GFAP in einem Teil *der Schwannschen Zellen* wurde bereits von mehreren Autoren beschrieben (Dahl et al. 1982; Jessen et al. 1983; Achtstätter et al. 1986). Dieser Befund erklärt, daß auch *Neurinome* GFAP-positive Tumorzellen enthalten können (Tascos et al. 1982; Memoli et al. 1984; Achtstätter et al. 1986; Gould et al. 1986b; Miettinen 1987b; Stanton et al. 1987). In der eigenen Serie waren immerhin 50% der Neurinome, darunter ein anaplastisches Neurinom, teilweise GFAP-positiv. Der Nachweis von GFAP in Neurofibromen verlief hingegen in den eigenen Fällen vollständig negativ, während Memoli et al. (1984) das Antigen auch in Neurofibromen fanden.

Alle Autoren stimmen darin überein, daß *Meningeome* GFAP-negativ sind (vgl. Perentes und Rubinstein 1987; Kleihues et al. 1987a; Schwechheimer 1986, 1987). Der Bericht von Budka (1986) über eine Dreifachexpression von GFAP, Vimentin und Zytokeratinen in einem malignen papillären Meningeom ist exzeptionell und bedarf einer Sicherung durch immunhistologische und biochemische Untersuchungen an mehreren

Tumoren dieser Art. In der gleichen Arbeit wird außerdem über eine GFAP-Immunreaktivität im Primärtumor und in der intrazerebralen Metastase eines hellzelligen Nierenkarzinoms berichtet. Dieser Befund wurde inzwischen von Hufnagel et al. (1989) bestätigt, die in zwei intrazerebralen und einer pulmonalen Nierenzellkarzinommetastase GFAP-positive Tumorzellen entdeckten.

Außer in den genannten Tumoren kann GFAP noch in *pleomorphen Adenomen der Glandula parotis*, und zwar in Koexpression mit Zytokeratinen, Vimentin, Desmin und S-100, vorkommen (Nakazato et al. 1982, 1985; Caselitz et al. 1982; Achtstätter et al. 1986; Batsakis 1986; Burns et al. 1988; Stead et al. 1988; Gustafsson et al. 1989). Höfler et al. (1984b) fanden GFAP- und S-100-positive Zellen vom follikulostellaren Typ in größerer Anzahl in einem ACTH-produzierenden Hypophysenadenom.

In *kapillären Hämangioblastomen* können stromale Zellen GFAP-positiv reagieren (Kepes et al. 1979; Deck und Rubinstein 1981; McComb et al. 1982). *Chondrome* gehören ebenfalls zu den potentiell GFAP-positiven Tumoren (Dolman 1989). Ansonsten sind bislang keine weiteren GFAP-positiven Tumortypen bekannt und auch in den eigenen Untersuchungen erwiesen sich u.a. Karzinommetastasen, maligne Lymphome, maligne Melanome, Paragangliome und Germinome als negativ. In *Teratomen* können allerdings in reifen gliösen Anteilen GFAP-immunreaktive Zellelemente vorhanden sein (Szymas und Gottschalk 1987; eigene Untersuchungen).

4.1.1.2 Vimentin

Vimentin ist das Intermediärfilamentprotein mit der weitesten Verbreitung in verschiedenen Zellen und Geweben. Zunächst wurde Vimentin in mesenchymalen Zellen gefunden, d.h. unter anderem in Fibroblasten, Endothelzellen, Makrophagen, Lymphozyten, Chondrozyten und glatten Muskelzellen der Gefäßwände (vgl. Osborn et al. 1982b; Osborn und Weber 1983). Franke et al. (1979) berichtigten allerdings schon früh die Hypothese einer alleinigen Expression durch mesenchymale Zellen, denn sie konnten zeigen, daß zumindest in der Zellkultur sehr verschiedene Zelltypen, einschließlich epithelialer Zellen, Vimentin-positiv sind.

Im Nervensystem wird Vimentin bereits früh während der Embryonalentwicklung in Gliazellen exprimiert, wobei Astrozyten im Laufe der Differenzierung zusätzlich noch GFAP aquirieren, während Oligodendrozyten kein Vimentin mehr enthalten (vgl. Einleitung 1.1.2). Nachdem durch mehrere Autoren eine Koexpression von GFAP und Vimentin in

Gliomzellen in vitro bereits dokumentiert war (Paetau et al. 1979; Osborn et al. 1981; Sharp et al. 1982; Quinlan und Franke 1983; Wang et al. 1984), beschäftigten sich einige Arbeitsgruppen mit dem Vimentin-Nachweis in Gliomen in situ, d.h. am histologischen Schnitt (Roessmann et al. 1983; Yung et al. 1985; Herpers et al. 1986; Schiffer et al. 1986a; Schwechheimer 1986, 1987). Übereinstimmend mit letzteren Autoren zeigte sich in den eigenen Untersuchungen eine konstante Koexpression von Vimentin und GFAP in *Astrozytomen*. Der in der eigenen Serie zu beobachtende Befund einer gelegentlich nur schwachen oder sogar fehlenden Immunreaktivität für Vimentin bei Verwendung von Formalin-fixierten Paraffinschnitten ist ein Artefakt, d.h. auf eine partielle oder totale Destruktion des Antigens durch die Fixierung und Einbettung zurückzuführen. An Kryostatschnitten ergab sich nämlich stets eine starke Anfärbung in Astrozytomen, wobei in Übereinstimmung mit Herpers et al. (1986) und Schiffer et al. (1986a) kein Unterschied zwischen gutartigen und anaplastischen Tumoren festzustellen war. Dementsprechend kann die Anwesenheit von Vimentin nicht als Marker für eine Unreife oder erhöhte Anaplasie astrozytärer Tumorzellen gewertet werden. Allerdings war Vimentin an Paraffinschnitten in gemistozytischen und höhergradig anaplastischen Astrozytomen besser nachweisbar als in pilozytischen, fibrillären und protoplasmatischen Astrozytomen, was darauf hinweist, daß möglicherweise ein quantitativer Unterschied in der Menge an Vimentin pro Tumorzelle zwischen verschiedenen Astrozytomtypen besteht. Ein Beweis dieser Hypothese durch quantitative Bestimmungen steht bislang jedoch noch aus.

Interessant und charakteristisch ist das Expressionsmuster der *subependymären Riesenzellastrozytome* und der *pleomorphen Xanthoastrozytome*, die in den eigenen Untersuchungen eine generalisierte Vimentin-Expression bei nur geringfügiger Tumorzellmarkierung für GFAP aufwiesen. Dieser Befund separiert beide Entitäten deutlich von den übrigen Astrozytomsubtypen.

In *Glioblastomen* wird Vimentin ebenfalls zusammen mit GFAP in astrozytären, astroblastären und einem Teil der fusiformen und polymorphen monströsen Tumorzellen exprimiert. Gelegentlich finden sich jedoch Tumoren, in denen die Zahl GFAP-positiver Tumorzellen zurücktritt und die Vimentin-Expression überwiegt. Kleine anaplastische Gliomzellen in Glioblastomen sind mehrheitlich GFAP-negativ, können jedoch häufig noch Vimentin exprimieren. In Übereinstimmung mit Yung et al. (1985), Schiffer et al. (1986a) und Grant et al. (1989) fand sich auch in der eigenen Serie in normalen und pathologisch proliferierten Gefäßen sowie in sarkomatösen Arealen eine starke Reaktion für Vimentin bei fehlender GFAP-Immunreaktivität.

Im Gegensatz zu Yung et al. (1985) und Schiffer et al. (1986a), die beide in *Oligodendrogliomen* keine Vimentin-positiven Tumorzellen nachweisen konnten, zeigten sich in den eigenen Untersuchungen in Übereinstimmung mit den Befunden von Schwechheimer (1987) am Paraffinmaterial in immerhin acht von 25 Fällen und am Kryostatmaterial in elf von elf Fällen immunreaktive Tumorzellen. Zum größten Teil entsprachen diese jedoch neoplastischen Astrozyten, während Oligodendrozyten am Paraffinmaterial nur ganz vereinzelt markiert waren. Am Kryostatmaterial waren hingegen in der Mehrheit der Fälle auch oligodendrogliöse Tumorzellen Vimentin-positiv.

Da das normale Ependym Vimentin als wesentliches Intermediärfilament enthält (Schnitzer et al. 1981; Shaw et al. 1981; Schiffer et al. 1986a; Reifenberger et al. 1989a), ist es nicht überraschend, daß sich in *Ependymomen* eine konstante Immunreaktion für Vimentin findet, die zumindest an Kryostatschnitten deutlich über die GFAP-Immunreaktivität hinausgeht.

Normale humane Plexusepithelzellen sollen nach Untersuchungen von Kasper et al. (1986b) und Doglioni et al. (1987) eine Koexpression von Vimentin und Zytokeratin zeigen. Entsprechend wurden *Plexuspapillome* Vimentin- und Zytokeratin-positiv gefunden (Coakham et al. 1985; Coffin et al. 1986; Miettinen et al. 1986; Doglioni et al. 1987; Schwechheimer 1987; Cruz-Sanchez et al. 1989). In den Tumoren der eigenen Serie war nur in einem Teil der Fälle diese Konstellation in typischer Weise nachvollziehbar. Allerdings stand nur Paraffinmaterial zur Verfügung, so daß die teilweise negativen Befunde durch eine Fixierungs- und Einbettungs-bedingte Destruktion des jeweiligen Antigens bedingt sein könnten. Möglicherweise hängt die Häufigkeit der Zytokeratin-Positivität in Plexuspapillomen auch von dem jeweils verwendeten Antikörper ab, denn Cruz-Sanchez et al. (1989) fanden in ihrer Serie mit dem Zytokeratin-Antikörper LP34 in nur 4 von 16 Plexuspapillomen eine Anfärbung, während mit dem Antikörper CAM 5.2 immerhin 12 dieser 16 Tumoren positiv waren.

Neuronale Tumorzellen reagieren in der Regel Vimentin-negativ. Unter den eigenen Fällen war jedoch insbesondere an Kryostatschnitten verschiedener neuronaler Tumoren eine Anfärbung sowohl in undifferenzierten neuroblastischen Tumorzellen als auch in einigen reifen ganglioiden Tumorzellen zu beobachten. Schwechheimer (1987) beschrieb ebenfalls Vimentin-positive Tumorzellen in drei peripheren Neuroblastomen. Da normale Neurone in der Ontogenese zunächst Vimentin und dann erst die charakteristischen Neuro-filamentproteine exprimieren (Tapscott et al. 1981; Bignami et al. 1982; Houle und Fedoroff 1983), könnte man die Expression von Vimentin als Ausdruck der Unreife dieser Tumorzellen interpretieren. Die nicht-neuronale Tumorkomponente in Gangliogliomen und Ganglioneuromen war in der Regel stark Vimentin-positiv.

Das Vorkommen von Vimentin in *Medulloblastomen* und anderen *PNET* ist bislang nur wenig untersucht worden. In der Serie von Yung et al. (1985) waren alle diese Tumoren Vimentin-negativ, was die Autoren veranlaßte, den differentialdiagnostischen Wert des immunhistochemischen Vimentin-Nachweises bei der Abgrenzung gegenüber gliösen und sarkomatösen Tumoren herauszustellen. Auch Schiffer et al. (1986a) fanden Vimentin nur in reaktiven Astrozyten, Gefäßen und desmoplastischen Anteilen. In den Medulloblastomen der eigenen Untersuchungsreihe konnte Vimentin dagegen in einem Teil der Tumoren, darunter alle GFAP-positiven Fälle, in neoplastischen Zellen nachgewiesen werden, was die ähnlichen Ergebnisse von Tremblay et al. (1985), Schwechheimer (1987) und Cruz-Sanchez et al. (1989) untermauert. In Analogie zu GFAP war auch Vimentin häufiger in Tumorzellen der desmoplastischen Variante anzutreffen. Ein zerebraler PNET wies ebenfalls eine Koexpression von GFAP und Vimentin in einem Teil seiner Tumorzellen auf. In ihrer kürzlich veröffentlichten Studie an Kryostatschnitten von 22 PNET fanden Gould et al. (1990a,b) in allen Tumoren eine Expression von Vimentin.

Vimentin ist das charakteristische Intermediärfilamentprotein in Tumoren mit Abstammung von der Neuralleiste, d.h. in *Neurinomen, Neurofibromen* und *malignen Melanomen* (Gabbiani et al. 1981; Caselitz et al. 1983; Ramaekers et al. 1983a; Gould et al. 1986b; Schiffer et al. 1987; Leader et al. 1987a). Die eigenen Ergebnisse bestätigten die konstante Vimentin-Expression in diesen Tumoren.

Trotz der Vielzahl verschiedener morphologischer Subtypen zeigen die *Meningeome* immunhistochemisch ein recht einheitliches Bild. Vimentin stellt das prinzipielle Intermediärfilamentprotein der Meningeome dar (Ramaekers et al. 1983b; Kartenbeck et al. 1984; Schwechheimer et al. 1984; Halliday et al. 1985; Holden et al. 1987; eigene Serie). Die enge Assoziation mit Desmoplakinen in meningealen Tumorzellen, die ein differentialdiagnostisch außerordentlich hilfreiches Charakteristikum darstellt, wird später noch eingehender diskutiert (vgl. Diskussion 4.1.1.6).

Außer in den bislang angesprochenen primären Tumoren des Nervensystems kommt Vimentin noch in zahlreichen andersartigen Geschwülsten vor. So sind gutartige und bösartige *mesenchymale Tumoren* in aller Regel Vimentin-positiv (Miettinen et al. 1982; Ramaekers et al. 1982; Denk et al. 1983; Roholl et al. 1985; Altmannsberger et al. 1986; Leader et al. 1987a). Ausnahmen bilden ein Teil der myogenen Tumoren, die Desmin als alleiniges Intermediärfilamentprotein enthalten (Altmannsberger et al. 1986; Leader et al.

1987b) und einige der sogenannten klarzelligen Sarkome (Leader et al. 1987a). In undifferenzierten Rhabdomyosarkomen kann Vimentin allerdings auch als alleiniges Intermediärfilament vorkommen (Molenaar et al. 1985). Der Regelfall scheint jedoch die in den eigenenen Fällen beobachtete Vimentin-Desmin-Koexpression zu sein. In synovialen und epitheloiden Sarkomen, in Mesotheliomen und in Chordomen findet sich meist eine Vimentin-Zytokeratin-Koexpression, wobei gelegentlich entweder Vimentin oder Zytokeratin nicht nachweisbar sein kann (Altmannsberger et al. 1986; Moll 1986). Es sollte allerdings stets berücksichtigt werden, daß Fixations- bzw. Einbettungs-bedingte Epitopver-änderungen für einen negativen Ausfall der Vimentinreaktion verantwortlich sein können. Dies war in verschiedenen eigenen Fällen, in denen sowohl Paraffin- als auch Kryostatschnitte gefärbt wurden, immer wieder zu beobachten. Vermutlich ist auch die fehlende Anfärbung für Vimentin in dem intrazerebralen Lipom der eigenen Serie die Folge eines Fixierungs- bzw. Einbettungsartefakts.

Insgesamt eignet sich der Nachweis von Vimentin sicherlich nicht zur differentialdiagnostischen Abgrenzung verschiedener mesenchymaler Tumoren. Hierzu ist die Verwendung zusätzlicher Marker notwendig, worunter u.a. myogene Antigene wie Desmin und Myoglobulin, epitheliale Antigene wie Zytokeratine, neuroektodermale Antigene wie S-100, histiozytäre Antigene wie α-1-Antitrypsin, α-1-Antichymotrypsin, Lysozym und MAC387, Endothel-assoziierte Antigene wie Faktor-VIII, BMA 120 und Ulex Europeus Agglutinin I (UEA-1), und lymphozytäre Antigene wie das gemeinsame Leukozytenantigen (LCA) und Lymphozytensubtyp-spezifische Antigene zu berücksichtigen sind.

Maligne Lymphome vom Hodgkin- und Non-Hodgkin-Typ sollen Vimentin als Intermediärfilamentprotein enthalten (Gabbiani et al. 1981; Altmannsberger et al. 1986). In den eigenen Untersuchungen erwies sich allerdings die Mehrheit der intrazerebralen Non-Hodgkin-Lymphome auch bei Verwendung von Kryostatschnitten als Vimentin-negativ. Lediglich *Plasmozytome* exprimierten regelmäßig Vimentin. Für die differentialdiagnostische Abgrenzung der malignen Lymphome und Plasmozytome von anderen Tumoren ist allerdings der Nachweis des gemeinsamen Leukozytenantigens (LCA) und anderer Lymphozyten-spezifischer Antigene, einschließlich der Immunglobuline, von größerer Bedeutung (vgl. Diskussion 4.1.1.14).

In *primären und metastatischen Karzinomen* kann Vimentin in Koexpression mit Zytokeratinen vorkommen. Unter den eigenen Fällen waren bei Zugrundelegung der Ergebnisse am Kryostatmaterial immerhin sechs von elf Karzinommetastasen, darunter Tumoren vom Typ eines Adeno- und eines großzelligen Karzinoms (Primärtumor Lunge), zweier hellzelliger Nierenkarzinome, eines follikulären Schilddrüsenkarzinoms und eines undifferenzierten Karzinoms bei unbekanntem Primärtumor. Nach Schwechheimer (1987) sollen bevorzugt Metastasen hellzelliger Nierenkarzinome und Schilddrüsenkarzinome eine Vimentin-Zytokeratin-Koexpression zeigen. In Primärtumoren dieser beiden Typen wurde die gleiche Intermediärfilamentkonstellation bereits von mehreren Autoren beschrieben (Holthöfer et al. 1983; Herman et al. 1983; Miettinen et al. 1984a; Waldherr und Schäffer et al. 1986; Bohle et al. 1986; Henzen-Logmans et al. 1987). Außerdem wurde eine Vimentin-Zytokeratin-Koexpression in einem Mammakarzinom (Leader et al. 1987a), in Plattenepithelkarzinomen der Lunge (Fischer et al. 1988), in pleomorphen Adenomen und adenoidzystischen Karzinomen der Parotis, in Adenokarzinomen des Endometriums, in Granulosazelltumoren des Ovars, in Nephroblastomen, in malignen Rhabdoidtumoren der Niere, in malignen Mesotheliomen, in epitheloiden und synovialen Sarkomen, in Chordomen und in Plexuspapillomen beschrieben (vgl. Moll 1986, 1987; Azumi und Battifora 1987; Schwechheimer 1987).

Die von Miettinen et al. (1983b) zuerst beobachtete und später von anderen Autoren bestätigte (Salisbury und Isaacson 1985; Abenozy und Sibley 1986; Coindre et al. 1986; Brooks et al. 1987) Koexpression von Vimentin und Zytokeratinen in *Chordomen* kann zur differentialdiagnostischen Abgrenzung dieser Tumoren gegenüber lediglich Vimentin-positiven Chondromen und Chondrosarkomen beitragen. Schwechheimer (1987) konnte das Zytokeratinpolypeptidmuster der Chordome weiter aufschlüsseln und als erster auch Desmoplakin in diesen Tumoren nachweisen.

In den eigenen Untersuchungen an *Paragangliomen* fand sich in immerhin sieben von neun Fällen eine weitverbreitete Immunreaktivität für Vimentin, was in Übereinstimmung mit den Ergebnissen von Höfler et al. (1986) steht.

In vier primären *Germinomen* des Zentralnervensystems und zwei intraspinalen Metastasen von testikulären *Seminomen* fand sich in den eigenen Untersuchungen mehrheitlich keine Expression von Intermediärfilamenten. Nakagawa et al. (1988) beobachteten Vimentin auch nur in einem Teil der Germinome des Nervensystems. Bezüglich der Expression von Vimentin in Seminomen und Dysgerminomen der Gonaden sind die Angaben in der Literatur außerordentlich divergent: Ramaekers et al. (1985) und Miettinen et al. (1985d) fanden Seminome konstant Vimentin-positiv, Denk et al. (1987) konnten Vimentin nur in einem Teil dieser Tumoren nachweisen, und Nakagawa et al. (1988) sowie Czernobilsky (1986) fanden gar keine Vimentinpositiven Seminome bzw. Dysgerminome. Der Grund für diese heterogenen Ergebnisse dürfte in der Verwendung von unterschiedlich fixiertem und eingebettetem Material, sowie von verschiedenen Primärantikörpern und Detektionssystemen liegen.

4.1.1.3 Desmin

Desmin wurde bislang für das *muskelspezifische Intermediärfilament* gehalten, da es zunächst nur in den Z- und Glanzstreifen der Herzmuskulatur, in den Z-Streifen der Skelettmuskulatur, in der glatten Muskulatur des Magen-Darm- und des Urogenitaltraktes sowie der glatten Muskulatur der Gefäßwände nachgewiesen wurde (Osborn und Weber 1983). Eine Reihe von Autoren beschrieb zudem die Expression von Desmin als spezifisches Merkmal für *Tumoren der glatten und gestreiften Muskulatur* (Altmannsberger et al. 1981, 1982, 1985, 1986; Altmannsberger 1988; Miettinen et al. 1982, 1984b; Denk et al. 1983; Molenaar et al. 1985; Leader et al. 1987b; Truong et al. 1990). In guter Übereinstimmung zu diesen Autoren zeigten auch die beiden eigenen Rhabdomyosarkome eine weitverbreitete Immunreaktivität für Desmin.

Dahl und Bignami (1982) berichteten als erste über den immunhistochemischen Nachweis von Desmin mittels eines polyklonalen Antiserums in *astrozytären Zellen* des ZNS der Ratte, ein Befund der von Debus et al. (1983b), die verschiedene monoklonale Antikörper gegen Desmin verwendeten, nicht nachvollzogen werden konnte. Dahl et al. (1986) bestätigten allerdings ihre Ergebnisse von 1982 mit Hilfe monoklonaler Antikörper, d.h. sie produzierten verschiedene monoklonale Antikörper gegen Desmin, von denen einige lediglich Muskelzellen, andere jedoch auch Gliazellen der Ratte erkannten. In den eigenen Untersuchungen wurden sehr ähnliche Ergebnisse erzielt, die darauf hinweisen, daß humane Gliazellen möglicherweise ʻein Desmin oder Desmin-ähnliches Protein enthalten, das sich allerdings vom Desmin in humanen Muskelzellen in seinen antigenen Determinanten unterscheidet. So reagierten drei der von Debus et al. (1983b) produzierten monoklonalen Antikörper mit normalen, reaktiven und neoplastischen Astrozyten, während das Epitop, das der D33-Antikörper erkennt, offensichtlich in diesen Zellen nicht exprimiert wird. Diese Befunde haben insbesondere für die Tumordiagnostik weitreichende Konsequenzen, denn sie bedeuten, daß ein Desmin-positiver Tumor nicht mehr ohne weiteres als myogene Geschwulst klassifiziert werden kann. In die gleiche Richtung deuten die Befunde von Fischer et al. (1988), die in entdifferenzierten Plattenepithelkarzinomen neben Zytokeratin- und Vimentin- auch Desminpositive Tumorzellen fanden.

Diese Ergebnisse unterstreichen einmal mehr die Wichtigkeit des Nachweises mehrerer Antigene im

Sinne eines *Markerpanels*, um zu differential-diagnostisch verwertbaren Aussagen kommen zu können. So lassen sich gliogene Tumoren anhand ihrer zusätzlichen GFAP-Expression von myogenen Geschwülsten, die stets GFAP-negativ sind, unterscheiden. Außerdem exprimieren Gliome nie das D33-Epitop, während myogene Tumoren D33-positiv sind.

Die oben beschriebenen immunhistochemischen Befunde konnten inzwischen im Westernblot bestätigt werden (Bilzer et al. 1989b). Hier zeigte sich, daß D33 nur gereinigtes Desmin und eine Desmin-entsprechende Bande in einem Proteinextrakt aus der Skelettmuskulatur erkennt, während keine Kreuzreaktion zu gereinigtem GFAP oder Vimentin besteht und Proteinextrakte aus verschiedenen gliogenen und anderen nicht-myogenen Tumoren ebenfalls keine immunreaktiven Banden aufwiesen. Die Antikörper DE-R-11 und DE-B-5 zeigten ebenfalls eine Reaktivität mit gereinigtem Desmin und Proteinextrakten aus der Skelettmuskulatur, wiesen allerdings zusätzlich Banden in normalem Hirngewebe und verschiedenen Gliomen auf.

4.1.1.4 Neurofilamente

Das Vorkommen von Neurofilamenten ist unter normalen Bedingungen auf *neuronale und neuroendokrine Zelltypen* beschränkt. Der Bericht von Kasper et al. (1986a) über eine Koexistenz von Zytokeratinen, Vimentin und Neurofilamenten in humanen Zellen des Plexus choroideus stellt sicherlich eine Ausnahme dar und beruht möglicherweise auf einem Artefakt. Der Befund von Granger und Lazarides (1983), die eine Neurofilament-Expression in Erythrozyten des Hühnchens beobachteten, ist für Untersuchungen im humanen System von untergeordneter Bedeutung.

Aufgrund ihrer Spezifität sind Neurofilamente geeignete Marker für neuronale Tumoren des zentralen und peripheren Nervensystems. Nach den eigenen Ergebnissen und den Angaben in der Literatur können Neurofilament-positive Tumorzellen in *Gangliozytomen, Gangliogliomen, Ganglioneuromen, glioneuralen Hamartomen*, zentralen und peripheren *Neuroblastomen* und *Ganglioneuroblastomen*, *PNET*, *Medulloblastomen, Pineoblastomen, Retinoblastomen, Ästhesioneuroblastomen* und *malignen peripheren neuroektodermalen Tumoren* vorkommen (Jorgensen et al. 1976; Osborn et al. 1982a, 1986a; Trojanowski et al. 1982, 1984; Trojanowski und Lee 1983, 1985; Roessmann et al. 1983; Trembley et al. 1985; Schmidt et al. 1985; Mukai et al. 1986b; Trojanowski 1987; Gould et al. 1990a,b). In Gangliogliomen und Ganglioneuromen ist nur die ganglioide Tumorkomponente immunreaktiv (Roessmann et al. 1983; Trojanowski et al. 1984; Schwechheimer 1986, 1987; eigene Serie). In einem

Teil der undifferenzierteren Tumoren und in einzelnen reifen Ganglienzellgeschwülsten wird Vimentin in den neuronalen Tumorzellen koexprimiert (Trembley et al. 1985; Schwechheimer 1986, 1987; eigene Serie). Unter den malignen neuronalen Tumoren, d.h. den Neuroblastomen, Ganglioneuroblastomen und Ästhesioneuroblastomen, zeigt ein Teil der Fälle keine Immunreaktivität für Intermediärfilamente (Osborn et al. 1982a; Roessmann et al. 1983; Trojanowski und Lee 1983; Trojanowski et al. 1984; Trembley et al. 1985; eigene Serie). Im Gegensatz dazu fanden Mukai et al. (1986b) und Osborn et al. (1986a) in allen Neuroblastomen eine Expression von Neurofilamenten. Diese Diskrepanz ist wahrscheinlich auf die Verwendung verschiedener Primärantikörper und unterschiedlich vorbehandelten Materials zurückzuführen.

Unter den Medulloblastomen und anderen PNET ist nur ein Teil der Tumoren Neurofilament-positiv (Roessmann et al. 1983; Trembley et al. 1985; Velasco et al. 1985; Burger et al. 1987; Perentes et al. 1987a; Kleihues et al. 1988a; Gould et al. 1990a,b; eigene Serie). Der Nachweis von Neurofilamenten in diesen Tumoren wird übereinstimmend als starker Hinweis auf eine neuronale Differenzierungspotenz angesehen.

Außer den neuronalen und einem Teil der primitiven neuroektodermalen Geschwülste reagieren auch viele neuroendokrine Tumoren Neurofilament-positiv. So finden sich in der Literatur Berichte über eine Neurofilamentexpression in *Phäochromozytomen* (Osborn et al. 1982a; Lehto et al. 1983b; Trojanowski und Lee 1983, 1985; Trojanowski et al. 1984; Miettinen et al. 1985c; Höfler et al. 1986; Gould et al. 1987; Miettinen 1987a), in *Adenomen der Nebenschilddrüsen* (Miettinen et al. 1985a; Gould et al. 1987), in *Inselzelltumoren* des Pankreas (Miettinen et al. 1985b), in *medullären Schilddrüsenkarzinomen* (Droese et al. 1984; Miettinen et al. 1984a), in *Karzinoiden* (Gown und Vogel 1985; Lehto et al. 1985), in *Paragangliomen* (Trojanowski und Lee 1983; Trojanowski et al. 1984; Mukai et al. 1986b; Sonneland et al. 1986; Gould et al. 1987), in *Merkelzellkarzinomen* der Haut (Miettinen et al. 1983a; Leff et al. 1985), in *kleinzelligen Lungenkarzinomen* (Lehto et al. 1983a) und in einem *kleinzelligen Zervixkarzinom* (Gown und Vogel 1985). In einem großen Teil dieser Tumoren werden zusätzlich noch Zytokeratine koexprimiert. Interessant ist, daß im Gegensatz zu den Phäochromozytomen, die recht konstant Neurofilament-positiv sein sollen, Paragangliome auch Neuro-filament-negativ und Vimentin-positiv sein können (Höfler et al. 1986; eigene Serie). Sonstige Tumoren mit potentieller Expression von Neurofilamenten umfassen *Teratome*, in denen neuronale Tumorzellen immunreaktiv sein können (Trojanowski und Hickey 1984), und, als außergewöhnlicher Befund, *Leiomyome* und *Leimyosarkome*, die nach

Perentes und Rubinstein (1987) eine schwache fokale Immunreaktivität aufweisen können.

4.1.1.5 Zytokeratine

Zytokeratine sind eine Familie von Intermediärfilamentproteinen, die charakteristischerweise in *epithelialen Zellen* exprimiert werden (vgl. Einleitung 1.1.5). Epitheliale Tumorzellen behalten in der Regel die für die jeweiligen Ursprungszellen typischen Zytokeratinpolypeptide bei (Franke et al. 1981; Moll et al. 1982; Osborn und Weber 1983). Zytokeratine sind daher ein sensitiver Marker für *Karzinome*, wobei gewisse Unterschiede in der Expression der Zytokeratinpolypeptide zwischen Adenokarzinomen und Plattenepithelkarzinomen und zwischen Karzinomen verschiedener Organe bestehen (Moll et al. 1983; Moll 1986; Osborn et al. 1986b). Nach Schwechheimer (1987) bleiben diese Unterschiede auch in Karzinommetastasen im Bereich des Nervensystems bestehen, so daß durch den Nachweis selektiver Zytokeratinpolypeptide Rückschlüsse auf die Differenzierung (Plattenepithel- versus Adenokarzinom) und in beschränktem Ausmaß auch auf den Sitz des Primärtumors (Metastasen kolorektaler Karzinome versus Metastasen von Lungen-, Mamma-, Schildrüsen- und Nierenkarzinomen) gezogen werden können.

In den eigenen Untersuchungen wurden lediglich breitreagierende Zytokeratinantikörper (Lu5, KL1) verwendet, die sich zwar nicht zur Differenzierung innerhalb der Gruppe der epithelialen Geschwülste, wohl aber zur differentialdiagnostischen Abgrenzung dieser Gruppe gegenüber nicht-epithelialen Tumoren wie Gliomen, neuronalen Geschwülsten, PNET, Sarkomen, malignen Lymphomen, oder malignen Melanomen eignen.

Gliome sind nach den eigenen Ergebnissen am Kryostat- und Paraffinmaterial stets Zytokeratin-negativ. Dieser Befund stimmt mit den Angaben in der Literatur überein (vgl. Osborn und Weber 1983; Moll 1986; Schwechheimer 1987). Nach Kepes et al. (1982) können Tumorzellen in Glioblastomen und insbesondere in Gliosarkomen epithelähnliche Differenzierungen annehmen, wobei z.B. drüsenartige Formationen oder epitheliale Wirbel mit Keratinperlen gebildet werden. Mork et al. (1988) konnten nachweisen, daß diese seltenen epithelialen Metaplasien Zytokeratin-positiv reagieren. Die Berichte von Franke et al. (1988) und Cosgrove et al. (1989), in denen eine Zytokeratin-Expression in einem hohen Prozentsatz der Astrozytome und Glioblastome gefunden wurde, stehen im Widerspruch zu den Angaben in der übrigen Literatur. Da diese Autoren ihre Ergebnisse nicht durch Westernblots untermauert haben, besteht die Möglich-

keit, daß sie auf einer Kreuzreaktivität der benutzten monoklonalen Antikörper beruhen. Auch in den eigenen Untersuchungen fand sich an Gefrierschnitten mit dem Zytokeratin-Antikörper KL1 eine wahrscheinlich unspezifische Anfärbung gliöser und neuronaler Zellen, während derselbe Antikörper an Paraffinschnitten selektiv epitheliale Elemente markierte und keine Reaktion mit normaler und neoplastischer Glia ergab. Der Antikörper Lu5 zeigte an Kryostatschnitten ebenfalls gelegentlich eine sehr schwache Anfärbung von Gliomzellen, die allerdings als unspezifisch interpretiert wurde, da sie im Vergleich zur Stärke der Immunreaktion epithelialer Zellen minimal war. Wichtig ist in diesem Zusammenhang der Bericht von Pruss et al. (1981), der zeigte, daß alle Intermediärfilamentproteine ein gemeinsames Epitop besitzen. Derartige gemeinsame antigene Determinanten können unter bestimmten Voraussetzungen Anlaß zu Kreuzreaktionen geben. Zusammenfassend kann man daher davon ausgehen, daß die überwiegende Mehrheit der Gliome Zytokeratin-negativ ist, jedoch sollte die potentielle Möglichkeit einer Immunreaktivität mit bestimmten Antikörpern immer berücksichtigt werden.

In der eigenen Serie enthielten zwei Medulloblastome vereinzelte Zytokeratin- und EMA-positive Tumorzellen. Einer dieser Tumoren exprimierte zusätzlich Desmoplakine. Auch in der Serie von Gould et al. (1990a,b) waren einzelne PNET mit Zytokeratin-positiven Tumorzellen. Differentialdiagnostisch stellt sich bei dieser Konstellation das Problem der Abgrenzung gegenüber anaplastischen Plexuspapillomen, jedoch zeigten zumindest die beiden Tumoren der eigenen Untersuchungsreihe morphologisch keinerlei Charakteristika, die für diese Diagnose sprachen. Zudem enthielt einer der Tumoren auch Neurofilament-positive Tumorzellen, was ebenfalls nicht mit einem anaplastischen Plexuspapillom vereinbar ist. Zusammengenommen können diese Ergebnisse somit als Ausdruck einer epithelialen Differenzierungspotenz in einem kleinen Teil der PNET interpretiert werden.

Papillome des Plexus choroideus sind in der Regel Zytokeratin-positiv, was ihre epitheliale Natur unterstreicht und differentialdiagnostisch zur Abgrenzung gegenüber Zytokeratin-negativen Ependymomen verwendet werden kann (Coffin et al. 1986; Miettinen et al. 1986; Doglioni et al. 1987; Schwechheimer 1987; Kouno et al. 1988). Mannoji und Becker (1988) berichteten jedoch eine Zytokeratin-Immunreaktivität in 5 von 26 der von ihnen untersuchten Ependymome, darunter zwei papilläre Ependymome und zwei PNET mit ependymalen Zellen. Diese Ergebnisse sollen für die Existenz von transitionellen Formen zwischen ependymalen Zellen und Zellen des Plexus choroideus sprechen. In den eigenen Untersuchungen an insgesamt 23 Ependymomen konnte dagegen in keinem Fall eine

Immunreaktivität für Zytokeratine (KL1) beobachtet werden. Somit scheinen Ependymome im Regelfall keine Zytokeratine zu exprimieren, während Plexuspapillome auch gemäß den ERgebnissen von Mannoji und Becker (1988) recht konstant Zytokeratin-positiv sind.

In anderen primären epithelialen intrakraniellen Geschwülsten wie *Kraniopharyngeomen, Dermoidzysten, Kolloidzysten* und einer *enterogenen Zyste* ergab sich in der eigenen Serie stets eine starke Anfärbung für Zytokeratine in den epithelialen Anteilen, was mit den Berichten in der Literatur übereinstimmt (Asa et al. 1981; Miettinen et al. 1986; Schwechheimer 1987). Weiterhin reagieren in *Hypophysenadenomen* die epithelialen Tumorzellen in der Regel Zytokeratin-positiv, während die sogenannten follikulo-stellaren Zellen Zytokeratin-negativ, dafür jedoch Vimentin- und GFAP-positiv sein sollen (Schwechheimer 1987).

Außer in primären und metastatischen epithelialen Tumoren können Zytokeratin-positive Tumorzellen in einem Teil der *Meningeome* vorkommen (Yung et al. 1984; Alguacil-Garcia et al. 1986; Meis et al. 1986; Theaker et al. 1986; Holden et al. 1987; Radley et al. 1989; eigene Serie). Budka (1986) beschrieb den seltenen Fall eines papillären Meningeoms mit einer Dreifachexpression von Vimentin, Zytokeratinen und GFAP. In der eigenen Serie waren unter 13 an Gefrierschnitten untersuchten Meningeomen bei drei Fällen meningotheliomatöse Tumorzellen Zytokeratin-positiv. Außerdem zeigte ein atypisches kindliches Meningeom eine generalisierte Vimentin/Zytokeratin-Koexpression. Alguacil-Garcia et al. (1986) beschrieben einen speziellen Meningeomsubtyp mit hyalinen Zytoplasmaeinschlüssen, der als *sekretorisches Meningeom* bezeichnet wurde. Dieser Meningeomtyp zeigt neben morphologischen und histochemischen Charakteristika einer epithelialen Differenzierung regelmäßig auch Immunreaktivität für Zytokeratine (Alguacil-Garcia et al. 1986; Radley et al. 1989). Zusammenfassend kann man festhalten, daß wahrscheinlich alle Meningeomtypen fakultativ Zytokeratin-positive Zellen enthalten können, daß aber bestimmte Formen wie das sekretorische Meningeom häufiger als andere Zytokeratine exprimieren.

Epitheliale Anteile in *Teratomen* reagieren Zytokeratin-positiv (Perentes und Rubinstein 1987; Nakagawa et al. 1988; eigene Serie). In *Germinomen* des ZNS findet sich eine heterogene Intermediärfilamentexpression. In der eigenen Untersuchungsreihe war von vier primären Germinomen des ZNS ein Tumor Zytokeratin-positiv, was gut mit der Arbeit von Nakagawa et al. (1988) übereinstimmt, in der drei von elf intrakraniellen Germinomen Zytokeratin- und EMA-positiv waren. Seminome und Dysgerminome der Gonaden sind ebenso mehrheitlich Zytokeratin-negativ, was als

differentialdiagnostisches Kriterium zur Abgrenzung gegenüber Zytokeratin-positiven embryonalen Karzinomen, endodermalen Sinustumoren, Chorionkarzinomen und Teratokarzinomen von Nutzen sein kann (Battifora et al. 1984; Miettinen et al. 1985d; Ramaekers et al. 1985; Gown und Vogel 1985; Denk et al. 1987; Nakagawa et al. 1988). Die gelegentliche Zytokeratin-Expression in Germinomen weist nach Denk et al. (1987) auf das Vorhandensein von Übergangsformen zwischen dem klassischen Germinom (Dysgerminom/Seminom) und dem embryonalen Karzinom hin.

Wie bereits unter 4.1.1.4 beschrieben, finden sich in neuroendokrinen Geschwülsten neben Neurofilamenten häufig Zytokeratine und gelegentlich auch Vimentin. In der Gruppe der von mir untersuchten *Paragangliome* enthielten bis auf ein malignes Paragangliom alle Tumoren Zytokeratin-positive Tumorzellen. Ironside et al. (1985) konnte in zwei Paragangliomen der Cauda equina ebenfalls Zytokeratine, aber keine Neurofilamente immunhistochemisch nachweisen. Nach diesen Autoren ist das ultrastrukturelle Korrelat der Zytokeratinexpression in intrazytoplasmatischen Akkumulationen von 8-10 nm Filamenten in Form sogenannter *fibrous bodies* zu sehen. Bei der elektronenmikroskopischen Aufarbeitung eines der eigenen Paragangliome fanden sich ebenfalls derartige Formationen (vgl. Diskussion 4.1.2.18).

Nach Norton et al. (1987) können Tumoren der glatten Muskulatur Zytokeratine exprimieren, was gut zu den Berichten mehrerer Autoren über eine Zytokeratin-Immunreaktivität normaler glatter Muskelzellen paßt (vgl. Einleitung 1.1.5). Auch in Rhabdomyosarkomen findet sich gelegentlich eine Expression von Zytokeratinen (Coindre et al. 1988; Miettinen und Rapola 1989). Unter den eigenen Fällen reagierte ein im Kleinhirn lokalisiertes Rhabdomyosarkom teilweise Zytokeratin (KL1)-positiv.

4.1.1.6 Desmoplakine

Desmoplakine sind neben Zytokeratinen als generelle Epithelmarker anzusehen (Moll 1986). In malignen *epithelialen Geschwülsten* bleibt die Expression von Desmoplakinen in unterschiedlicher Ausprägung erhalten, wobei Plattenepithelkarzinome sich im Vergleich zu Adenokarzinomen in der Regel durch eine höhere Dichte Desmoplakin-positiver Desmosomen auszeichnen. In undifferenzierten Karzinomen können gelegentlich nur einzelne Tumorzellen immunreaktiv sein (Franke et al. 1983; Moll 1986; Moll et al. 1986). Auch Karzinommetastasen im Bereich des Nervensystems zeigen regelmäßig eine Expression von Desmoplakinen. Daneben sind primäre epitheliale Tumoren des Nervensystems wie *Plexuspapillome*, *Kraniopharyngeome* und die verschiedenen *Zysten mit epithelialer Auskleidung* Desmoplakin-positiv (Schwechheimer 1987). Unter den nicht-epithelialen Tumoren des Nervensystems zeigen nur ganz bestimmte eine Desmoplakin-Immunreaktivität, wobei an erster Stelle die *Meningeome* zu nennen sind, die durchweg Desmoplakine und Vimentin koexprimieren (Kartenbeck et al. 1984; Schwechheimer et al. 1984; eigene Serie). Durch ultrastrukturelle Untersuchungen konnte gezeigt werden, daß Vimentin-Intermediärfilamente im Bereich der Zellgrenzen eng mit den Desmosomen assoziiert sind (Kartenbeck et al. 1984). Alle Meningeomsubtypen zeigen die Vimentin/Desmoplakin-Koexpression. Allerdings sind von Tumor zu Tumor zum Teil deutliche Unterschiede in der Dichte der Desmoplakin-Immunreaktion zu beobachten. So sind fibromatöse Meningeome in der Regel schwächer angefärbt als endotheliomatöse Tumoren.

Insgesamt ist die Koexpression von Vimentin und Desmoplakinen sehr charakteristisch für die Meningeome und außerordentlich hilfreich in der differentialdiagnostischen Abgrenzung dieser Geschwülste gegenüber anderen primären und metastatischen Tumoren des Nervensystems. Nur wenige Tumoren anderer Organe können ein vergleichbares Expressionsmuster aufweisen. Hierunter befinden sich *Granulosazelltumoren des Ovars* (Moll et al. 1985), *Ewing-sarkome* (Moll 1986), *Seminome* (Moll 1986; Denk et al. 1987) und *Nephroblastome* (Denk et al. 1985). Diese Tumoren treten allerdings selten im Bereich des Nervensystems auf und sind in der Regel schon morphologisch leicht von Meningeomen zu differenzieren.

Im Gegensatz zu den Plexuspapillomen sollen *Ependymome* stets Desmoplakin-negativ sein (Schwechheimer 1987). In der eigenen Serie waren vier von fünf untersuchten Ependymomen negativ, ein Tumor zeigte jedoch eine fokale Desmoplakin-Expression besonders im Bereich von ependymalen Rosetten- und perivaskulären Pseudorosettenformationen. Dieser Befund ist nicht überraschend, da Desmosomen in Ependymomen auch ultrastrukturell nachweisbar sind (vgl. Zülch 1986; Russel und Rubinstein 1989).

Das Vorkommen Desmoplakin-positiver Zellen in einem *Medulloblastom* der eigenen Serie war begleitet von einer in diesem Tumor ebenfalls nachweisbaren Expression von Zytokeratinen und EMA (vgl. Diskussion 4.1.1.5).

4.1.1.7 Protein S-100

Protein S-100 gehört zu den am längsten bekannten Differenzierungsantigenen. Dementsprechend gibt es eine große Anzahl von Studien, die sich mit seiner Expression in normalen und neoplastischen Zellen beschäftigen. Bei der weiten Verteilung von S-100 in verschiedensten normalen Zelltypen überrascht es nicht, daß dieses Antigen auch in zahlreichen Tumortypen entweder konstant oder fakultativ exprimiert wird. So läßt sich S-100 regelmäßig in *Astrozytomen, Oligodendrogliomen, Mischgliomen, Glioblastomen, Ependymomen* und in *gliösen Anteilen von Gangliogliomen* nachweisen (Haglid und Carlsson 1971; Haglid et al. 1973; Dohan et al. 1977; Yamaguchi 1980; Tabuchi et al. 1982; Nakamura et al. 1983; Takahashi et al. 1984; Bonnin und Rubinstein 1984; Kimura et al. 1986; van Eldik et al. 1986; eigene Serie). Es können allerdings erhebliche Unterschiede in der Zahl der S-100-positiven Tumorzellen, insbesondere in der Gruppe der höhergradig malignen Gliome, bestehen. In der eigenen Serie waren ein Oligodendrogliom und ein hochgradig anaplastisches Rezidivastrozytom sogar vollständig S-100-negativ. Insgesamt ergab sich eine etwas stärkere Expression in den Astrozytomen als in den anderen Gliomtypen. Allerdings ist die von Tumor zu Tumor nachweisbare Heterogenität der Immunreaktivität in Gliomen wohl weniger auf eine unterschiedlich starke Expression dieses Antigens in morphologisch distinkten Tumorzelltypen zurückzuführen, als vielmehr als Ausdruck von zur Zeit noch nicht näher bekannten metabolischen Aktivitätsunterschieden der jeweiligen Tumorzellen zu interpretieren (vgl. Vanstapel et al. 1986).

In Übereinstimmung mit Grant und Gallagher (1986) wurde in den eigenen Untersuchungen eine starke Expression von S-100 in *pleomorphen Xanthoastrozytomen* beobachtet. Die Interpretation dieses Befundes als zusätzlicher Hinweis für die primär gliöse Natur dieser Tumoren liegt natürlich nahe, jedoch muß man berücksichtigen, daß auch fibröse Histiozytome gelegentlich S-100-positiv reagieren können (vgl. Schwechheimer 1987).

In *subependymären Riesenzellastrozytomen* findet sich, ähnlich wie in pleomorphen Xanthoastrozytomen, eine weitverbreitete Expression von S-100 und Vimentin, bei oftmals nur spärlich vorhandener GFAP-Positivität (Nakamura und Becker 1983; eigene Serie).

Plexuspapillome sind mehrheitlich S-100-positiv (Nakamura et al. 1983; Coffin et al. 1986; Kimura et al. 1986; Cruz-Sanchez et al. 1989; eigene Serie). Dies kann differentialdiagnostisch insbesondere zur Abgrenzung von S-100-negativen papillären Karzinommetastasen nützlich sein.

Das Vorkommen von S-100 in *Medulloblastomen* ist in der Literatur umstritten. Während Yamaguchi et al. (1980) und Schwechheimer (1987) eine Expression nur in reaktiven Astrozyten, aber nicht in Tumorzellen fanden, waren in der eigenen Serie in Übereinstimmung mit den Befunden von Kimura et al. (1986), Sawa et al.

(1986), Hayashi et al. (1987) und Cruz-Sanchez et al. (1989) in einem Teil der Medulloblastome (7/35) und in einem zerebralen PNET auch Tumorzellen S-100-positiv. Die S-100-positiven Medulloblastome entsprachen hierbei weitgehend den Tumoren mit GFAP-Expression.

In *Ästhesioneuroblastomen* kommt S-100 lediglich in eingestreuten Schwannschen Zellen und nicht in Tumorzellen vor (Choi und Anderson 1985; Taxy et al. 1986; Vitrey et al. 1986; eigener Fall). Auch in den übrigen neuronalen Geschwülsten einschließlich der gut differenzierten Tumoren wie *den Gangliogliomen* und *den Ganglioneuromen* sind die neuronalen Tumorzellen in der Regel S-100-negativ. Im Gegensatz dazu exprimieren gliöse oder Schwannsche Zellen in diesen Tumoren regelmäßig S-100 (Kahn et al. 1983; Nakajima et al. 1983; Nakamura et al. 1983; eigene Serie).

Der Befund einer S-100-Expression in einem *gutartigen Pineozytom* entspricht dem Fallbericht von Okeda et al. (1984).

Tumoren mit Ursprung von der Neuralleiste wie *Neurinome* und *Neurofibrome*, aber auch *maligne Melanome* zeigen neben einer generalisierten Vimentin-Expression regelmäßig auch eine starke Anfärbung für S-100 (Pfeiffer et al. 1972,1979; Gaynor et al. 1980, 1981; Nakajima et al. 1982; Stefansson et al. 1982a; Weiss et al. 1983; Kahn et al. 1983; Kindbloom et al. 1984; van Eldik 1986; Schwechheimer 1987; eigene Serie). Allerdings kann die Immunreaktivität für S-100 in *malignen Neurinomen* bzw. *Neurofibrosarkomen* nur schwach ausgeprägt sein oder sogar fehlen (Nakajima et al. 1982; Stefansson et al. 1982a; Weiss et al. 1983; Daimaru et al. 1985; Matsunou et al. 1985; eigene Serie), was bedeutet, daß ein negativer Ausfall einer S-100-Reaktion nicht unbedingt das Vorliegen eines malignen Neurinoms bzw. Neurofibrosarkoms ausschließt. Andererseits ist bei der Vielzahl der potentiell S-100-positiven Tumoren, darunter allein in der Gruppe der Weichteiltumoren *Lipome, Liposarkome, Chondrome, Chondrosarkome, Chordome* und ein Teil der *malignen fibrösen Histiozytome* (vgl. Kleihues et al. 1987a; Schwechheimer 1987; eigene Serie), der Nachweis von S-100 sicher nicht beweisend für einen Tumor der Schwannschen Zellen. Gutartige Neurinome und Neurofibrome lassen sich hingegen aufgrund ihrer starken Reaktion für S-100 leicht von morphologisch ähnlichen, aber S-100-negativen Leiomyomen und fibroblastischen Meningeomen differenzieren (Nakajima et al. 1982; Stefansson et al. 1982a; Kahn et al. 1983).

Primäre und metastatische *maligne Melanome* des ZNS, einschließlich der amelanotischen Tumoren (Springall et al. 1983; Jundt et al. 1986), sind aufgrund einer starken Reaktivität für S-100 und Vimentin sehr gut von Karzinommetastasen abzugrenzen, wobei

allerdings zu beachten ist, daß in der Literatur auch S-100-positive Karzinome beschrieben sind (Lunde et al. 1987; Herrera et al. 1988; Takashi et al. 1988). Nach Isobe et al. (1984) unterscheiden sich die malignen Melanome durch die Expression der a-Untereinheit des S-100-Proteins von Schwannzelltumoren, die lediglich die ß-Untereinheit enthalten.

Das Vorkommen von S-100 in *Meningeomen* wird in der Literatur unterschiedlich beurteilt. Während verschiedene Autoren keine positiven Tumorzellen in Meningeomen nachweisen konnten (Yamaguchi 1980; Clark und Hartmann 1981; Stefansson et al. 1982a; Kindblom et al. 1984; van Eldik et al. 1986), waren in der eigenen Serie in Übereinstimmung mit den Ergebnissen von Dohan et al. (1977), Nakamura et al. (1983), Theaker et al. (1986), Schwechheimer (1987) und Radley et al. (1989) in einem Teil der Meningeome S-100-positive Tumorzellen vom endotheliomatösen und fibroblastischen Typ vorhanden. Insgesamt ist das Ausmaß der S-100-Immunreaktivität in Meningeomen jedoch sehr gering, so daß in der Regel eine Verwechselung mit stark positiven Tumoren wie Neurinomen und Neurofibromen ausgeschlossen ist.

In den eigenen Untersuchungen zeigte sich, daß in den *Paragangliomen* neben einer konstanten Anfärbung der Sustentakularzellen in einem Teil der Fälle auch eine geringe Anzahl der Tumorzellen S-100-positiv sein kann. Dies entspricht den Berichten in der Literatur bezüglich des Vorkommens von S-100 in verschiedenen neuroendokrinen Tumoren (Nakajima et al. 1982; Lloyd et al. 1985; Wilander et al. 1985; Sawa et al. 1986).

Kraniopharyngeome können S-100-positive Tumorzellen enthalten. Nakamura et al. (1983) fanden das Protein in allen von ihnen untersuchten Kraniopharyngeomen in Keratinozyten und Basalzellen. Demgegenüber waren in der eigenen Serie nur in drei von sieben Fällen vereinzelte positive epitheliale Zellen vorhanden, während das an den Tumor angrenzende reaktiv veränderte Hirngewebe stets sehr stark markiert war.

In vier *Kolloidzysten*, einer *enterogenen Zyste* und einer intrazerebralen *Dermoidzyste* fanden sich keine S-100-positiven Zellen, was mit den Ergebnissen von Schwechheimer (1987) übereinstimmt. Die vereinzelten immunreaktiven Zellelemente in einer subkutanen Dermoidzyste entsprachen vermutlich intraepidermalen Langerhans-Zellen (vgl. Cocchia et al. 1981 und Nakajima et al. 1982).

4.1.1.8 Neuron-spezifische Enolase

Unter normalen Bedingungen ist die Expression von NSE im ZNS im wesentlichen auf neuronale Zellen beschränkt, während in anderen Organen neben neuroendokrinen auch eine Reihe weiterer Zelltypen NSE-positiv sein können (vgl. Einleitung 1.4). Unter neoplastischen Bedingungen verliert der Nachweis von NSE leider an Spezifität, d.h. außer der zu erwartenden Immunreaktivität in neuronalen und neuroendokrinen Tumoren sind mittlerweile eine fast unübersehbare Vielzahl verschiedenster anderer Geschwulsttypen als konstant oder fakultativ NSE-positiv beschrieben worden. In den eigenen Untersuchungen waren in der überwältigenden Mehrheit der *neuroepithelialen Tumoren* NSE-positive Tumorzellen vorhanden. Dies bestätigt die Ergebnisse von Schwechheimer (1987) und stimmt tendenziell mit den Berichten von Haglid et al. (1973), Nakajima et al. (1984), Vinores et al. (1984a), Vinores und Rubinstein (1985) und Royds et al. (1986), in denen ein etwas geringerer Prozentsatz von NSE-positiven nicht-neuronal bzw. neuroendokrin differenzierten Tumoren gefunden wurde, überein.

Die Häufigkeit NSE-immunreaktiver Tumorzellen ist von Tumor zu Tumor und oftmals auch zwischen verschiedenen Regionen desselben Tumors sehr variabel. Auffallend ist eine in hochgradig malignen Gliomen zu beobachtende Akkumulation NSE-positiver Zellen am Rande von Tumorgewebsnekrosen. Dies könnte als Hinweis für den Einfluß metabolischer Gegebenheiten auf die Expression bestimmter Isoenzyme der Enolase interpretiert werden. Vinores et al. (1984a) spekulieren, daß möglicherweise der im Vergleich zu normalen Zellen erhöhte metabolische Umsatz, insbesondere die erhöhte Glykolyserate, zu einer vermehrten Produktion von NSE in Tumorzellen führt. Außerdem soll nach Marangos et al. (1978) NSE das gegenüber Temperatureinflüssen und erhöhten Halogen- und Harnstoffkonzentrationen bei weitem stabilste Enolase-Isoenzym sein.

Der Nachweis von NSE ist somit alles andere als spezifisch für neuronale Tumoren und kann daher als differentialdiagnostisches Kriterium zur Unterscheidung verschiedener neuroepithelialer Geschwülste, zumindest bei Verwendung des von uns und der Mehrheit der anderen zitierten Autoren benutzten polyvalenten Antiserums, als weitgehend nutzlos angesehen werden. Möglicherweise lassen sich in Zukunft mit monoklonalen Antikörpern gegen Untereinheiten der Enolase bessere Ergebnisse erzielen (vgl. Geshi et al. 1988). Cras et al. (1988) fanden jedoch bei Verwendung monoklonaler Antikörper gegen γ-Enolase eine den oben beschriebenen Resultaten vergleichbare weitverbreitcte Immunreaktivität.

Der Interpretation des Vorkommens von NSE als Indikator einer frühen neuronalen Differenzierung in *Medulloblastomen* und anderen PNET, wie es von einigen Autoren propagiert wird (Giordana et al. 1983; Velasco et al. 1985; Burger et al. 1987; Kleihues et al. 1987a), ist vor dem Hintergrund der weiten Verbreitung von NSE in einer Vielzahl nicht-neuronaler Tumortypen mit Vorsicht zu begegnen. Mit anderen Worten, NSE ist zwar ein sehr sensitiver aber keineswegs ein spezifischer Marker für eine neuronale Tumorzelldifferenzierung.

Unter den *Meningeomen* und *Neurinomen* der eigenen Untersuchungsreihe enthielt die Mehrheit der Tumoren in unterschiedlicher Anzahl NSE-positive Geschwulstzellen. Dies bestätigt die Resultate von Vinores et al. (1984a) und Schwechheimer (1987). In Neurosarkomen und malignen peripheren neuroektodermalen Tumoren findet sich nach den Angaben in der Literatur eine variable NSE-Expression in einem Teil der Geschwülste (Hashimoto et al. 1983; Schmidt et al. 1985; Schwechheimer 1987). In *malignen Melanomen* konnte NSE in Übereinstimmung mit verschiedenen Autoren (Dhillon et al. 1982; Royds et al. 1983; Leader et al. 1986) in der Mehrheit der Tumoren nachgewiesen werden.

Außer in den bislang beschriebenen Tumortypen findet sich eine NSE-Immunreaktivität mit großer Regelmäßigkeit in fast allen *neuroendokrinen Tumoren*. Bei den eigenen Untersuchungen erwiesen sich z.B. alle Paragangliome als stark positiv, was die Befunde von Ironside et al. (1985) und Sonneland et al. (1986) bestätigt. Daneben wurde NSE aber auch in Hypophysenadenomen, Phaeochromozytomen, Karzinoiden, kleinzelligen Bronchialkarzinomen, medullären Schilddrüsenkarzinomen, Merkelzelltumoren der Haut und Nebenschilddrüsenadenomen beobachtet (vgl. Kleihues et al. 1987a; Perentes und Rubinstein 1987; Schwecheimer 1986, 1987). Außerdem wurde NSE in einer Vielfalt an gutartigen und bösartigen *nicht-neuroendokrinen epithelialen und mesenchymalen Geschwulsten* beschrieben, auf deren Aufzählung im einzelnen ich hier verzichten möchte (vgl. Leader et al. 1986).

Zusammenfassend kann man festhalten, daß der immunhistochemische Nachweis von NSE eine sensitive, aber sehr unspezifische Methode zur Erfassung neuronaler und neuroendokriner Zelltypen und davon abgeleiteter Tumoren ist. Für die histopathologische Differentialdiagnostik der Tumoren des Nervensystems ist der Nachweis dieses Antigens mittels der derzeit verfügbaren Antiseren aufgrund seiner mangelnden Spezifität leider nur von sehr geringem Nutzen. Zytogenetische Rückschlüsse sollten aus einer NSE-Immunreaktivität nicht gezogen werden.

4.1.1.9 HNK-1

HNK-1 (anti-Leu-7) ist ein monoklonaler Antikörper, der ein Kohlenhydratepitop erkennt, das auf einer Reihe verschiedener Glykoproteine und Glykolipide vorkommt. Das HNK-1-Epitop wird außer in menschlichen NK/K-Lymphozyten auch in verschiedenen Zelltypen des zentralen und peripheren Nervensystems unterschiedlicher Spezies, in neuroendokrinen Zellen und in Prostata-Epithelzellen exprimiert (vgl. Einleitung 1.5).

Entsprechend dieser Verteilung unter normalen Bedingungen wurde eine HNK-1-Expression in verschiedenen *Tumoren des Nervensystems* (Perentes und Rubinstein 1985,1986; Nakagawa et al. 1986; Kivelä 1986; Reifenberger et al. 1987b; Schwechheimer 1987), in *neuroendokrinen Tumoren* einschließlich der kleinzelligen Lungenkarzinome (Lipinski et al. 1983; Tsutsumi 1984; Caillaud et al. 1984; Cole et al. 1985; Bunn et al. 1985; Tischler et al. 1986), in *malignen Melanomen* (Caillaud et al. 1984; Smolle et al. 1985b), in *Granularzelltumoren* der Haut (Smolle et al. 1985a), in *hyperplastischem Prostataepithel und in Prostatakarzinomen* (Rusthoven et al. 1985; Wahab und Wright 1985; May und Perentes 1987), sowie in verschiedenen *Weichteiltumoren* wie Ewing-Sarkomen, Askin-Tumoren, Nephroblastomen, Chondrosarkomen und Rhabdomyosarkomen beschrieben (Lipinski et al. 1983; Caillaud et al. 1984; Michels et al. 1987b, Swanson et al. 1987; eigene Serie).

Unter den zentralen neuroepithelialen Tumoren reagieren nicht nur *Oligodendrogliome* konstant HNK-1-positiv, wie dies zunächst von Motoi et al. (1985) propagiert wurde, sondern gemäß den eigenen Ergebnissen und den Resultaten von Perentes und Rubinstein (1986) und Schwechheimer (1987) auch *Astrozytome, Mischgliome, Glioblastome* und ein hoher Prozentsatz der *Medulloblastome.* Allerdings waren in den Medulloblastomen der Serie von Perentes und Rubinstein (1986) nur in der Hälfte der Fälle HNK-1-positive Tumorzellen vorhanden, während unter den eigenen Medulloblastomen über 90% immunreaktiv waren.

Vier *Pineoblastome* und sechs von sieben *Pineozytomen* waren bei Perentes und Rubinstein (1986) HNK-1-negativ. Die Pineozytome der eigenen Untersuchungsreihe enthielten dagegen beide HNK-1-positive Tumorzellen.

Ependymome waren in der eigenen Serie in etwas mehr als der Hälfte der Fälle HNK-1-positiv, während *Plexuspapillome* durchweg negativ blieben. Letzteres Ergebnis steht im Widerspruch zu den Ergebnissen von Perentes und Rubinstein (1986), die in drei von sieben Plexuspapillomen eine Anfärbung beobachteten. Auch in den Arbeiten von Motoi et al. (1985) und Schwechheimer (1987) wird über einzelne HNK-1-positive Plexuspapillome berichtet.

In *Gangliogliomen* ergab sich eine Markierung für HNK-1 immer nur in der gliösen Tumorzellkomponente, wohingegen die neoplastischen Ganglienzellen negativ blieben. In einem zentralen *Neuroblastom* fand sich dagegen eine weitverbreitete HNK-1-Immunreak-

tivität (Reifenberger et al. 1987b), während ein *Ästhesioneuroblastom* nicht reagierte. In der Serie von Perentes und Rubinstein (1986) waren drei zerebrale Neuroblastome und zwei von fünf Ästhesioneuroblastomen HNK-1-negativ, während zwei *Neurozytome* positive Tumorzellen enthielten. Insgesamt unterstreichen diese Resultate die Heterogenität der HNK-1-Expression in zentralen neuronalen Geschwülsten.

Für die peripheren Nervenzelltumoren ergibt sich ebenfalls ein heterogenes Bild. Von drei *Ganglioneuromen* der eigenen Serie war eines vollständig negativ, während die beiden anderen eine Immunreaktion sowohl in einem Teil der Schwannschen Tumorzellen als auch in einigen neoplastischen Ganglienzellen aufwiesen. Ein *Sympathikoblastom* war HNK-1-positiv, währenddessen ein *Ganglioneuroblastom* des Nebennierenmarks negativ blieb. Unter den Fällen von Tsutsumi (1984) waren ebenfalls einzelne negative Neuroblastome, während andere Autoren eine konstante Immunreaktivität in diesen Tumoren beschrieben (Lipinski et al. 1983; Michels et al. 1987b).

HNK-1-positive Zellen in *Retinoblastomen* wurden von Kivelä (1986) und Perentes et al. (1987a) beschrieben, wobei von beiden Autoren angenommen wird, daß es sich bei diesen Zellen nicht um neoplastische, sondern um ortsständige bzw. reaktive Elemente handelt.

Meningeome waren in den eigenen Untersuchungen immer HNK-1-negativ, was mit den Angaben von Perentes und Rubinstein (1986) übereinstimmt, währenddessen Caillaud et al. (1984) und Schwechheimer (1987) einzelne HNK-1-positive Meningeome beobachteten. In der Regel exprimieren Meningeome jedoch das HNK-1-Epitop nicht. Im Gegensatz dazu findet sich in einem beachtlichen Prozentsatz der *Neurinome* und *Neurofibrome* eine Markierung von Tumorzellen, ein Befund über den sich alle Autoren einig sind (Caillaud et al. 1984; Perentes und Rubinstein 1985; Schwechheimer 1987; eigene Serie).

Uneinigkeit besteht dagegen hinsichtlich des Vorkommens in *malignen Melanomen.* In der eigenen Serie waren alle Melanome HNK-1-negativ, während das angrenzende normale und reaktive Hirngewebe als Positivkontrolle deutlich markiert war. Dies steht im Widerspruch zu den Angaben von Caillaud et al. (1984), Smolle et al. (1985b) und Noronha et al. (1986), die eine HNK-1-Expression in malignen Melanomen in situ und in der Zellkultur beschrieben. In der Serie von Michels et al. (1987b) reagierte allerdings von vier getesteten malignen Melanomen ebenfalls nur ein Tumor positiv. Zusammengenommen exprimieren maligne Melanome ähnlich wie die Nervenscheidentumoren demnach nur zum Teil das HNK-1-Epitop.

Die Immunreaktivität in den von mir untersuchten gutartigen *Paragangliome*n steht in Übereinstimmung mit den Resultaten von Lipinski et al. (1983). Der fehlende HNK-1-Nachweis in zwei malignen Paragangliomen ist nur mit Vorsicht als Ausdruck einer Entdifferenzierung der Tumorzellen in diesen Geschwülsten zu interpretieren, denn es ist bekannt, daß das Epitop auch noch in hochmalignen neuroendokrinen Tumoren, wie z.B. in *kleinzelligen Bronchialkarzinomen*, vorkommen kann (Bunn et al. 1985; Cole et al. 1985).

In *Germinomen* und *Seminomen* waren die eigentlichen Tumorzellen stets HNK-1-negativ. In einem intrazerebralen *Teratom* reagierten erwartungsgemäß neuroektodermal differenzierte Anteile stark positiv. Alle untersuchten *Kraniopharyngeome* und *epitheliale Zysten* waren ebenso wie ein intrazerebrales *Lipom* negativ. In zwei intrakraniellen *malignen Non-Hodgkin-Lymphomen* war ein Teil der Tumorzellen deutlich markiert.

Zusammenfassend kann man festhalten, daß der Nachweis von HNK-1 zur Differentialdiagnose innerhalb der Gruppe der neuroepithelialen Tumoren nicht geeignet ist. HNK-1 kann aber zur Abgrenzung dieser Gruppe von Karzinommetastasen, sarkomatösen Tumoren, Meningeomen und anderen nicht-neuroepithelialen Tumoren von Nutzen sein. Allerdings muß man hierbei die oben beschriebenen Ausnahmefälle berücksichtigen. Zytogenetische Rückschlüsse aus einer HNK-1-Immunreaktivität sollten aufgrund der Vielfalt der potentiell positiven Zelltypen nicht gezogen werden. Außerdem kann aufgrund einer Immunreaktivität am Gewebeschnitt nicht auf die Anwesenheit eines bestimmten Makromoleküles wie z.B. des Myelinassoziierten Glykoproteins (MAG) geschlossen werden, da daß HNK-1-Epitop auf unterschiedlichsten Glykoproteinen und Glykolipiden vorkommen kann (vgl. Einleitung 1.5). In dieser Hinsicht sind z.B. Aussagen wie die von Smolle et al. (1985a), die aufgrund einer HNK-1-Immunreaktivität auf das Vorhandensein von MAG in Granularzelltumoren schließen und dies als Hinweis auf eine Abstammung dieser Tumoren von Schwannschen Zellen interpretieren, nur schwer nachvollziehbar. Nur eine zusätzliche Untersuchung mit der Westernblot-Methode kann weitergehende Informationen bezüglich der in dem jeweiligen Tumor von HNK-1 erkannten Glykoproteine ergeben. So konnte Schwechheimer (1987) zeigen, daß in den meisten neuroektodermalen Geschwülsten HNK-1 nicht nur MAG erkennt, sondern mit einer Reihe anderer, nicht näher charaktcrisierter Glykoproteine unterschiedlichen Molekulargewichtes reagiert. Allerdings bleibt zu beachten, daß möglicherweise im Westernblot nicht erfaßbare Glykolipide ebenfalls zur HNK-1-Immunreaktivität beitragen können (vgl. Chou et al. 1985, 1987).

4.1.1.10 Synaptophysin

Es wurde bereits eine größere Zahl an Arbeiten zur Expression von Synaptophysin in Tumoren veröffentlich (Wiedenmann et al. 1986a,b, 1988; Gould et al. 1986a, 1987; Chejfec et al. 1988; Miettinen 1987a; Miettinen und Rapola 1987; Lee et al. 1987; Schwechheimer 1987; Buffa et al. 1988; Kayser et al. 1988; Stefaneanu et al. 1988; Prior 1989; Miller et al. 1990). Übereinstimmend berichten diese Autoren über eine selektive Immunreaktivität in *neuronalen Tumoren*, darunter u.a. Neuroblastome, Ganglioneuroblastome, Ästhesioneuroblastome, Ganglioneurome und glioneuronale Hamartome, und in dem breiten Spektrum der *neuroendokrinen Tumoren* (vgl. Wiedenmann und Huttner 1989). In der eigenen Untersuchungsreihe waren in sieben von neun *Paragangliomen* Synaptophysin-positive Tumorzellen nachweisbar. Das negative Resultat in zwei Fällen ist vermutlich ein Fixierungsartefakt, denn man weiß inzwischen, daß mit dem Antikörper SY38 das Antigen in Formaldehyd- bzw. Glutaraldehyd-fixierten Geweben gelegentlich nicht mehr richtig nachweisbar ist (Hoog et al. 1988). Nach diesen Autoren erhält man eine optimale Synaptophysin-Immunreaktivität entweder in Aceton-fixierten Kryostatschnitten oder in Ethanol-fixierten Paraffinschnitten.

Etwas unterschiedliche Auffassungen bestehen in der Literatur bezüglich der Expression von Synaptophysin in *Medulloblastomen*. Während nach Schwechheimer et al. (1987) und Gould et al. (1990a,b) alle Medulloblastome positiv sein sollen, enthielten in der eigenen Serie bei Untersuchungen an Paraffin- und Kryostatschnitten nur ca. ein Drittel Synaptophsyin-positive Tumorzellen. Kleihues et al. (1987a) und Aguzzi et al. (1988) konnten das Antigen sogar nur in einem noch geringeren Teil ihrer Medulloblastome nachweisen. Diese Unterschiede liegen vermutlich hauptsächlich an der Verwendung von unterschiedlich fixiertem und eingebettetem Material.

In *Retinoblastomen* ist nach Schwechheimer (1987) eine konstante Reaktion für Synaptophysin zu beobachten. In *Pineozytomen* kann Synaptophysin ebenfalls vorkommen (Collins 1987; eigene Serie). In *nicht-neuronalen bzw. neuroendokrinen Tumoren*, d.h. in sämtlichen Gliomen, in Meningeomen, in Schwannzelltumoren, in nicht-kleinzelligen Karzinomen, in Sarkomen, in malignen Melanomen und in malignen Lymphomen, wird Synaptophysin nicht exprimiert (vgl. Schwechheimer 1987; Miller et al. 1990).

Zusammenfassend kann Synaptophysin als sensitiver und zugleich spezifischer Marker zur differentialdiagnostischen Abgrenzung neuronaler und neuroendokriner Tumoren gegenüber allen anderen Geschwulsttypen angesehen werden. Der Nachweis von Synaptophysin ist hierbei dem von NSE an Spezifität und dem von Neurofilamenten an Sensitivität eindeutig überlegen. Insbesondere unter den kleinzellig undifferenzierten Geschwülsten kann Synaptophysin sehr hilfreich zur Unterscheidung zwischen Neuroblastomen und PNET mit neuronaler Differenzierung einerseits und malignen Lymphomen, malignen Melanomen und sarkomatösen Tumoren andererseits sein. Allerdings sollte in der Routinediagnostik die Möglichkeit einer falsch-negativen Immunreaktion für Synaptophysin aufgrund einer fixierungsbedingten Destruktion des SY38-Epitops immer berücksichtigt werden.

4.1.1.11 Chromogranine

Chromogranine sind ein wesentlicher Bestandteil der chromaffinen Granula in neuroendokrinen Zellen (vgl. Einleitung 1.6.2). Daher überrascht es nicht, daß in *neuroendokrinen Tumoren*, darunter u.a. Paragangliome, Phäochromozytome, Karzinoide, Hypophysenadenome, Merkelzellkarzinome der Haut, C-Zellkarzinome der Schilddrüse und kleinzellige Bronchialkarzinome, in wechselnden Prozentsätzen Chromogranin A, B und C nachgewiesen werden konnten (vgl. Wiedenmann und Huttner 1989). In der eigenen Serie reagierten alle Paragangliome Chromogranin-A-positiv (vgl. u.a. Wilson und Lloyd 1984; Johnson et al. 1985; Lloyd et al.1986; Schwechheimer 1987; Capella et al. 1988; Kimura et al. 1988). Lloyd et al. (1988) fanden zusätzlich Chromogranin B in Paragangliomen.

Mehrere Autoren konnten Chromogranine in *Neuroblastomen* nachweisen (Wilson und Lloyd 1984; Lloyd et al. 1986b, 1988). Schwechheimer (1987) beobachtete Chromogranin A außerdem in reifen Ganglienzellen in zwei *Ganglioneuromen*. Sonstige Tumoren des peripheren Nervensystems waren ebenso wie sämtliche zentrale neuroepitheliale Tumoren, einschließlich der PNET und der Meningeome, negativ (Schwechheimer 1987). In der eigenen Untersuchungsreihe waren zudem auch vier primäre Germinome des ZNS und zwei Seminommetastasen vollständig negativ. Ebenso enthalten maligne Melanome und die Mehrheit der Karzinome und nicht-neurogenen Weichteiltumoren kein Chromogranin A (Wilson und Lloyd 1984; Schwechheimer 1987). In der eigenen Erfahrung tendiert allerdings der monoklonale Antikörper LK2H10 insbesondere bei Verwendung an Gefrierschnitten zu einer unspezifischen Anfärbung von gliogenen Tumoren, was eine vorsichtige Interpretation der Resultate gebietet. Unzweifelhaft Chromogranin-A-positive Tumorzellen fanden sich allerdings zusätzlich zu den oben genannten Tumortypen in einem zerebralen PNET, der außerdem auch eindeutig GFAP- und S-100-positive Tumorzellen enthielt. Leider liegen zur Zeit

noch keine umfangreicheren Studien zum Vorkommen von Chromograninen in primitiven neuroektodermalen Tumoren vor. Aufgrund des bereits erfolgten ultrastrukturellen Nachweises von *Dense-core-Vesikeln* in solchen Tumoren (Dolman 1984; Russel und Rubinstein 1989), ist eine Immunreaktivität zumindest in einem Teil der Fälle nicht überrraschend.

Zusammenfassend sind Chromogranine als spezifische und sensitive Marker für neuroendokrine und einen Teil der neuronalen Tumoren anzusehen. Ihr immunhistochemischer Nachweis kann daher in der histopathologischen Differentialdiagnostik der Tumoren des Nervensystems sehr hilfreich sein.

4.1.1.12 Epitheliales Membranantigen

EMA gehört neben den Zytokeratinen und den Desmoplakinen zu den wichtigsten Markern für *normale und neoplastische Epithelzellen* (Sloane et al. 1980, 1982, 1983; Sloane und Ormerod 1981; Pinkus und Kurtin 1985; Pinkus et al. 1986). Nach diesen Autoren kann der immunhistochemische Nachweis von EMA in der Differentialdiagnose zwischen epithelialen Geschwülsten und nicht-epithelialen Tumoren wie malignen Lymphomen, malignen Melanomen und Sarkomen sehr hilfreich sein. Allerdings ist zu beachten, daß nach Untersuchungen von Delsol et al. (1984) sowie Pinkus und Kurtin (1985) auch bestimmte *T-Zell-Lymphome* und *Plasmozytome* EMA exprimieren können.

EMA kommt in einem hohen Prozentsatz der *Meningeome* vor (Theaker et al. 1986,1987; Alguacil-Garcia et al. 1986; Schnitt et al. 1986; Meis et al. 1986). Dieser Befund kann differentialdiagnostisch z.B. bei der Differenzierung zwischen fibroblastischen Meningeomen und Neurinomen von Nutzen sein.

Nach Perentes et al. (1987b) sind normale, reaktive und neoplastische *perineurale Zellen* EMA-positiv, was sich gut zur Abgrenzung dieser Zellen von S-100- und HNK-1-positiven, aber EMA-negativen Schwannschen Zellen eignet. In Neurinomen und Neurofibromen ist nach diesen Autoren eine Immunreaktivität für EMA nur in vereinzelt vorhandenen perineuralen Zellen zu finden. Demgegenüber sollen *Perineuriome* (hypertrophe Mononeuropathie) konstant stark positiv sein (Perentes et al. 1987b; Ariza et al. 1988).

Weitere EMA-positive Tumortypen sind u.a. *Chordome* (Abenoza und Sibley 1986; Salisbury und Isaacson 1985), *Mesotheliome* (Pinkus und Kurtin 1985; Bolen et al. 1986) sowie *synoviale und epitheloide Sarkome* (Daimuru et al. 1987; Manivel et al. 1987; Schmidt und Harms 1987).

Hitchcock und Morris (1987) berichteten zuerst über eine EMA-Immunreaktivität in *reaktiven und neoplastischen Astrozyten*. Auch Perentes und Rubinstein

(1987) fanden EMA in einzelnen *Ependymomen* und *anaplastischen Astrozytomen*, während alle von 25 untersuchten Oligodendrogliomen negativ blieben. Nach Uematsu et al. (1989) wird EMA im normalen Ependym und in differenzierten Ependymomen exprimiert, während anaplastische Ependymome und Ependymoblastome EMA-negativ reagieren. In Glioblastomen und Gliosarkomen sind die sehr selten zu beobachtenden epithelialen Metaplasien EMA-positiv (Mork et al. 1988).

Unter den Fällen der eigenen Serie befanden sich zwei *Medulloblastome*, die EMA-positive Tumorzellen enthielten. Pinkus und Kurtin (1985) beobachteten unter ihren Fällen in einem von zwei ins Knochenmark metastasierten *Neuroblastomen* eine Immunreaktivität. EMA-positive Tumorzellen wurden außerdem von Theaker et al. (1987) in einzelnen *Tumoren der glatten Muskulatur* und von Perentes und Rubinstein (1987) in epithelial differenzierten Anteilen von intrakraniellen *Teratomen* und in drei von zehn *Germinomen* des ZNS beschrieben.

Zusammenfassend kann der immunhistochemische Nachweis von EMA als sensitive aber keinesfalls als absolut spezifische Methode zur Erfassung epithelialer Tumoren angesehen werden. Bei Kenntnis der oben aufgeführten konstant oder fakultativ positiven Geschwülste kann er dennoch auch im Einzelfall differentialdiagnostisch hilfreiche Informationen liefern.

4.1.1.13 Gemeinsames Leukozytenantigen

Das gemeinsame Leukozytenantigen (LCA) ist ein Glykoprotein mit einem Molekulargewicht von ca. 200 kD, das in der Zellmembran von Leukozyten vorkommt. In einer Studie an 315 hämatopoietischen und 420 nicht-hämatopoietischen Neoplasmen fanden Michels et al. (1987a) die Expression von LCA absolut spezifisch für *maligne Lymphome*, wobei die Sensitivität mit 96% ebenfalls außerordentlich hoch lag. Alle anderen Geschwülste, darunter u.a. verschiedene Karzinome, Sarkome, Keimzelltumoren, maligne Melanome und primitive neuroektodermale Tumoren, waren LCA-negativ. In den eigenen Untersuchungen ließ sich eine vergleichbare Spezifität und Sensitivität im Bereich der Tumoren des Nervensystems nachweisen. Alle untersuchten malignen Lymphome waren LCA-positiv, während sämtliche neuroepithelialen Tumoren, Meningeome, Schwannzelltumoren, Karzinommetastasen und malignen Melanome vollständig LCA-negativ blieben. Lediglich leukozytäre Infiltratzellen stellten sich als interne Positivkontrolle in diesen Tumoren regelmäßig dar.

Plasmozytome zeigten in den eigenen Untersuchungen in der Mehrheit ihrer Tumorzellen ebenfalls keine Immunreaktivität für LCA. In drei von vier Fällen waren allerdings vereinzelte LCA-positive Plasmozytomzellen vorhanden. In einem von vier untersuchten primären *Germinomen* des ZNS und in einer von zwei Seminommetastasen ergab sich als überraschender Befund nicht nur eine Markierung der lymphozytären Komponente, sondern auch eines Teiles der größeren Zellen. Diese LCA-positiven Zellen entsprachen morphologisch den übrigen negativen Germinomzellen. Die Frage, ob es sich um eine genuine Expression des Antigens oder möglicherweise lediglich um eine Aufnahme aus der Umgebung handelt, muß allerdings offenbleiben. Michels et al. (1987a) beobachteten jedenfalls in 31 Seminomen außerhalb des Nervensystems keine LCA-positiven Tumorzellen. Ein weiterer Bericht über eine Expression von LCA in nicht-hämatogenen Zelltypen stammt von Athanasou et al. (1987), die eine Markierung von *Osteoklasten* beobachteten.

Zusammenfassend stellt der immunhistochemische Nachweis von LCA auch in der neuroonkologischen Diagnostik eine außerordentlich spezifische und sensitive Methode zur Abgrenzung der malignen Lymphome von andersartigen Geschwülsten dar. Fernerhin läßt sich durch dieses Verfahren das Ausmaß der reaktiven lymphozytären Zellinfiltration auf einfache Weise abschätzen.

4.1.1.14 Basisches Myelinprotein

MBP wird als eines der Hauptproteine des Myelins von Oligodendrozyten im ZNS und in geringerem Ausmaß auch von Schwannschen Zellen im PNS gebildet. In *Oligodendrogliomen* und allen anderen Gliomtypen läßt sich MBP gemäß den eigenen Erfahrungen und den Angaben in der Literatur (Nakagawa et al. 1986; Schwechheimer et al. 1987) in den Tumorzellen nicht nachweisen. Die Abwesenheit von MBP in Oligodendrogliomen, Astrozytomen und auch Neurinomen wurde von Schwechheimer (1987) mittels der Westernblot-Methode immunchemisch bestätigt. Lediglich Reste ehemals ortsständiger bemarkter Axone zeigen eine Immunreaktivität, was als Positivkontrolle ein falschnegatives Ergebnis in den Tumorzellen unwahrscheinlich macht. Figols et al. (1985) berichteten allerdings über eine MBP-Positivität in Gliomen, wobei auch in dieser Studie nicht sicher ausgeschlossen werden konnte, ob es sich um eine genuine MBP-Expression durch die Gliomzellen oder nicht vielmehr um eine Anfärbung von residualen Markscheiden und Myelindebris, der möglicherweise durch gliogene Zellen phagozytiert worden ist, handelt.

In *Neurinomen* und *Neurofibromen* ergab sich in den eigenen Untersuchungen keine Anfärbung der neoplastischen Schwann-Zellen, sondern lediglich eine Markierung residualer Myelinscheiden. Dies bestätigt die Ergebnisse von Clark et al. (1985), Schwechheimer (1987) und Perentes und Rubinstein (1987). Dem entgegen stehen die Berichte aus einer anderen Gruppe, die eine MBP-Expression in Tumorzellen von Neurinomen, Neurofibromen und Granularzelltumoren beschrieben (Penneys et al. 1983,1984; Mogollon et al. 1984).

Abschließend betrachtet eignet sich der Nachweis von MBP meiner Erfahrung nach nicht als differentialdiagnostisches Kriterium zur Abgrenzung der Oligodendrogliome und Schwannzelltumoren von anderen gliogenen und nicht-gliogenen Tumoren. Anders gesagt, MBP ist kein Marker für neoplastische Oligodendrozyten und Schwann-Zellen. MBP kann allerdings zur selektiven Darstellung von Markscheiden verwendet werden, was auch in der neuroonkologischen Diagnostik hilfreich bei bestimmten Fragestellungen sein kann (vgl. Wechsler et al. 1989).

4.1.2 Diskussion der verschiedenen Tumortypen

4.1.2.1 Astrozytome

Der derzeit beste Marker für normale, reaktive und neoplastische Astrozyten ist, trotz seines Vorkommens in einigen anderen Zelltypen innerhalb und außerhalb des Nervensystems, das *saure Gliafaserprotein (GFAP)*. Pilozytische, fibrilläre, protoplasmatische, gemistozytische und anaplastische Astrozytome sind in der Regel in der Mehrheit ihrer Tumorzellen GFAP-positiv (vgl. Bonnin und Rubinstein 1984; Kleihues et al. 1987a; Perentes und Rubinstein 1987; Reifenberger et al. 1987b; Schwechheimer 1986, 1987; Szymas und Gottschalk 1987). In anaplastischen Astrozytomen kann der Anteil der GFAP-positiven Tumorzellen gelegentlich reduziert sein. Dies gilt insbesondere für die Fälle, in denen vermehrt kleinzellig-undifferenzierte Gliomzellen vorkommen. Allerdings besteht keinesfalls ein linearer Zusammenhang zwischen der Anzahl GFAP-positiver Tumorzellen bzw. der Menge an GFAP pro Tumorzelle und dem Grad der Anaplasie. Gelegentlich finden sich nämlich auch niedriggradige Astrozytome, z.B. vom protoplasmatischen Typ oder subependymäre Riesenzellastrozytome, die nur eine sehr schwache GFAP-Expression aufweisen (Kimura et al. 1986). Somit ist der Nachweis von GFAP für Aussagen bezüglich des Gradings von Astrozytomen kein verläßlicher Parameter (vgl. Herpers et al. 1986; Kleihues et al. 1987a; Schwechheimer 1987).

Neben GFAP exprimieren Astrozytome regelmäßig auch *Vimentin* (Yung et al. 1985; Schiffer et al. 1986a; Herpers et al. 1986; Reifenberger et al. 1987b; Schwechheimer 1987). Nach den eigenen Resultaten

und den Angaben in der Literatur ist kein unmittelbarer Zusammenhang zwischen der Vimentin-Expression und dem Differenzierungsgrad bzw. der Anaplasie von Astrozytomen gegeben, so daß der Nachweis von Vimentin ebenfalls keine verläßlichen Aussagen zum Tumorgrading erlaubt. In subependymären Riesenzellastrozytomen und in pleomorphen Xanthoastrozytomen stellt Vimentin das vorherrschende Intermediärfilamentprotein dar.

Zusätzlich zu der bekannten GFAP/Vimentin-Koexpression in Astrozytomen, konnte in der vorliegenden Arbeit auch der Nachweis einer Immunreaktivität verschiedener monoklonaler Antikörper gegen *Desmin* in diesen Tumoren geführt werden. Neurofilamente, Zytokeratine und Desmoplakine werden in astrozytären Tumorzellen nicht exprimiert (Schwechheimer 1987; eigene Serie). Die Berichte von Franke et al. (1988) und Cosgrove et al. (1989) über eine Immunreaktivität für Zytokeratine in Astrozytomen stellen ein weiteres Beispiel einer unerwarteten Immunreaktivität dar und mahnen daher zur Vorsicht bei der Interpretation immunhistochemischer Ergebnisse. Ob der von diesen Autoren beobachteten Immunreaktivität tatsächlich eine Expression von Zytokeratinpolypeptiden zugrunde liegt oder ob sie möglicherweise nur Folge einer Kreuzreaktivität der verwendeten Antikörper ist, muß noch mittels der Westernblot-Methode geklärt werden.

Alle Astrozytomtypen sind *S-100-positiv*, wobei allerdings das Ausmaß der Immunreaktivität von Tumor zu Tumor erheblich schwankt (Tabuchi et al. 1982; Nakamura et al. 1983; Kimura et al. 1986; Reifenberger et al. 1987b; Schwechheimer 1987). In der Regel ist das Färbemuster für S-100 ähnlich dem für GFAP, jedoch findet sich in vielen Tumorzellen auch eine Markierung des Zellkerns. Nach Jacque et al. (1979) soll ein erniedrigter S-100-Gehalt in Astrozytomen mit einer fortgeschrittenen Dedifferenzierung korrelieren, ein Befund, der bei den eigenen immunhistochemischen Untersuchungen nicht nachzuvollziehen war.

Das Vorkommen von *NSE* in Astrozytomen wurde bereits von Haglid et al. (1973) erkannt. Es bedurfte jedoch der detaillierten Arbeit von Vinores et al. (1984a), daß dieser Befund allgemein akzeptiert wurde. Seitdem sind noch mehrere Publikationen erschienen, in denen in Übereinstimmung mit den eigenen Resultaten eine NSE-Expression in einem hohen Prozentsatz der Astrozytome bestätigt wird (Royds et al. 1986; Schwechheimer 1986, 1987).

HNK-1-Immunreaktivität findet sich ebenfalls in nahezu allen Astrozytomen, wobei die Tumorzellen überwiegend membranständig markiert sind, zum Teil jedoch auch eine granuläre Zytoplasmareaktion aufweisen. Analoge Ergebnisse wurden von Perentes und Rubinstein (1986) und Schwechheimer (1987) berichtet, während Motoi et al. (1985) nur eine schwache Reaktion in einem Teil der Astrozytome beobachtete. Nach den eigenen Ergebnissen ist das Ausmaß der HNK-1-Expression abhängig vom Anaplasiegrad der Astrozytome, d.h. niedriggradige Astrozytome (WHO-Grad I und II) sind stärker positiv als die meisten anaplastischen Astrozytome vom WHO-Grad III.

Außer den bereits genannten Antigenen wurde in Astrozytomen eine Expression von *Glutamin-Synthetase* (Pilkington und Lantos 1982), *Aldolase C* (Kumanishi et al. 1985b), *Carboanhydrase C* (Nakagawa et al. 1987) und *Apolipoprotein E* (Murakami et al. 1988) beschrieben. Demgegenüber zeigen Tumorzellen in Astrozytomen keine Expression von Synaptophysin, Chromogranin A, basischem Myelinprotein (MBP) und gemeinsamem Leukozytenantigen (LCA) (vgl. Diskussion 4.1.1.10-11 und 13). Nach Hitchcock und Morris (1987) und Perentes und Rubinstein (1987) können Astrozytome allerdings *EMA-positiv* sein.

Während normale und neoplastische Astrozyten in vitro *Fibronektin*, *Laminin* und *Kollagen* produzieren können (McKeever et al. 1986; Liesi et al. 1983, 1986), fehlt bislang ein überzeugender Nachweis einer solchen Kapazität in vivo. Hier finden sich die genannten Antigene lediglich in Assoziation mit leptomeningealen Zellen, Fibroblasten, Blutgefäßwänden und Basallaminae (Pateau et al. 1980; Jones et al. 1982; Kochi et al. 1983; Schiffer et al. 1984; Giordana et al. 1985; McComb et al. 1985, 1987; Bellon et al. 1985). Eine gelegentlich zu beobachtende interstitielle diffuse Immunreaktion für Fibronektin beruht nach Pateau et al. (1980) wahrscheinlich auf einer Durchtränkung des Extrazellulärraumes mit Plasmafibronektin, das aufgrund einer gestörten Schrankenfunktion der Tumorgefäße ins Interstitium austreten kann.

4.1.2.2 Pleomorphe Xanthoastrozytome

Diese zuerst von Kepes et al. (1979b) als eigenständige Entität beschriebenen seltenen Geschwülste finden sich hauptsächlich bei Kindern und jüngeren Erwachsenen und wachsen im Bereich der Großhirnrinde und der Leptomeningen mit Bevorzugung des Temporallappens. Zunächst wurde eine mesenchymale Genese dieses Tumortyps angenommen, weshalb auch in der WHO-Klassifikation von 1979, entsprechend der ursprünglichen Bezeichnung von Kepes et al. (1973), nur das *Fibroxanthom der Meningen* geführt wird. Mittlerweile konnte allerdings immunhistochemisch durch den Nachweis von GFAP die gliöse Natur des pleomorphen Xanthoastrozytoms (PXA) gesichert werden, wobei als Ursprungszellen subpiale Astrozyten angenommen werden. In der fünften Auflage des Standardwerkes von Russel und Rubinstein (1989) wird das PXA folgerich-

tig als eigenständige Entität unter den astrozytären Tumoren geführt. Allerdings gibt es durchaus noch Anhänger des mesenchymalen Ursprungs, die das PXA als ein fibröses Histiozytom der Leptomeningen interpretieren und daher seine nosologische Einordnung bei den Gliomen nicht akzeptieren (Paulus und Peiffer 1988).

Zu den markantesten histologischen Merkmalen des PXA gehören: (1) eine ausgeprägte zelluläre Polymorphie mit multinukleären Riesenzellen, plumpen eosinophilen rundlichen Zellen mit exzentrischen Kernen und spindeligen Zellen nach Art von pilozytischen Astrozyten; (2) eine Verfettung im Zytoplasma eines mehr oder minder großen Teils der Tumorzellen; (3) ein dichtes Retikulinfasernetz zwischen den Tumorzellen; (4) eine niedrige Mitoserate und das Fehlen von Nekrosen. Die Tumoren sind meist gut abgegrenzt, können aber gelegentlich auch den Kortex und die Leptomeningen diffus infiltrieren. Die Prognose soll nach chirurgischer Entfernung gut sein, obwohl es in einigen Fällen zu Rezidiven mit Zeichen einer deutlichen Malignisierung unter Einschluß aller typischen Merkmale von anaplastischen Gliomen kam (Kepes et al. 1989; Whittle et al. 1989). Letztere Befunde unterstreichen neben der GFAP-Expression die gliöse Natur des PXA.

Außer den ursprünglichen zwölf Fällen von Kepes et al. (1979b) sind mittlerweile mehr als 30 Tumoren dieser Art in der Literatur beschrieben (vgl. Paulus und Peiffer 1988; Kepes et al. 1989; Russel und Rubinstein 1989). Trotzdem liegen bislang nur wenige Daten zur Expression anderer Differenzierungsantigene als GFAP vor.

Wie oben bereits angesprochen, sind PXA *GFAP-positiv*, wobei das Ausmaß der Immunreaktivität jedoch schwanken kann. Die beiden eigenen Fälle, ein typisches und ein atypisches PXA mit angioblastischer und fibromatöser Komponente (vgl. Sugita et al. 1990), waren beide nur in einem Teil der Tumorzellen GFAP-positiv. Als Hauptintermediärfilament ließ sich dagegen in der Mehrheit der Tumorzellen *Vimentin* nachweisen, was mit den Angaben von Iwaki et al. (1987) sowie Paulus und Peiffer (1988) gut übereinstimmt. Neurofilamente, Zytokeratine, Desmin und Desmoplakine wurden von den Tumorzellen nicht exprimiert. Im Gegensatz dazu fand sich in den eigenen Fällen in Übereinstimmung mit Iwaki et al. (1987) eine mehrheitliche Tumorzellmarkierung für *S-100* und *NSE*. Beide Tumoren waren negativ für LCA, MAC387, Lysozym, und EMA. Diese Befunde wurden ergänzt durch eine partielle Tumormarkierung für *HNK-1* im ersten Fall und für *FAL* in beiden Tumoren. Paulus und Peiffer (1988) fanden im Gegensatz zu den eigenen Resultaten eine teilweise Immunreaktion für *LCA* und *histiozytäre Antigene* (Leu-M5, OKM-1, α-1-Antitrypsin, α-1-Antichymotrypsin, Tartrat-resistente saure Phosphatase, jedoch kein Lysozym). In den eigenen Fällen war α-1-Antichymotrypsin ebenfalls in nahezu allen Tumorzellen positiv, zeigte jedoch auch eine Reaktion im angrenzenden normalen Hirngewebe, so daß an der Spezifität dieses Nachweises gezweifelt werden muß. Zudem fanden Zuccarello et al. (1987) sowie Ng und Lo (1988) in der Mehrheit der von ihnen untersuchten Gliome eine Immunreaktion für α-1-Antichymotrypsin bzw. α-1-Antitrypsin, was die mangelnde Spezifität dieser Antigene für histiozytäre Zellen unterstreicht (vgl. auch Leader et al.1987c; Soini und Miettinen 1989). Der Histiozyten-Marker MAC387 wurde dagegen in den eigenen Fällen ebenso wie LCA nur von hämatogenen nicht-neoplastischen Infiltratzellen, jedoch nicht von Tumorzellen exprimiert.

Zusammenfassend unterstützen die eigenen immunhistochemischen Befunde die nosologische Einordnung der PXA als gliogene Geschwülste und widersprechen der von Paulus und Peiffer (1988) vertretenen Auffassung, daß diese Tumoren mesenchymalen Ursprungs sind und keine eigenständige Entität darstellen, sondern den fibrösen Histiozytomen in anderen Lokalisationen entsprechen. Eine Differenzierung zwischen PXA und den fibrösen Histiozytomen kann durch immunhistochemische Methoden erfolgen (vgl. Grant und Gallagher 1986).

Untersuchungen zum Proliferationsverhalten der PXA liegen bislang nicht vor. Das eigene Resultat eines Ki-67-Proliferationsindexes von weniger als 1% spricht für ein relativ langsames Wachstum, was gut zu der Beobachtung einer günstigen Prognose in der Mehrzahl der Patienten paßt (vgl. Whittle et al. 1989; Russel und Rubinstein 1989).

4.1.2.3 Oligodendrogliome

Mittlerweile sind eine große Anzahl von Differenzierungsantigenen für normale Oligodendrozyten in vivo und vor allem in vitro beschrieben worden (vgl. Mirsky et al. 1980; Cammer 1984; Pfeiffer 1984; Pfeiffer und Gard 1988). Hierunter befinden sich vor allem Myelin-assoziierte Antigene wie das *basische Myelinprotein (MBP)*, das *Myelin-assoziierte Glykoprotein (MAG)* und das *Proteolipid-Protein (PLP)*, daneben Galaktolipide wie *Galaktocerebrosid* und *Galaktosulphatid*, bestimmte *Ganglioside*, und Enzyme wie *Carboanhydrase C, 2'-3'-zyklisches Nukleotid-3'Phosphorylase (CNP)*, *Glycerol- 3-Phosphat-Dehydrogenase* und die *Laktatdehydrogenase (LDH)* (vgl. Einleitung 1.6.5). Trotz dieser Vielzahl an mehr oder minder spezifischen Markern für normale Oligodendrozyten, fehlen bislang noch dia-gnostisch verwertbare Antigene zur sicheren Identifizierung neoplastischer Oligoden-

drozyten. Der Nachweis von MBP erlaubt zwar eine spezifische Darstellung der Myelinscheiden, in oligodendrogliösen Tumorzellen wird dieses Protein jedoch nicht exprimiert (Nakagawa et al. 1986; Schwechheimer 1987; Diskussion 4.1.1.14.).

Bezüglich des Vorkommens von *MAG* in Oligodendrogliomen bestehen in der Literatur unterschiedliche Auffassungen. Szymas et al. (1984) sowie Szymas und Wajgt (1985) fanden mit einem polyklonalen Antiserum eine Tumorzellmarkierung in der Mehrheit der untersuchten Oligodendrogliome, wobei mit zunehmender Anaplasie der Tumorzellen eine stärkere Expression von MAG einherging. Im Gegensatz hierzu konnten Nakagawa et al. (1986) nur in 2 von 30 Oligodendrogliomen MAG-positive Zellen nachweisen, die zudem nicht nur oligodendrogliöser, sondern auch astrozytärer Natur waren. Letztere Autoren fanden allerdings in Übereinstimmung mit den eigenen Ergebnissen und den Berichten anderer Untersucher (Motoi et al. 1985; Schwechheimer 1987) eine konstante Immunreaktivität mit dem monoklonalen Antikörper *HNK-1* in Oligodendrogliomen. Untersuchungen mit der Westernblot-Methode durch Schwechheimer (1987) ergaben in Oligodendrogliomen neben einer konstant vorhandenen HNK-1-immunreaktiven Bande im Bereich von MAG mehrere zusätzliche Banden unterschiedlicher Molekulargewichte. Es konnte allerdings auch mit dieser Methode nicht sicher geklärt werden, ob das im Westernblot vorhandene MAG tatsächlich aus Tumorzellen oder nur aus eingeschlossenen ortsständigen Markfasern stammt. Zusammenfassend ist daher das Problem der MAG-Expression durch neoplastische Oligodendrozyten noch offen und kann wahrscheinlich erst durch die Einsatz neuer und spezifischerer Antikörper geklärt werden.

Obwohl die *Carboanhydrase C* im normalen ZNS von Maus, Ratte und Mensch vornehmlich in Oligodendrozyten exprimiert wird, findet sich dieses Enzym nicht nur in Oligodendrogliomen, sondern auch in einer Vielzahl anderer gliogener und nicht-gliogener Tumoren (Nakagawa et al. 1987). Somit erscheint der immunhistochemische Nachweis dieses Antigens unter diagnostischen Gesichtspunkten von geringem Wert.

Über die Expression der anderen oben aufgeführten Oligodendrozytenantigene in Tumoren des Nervensystems gibt es bislang noch kaum Angaben in der Literatur. In immunhistochemischen Untersuchungen an Oligodendrogliomen und Astrozytomen konnten de la Monte (1989) sowie Bishop und de la Monte (1989) kürzlich eine konstante Immunreaktivität für *Galactocerebrosid* und das *A2B5-Antigen* in Oligodendrogliomen nachweisen, während nur ein kleiner Teil der Astrozytome diese Antigene exprimierte. Inwieweit Galactocerebrosid und A2B5 aber tatsächlich in der Differentialdiagnostik verwertbar sind, muß in weitergehenden Untersuchungen an einem größeren Spektrum verschiedenartiger Tumoren geklärt werden.

Die in den eigenen Untersuchungen in der Mehrheit der Oligodendrogliome festgestellte Immunreaktivität für *S-100* und *NSE* stimmt mit den Ergebnissen anderer Autoren überein (siehe Diskussion 4.1.1.7-8). Beide Antigene sind jedoch keinesfalls spezifisch für Oligodendrogliome und daher auch nicht zur differentialdiagnostischen Abgrenzung gegenüber andersartigen Gliomen geeignet.

In normalen adulten Oligodendrozyten lassen sich ultrastrukturell keine Intermediärfilamente nachweisen, was gut mit der fehlenden Immunreaktivität dieser Zellen für GFAP und Vimentin übereinstimmt. In Oligodendrogliomen zeigt die überwältigende Mehrheit der Tumorzellen ebenfalls keine Intermediärfilament-Expression, jedoch kann in einem Teil der Fälle *GFAP* nicht nur in reaktiven oder eingestreuten neoplastischen Astrozyten, sondern auch in neoplastischen Oligodendrozyten vorkommen (vgl. Diskussion 4.1.1.1). Dieser Befund kann als Rekapitulation eines bestimmten embryonalen Phänotypes durch die Tumorzellen bzw. als Hinweis auf das Bestehen von transitionellen Formen zwischen Oligodendrozyten und Astrozyten interpretiert werden (Herpers und Budka 1984; Nakagawa et al. 1986). In den GFAP-positiven oligodendrogliösen Tumorzellen findet sich in der Regel eine Vimentin-Koexpression (Schwechheimer 1987; Resultate 3.1.1.3).

Die eigenen Untersuchungen konnten erstmalig auch eine Immunreaktivität mit bestimmten Antikörpern gegen *Desmin* in Tumorzellen von Oligodendrogliomen nachweisen. Neurofilamente, Zytokeratine, Desmoplakine, Synaptophysin, Chromogranin A und LCA sind in normalen und neoplastischen Oligodendrozyten dagegen nicht vorhanden.

Zusammenfassend bleibt festzuhalten, daß es zur Zeit zwar einige Antigene gibt, die entweder recht konstant (z.B. HNK-1, S-100, NSE) oder fakultativ (z.B. GFAP und Vimentin) in Oligodendrogliomen vorkommen, daß aber ein spezifischer differentialdiagnostisch verwertbarer Marker für neoplastische Oligodendrozyten noch nicht verfügbar ist.

4.1.2.4 Mischgliome

Die beiden Tumorkomponenten in Mischgliomen verhalten sich immunhistochemisch so wie es bereits für Astrozytome bzw. Oligodendrogliome beschrieben und diskutiert wurde. Eine Separierung der neoplastischen Astrozyten von neoplastischen Oligodendrozyten gelingt in der Regel durch den Nachweis von *GFAP*, obwohl dies in einem Teil der Fälle problematisch sein kann, da auch neoplastische Oligodendrozyten

gelegentlich GFAP-positiv sein können. Gleiches gilt für *Vimentin*. Der Nachweis von *S-100, NSE* und *HNK-1* ist nicht zur Unterscheidung zwischen oligodendrogliösen und astrozytären Tumorzellen geeignet, da in der Regel beide Komponenten diese Antigene exprimieren.

4.1.2.5 Ependymome

Bislang gibt es kein spezifisches Differenzierungsantigen für normale oder neoplastische Ependymzellen. In Analogie zum Intermediärfilamentmuster des normalen Ependyms (Roessmann et al. 1980; Schnitzer et al. 1981; Shaw et al. 1981; Miettinen et al. 1986) reagieren Ependymome in der Regel *Vimentin-* und *GFAP-positiv* (Duffy et al. 1979; Yung et al. 1985; Kimura et al. 1986; Miettinen et al. 1986; Schiffer et al. 1986a; Schwechheimer 1987; eigene Serie). Insbesondere an Gefrierschnitten fand sich in den eigenen Untersuchungen eine Immunreaktion für Vimentin in der Mehrheit der Tumorzellen, während GFAP im wesentlichen in Zellen und Fortsätzen von Rosetten und perivaskulären Pseudorosetten vorkam. Dieses typische Muster der GFAP-Expression in Ependymomen ist diagnostisch hilfreich zur Abgrenzung gegenüber anderen GFAP-positiven Gliomen, wobei allerdings zu beachten ist, daß Gliome mit astroblastischen Formationen zum Teil ein ähnliches Bild aufweisen. Die Abgrenzung der Ependymome gegenüber den Plexuspapillomen kann im Regelfall aufgrund der fehlenden Expression von Zytokeratinen erfolgen, jedoch können nach Mannoji und Becker (1988) auch einzelne Ependymome Zytokeratin-positive Zellen enthalten. Die von Schwechheimer (1987) vorgeschlagene Unterscheidung dieser beiden Tumortypen durch den Nachweis von Desmoplakinen ist ebenfalls nicht absolut verläßlich, da nicht nur Plexuspapillome, sondern auch einzelne Ependymome Desmoplakine exprimieren.

Die Verteilung *Desmin*-positiver Zellen entspricht in Ependymomen weitgehend derjenigen von GFAP, mit der Ausnahme, daß zusätzlich noch glatte Muskelzellen in Gefäßwänden markiert werden. Neurofilamente werden in Ependymomzellen nicht exprimiert (Schwechheimer 1987; eigene Serie).

Außer den bereits genannten Antigenen findet man in Ependymomen regelmäßig eine Tumorzellmarkierung für *S-100* (Tabuchi et al. 1982; Nakamura et al. 1983; Kimura et al. 1986). Nach den eigenen Erfahrungen geht die S-100-Expression weitgehend mit der GFAP-Expression konform, die durchschnittliche Fraktion der S-100-positiven Tumorzellen liegt allerdings in der Regel etwas höher. Zur differentialdiagnostischen Abgrenzung der Ependymome gegenüber anderen neuroepithelialen Geschwülsten ist der Nachweis von S-100 allerdings ebensowenig von Nutzen wie der der Neuron-spezifischen Enolase *(NSE)*, die außer in Ependymomen auch in vielen anderen gliogenen und nicht-gliogenen Tumoren vorkommt.

Bezüglich der Expression des *HNK-1-Epitops* zeigen die Ependymome die heterogensten Ergebnisse aller Gliome. Ohne daß eine konkrete Assoziation mit bestimmten morphologischen Charakteristika zu erkennen wäre, findet sich HNK-1 nur in einem Teil dieser Tumoren (vgl. Perentes und Rubinstein 1986).

Zusammenfassend zeigen Ependymome ein gliomtypisches Expressionsmuster, das qualitativ im wesentlichen dem der Astrozytome entspricht. Es bestehen jedoch Unterschiede in der Anzahl und der Verteilung der für die einzelnen Antigene positiven Tumorzellen, die im Zusammenhang mit morphologischen Charakteristika vom erfahrenen Neuropathologen differentialdiagnostisch gewinnbringend verwertet werden können.

4.1.2.6 Plexuspapillome

Der epitheliale Charakter normaler und neoplastischer Zellen des Plexus choroideus findet seinen Niederschlag in der Expression von *Zytokeratinen* (Coffin et al. 1986; Miettinen et al. 1986; Doglioni et al. 1987; Kouno et al. 1988; Mannoji und Becker 1988; Cruz-Sanchez et al. 1989; Lopes et al. 1989; eigene Serie), *Desmoplakinen* (Schwechheimer 1987), *EMA* (Doglioni et al. 1987; Cruz-Sanchez et al. 1989) und, in anaplastischen Plexuspapillomen bzw. Plexuskarzinomen, des *karzinoembryonalen Antigens* (Coffin et al. 1986). Die Expression dieser epithelialen Marker kann differentialdiagnostisch zur Abgrenzung der Plexuspapillome gegenüber anderen Ventrikeltumoren insbesondere aus der Gruppe der Ependymome verwendet werden. Außer Zytokeratinen enthalten Plexuspapillome *Vimentin*, und zwar nicht nur in den bindegewebigen Stromaanteilen, sondern auch in den epithelialen Tumorzellen (Coakham et al. 1985; Coffin et al. 1986; Miettinen et al. 1986; Doglioni et al. 1987; Schwechheimer 1987; Cruz-Sanchez et al. 1989). Die eigenen Untersuchungen zeigen allerdings, daß bei Verwendung Formalin-fixierten Paraffinmaterials der Nachweis von Vimentin und Zytokeratinen manchmal Probleme bereiten und gelegentlich zu falsch-negativen Ergebnissen führen kann.

Eine fokale *GFAP-Immunreaktivität* in einem Teil der Plexuspapillome wurde bereits von mehreren Autoren beschrieben und in der eigenen Serie bestätigt. Die von vielen Untersuchern favorisierte Interpretation dieses Befundes als Ausdruck einer fokalen ependymalen Differenzierung ist allerdings nicht unumstritten (vgl. Diskussion 4.1.1.1).

Plexuspapillome sind immer Neurofilament-negativ (Schwechheimer 1987; eigene Serie). Der Befund einer Neurofilament-Expression in normalen Zellen des Plexus choroideus (Kasper et al. 1986a) ist bislang noch von keinem anderen Untersucher bestätigt worden und wahrscheinlich nicht länger haltbar. Desmin wird in Plexuspapillomen ebenfalls nicht exprimiert (Cruz-Sanchez et al. 1989; eigene Serie).

Plexuspapillome reagieren zu einem hohen Prozentsatz *S-100-positiv* (vgl. Diskussion 4.1.1.7), was gut zu ihrer neuroepithelialen Natur paßt. Der Nachweis von S-100 kann differentialdiagnostisch wertvolle Hinweise zur Unterscheidung zwischen Plexuspapillomen und papillären Karzinommetastasen liefern, obwohl bedacht werden muß, daß es gelegentlich auch Karzinome mit S-100-immunreaktiven Tumorzellen gibt.

In Plexuspapillomen können *NSE-positive* Tumorzellen vorkommen (Vinores et al. 1984a; Coffin et al. 1986; Schwechheimer 1987; eigene Serie). Nach Perentes und Rubinstein (1986) finden sich manchmal auch *HNK-1-positive* Plexuspapillome (vgl. auch Motoi et al. 1985 und Schwechheimer 1987). In der eigenen Serie waren diese Tumoren dagegen stets HNK-1-negativ.

Normale und neoplastische Plexuszellen enthalten hohe Konzentrationen des Enzyms *Carboanhydrase C* (Roussel et al. 1979; Kumpulainen und Korhonen 1982; Weller et al. 1986). Nach Weller et al. (1986) soll Carboanhydrase C als immunhistochemischer Marker für Plexuspapillome geeignet sein. Im Gegensatz hierzu fanden Nakagawa et al. (1987) Carboanhydrase C in einer Vielzahl verschiedener Geschwülste einschließlich sämtlicher Gliomtypen, so daß diese Autoren dem Nachweis von Carboanhydrase C jegliche Spezifität absprachen.

Zusammenfassend unterscheiden sich Plexuspapillome immunhistochemisch von allen anderen neuroepithelialen Tumoren durch die Expression Epithel-assoziierter Antigene. Dies läßt sich differentialdiagnostisch verwerten. Die manchmal schwierige Unterscheidung zwischen einer intraventrikulären Karzinommetastase und einem anaplastischen Plexuspapillom (Plexuskarzinom) ist immunhistochemisch nicht immer mit Sicherheit zu erreichen, allerdings spricht ein Nachweis von S-100 in zahlreichen Tumorzellen oder eine fokale GFAP-Reaktion eher für einen primären Plexustumor. Zur Klärung dieser Differentialdiagnose sind aber auf jeden Fall klinische Angaben, z.B. über das Alter des Patienten oder eventuell bestehende Primärtumoren in anderen Organen, ebenfalls von großer Wichtigkeit.

4.1.2.7 Glioblastome

Alle Differenzierungsantigene, die in Astrozytomen, Oligodendrogliomen oder Ependymomen vorkommen, können auch in Glioblastomzellen exprimiert werden. In der Regel findet sich in der Mehrheit der Glioblastomzellen einschließlich der meisten mehrkernigen Tumorriesenzellen ein astrozytäres Antigenexpressionsmuster mit Immunreaktivität für *GFAP* (vgl. Diskussion 4.1.1.1) und *Glutaminsynthetase* (Pilkington und Lantos 1982). Der Anteil der GFAP-positiven Tumorzellen an der Gesamttumorzellpopulation ist in Glioblastomen allerdings im Vergleich zu den Astrozytomen niedriger, da in Glioblastomen noch verschiedene andere Zelltypen vorkommen. Kleinzellige anaplastische Gliomzellen sind beispielsweise meist GFAP-negativ, können aber *Vimentin* und *S-100* als Zeichen einer primitiven astrozytären Differenzierung exprimieren. Letztgenannte Antigene werden natürlich auch in GFAP-positiven Glioblastomzellen gefunden. *NSE* ist ebenfalls fast immer in einem Teil der Glioblastomzellen nachweisbar, wobei in den eigenen Präparaten häufig eine Zunahme der Immunreaktivität am Rande von Tumorgewebsnekrosen zu sehen war (vgl. Diskussion 4.1.1.8)

Neurofilamente, Synaptophysin und Chromogranin A werden dagegen in diesen Tumoren nicht exprimiert (Schwechheimer 1987; eigene Serie). Das Vorkommen von *Zytokeratinen* und *EMA* ist auf exzeptionelle Fälle mit epithelialen Metaplasien beschränkt (Mork et al. 1988). Daß außer für GFAP und Vimentin auch noch Immunreaktivität für *Desmin* in Glioblastomzellen gefunden werden kann, wurde bereits beschrieben (vgl. Resultate 3.1.1.7 und Diskussion 4.1.1.3)

Sarkomatöse Anteile in *Gliosarkomen* exprimieren im Unterschied zu den gliösen Tumorarealen nur noch Vimentin als Intermediärfilament (Yung et al. 1985; Schiffer et al. 1986a; eigene Serie). Die von einigen Autoren gefundene zusätzliche Immunreaktivität für Endothel-assoziierte Antigene wie *Faktor VIII-assoziiertes Antigen* und das Lektin *UEA-1*, sowie für Basalmembranbestandteile wie *Laminin* und *Fibronektin* unterstützt die Hypothese eines Ursprungs der sarkomatösen Komponente von pathologisch proliferierten Gefäßwänden, wie sie typischerweise in Glioblastomen vorkommen (Schiffer et al. 1984; Slowik et al. 1985). Diese Auffassung ist allerdings nicht unumstritten, denn andere Untersucher fanden keine Expression Endothel-assoziierter Antigene in sarkomatösen Arealen (Kochi und Budka 1987; Grant et al. 1989). Stattdessen beobachteten sie zumindest in einem Teil der Tumorzellen in den sarkomatösen Anteilen Immunreaktivität für histiozytäre Antigene wie Lysozym, α-1-Antitrypsin, α-1-Antichymotrypsin und MAC387, was in Zusammenhang mit dem

morphologisch gelegentlich zu erkennenden storiformen Wachstumsmuster für Beziehungen zu den malignen fibrösen Histiozytomen spricht. Letztendlich erscheint somit die Frage der Histogenese der Gliosarkome noch nicht vollständig geklärt.

Zusammenfassend findet sich in Glioblastomen und in den gliösen Anteilen der Gliosarkome eine variable Expression sämtlicher Glia-assoziierter Antigene. Dies erlaubt eine sichere Unterscheidung von nicht-gliogenen Tumoren des Nervensystems wie z.B. metastatischen Karzinomen, malignen Melanomen, malignen Lymphomen oder sarkomatösen Tumoren. Ein eindeutiger Zusammenhang zwischen dem Ausmaß der Expression der jeweiligen Antigene in Glioblastomen und der Prognose besteht jedoch nicht (vgl. Kleihues et al. 1987a).

4.1.2.8 Tumoren der Pinealis

Bislang liegen aufgrund der Seltenheit der genuinen Pinealistumoren (Pinealome) nur wenige immunhistochemische Berichte über die Expression von Differenzierungsantigenen in diesen Tumoren vor. Den derzeit spezifischsten Marker für Pineozytome und Pineoblastome stellt das *retinale S-Antigen* dar (Korf et al. 1986; Perentes et al. 1986; Donoso et al. 1987; Rodrigues et al. 1987). Allerdings ist die Expression dieses Antigens nicht auf Pinealome beschränkt, denn auch in Retinoblastomen und in Medulloblastomen können positive Tumorzellen vorkommen (Donoso et al. 1985a,1987; Mirshani et al. 1986; Korf et al. 1987; Bonnin und Perentes 1988).

In Übereinstimmung mit der Auffassung von Russel und Rubinstein (1989), daß Pineozytome eine biphänotypische Differenzierung in gliöser und neuronaler Richtung aufweisen können, finden sich in der Literatur Berichte über die Expression von *GFAP* (Herrick und Rubinstein 1979; de Armond et al. 1980; Okeda et al. 1984) sowie *Synaptophysin* und *Neurofilamenten* (Collins 1987) in Pineozytomen. Die beiden eigenen Fälle enthielten ebenfalls sowohl GFAP-, S-100- und HNK-1- als auch Synaptophysin- bzw. Chromogranin-A-positive Tumorzellen. Okuda et al. (1988) beschrieben ein Pineoblastom mit Expression von NSE und Neurofilamenten.

4.1.2.9 Neuronale Tumoren

Die derzeit spezifischsten Marker für normale und neoplastische neuronale Zellen sind das *Neurofilament-Triplet* und *Synaptophysin* (vgl. Diskussion 4.1.1.4 und 4.1.1.10). Beide finden sich regelmäßig in differenzierten neuronalen Tumoren wie Gangliozytomen,

Gangliogliomen oder Ganglioneuromen, während Neurofilamente in undifferenzierteren Geschwülsten, d.h. in zentralen und peripheren Neuroblastomen, Ganglioneuroblastomen oder Ästhesioneuroblastomen gelegentlich nicht mehr nachweisbar sind (vgl. Diskussion 4.1.1.4). *NSE* ist dagegen regelmäßig auch noch in undifferenzierten neuronalen Tumoren vorhanden, was allerdings wegen der fehlenden Spezifität der NSE-Expression nur begrenzte differentialdiagnostische Aussagekraft hat. Weitere Neuron-assoziierte Antigene mit möglicher Bedeutung als Marker für neuronale Tumorzellen umfassen u.a. bestimmte Tubuline, Mikrotubuli-assoziierte Proteine (Artlieb et al. 1985), biogene Amine, Neuropeptide und Neurotransmittersubstanzen (Giangaspero et al. 1985; Takahashi et al. 1989). Außerdem finden sich auch Chromogranine zumindest in einem Teil der neuronalen Tumoren (vgl. Diskussion 4.1.1.11). Ein erst seit kurzem als Marker einer neuronalen bzw. neuroendokrinen Differenzierung verwendetes Antigen ist das sogenannte *Protein Genprodukt (PGP) 9.5* (Jackson und Thompson 1981). PGP 9.5 findet sich in der Mehrheit der neuronalen und neuroendokrinen Tumoren (Rode et al. 1985; Carter et al. 1990), In primitiven neuroektodermalen Tumoren kann der Nachweis von PGP 9.5 zudem als sensitive Methode zur Erfassung einer neuronalen Tumorzelldifferenzierung verwendet werden (Harris et al. 1990).

Außer Neurofilamenten exprimieren neoplastische Nervenzellen zum Teil auch *Vimentin*, ein Phänomen, das häufiger, aber nicht nur, in undifferenzierten Tumoren zu beobachten ist. Dieser Befund kann vor dem Hintergrund verstanden werden, daß während der normalen Ontogenese unreife Nervenzellen zunächst Vimentin enthalten, das erst mit zunehmender Differenzierung durch Neurofilamente ersetzt wird (vgl. Einleitung 1.1.4). Ansonsten zeigen neuronale Tumorzellen keine Expression von anderen Intermediärfilamentproteinen oder Desmoplakinen. Lediglich in Gangliogliomen oder Ganglioneuromen können GFAP-positive Elemente in der gliösen bzw. Schwannschen Tumorkomponente angetroffen werden. Ähnlich verhält es sich mit dem Vorkommen von *S-100* in diesen Tumoren (vgl. Diskussion 4.1.1.7). Allerdings beobachteten Nakamura et al. (1983) S-100-immunreaktive Geschwulstzellen auch in reinen Neuroblastomen. Nach Shimada et al. (1985) sollen S-100-positive Neuroblastome eine bessere Prognose besitzen.

Das *HNK-1-Epitop* wird nach den eigenen Erfahrungen in Gangliogliomen im wesentlichen nur in gliösen Tumorzellen exprimiert, während in den Ganglioneuromen auch ganglioide Zellen zumindest partiell markiert waren. Eine weitverbreitete Immunreaktivität für dieses Epitop ergab sich dagegen in einem zentralen Neuroblastom (Reifenberger et al. 1987b) und einem

Sympathikoblastom, während ein Neuroblastom und ein Ganglioneuroblastom der Nebenniere sowie ein Ästhesioneuroblastom HNK-1-negativ blieben. Diese Heterogenität der HNK-1-Expression in neuronalen Tumoren wird von anderen Untersuchern bestätigt (vgl. Diskussion 4.1.1.9).

4.1.2.10 Medulloblastome

Medulloblastome sind embryonale Geschwülste des Kindes- und Jugendalters, die durch neoplastische Entartung pluripotenter Stammzellen entstehen sollen. Zum Ursprung dieser Zellen gibt es verschiedene Theorien, von denen bislang noch keine eindeutig verifiziert bzw. falsifiziert werden konnte. Eine Hypothese geht davon aus, daß Medulloblastome durch Transformation von Zellen aus der externen Granularschicht der Kleinhirnrinde entstehen. Daneben wird auch eine Abstammung aus der internen Granularschicht oder aus Nestern undifferenzierter subependymärer Matrixzellen im posterioren Velum medullare diskutiert (vgl. Rorke 1983; Rubinstein 1985b; Kleihues et al. 1988a; Russel und Rubinstein 1989). Letztere Hypothese wäre gut mit dem Vorkommen Medulloblastom-ähnlicher Tumoren in anderen Anteilen des ZNS außerhalb des Kleinhirns zu vereinbaren, die ebenfalls von subependymären Matrixzellen abstammen sollen (Rorke 1983). Hart und Earle (1973) schlugen als erste vor, alle diese *Matrixzelltumoren* unabhängig von der Lokalisation als *primitive neuroektodermale Tumoren (PNET)* zu bezeichnen. Auf der Grundlage dieses Konzeptes wurde von Rorke et al. (1985) ein revidiertes Klassifikationsschema der Tumoren des Nervensysstems im Kindesalter vorgeschlagen, das allerdings bislang nicht allgemein akzeptiert worden ist (vgl. Rubinstein 1985a,b; Russel und Rubinstein 1989).

Insgesamt sind die Medulloblastome als primitive embryonale Tumoren aufzufassen, deren Zellen im HE-Präparat weitgehend undifferenziert erscheinen. Sie können allerdings Zeichen einer Differenzierung aufweisen, die am häufigsten in die neuronale und seltener in die gliale Richtung geht. Mit konventionellen lichtmikroskopischen Methoden ist eine derartige Differenzierung oftmals jedoch nicht eindeutig zu sichern. Hierzu bedarf es subtilerer Methoden, worunter neben der aufwendigen Elektronenmikroskopie insbesondere die Immunhistochemie zu nennen ist. So konnte durch den Nachweis von *GFAP* gezeigt werden, daß in einem gewissen Prozentsatz, der vermutlich im wesentlichen aus methodischen Gründen von Arbeitsgruppe zu Arbeitsgruppe unterschiedlich hoch ist, GFAP-positive Tumorzellen vorhanden sind (vgl. Diskussion 4.1.1.1). Dies wird übereinstimmend als

Korrelat einer gliösen (astrozytären) Tumorzelldifferenzierung angesehen. Die von Herpers und Budka (1985) aufgestellte These, daß GFAP-positive Tumorzellen nur in desmoplastischen Medulloblastomen vorkommen, wird durch die eigenen Ergebnisse und die Befunde mehrerer anderer Arbeitsgruppen widerlegt (vgl. Diskussion 4.1.1.1). Richtig ist dagegen der Befund eines gehäuften Vorkommen GFAP-positiver Tumorzellen in desmoplastischen Medulloblastomen, und zwar sowohl innerhalb als auch außerhalb der typischen retikulinfaserfreien Inseln. Diese Inseln werden allerdings im wesentlichen aus neuronal differenzierten Elementen, in denen immunhistochemisch Synaptophysin, Neurofilamente, Tubuline und Mikrotubuli-assoziierte Proteine nachgewiesen werden konnten, gebildet (Katsetos et al. 1989; eigene Ergebnisse).

Das Vorkommen von *Vimentin* in Medulloblastomen ist bislang nur wenig untersucht. In den eigenen Arbeiten konnte jedoch in Übereinstimmung mit Tremblay et al. (1986), Cruz-Sanchez et al. (1989) und Gould et al. (1990a,b) in einem Teil der Medulloblastome eine Vimentin-Expression durch Tumorzellen gesichert werden. Hierbei findet sich häufig eine Koinzidenz mit der Expression von GFAP.

S-100-positive Tumorzellen in einem Teil der Medulloblastome (Kimura et al. 1986; Sawa et al. 1986; Hayashi et al. 1987; Cruz-Sanchez et al. 1989; eigene Serie) sind ein weiteres Indiz für die gliöse Differenzierungspotenz der Medulloblastome.

Zum Nachweis einer neuronalen Differenzierung in Medulloblastomen stehen verschiedene Differenzierungsantigene zur Verfügung, von denen *NSE, Synaptophysin* und *Neurofilamente* am ausführlichsten untersucht wurden. Nach Burger et al. (1987) und Kleihues et al. (1988a) soll sich der Nachweis von NSE als früher Indikator einer neuronalen Tumorzelldifferenzierung eignen, während Synaptophysin und insbesondere Neurofilamente erst in Tumorzellen mit fortgeschrittener neuronaler Ausreifung zu finden sind. Dementsprechend zeigen wesentlich mehr Medulloblastome (in der Serie von Kleihues et al. ca. 46%) eine Immunreaktivität für NSE als für Synaptophysin und Neurofilamente (vgl. auch Aguzzi et al. 1988). Letztere werden nur in einem kleinen Prozentsatz der Medulloblastome exprimiert, wobei die Prozentzahlen allerdings zwischen verschiedenen Arbeitsgruppen erheblich schwanken (Trembley et al. 1985: 6%; Kleihues et al. 1988a: 6%, Schwechheimer 1987: 17%; Roessmann et al. 1983: 25%; Gould et al.1990a,b: 73% (16/22 an Kryostatschnitten untersuchte PNET); eigene Serie: Paraffinmaterial: 3%, Kryostatmaterial: 27%). In der eigenen Serie zeigten nur ca. 1/3 der Medulloblastome eine Synaptophysin-Immunreaktivität, was der Auffassung von Schwechheimer et al. (1987) und

Gould et al. (1990a,b) entgegensteht, die in Medulloblastomen eine konstante Expression von Synaptophysin beschrieben.

Goto et al. (1987) konnten als weiteren neuronalen Marker *Kalzineurin* in sieben von 27 Medulloblastomen nachweisen. Korf et al. (1987) fanden in neun von 28 Medulloblastomen Tumorzellen mit Immunreaktivität für das *retinale S-Antigen*. Dieses Ergebnis wurde von Bonnin und Perentes (1988) bestätigt, die dieses Antigen in acht von 16 Medulloblastomen demonstrieren konnten. Nach neueren Befunden von Czerwionka et al. (1989) scheinen Patienten mit Medulloblastomen, die eine Expression von Photorezeptor-Antigenen, d.h. des retinalen S-Antigens und/oder Rhodopsins, aufweisen, eine etwas bessere Prognose zu haben.

Außer in gliöser und neuronaler Richtung können Medulloblastome selten auch myogene Differenzierungsmerkmale, die bis zum Vorkommen reifer glatter oder quergestreifter Muskelzellen reichen, aufweisen (vgl. Zülch 1986; Russel und Rubinstein 1989). Dies fand seinen Niederschlag in der WHO-Klassifikation, in der das *Medullomyoblastom* als eigenständige Entität aufgenommen wurde. Immunhistochemisch läßt sich eine myogene Differenzierung durch den Nachweis von *Myoglobulin* (Dickson et al. 1983) und *Desmin* darstellen, wobei allerdings mögliche Kreuzreaktionen bestimmter Desminantikörper mit gliös differenzierten Zellen beachtet werden müssen (vgl. Diskussion 4.1.1.3).

In den eigenen Untersuchungen konnte mit Hilfe der Immunhistochemie in zwei Medulloblastomen eine epitheliale Tumorzelldifferenzierung mit Expression von *Zytokeratinen, EMA* und *Desmoplakinen* nachgewiesen werden. Dieser Befund wird von Gould et al. (1990a,b) bestätigt und erweitert das Spektrum der potentiellen Differenzierungen in Medulloblastomen und anderen PNET in eine neue Richtung.

In den eigenen Untersuchungen zeigte sich, daß das *HNK-1-Epitop* in der Mehrheit der Medulloblastome vorhanden ist. Dies überrascht nicht, da HNK-1 u.a. auf verschiedenen Glykoproteinen lokalisiert ist, die in normalen embryonalen neuroepithelialen Zellen während bestimmter früher Phasen der Ontogenese exprimiert werden (Tucker et al. 1984). Differentialdiagnostisch kann der Nachweis von HNK-1 hilfreiche Zusatzinformationen zur Abgrenzung der Medulloblastome gegenüber nicht-neuroepithelialen kleinzelligundifferenzierten Tumoren liefern.

4.1.2.11 Neurinome und Neurofibrome

Der derzeit diagnostisch hilfreichste Marker für normale und neoplastische Schwann-Zellen ist ohne Zweifel trotz seines Vorkommens in zahlreichen andersartigen

Geweben und Tumoren das *S-100-Protein* (vgl. Diskussion 4.1.1.7). Dieses Antigen läßt sich in gutartigen Neurinomen und Neurofibromen immer, in anaplastischen Neurinomen bzw. Neurosarkomen allerdings nur in einem Teil der Tumoren immunhistochemisch nachweisen (Pfeiffer et al. 1972,1979; Nakajima et al. 1982; Stafansson et al. 1982; Weiss et al. 1983; Kahn et al. 1983; Daimaru et al. 1985; van Eldik et al. 1986; Wick et al. 1987b; eigene Serie). Ein negativer Befund für S-100 in einem malignen spindelzelligen Tumor schließt also das Vorliegen einer neurogenen Geschwulst nicht sicher aus. Nach Isobe et al. (1984) soll in Neurinomen nur die ß-Untereinheit des S-100-Proteins exprimiert werden, was zur Unterscheidung von Melanomen, die nur die α-Untereinheit enthalten, verwertet werden kann. Mit polyvalenten Antiseren gegen S-100 lassen sich allerdings ebenfalls diagnostisch nützliche Aussagen erzielen, z.B. zur Abgrenzung der Schwannzelltumoren von S-100-negativen fibroblastischen Meningeomen oder Leiomyomen.

Das charakteristische Intermediärfilamentprotein der Neurinome und Neurofibrome ist das *Vimentin*. Dieses Antigen läßt sich in allen Nervenscheidentumoren unabhängig vom Malignitätsgrad konstant nachweisen (vgl. Diskussion 4.1.1.2). Im Gegensatz dazu findet sich *GFAP* nur in einem gewissen Prozentsatz der Neurinome (Tascos et al. 1982; Memoli et al. 1984; Achtstätter et al. 1986; Gould et al. 1986b; Miettinen et al. 1987b; Stanton et al. 1987; Gray et al. 1989; eigene Serie). Nach Memoli et al. (1984) und Gray et al. (1989) können auch in Neurofibromen GFAP-positive Tumorzellen vorhanden sein. Außer Vimentin und GFAP exprimieren die Tumorzellen in Nervenscheidentumoren keine weiteren Intermediärfilamentproteine und auch keine Desmoplakine. Allerdings können eingeschlossene axonale Fortsätze in den Tumoren Neurofilament-positiv reagieren. Der Bericht von Gray et al. (1989) über eine Immunreaktivität für Zytokeratine in Neurinomen sollte mittels Immunblot geprüft werden. Eine in malignen Neurinomen bzw. Neurosarkomen gelegentlich vorkommende rhabdomyoblastische Komponente im Sinne des sogenannten *Triton-Tumors* kann durch den Nachweis von Desmin und Myoglobulin erfaßt werden. Bestimmte Antikörper gegen Desmin können jedoch auch mit Schwannschen Tumorzellen reagieren, und zwar speziell mit denen, die GFAP exprimieren (vgl. Resultate 3.1.1.12).

In der Mehrheit der Schwannzelltumoren finden sich Tumorzellen mit Immunreaktivität für das *HNK-1-Epitop* (Perentes und Rubinstein 1985; Schwechheimer 1987; eigene Serie). Durch Westernblot-Untersuchungen konnte Schwechheimer (1987) zeigen, daß diese Immunreaktivität nicht nur auf die Anwesenheit des Myelin-assoziierten Glykoproteins (MAG), sondern auch auf eine Reihe weiterer, nicht näher charakterisier-

ter Glykoproteine unterschiedlichen Molekulargewichtes zurückzuführen ist. Der immunhistochemische Nachweis von HNK-1 kann im positiven Falle diagnostisch hilfreich zur Unterscheidung zwischen Schwannzelltumoren und andersartigen Weichteiltumoren sein. Im Gegensatz dazu ist der Nachweis von *MBP* nur von geringer diagnostischer Aussagekraft, da dieses Protein nicht in neoplastischen Schwann-Zellen exprimiert wird und in Neurinomen und Neurofibromen lediglich in residualen Markscheiden vorhanden ist (vgl. Diskussion 4.1.1.14). Biochemisch konnten Pfeiffer et al. (1979) MBP in Neurinomen ebenfalls nicht nachweisen, fanden jedoch andere Myelin-assoziierte Moleküle wie die *zyklische Nukleotid-Phophorylase (CNP)* und die Lipide *Galaktocerebrosid* und *Sulphatid*. Das Myelin-spezifische Protein P2 wird wie MPB in neoplastischen Schwann-Zellen nicht exprimiert (Clark et al. 1985).

Die Basalmembran, die in Neurinomen und Neurofibromen die Schwannschen Tumorzellen umgibt, läßt sich immunhistochemisch durch den Nachweis von *Fibronektin* und *Laminin* darstellen (Pateau et al. 1980; Giordana et al. 1985; McComb et al. 1985). Dies kann differentialdiagnostisch zur Abgrenzung gegenüber gliogenen Tumoren hilfreich sein, in denen die Expression beider Antigene auf das Gefäßnetz beschränkt ist. Meningeome, insbesondere solche vom fibroblastischen Typ, können hingegen ebenfalls ein den Schwannzelltumoren ähnliches Expressionsmuster für Laminin aufweisen (McComb et al. 1985). Auch Fibronektin wurde in Meningeomen bereits nachgewiesen (Kochi et al. 1983; Bellon et al. 1985).

Zusammenfassend ergibt sich bei bislang noch fehlendem spezifischen Marker für neoplastische Schwann-Zellen dennoch ein charakteristisches Antigenexpressionsmuster für Neurinome und Neurofibrome, das in einer Koexpression von Vimentin und S-100, verbunden mit einer Expression von Basalmembranantigenen wie Fibronektin und Laminin, sowie fakultativer Immunreaktivität für HNK-1 und GFAP besteht.

4.1.2.12 Meningeome

Trotz der Vielzahl morphologischer Subtypen besitzen alle Meningeome gemeinsame immunhistochemische Eigenschaften, die im wesentlichen dadurch charakterisiert sind, daß mesenchymale und epitheliale Antigene koexprimiert werden. Das typische Intermediärfilamentprotein der Meningeome ist das *Vimentin* (Kartenbeck et al. 1984; Lolait et al. 1984; Schwechheimer et al. 1984; Yung et al. 1984; Halliday et al. 1985; Meis et al. 1986; Theaker et al. 1986; Holden et al. 1987; eigene Serie). Daneben kann zumindest in einem Teil der

Meningeome eine Expression von *Zytokeratinen* beobachtet werden (Yung et al. 1984; Alguacil-Garcia et al. 1986; Meis et al. 1986; Theaker et al. 1986; Holden et al. 1987; Radley et al. 1989; eigene Serie). Mit der Ausnahme eines papillären Meningeoms, das eine Dreifachexpression von Vimentin, Zytokeratinen und GFAP aufwies (Budka 1986), werden GFAP, Desmin und Neurofilamente in Meningeomzellen nicht gebildet (Tascos et al. 1982; Kartenbeck et al. 1984; Schwechheimer et al. 1984; eigene Serie).

Ein differentialdiagnostisch sehr wichtiges Merkmal der Meningeome ist ihre konstante Immunreaktivität für *Desmoplakine* (Kartenbeck et al. 1984; Schwechheimer et al. 1984; eigene Serie). Das typische feingranuläre Immunprodukt ist als lichtmikroskopisches Korrelat der ultrastrukturell bewiesenen Immunreaktivität mit desmosomalen Zellverbindungen zu interpretieren (Kartenbeck et al. 1984; Schwechheimer et al. 1984).

EMA kommt als weiteres Epithel-assoziiertes Antigen in einem hohen Prozentsatz der Meningeome vor (Theaker et al. 1986, 1987; Kepes et al. 1986; Schnitt et al. 1986; Meis et al. 1986). Außerdem wurde *CEA* in meningotheliomatösen Zellen und Pseudopsammomkörperchen gefunden (Alguacil Garcia et al. 1986).

S-100 kann gelegentlich in Meningeomen vorkommen, das Ausmaß der Immunreaktivität ist jedoch im Vergleich zu gutartigen Schwannzelltumoren sehr gering, so daß in der Regel keine differentialdiagnostischen Schwierigkeiten zu erwarten sind (vgl. Diskussion 4.1.1.7). Im Unterschied zu diesen Tumoren sind die Meningeome zudem in aller Regel *HNK-1*-negativ (Perentes und Rubinstein 1985; Meis et al. 1986; eigene Serie). In den Arbeiten von Caillaud et al. (1984) und Schwechheimer (1987) werden jedoch vereinzelte HNK-1-positive Tumorzellen in einem kleinen Teil der Meningeome beschrieben.

Verschiedene Bestandteile der extrazellulären Matrix und der Basalmembran, darunter *Fibronektin, Laminin* und *Kollagen Typ IV und V* konnten in Meningeomen immunhistochemisch nachgewiesen werden (Kochi et al. 1983; Bellon et al. 1985; Giordana et al. 1985; McComb et al. 1985; Rutka et al. 1986). Gemäß den Ergebnissen von McComb et al. (1985), soll Laminin nicht in allen Meningeomsubtypen gleichmäßig exprimiert werden, sondern vornehmlich in den fibromatösen Tumoren vorkommen.

4.1.2.13 Maligne Melanome

Die malignen Melanome im Bereich des Nervensystems unterscheiden sich immunhistochemisch nicht von denen in anderen Lokalisationen. So ergab sich in der eigenen Serie von acht intrazerebralen malignen Melanomen in allen Fällen die typische Koexpression von *S-100* und *Vimentin*, während alle anderen Intermediärfilamentproteine und Desmoplakine nicht nachweisbar waren. Dies entspricht den Ergebnissen an malignen Melanomen außerhalb des Nervensystems (Gaynor et al. 1980,1981; Gabbiani et al. 1981; Stefansson et al. 1982a; Kahn et al. 1983; Weiss et al. 1983; Caselitz et al. 1983; Ramaekers et al. 1983a). Dieses Antigenexpressionsmuster teilen sich die malignen Melanome mit anderen von der Neuralleiste abstammenden Tumoren wie z.B. den Neurinomen und den Neurofibromen, wobei maligne Melanome nur die α-Untereinheit von S-100 exprimieren, während Schwannzelltumoren lediglich die ß-Form enthalten sollen (Isobe et al. 1984).

Außer für Vimentin und S-100 findet sich in malignen Melanomen in einem hohen Prozentsatz der Tumoren eine Anfärbung für *NSE* (vgl. Diskussion 4.1.1.8). Die Expression von *HNK-1* in malignen Melanomen wird von verschiedenen Autoren unterschiedlich beurteilt. Während in der eigenen Serie alle Fälle HNK-1-negativ waren, beobachteten Caillaud et al. (1984), Smolle et al. (1985b) und Michels et al. (1987b) eine Immunreaktion in einem Teil der malignen Melanome. Noronha et al. (1986) beschrieben zudem die Expression in einer Melanom-Zellinie in vitro.

Sehr wichtig für die Differentialdiagnose gegenüber den malignen Lymphomen ist die fehlende Markierung der malignen Melanome für das gemeinsame Leukozytenantigen (LCA) (Michels et al. 1987a).

Der in den eigenen Versuchen verwendete monoklonale Antikörper gegen ein *Melanom-assoziiertes Antigen* zeigte im Vergleich zum Nachweis von S-100 und Vimentin eine geringere Sensitivität. Ein positiver Ausfall der Immunreaktion mit diesem Antikörper kann, bei einer entsprechenden Konstellation anderer morphologischer und immunhistochemischer Befunde, als zusätzliche Bestätigung der Diagnose eines malignen Melanoms gewertet werten, allerdings sind mögliche Kreuzreaktionen mit anderen Tumortypen noch nicht ausführlich genug geprüft worden.

4.1.2.14 Maligne Lymphome

Maligne Lymphome können primär im Bereich des ZNS und seiner Hüllen entstehen oder sich dort durch Dissemination oder Fortleitung einer System- oder Lokalerkrankung manifestieren (vgl. Bonnin und Garcia 1987; Jellinger et al. 1988; Russel und Rubinstein 1989). Primäre Lyphome des ZNS sind überwiegend vom Non-Hodgkin-Typ und unterscheiden sich dabei zytologisch und immunmorphologisch nicht von Non-Hodgkin-Lymphomen anderer Lokalisation. Sie können demgemäß nach den gängigen Klassifikationen für diese Geschwülste, z.B. nach der *Kiel-Klassifikation* (Lennert 1981), eingeteilt werden. Immunhistologisch ist das derzeit markanteste Merkmal der malignen Lymphome ihre konstante Immunreaktivität für das *gemeinsame Leukozytenantigen*, was aufgrund der hohen Spezifität und Sensitivität der Reaktion die differentialdiagnostische Abgrenzung der Lymphome gegenüber sämtlichen anderen Tumoren mit großer Sicherheit ermöglicht (Grant et al. 1986; Michels et al. 1987a; Nakamine et al. 1989; Nakleh et al. 1989; eigene Serie).

Der Nachweis von *B- und T-Lymphozyten-spezifischen Oberflächenantigenen* erlaubt eine weitere immunphänotypische Subtypisierung der malignen Lymphome. Hierbei zeigt sich, daß die überwiegende Mehrheit der Lymphome des ZNS vom B-Zell-Typ sind, während T-Zell-Lymphome in dieser Lokalisation außerordentlich selten sind (Grant et al. 1986; Garson et al. 1988; Jellinger et al. 1988; Nakamine et al. 1989; Nakleh et al. 1989). Auch in der eigenen Serie waren alle Lymphome vom B-Zell-Typ. In Übereinstimmung mit Nishiyama et al. (1989) fanden sich jedoch regelmäßig vereinzelte lymphozytäre Zellen, die das T-Zell-Antigen UCHL-1 exprimierten und sehr wahrscheinlich reaktive Zellinfiltrate darstellen.

Ein weiterer stichhaltiger Beweis für die B-Zell-Natur der meisten malignen Lymphome des ZNS kann durch den Nachweis einer *intrazytoplasmatischen Immunglobulinexpression* geführt werden, wobei in vielen Fällen ein einheitliches Färbemuster für einen einzigen Immunglobulintyp bzw. eine bestimmte Leichtkette zu finden ist (Taylor et al. 1978; Allegranza et al. 1984; Grant et al. 1986; Kumanishi et al. 1986; Merkel et al. 1986; Simon et al. 1987; Bonnin und Garcia 1987; Jellinger et al. 1988).

Gleiches gilt auch für die Plasmozytome, die allerdings im Unterschied zu den malignen Lymphomen nur wenige LCA-positive Tumorzellen enthalten oder sogar LCA-negativ sein können. *EMA-Immunreaktivität* kommt dagegen häufiger in Plasmozytomen und nur in einem kleinen Teil der Non-Hodgin-Lymphome vor (Delsol et al. 1984; Pinkus und Kurtin 1985). Nach Delsol et al. (1984) können außerdem auch Reed-Sternberg-Zellen der Lymphogranulomatose EMA exprimieren.

4.1.2.15 Kapilläre Hämangioblastome

Kapilläre Hämangioblastome (Lindau-Tumoren) bestehen aus verschiedenen Zelltypen, darunter Endothelzellen, Perizyten, Mastzellen und die sogenannten Stromazellen, die vermutlich die eigentlichen neoplastischen Elemente dieses Tumortyps ausmachen. Die Histogenese der Stromazellen ist sehr stark umstritten und wahrscheinlich nicht einheitlich, denn sie zeigen

immunhistochemisch eine sehr heterogene Expression von Differenzierungsantigenen. Im Gegensatz dazu exprimieren die Gefäßendothelzellen einheitlich die typischen Endothel-assoziierten Antigene Vimentin, Faktor-VIII-assoziiertes Antigen, UEA-1 und BMA120 (Jurco et al. 1982; McComb et al. 1982; Epstein et al. 1984; Tanimura et al. 1984; Weber et al. 1985; Alles et al. 1986; Holt et al. 1986; Kamitani et al. 1987; Gouldesbrough et al. 1988; Grant et al. 1988; Hufnagel et al. 1989). Jurco et al. (1982) fanden eine Anfärbung der Stromazellen für das Faktor-VIII-assoziierte Antigen, was sie als Ausdruck des endothelialen Ursprungs der Stromazellen interpretierten. Diese Auffassung wird allerdings von sämtlichen anderen oben zitierten Untersuchern nicht geteilt. Lediglich *Vimentin* wird gemäß den eigenen Ergebnissen und den Resultaten von Schwechheimer (1987) und Ironside et al. (1988) auch in Stromazellen sehr stark exprimiert, was allerdings keinerlei histogenetische Rückschlüsse erlaubt.

Kepes et al. (1979a) und eine Reihe anderer Autoren (Deck und Rubinstein 1981; McComb et al. 1982; Epstein et al. 1984; Tanimura et al. 1984; Gouldesbrough et al. 1988; Grant et al. 1988; Hufnagel et al. 1989) beschrieben eine *GFAP*-Immunreaktivität in Stromazellen. Dieser Befund war in zwei der eigenen Fälle zu bestätigen. Zwei Möglichkeiten werden zur Erklärung der GFAP-Immunreaktivität in einem Teil der Stromazellen diskutiert: 1. Es handelt nicht um eine genuine Produktion, sondern um eine Aufnahme des Antigens aus der Umgebung. 2. Es handelt sich um eingeschlossene normale bzw. reaktive Astrozyten, deren Zytoplasma sehr stark verfettet ist, was in einer Stromazell-ähnlichen Morphologie resultiert (Kepes et al. 1979). Letztere Hypothese impliziert, daß zumindest ein Teil der lichtmikroskopisch als Stromazellen imponierenden Elemente astrozytären Ursprungs ist.

Für die differentialdiagnostische Abgrenzung gegenüber einer *Metastase eines hellzelligen Nierenkarzinoms* ist die in Stromazellen in der Regel vorhandene Expression von *NSE und S-100* bei fehlender Markierung für *Zytokeratine* und insbesondere *EMA* sehr nützlich (Andrew und Gradwell 1986; Feldenzer und McKeever 1987; Schwechheimer 1987; Gouldesbrough et al. 1988; Clelland und Treip 1989; eigene Serie). Allerdings kann S-100 auch in Nierenkarzinomen vorkommen (Takashi et al. 1988; Hufnagel et al. 1989), und eine partielle Immunreaktivität für Keratine in Stromazellen wurde ebenfalls schon beschrieben (Hufnagel et al. 1989). Somit ist der zur Zeit verläßlichste immunhistochemische Parameter zur Unterscheidung zwischen einem kapillären Hämangioblastom und einer Metastase eines hellzelligen Nierenkarzinoms der Nachweis von EMA (vgl. Andrew und Gardwell 1986; Gouldesbrough et al. 1988; Clelland und Treip 1989).

Ein weiteres differentialdiagnostisches Problem kann die Abgrenzung gegenüber einer *Metastase eines alveolären Weichteilsarkoms* darstellen. Der eigene Fall eines derartigen Tumors war *Vimentin-* und *Desmin-*positiv und zeigte keine Expression von Zytokeratinen und EMA sowie NSE und S-100, womit er sich immunhistochemisch eindeutig von den kapillären Hämangioblastomen und den hellzelligen Nierenkarzinommetastasen unterscheidet. Allerdings enthielt ein kapilläres Hämangioblastom der eigenen Serie vereinzelte Desmin-positive stromale Elemente. Dies paßt zu der elektronenmikroskopischen Untersuchung von Kamitani et al. (1987), die in Primärtumoren und kultivierten Zellen von Lindau-Tumoren Hinweise für eine leiomyoblastische Differenzierung der Stromazellen fanden. Im Gegensatz zu den eigenen Ergebnissen beobachteten Holt et al. (1986) und Ironside et al. (1988) jedoch keine Desmin-Immunreaktivität in kapillären Hämangioblastomen.

Chromogranin A wird ebenso wie Neurofilamente und Desmoplakine in Stromazellen nicht exprimiert (Schwechheimer 1987; Grant et al. 1988; eigene Serie). Die in zwei Hämangioblastomen beobachtete Immunreaktivität für *HNK-1* in Stromazellen steht in Übereinstimmung mit den Befunden von Hufnagel et al. (1989). Bezüglich des Vorkommens von *Synaptophysin* in Stromazellen bestehen ebenfalls unterschiedliche Auffassungen in der Literatur. Während Schwechheimer (1987) und Grant et al. (1988) keine Synaptophysin-Immunreaktivität in kapillären Hämangioblastomen fanden, berichten Becker et al. (1989) über eine schwache Anfärbung in 30% der Stromazellen. Letztere Autoren beobachteten außerdem eine Expression von Substanz P und Neuropeptid YY in einem Teil der Stromazellen und diskutieren auf der Grundlage dieser Befunde eine mögliche neuroendokrine Komponente in kapillären Hämangioblastomen (vgl. auch Ismail et al. 1985).

Nach Untersuchungen von Böhling et al. (1987) und Hufnagel et al. (1989) können in kapillären Hämangioblastomen *Erythropoietin-positive* Zellen vorkommen, was möglicherweise von pathogenetischer Bedeutung für die oftmals mit diesem Tumortyp einhergehende sekundäre Polyzythämie ist.

Lymphozyten- und Makrophagen-assoziierte Antigene wie LCA, MMA und MAC387 werden in Stromazellen nicht exprimiert, was gegen eine Abstammung von histiozytären Zellen spricht (Grant et al. 1988; Hufnagel et al. 1989; eigene Ergebnisse). Holt et al. (1986) berichten allerdings über eine Markierung der Stromazellen für a-1-Antitrypsin und a-1-Antichymotrypsin, wobei zu bedenken ist, daß diese Antigene keineswegs selektiv in histiozytären Zellen exprimiert werden (vgl. Diskussion 4.1.2.2). Dieselben Autoren fanden weder Lysozym noch das Erdnuß-Lektin-Agglutinin (PNA) in Stromazellen.

Zusammenfassend erscheint das Antigenexpressionsmuster in kapillären Hämangioblastomen als sehr heterogen, was auf eine gemischte zelluläre Zusammensetzung hindeutet. Die Frage der exakten Histogenese dieses Geschwulsttyps ist weiterhin als nicht endgültig geklärt anzusehen.

4.1.2.16 Keimzelltumoren

Die Einteilung der intrakraniellen Keimzelltumoren erfolgt heute in Analogie zu den entsprechenden Tumoren der Gonaden (Rubinstein 1981; Bjornsson et al. 1985; Jennings et al. 1985). Die häufigsten Varianten der Keimzelltumoren im ZNS sind die Germinome und die Teratome. In den eigenen immunhistochemischen Untersuchungen wurde eine kleine Anzahl von Tumoren aus beiden Gruppen bearbeitet. Immunhistochemisch zeigen die verschieden differenzierten Areale in Teratomen eine für das jeweilige Gewebe typische Antigenexpression. Interessanter ist dagegen die Expression von Intermediärfilamentproteinen und anderen Differenzierungsantigenen in intrakraniellen Germinomen, da sich hierbei gemäß den eigenen Ergebnissen und den spärlichen Angaben in der Literatur zufolge sehr heterogene Muster ergeben können. Unter den eigenen Fällen zeigte ein Tumor eine Koexpression von *Vimentin* und *Zytokeratinen* (KL1), während in den drei übrigen primären Germinomen des ZNS und in zwei spinalen Seminommetastasen beide Proteine nicht nachweisbar waren. Dieses Resultat bestätigt die Untersuchungen von Nakagawa et al. (1988), in denen Zytokeratine und EMA in drei von elf, und Vimentin in drei von sieben intrakraniellen Germinomen gesehen wurden. Im Gegensatz hierzu fanden diese Autoren unter 13 Seminomen des Hodens und zwei ovariellen Dysgerminomen keine Tumoren mit Immunreaktivität für Vimentin oder Zytokeratine. Auch Czernobilsky (1986) beobachtete keine Intermediärfilamente in ovariellen Dysgerminomen, wohingegen Denk et al. (1987), Miettinen et al. (1985d) und Ramaekers et al. (1985) in Seminomen des Hodens in einigen Fällen Zytokeratine und in der Mehrheit der Tumoren eine zumindest partielle Tumorzellmarkierung für Vimentin nachweisen konnten.

Zusammengenommen kann die in der Mehrheit der Germinome fehlende oder nur minimale Zytokeratin-Expression zur differentialdiagnostischen Abgrenzung gegenüber Zytokeratin-positiven embryonalen Karzinomen, endodermalen Sinustumoren, Choriokarzinomen und Teratokarzinomen hilfreich sein. Allerdings weist die in manchen Germinomen nicht nur auf Zellen vom syncytio-trophoblastischen Typ beschränkte Zytokeratin-Expression auf das Bestehen von Übergangsformen zwischen Germinomen und embryonalen Karzinomen hin (vgl. Denk et al. 1987).

Neurofilamente, Desmin und GFAP werden in Germinomzellen nicht exprimiert (Miettinen et al. 1985d; eigene Serie). Nach Moll (1986) und Denk et al. (1987) zeigen Seminome des Hodens eine konstante Immunreaktivität mit Antikörpern gegen *Desmoplakine*. Ein analoges Reaktionsverhalten für Germinome des ZNS ist zu erwarten, jedoch fehlen meines Wissens entsprechende Untersuchungen.

Die eigenen Untersuchungen zum Nachweis von S-100, HNK-1, Synaptophysin und Chromogranin A verliefen in allen Germinomen negativ. Die lymphozytäre Natur der kleinzelligen Komponente in diesen Tumoren ließ sich durch die Expression von *LCA* verifizieren. Überraschend war allerdings, daß in einem primären ZNS-Germinom und in einer Seminommetastase auch einzelne der großen Zellen LCA exprimierten. Die Mehrheit der kleinen lymphozytären Zellen zeigte bei der weiteren Typisierung einen T-Zell-Phänotyp, was die Berichte von Neuwelt und Smith (1979) und Bell et al. (1987) bestätigt.

Intrakranielle und gonadale Germinome enthalten zu einem hohen Prozentsatz Tumorzellen mit Immunreaktivität für die *Plazenta-spezifische alkalische Phosphatase (PLAP)* (Uchida et al. 1981; Paiva et al. 1983; Jakobson und Norgaard-Pedersen 1984; Epenetos et al. 1984; Shinoda et al. 1985; Wick et al. 1987a). In den eigenen Untersuchungen erwiesen sich zwei von vier primären Germinomen des ZNS sowie die beiden spinalen Seminommetastasen als stark PLAP-positiv. In einer umfangreichen immunhistochemischen Studie an 520 Tumoren konnten Wick et al. (1987a) PLAP nicht nur in Germinomen, sondern auch in anderen Keimzelltumoren und einer Reihe verschiedener Karzinome nachweisen. Nach diesen Autoren stellt der immunhistochemische Nachweis von PLAP zwar eine sensitive, jedoch keine spezifische Methode zur Identifizierung der Keimzelltumoren dar.

α-Fetoprotein war in der eigenen Germinomserie in keinem Tumor vorhanden, was die Ergebnisse von Shinoda et al. (1985) bestätigt, die α-Fetoprotein ebenfalls nicht in Germinomen, dafür aber in einzelnen Tumorzellen eines embryonalen Karzinoms und eines Dottersack-Tumors fanden (vgl. auch Stachura und Medelow 1980; Naganuma et al. 1984; Hofstädter et al. 1986). Humanes Choriogonadotropin (HCG) war in den eigenen Fällen nicht nachweisbar. Nach den Ergebnissen anderer Arbeitsgruppen (Bjornsson et al. 1985; Shokry et al. 1985; Shinoda et al. 1985; Gottschalk et al. 1986) kann HCG jedoch gelegentlich in Germinomen beobachtet werden, insbesondere in solchen Tumoren, in denen eine syncytio-trophoblastische Komponente vorhanden ist. Das karzino-embryonale Antigen soll in Germinomen nicht nachweisbar sein, dafür jedoch in einem Teil der Teratome (Bjornsson et al. 1985).

Ein weiterer potentieller Marker für Germinome ist das *Angiotensin I-Converting Enzyme (ACE)*, das Rohmer et al. (1987) in testikulären Seminomen und einem suprasellären Germinom nachweisen konnten.

Zusammenfassend bleibt festzuhalten, daß die kleinzellige Komponente in Germinomen eindeutig lymphozytärer Natur ist, wobei die überwiegende Mehrheit der Zellen einen T-Zell-Phänotyp aufweist. Das Antigenexpressionsmuster der großen Zellen in Germinomen ist außerordentlich heterogen, was unterstreicht, daß häufig Übergangs- bzw. Mischformen mit anderen Keimzellgeschwülsten bestehen.

4.1.2.17 Mißbildungstumoren und Tumor-ähnliche Läsionen

In *Kraniopharyngeomen* wird das Intermediärfilamentnetzwerk der epithelialen Tumorzellen aus *Zytokeratinen* gebildet (Asa et al. 1981; Schwechheimer 1987; eigene Serie). Daneben sollen nach Schwechheimer (1987) einzelne Zellen in der Stachelzell- und auch der Basalzellschicht *Vimentin*-positiv sein. Dieser Befund konnte in den eigenen Untersuchungen nicht nachvollzogen werden. Hier war die Vimentin-Expression stets auf bindegewebige Stromaanteile, Blutgefäßwände und reaktive Astrozyten im angrenzenden Hirngewebe beschränkt. Für meine Untersuchungen stand allerdings nur Paraffinmaterial zur Verfügung, während Schwechheimer (1987) auch Kryostatschnitte untersuchte, was möglicherweise die unterschiedlichen Ergebnisse erklärt. GFAP, Neurofilamente und Desmin lassen sich in Tumorzellen der Kraniopharyngeome nicht nachweisen. Demgegenüber exprimieren diese Tumoren, wie zu erwarten, sehr stark *Desmoplakine* (Schwechheimer 1987).

Das Vorkommen von *S-100* in Kraniopharyngeomen wird unterschiedlich beurteilt. Während Nakamura et al. (1983) in allen Tumoren ihrer Serie S-100-positive Epithelzellen fanden, waren in der eigenen Untersuchungsreihe nur in drei von sieben Kraniopharyngeomen einzelne S-100-positive Epithelzellen nachweisbar. Schwechheimer (1987) sah S-100 in stellaren Zellen in adamantinösen Abschnitten eines von zwei untersuchten Kraniopharyngeomen. Immunhistochemische Färbungen auf, Synaptophysin, Chromogranin A und HNK-1 verliefen in Kraniopharyngeomen immer negativ (Schwechheimer 1987; eigene Serie).

In den verschiedenen *Mißbildungszysten* mit epithelialer Auskleidung reagierte diese immer *Zytokeratin-positiv*, während andere Intermediärfilamentproteine sowie S-100, NSE, HNK-1, Synaptophysin und Chromogranin A nicht nachweisbar waren (vgl. Schwechheimer 1987). Das von mir untersuchte intrazerebrale *Lipom* war vermutlich durch eine fixierungs- und einbettungsbedingte Antigendestruktion

Vimentin-negativ, zeigte jedoch die zu erwartende *S-100*-Immunreaktivität (vgl. Nakajima et al. 1982; Kahn et al. 1983; Weiss et al. 1983).

Kondziolka et al. (1989) berichteten kürzlich über umfangreiche immunhistochemische Untersuchungen an 12 *Kolloidzysten*. Sie fanden in Übereinstimmung mit den eigenen Ergebnissen Immunreaktivität für *Zytokeratine* und *EMA* in den Epithelzellen. Ein Teil der Fälle reagierte zusätzlich positiv für *NSE* und *S-100*, während GFAP, Vimentin, HNK-1 und LCA nicht nachweisbar waren.

4.1.2.18 Paragangliome

Über die Intermediärfilament-Expression in Paragangliomen bestehen in der Literatur sehr unterschiedliche Auffassungen. Der Grund hierfür dürfte neben der Verwendung unterschiedlichen Materials und verschiedener Antikörper vermutlich auch in einem möglicherweise unterschiedlichen Intermediärfilamentgerüst in Paragangliomen verschiedener Lokalisation bestehen. In den eigenen Untersuchungen an sechs gutartigen Paragangliomen der Cauda equina, einem gutartigen Glomustumor des Ganglion caroticum und zwei semimalignen Paragangliomen, eins davon retromastoidal, das andere paravertebral im Bereich der Brustwirbelsäule lokalisiert, zeigte sich in der Mehrheit der Fälle eine Koexpression von *Vimentin* und *Zytokeratinen* bei fehlender Immunreaktivität für Neurofilamente (vgl. Resultate 3.1.1.18). Höfler et al. (1986) beobachteten ebenfalls Vimentin in Paragangliomen und Ironside et al. (1985) fanden in zwei Paragangliomen der Cauda equina Zytokeratine, deren ultrastrukturelles Korrelat sie in sogenannten *fibrous bodies* sahen. Bei der elektronenmikroskopischen Untersuchung eines eigenen Falles ließen sich ebenfalls derartige Strukturen erkennen. Andere Autoren fanden in einem hohen Prozentsatz der Paragangliome, insbesondere natürlich in Tumoren der gangliozytischen Variante, eine Neurofilament-Expression in den Tumorzellen (Trojanowski et al. 1983; Hamid et al. 1986; Mukai et al. 1986b; Sonneland et al. 1986; Gould et al. 1987).

GFAP wird in Paragangliomzellen nicht exprimiert, findet sich jedoch gelegentlich in Sustentakularzellen (Sonneland et al. 1986; Schwechheimer 1987), die in der Regel Vimentin- und S-100-positiv sind (Johnson et al. 1985; Höfler et al. 1986; Ogawa et al. 1986; Sonneland et al. 1986; Schroder und Johannsen 1986; Schwechheimer 1987; Capella et al. 1988; eigene Serie). In der eigenen Untersuchungsreihe waren allerdings in drei von neun Fällen auch Tumorzellen *S-100*-positiv, was mit den Angaben von Nakajima et al. (1982), Lloyd et al. (1985), Wilander et al. (1985) und Sawa et al. (1986) übereinstimmt.

Differentialdiagnostisch von großer Wichtigkeit ist die konstante Immunreaktivität für neuroendokrine Differenzierungsantigene wie *NSE, Chromogranin A, Synaptophysin* und *HNK-1* in Paragangliomen (Tapia et al. 1981; Lloyd und Wilson 1983; Lipper und Decker 1984; Wilson und Lloyd 1984; Ironside et al. 1985; Johnson et al. 1985; Royds et al. 1985; Warren et al. 1985; Hamid et al. 1986, 1987; Gould et al. 1986a, 1987; Ogawa et al. 1986; Sonneland et al. 1986; Wiedenmann et al. 1986a; Capella et al. 1988; Lloyd et al. 1988; eigene Serie). Daneben werden fakultativ auch Somatostatin, Serotonin, Substanz P, Leu-Enkephalin, Bombesin und eine Reihe weiterer *Neuropeptide* und *biogener Amine* (z.B. Dopamin, Adrenalin und Noradrenalin) exprimiert (Llena et al. 1982; Warren et al.1985; Sonneland et al. 1986; Capella et al. 1988).

Abschließend betrachtet zeigen Paragangliome zwar ein heterogenes Intermediärfilamentmuster, jedoch können diese Tumoren aufgrund ihrer meist typischen Morphologie und der starken Expression neuroendokriner Antigene diagnostisch in der Regel leicht identifiziert und z.B. in der Cauda equina differentialdiagnostisch eindeutig von Ependymomen, Neurinomen oder Meningeomen abgegrenzt werden. Auf den letztendlich zwar beweisenden, jedoch recht aufwendigen ultrastrukturellen Nachweis neuroendokriner Vesikel kann daher in der Routinediagnostik zumeist verzichtet werden.

4.1.2.19 Karzinommetastasen

Die intrazerebralen und spinalen Karzinommetastasen der eigenen Serie exprimierten *Zytokeratine* und *Desmoplakine*. Weiterhin zeigten fast alle Karzinommetastasen *EMA*-Immunreaktivität. Nach Schwechheimer (1987) kann der Nachweis selektiver Zytokeratinpolypeptide in Karzinommetastasen hilfreich bei der Differenzierung zwischen Plattenepithelmetastasen, die positiv für das Plattenepithel-spezifische Zytokeratin Nr. 13 sind, und Adenokarzinommetastasen, die nur Zytokeratine des einfachen Epithels (Nr. 8,18 und 19) enthalten, sein. Innerhalb der Adenokarzinome soll eine weitere Unterscheidungsmöglichkeit durch den Nachweis von Zytokeratin 7 bestehen, mittels dessen Metastasen papillärer Adenokarzinome aus der Lunge, der Schildrüse, der Mamma und der Niere (alle positiv für Zytokeratin Nr. 7) von kolorektalen Adenokarzinomen (negativ für Zytokeratin 7) abgrenzbar sein sollen (vgl. auch Ramaekers et al. 1990). Die Koexpression von Zytokeratinen und *Vimentin* in Karzinommetastasen soll ebenfalls diagnostisch hilfreich sein, da sie im wesentlichen auf Karzinome der Niere und der Schilddrüse beschränkt sein soll. In der eigenen

Serie zeigten allerdings auch die Metastasen eines Adenokarzinoms und eines großzelligen Karzinoms der Lunge eine generalisierte Vimentin/Zytokeratin-Koexpression, so daß die diagnostische Aussagekraft dieser Konstellation etwas relativiert werden muß. Zudem sind mittlerweile eine Reihe weiterer Geschwülste mit dieser Koexpression bekannt geworden (vgl. Diskussion 4.1.1.2).

GFAP und Desmin werden in Karzinommetastasen nicht exprimiert. *Neurofilamente* können allerdings in bestimmten neuroendokrinen Geschwülsten zusammen mit Zytokeratinen vorkommen. Hierunter sind z.B. Merkelzell-Karzinome, Karzinoide, Nebenschilddrüsenadenome, Inselzelltumoren, medulläre Schilddrüsenkarzinome und kleinzellige Bronchialkarzinome zu erwähnen (Moll 1986). Eine neuroendokrine Differenzierung in epithelialen Tumoren kann ferner durch den Nachweis von Synaptophysin und Chromograninen bestätigt werden (vgl. Diskussion 4.1.1.10-11).

HNK-1 wird ebenfalls in einem Teil der neuroendokrinen Karzinome exprimiert, kommt daneben aber auch in gutartigen und bösartigen Prostatatumoren vor (vgl. Diskussion 4.1.1.9). Das gemeinsame Leukozytenantigen (LCA) wird in epithelialen Tumorzellen nicht exprimiert, was für die Differentialdiagnose Karzinom versus malignes Lymphom sehr hilfreich ist.

Da es sehr häufig vorkommt, daß ein Patient an einem metastatischen Hirntumor operiert wird, ohne daß der zugehörige Primärtumor bekannt ist, wäre es sehr wünschenswert, wenn der Neuropathologe durch den immunhistochemischen Nachweis bestimmter Differenzierungsantigene von jeder Metastase im Bereich des Nervensystems auf den Primärtumor zurückschließen könnte. Dies würde vielen Patienten eine oftmals sehr aufwendige und belastende Primärtumorsuche ersparen. Bislang gibt es nur sehr wenige solcher Differenzierungsantigene, die eindeutig den Ursprung einer Karzinommetastase klären können. Der oben bereits beschriebene Nachweis selektiver Zytokeratin-Polypeptide und anderer Intermediärfilamentproteine erlaubt nur sehr grobe Unterteilungen. Derzeit lassen sich lediglich Metastasen von Schilddrüsenkarzinomen und Absiedlungen von Tumoren der Prostata durch den Nachweis von *Thyreoglobulin* (Böcker et al. 1981) bzw. der *Prostata-spezifischen sauren Phos-phatase (PSAP)* oder des *Prostata-spezifischen Antigens (PSAG)* (Hofstädter 1986) eindeutig zuordnen.

Zusammenfassend kann durch die Immunhistochemie die Gruppe der metastatischen Karzinome als solche sehr gut von hirneigenen Tumoren und von Metastasen anderer Genese, wie z.B. von malignen Melanomen, Sarkomen oder malignen Lymphomen, unterschieden werden. Eine eindeutige Zuordnung einer Karzinommetastase zu einem bestimmten Primärtumor ist allerdings bislang nur in wenigen Fällen möglich.

4.1.2.20 Sonstige Tumoren

Die unter Resultate 3.1.1.20 beschriebenen Ergebnisse an zwei Rhabdomyosarkomen im Bereich des ZNS stimmen mit den Befunden an Tumoren dieser Art in anderer Lokalisation überein. Rhabdomyosarkome zeigen in der Regel eine Koexpression von Vimentin und Desmin (vgl. Diskussion 4.1.1.3), enthalten gelegentlich aber auch Zytokeratine und sehr selten Neurofilamente (Coindre et al. 1988; Miettinen und Rapola 1989; eigene Serie). Nach diesen Autoren und den eigenen Ergebnissen können Tumorzellen in Rhabdomyosarkomen außerdem Immunreaktivität für Skelettmuskeltypische Aktine, Myoglobulin, S-100, NSE oder HNK-1 aufweisen.

Das in einer intrazerebralen Metastase eines alveolären Weichteilsarkoms gefundene Expressionsmuster, d.h. die Koexpression von Vimentin und Desmin bei fehlender Anfärbung für sämtliche anderen untersuchten Differenzierungsantigene entspricht den Ergebnissen von Mukai et al. (1986a). Diese Konstellation unterstützt die Hypothese eines myogenen Ursprungs der alveolären Weichteilsarkome und erlaubt differentialdiagnostisch die Abgrenzung dieses Tumortyps gegenüber morphologisch ähnlich aussehenden hellzelligen Karzinomen, Paragangliomen und kapillären Hämangioblastomen. Obwohl die Annahme einer myogenen Histogenese die derzeit plausibelste Theorie zum Ursprung der alveolären Weichteilsarkome darstellt (vgl. Batsakis 1988), ist sie dennoch nicht allgemein akzeptiert, denn Auerbach und Brooks (1987) fanden beispielsweise in einer umfangreichen immunhistochemischen Studie keine Expression spezifischer myogener Marker.

Bislang wurden diejenigen Tumoren des Nervensystems diskutiert, zu denen eigene immunhistochemische Untersuchungsergebnisse vorliegen. Nicht angesprochen wurden außer einigen sehr seltenen Tumorentitäten die Hypophysenadenome und die Chordome.

Hypophysenadenome exprimieren als epitheliale Geschwülste recht konstant *Zytokeratine*, während *Desmoplakine* nur in einzelnen dieser Tumoren nachgewiesen werden konnten (Schwechheimer 1987). Andere Intermediärfilamente werden in den eigentlichen Tumorzellen der Hypophysenadenome nicht gebildet. Die follikulo-stellaren Zellen zeigen eine Vimentin-GFAP-Koexpression und reagieren positiv für S-100, weshalb sie mit Glia- bzw. Schwannschen Zellen verglichen wurden. Als neuroendokrine Tumoren exprimieren Hypophysenadenome *Synaptophysin, Chromogranin A, NSE* und *HNK-1* (Asa et al. 1984; Schwechheimer 1987; Buffa et al. 1988; Stefaneanu et al. 1988; Prior 1989). Dies kann besonders bei der Abgrenzung von Adenomen ohne Hormonproduktion, d.h. den sogenannten Nullzelladenomen, gegenüber anderen epithelialen Geschwülsten hilfreich sein.

Der immunhistochemische Hormonnachweis in Hypophysenadenomen ist mittlerweile eine Routineuntersuchung, denn die Klassifikation der Hypophysenadenome erfolgt heute nicht mehr nur aufgrund ihres konventionellen Färbeverhaltens (chromophob, eosinophil, basophil), sondern auch anhand ihres Hormongehaltes (Kovacs und Horvath 1986).

Das charakteristische Antigenexpressionsmuster der *Chordome* besteht in einer Koexpression von *Vimentin*, *Zytokeratinen* und *Desmoplakinen* bei gleichzeitiger Immunreaktivität für S-100 und NSE (Miettinen et al. 1983b; Abenoza und Sibley 1986; Schwechheimer 1987).

4.1.3 Abschließende Bemerkungen zum immunhistochemischen Nachweis von Differenzierungsantigenen in der Differentialdiagnostik der Tumoren des Nervensystems

Die Grundlage der histopathologischen Klassifikation von Tumoren bildet nach wie vor der an konventionell gefärbten lichtmikroskopischen Präparaten durch den erfahrenen Pathologen erhobene morphologische Befund. Hieran konnte auch die Neu- und Weiterentwicklung moderner Methoden wie der Elektronenmikroskopie und der Immunhistochemie bislang nichts ändern. Beides sind Zusatzmethoden, deren Einsatz einer am jeweiligen differentialdiagnostischen Problem orientierten Indikation bedarf und deren Interpretation nur in Zusammenschau mit der konventionellen Lichtmikroskopie und natürlich unter Berücksichtigung der klinischen (Alter, Geschlecht, Lokalisation, Anamnese), radiologischen und intraoperativen Befunde erfolgen kann. Im Vergleich zu der sehr zeit- und arbeitsaufwendigen Elektronenmikroskopie, die zudem den Nachteil hat, daß nur sehr kleine und möglicherweise nicht-repräsentative Tumorareale untersucht werden können, ist die Immunhistochemie bei zumeist gleicher differentialdiagnostischer Aussagekraft wesentlich schneller durchzuführen und zu beurteilen. Sie ist daher in der Tumordiagnostik die Zusatzmethode der Wahl geworden und hat den Einsatz der Elektronenmikroskopie auf sehr wenige Spezialfälle beschränkt. Die vorangegangene Diskussion hat allerdings gezeigt, daß alle bislang bekannten Differenzierungsantigene nicht Tumor-spezifisch exprimiert werden, sondern lediglich eine mehr oder minder selektive Expression in gewissen Zelltypen aufweisen. Für die Tumordiagnostik sind diese Antigene dennoch geeignet, da sie ihr spezifisches Expressionsmuster in der Regel auch unter neoplastischen Bedingungen beibehalten. Hierbei gibt

es jedoch Ausnahmen, die zu diagnostischen Irrtümern verleiten können. So können sehr anaplastische Tumoren die Fähigkeit der Expression bestimmter Differenzierungsantigene verlieren. Ferner können neoplastische Zellen überraschende Neo-Expressionen aufweisen. Beispiele hierfür sind die recht konstante Expression von NSE, das unter normalen Bedingungen im Gehirn selektiv in neuronalen Zellen lokalisiert ist, in Gliomen und anderen primären und sekundären Tumoren des Nervensystems. Ein weiteres Beispiel sind Zytokeratinpositive epitheliale Metaplasien in Glioblastomen und Gliosarkomen (Mork et al. 1988), die differentialdiagnostisch Probleme gegenüber einer intrazerebralen Karzinommetastase oder den sehr seltenen Fällen einer Karzinommetastasierung in ein präexistentes Gliom aufwerfen können (Tajika et al. 1990). Eine weitere Möglichkeit, die zu falschen Interpretationen führen kann, ist die Fähigkeit bestimmter Zellen, Antigene durch Phagozytose aus der Umgebung aufzunehmen. Dies wird z.B. als eine mögliche Ursache für die gelegentlich in Stromazellen der Lindau-Tumoren vorhandene GFAP-Immunreaktivität diskutiert.

Nicht zuletzt muß bei der Immunhistochemie immer mit unerwarteten Kreuzreaktionen gerechnet werden. Diese Gefahr besteht sowohl für Antiseren als auch für monoklonale Antikörper. Bestes Beispiel sind die mannigfachen Kreuzreaktionen einiger primär gegen lymphozytäre Zellen gerichteter Antikörper mit Elementen des Nervensystems. Solche Kreuzreaktivitäten sind nicht immer nur von Nachteil für die Diagnostik, sondern können, wie die Beispiele des HNK-1- und des MMA-Antikörpers zeigen, das Spektrum der Anwendbarkeit bestimmter Antikörper auch erheblich erweitern.

Wichtig bleibt es jedoch festzuhalten, daß die Möglichkeit eines im Einzelfall unvorhersehbaren Antigenverlustes, einer Neo-Expression, einer unspezifischen Antigenaufnahme oder einer Kreuzreaktion Zurückhaltung und Vorsicht bei zytogenetischen Rückschlüssen von einem momentanen Antigenexpressionsmuster in einem Tumor erfordert.

In Tabelle 30 sind die Antigenexpressionsmuster der wichtigsten Tumortypen des zentralen und peripheren Nervensystems aufgeführt. Es zeigt sich, daß bestimmte Antigene wie NSE, S-100 und HNK-1 in sehr vielen verschiedenen Tumortypen vorkommen, während andere, wie z.B. LCA, eine selektive Expression in nur einem Tumortyp aufweisen. Ein gelungener Nachweis des letztgenannten Antigens ist somit von wesentlich größerer differentialdiagnostischer Aussagekraft als der der zuerst genannten.

Insgesamt weist das sehr komplexe Expressionsmuster für die verschiedenen Differenzierungsantigene auf die Wichtigkeit des Einsatzes eines *Markerpanels* hin, um zu diagnostisch verwertbaren Aussagen zu

Tabelle 30. Übersicht über die Expression von Differenzierungsantigenen in Tumoren des Nervensystems

Diagnose	GFAP	VIM	D33*	DES**	NF	ZK	DP	S100	NSE	HNK1	SP	LCA	Sonst
Astrozytom	+	+	-	+	-	-	-	+	+	+	-	-	GS
Oligodendro-gliom	-/+	-/+	-	-/+	-	-	-	+	+	+	-	-	MAG
Mischgliom	+	+	-	+	-	-	-	+	+	+	-	-	
Ependymom	+	+	-	+	-	-	-/+	+	+	+/-	-	-	
Plexuspapillom	-/+	+	-	?	-	+	+	+	+/-	-	-	-	CEA
Ganglio-gliom	-	-/+	-	-	+	-	-	-/+	+	-	+	-	
	+	+	-	+	-	-	-	+	+	+	-	-	
Neuroblastom	-	+/-	-	-	+/-	-	-	-/+	+	+/-	+	-	
Glioblastom	+	+	-	+	-	-	-	+	+	+	-	-	
Medulloblastom/ PNET	-/+	-/+	-/+	-/+	-/+	-/+	-/+	-/+	+	+/-	-/+	-	
Meningeom	-	+	-	-	-	-/+	+	-/+	+/-	-	-	-	EMA
Neurinom/ Neurofibrom	-/+	+	-	-/+	-	-	-	+	+/-	+/-	-	-	
Ganglio-neurom	-	-/+	-	-	+	-	-	-/+	+	-/+	+	-	CgrA
	-/+	+	-	-/+	-	-	-	+	+/-	-/+	-	-	

Erläuterungen zu Tabelle 30: +: konstant positiv; +/-: häufig positiv; -/+: selten positiv; -: konstant negativ; ?: noch keine ausreichenden Ergebnisse. VIM: Vimentin; D33: Desmin, nachgewiesen mit dem Antikörper D33; DES: Desmin, nachgewiesen mit den Antikörpern DE-R-11, DE-B-5 oder DE-U-10; NF: Neurofilamente; ZK: Zytokeratine; DP: Desmoplakine; SP: Synaptophysin; CgrA: Chromogranin A; PLAP: Plazenta-spezifische alkalische Phosphatase; Ig: Immunglobuline inkl. kappa- und lambda-Leichtketten; MAAs: Melanom-assoziierte Antigene; Myogl.: Myoglobulin; GS: Glutaminsynthetase. * Immunreaktivität für LCA in der lymphozytären Komponente und in vereinzelten Fällen auch in den eigentlichen Tumorzellen.

kommen. Dies gilt insbesondere auch deshalb, weil ein negativer Ausfall einer Immunreaktion für ein bestimmtes Antigen nur dann verwertet werden sollte, wenn entweder eine interne Positivkontrolle vorhanden ist (z.B. lymphozytäre Infiltratzellen für LCA oder reaktive Astrozyten für GFAP) oder zugleich positive Resultate für andere, nicht mit der Expression dieses Antigens vereinbare Marker vorliegen. Dies soll heißen, daß ein negatives immunhistochemisches Ergebnis für sich allein keine Aussagekraft hat, da es nicht nur durch eine echte Abwesenheit des Antigens, sondern auch durch eine Vielzahl von technischen Unwägbarkeiten, insbesondere bei Verwendung von routinemäßig fixiertem Paraffinmaterial, bedingt sein kann (vgl. z.B. die eigenen Ergebnisse für die Expression von Vimentin in Gliomen am Paraffin- und Kryostatmaterial). Die Verwendung von Kryostatschnitten vermindert zwar die Gefahr falsch-negativer Resultate, birgt aber den Nachteil einer schlechteren Morphologie und kann im Einzelfall auch in falsch-positiven Reaktionen oder unerwarteten Kreuzreaktionen resultieren.

Tabelle 30. Übersicht über die Expression von Differenzierungsantigenen in Tumoren des Nervensystems (Fortsetzung)

Diagnose	GFAP	VIM	D33*	DES**	NF	ZK	DP	S100	NSE	HNK1	SP	LCA	Sonst
Paragangliom/ Glomustumor	-	+	-	?	-/+	+	?	-/+	+	+	+	-	CgrA
Ästhesio- neuroblastom	-	-/+	-	-	-/+	-/+	-	-	+	-	+/-	-	
Chordom	-	+	-	?	-	+	+	+	+	-	-	-	
Kap.Hämangio- blastom	-/+	+	-/+	?	-	-/+	-	+	+	-/+	-	-	
Germinom/ Seminom	-	-/+	-	?	-	-/+	?	-	?	-	-	-/+*	PLAP
Kraniopharyn- geom	-	-/+	-	?	-	+	+	-/+	-/+	-	-	-	
Mal. Lymphom	-	-/+	-	-	-	-	-	-/+	-	-/+	-	+	Ig
Plasmozytom	-	+/-	-	-	-	-	-	-	-	-	-	-/+	Ig, EMA
Mal. Melanom	-	+	-	-	-	-	-	+	+	-/+	-	-	MAAs
Karzinom	-	-/+	-	-	-	+	+	-/+	-/+	-	-/+	-	EMA
Rhabdomyosarkom	-	+	+	+	-/+	-/+	-	-	-/+	-	-	-	Myogl.

Tabelle 30 zeigt auch, wo derzeit noch Schwächen des Einsatzes der Immunhistochemie in der Differentialdiagnostik der Tumoren des Nervensystems liegen. So gelingt zwar die Differenzierung zwischen Gliomen und allen anderen Tumoren, innerhalb der Gliome gibt es dagegen noch keine Möglichkeit der sicheren Unterscheidung verschiedener Geschwulsttypen. Die anfängliche Hoffnung, daß der Nachweis von GFAP auf astrozytäre Tumoren beschränkt sei, hat sich nicht bestätigt, denn auch Oligodendrogliome, Ependymome, Glioblastome und selbst Plexuspapillome können GFAP-positive Tumorzellen enthalten. Es bestehen allerdings quantitative Unterschiede in der Immunreaktivität, die zusammen mit den unterschiedlichen morphologischen Erscheinungsbildern doch eine Diskriminierung der einzelnen Gliomtypen durch den erfahrenen Neuropathologen erlauben. In diesem Zusammenhang macht sich natürlich auch das Fehlen von in der Tumordiagnostik verwertbaren Oligodendroglia- bzw. Ependym-spezifischen Antigenen bemerkbar. Weiterhin fällt in der Tabelle auf den ersten Blick die große Zahl der fakultativen Immunreaktivitäten in vielen Fällen auf, wobei unter den aufgeführten Tumortypen die Gruppe der Medulloblastome und PNET diejenige mit dem breitesten Spektrum an möglichen Immunreaktionen darstellt (vgl. Gould et al. 1990a,b).

Wie bereits unter 4.1.2.19 angesprochen, ist schließlich bei noch weitgehend fehlenden organspezifischen Antigenen für Karzinommetastasen nur in wenigen Fällen (Thyreoglobulin-positive Schilddrüsenkarzinome und PSAP- bzw. PSAG-positive Prostatakarzinome) eine eindeutige Zuordnung zu einem bestimmten Primärtumor möglich.

Mit Hilfe der Immunhistochemie können allerdings schon heute viele differentialdiagnostische Probleme sicher gelöst werden. So sind solch wichtige Tumorgruppen wie Gliome (GFAP, S-100, HNK-1), neuronale Tumoren (Neurofilamente, Synaptophysin), Meningeome (Vimentin, Desmoplakin), Karzinommetastasen (Zytokeratine, Desmoplakine), maligne Melanome (Vimentin, S-100, MAAs) und maligne Lymphome (LCA) eindeutig immunhistochemisch differenzierbar. Neurinome (Vimentin, S-100) sind von Meningeomen (Vimentin, Desmoplakine, EMA) gut unterscheidbar. In der Gruppe der Sarkome (Vimentin) zeigen myogene Tumoren (Desmin, Myoglobulin) sowie synoviale und epitheloide Sarkome (Zytokeratine) klare immunhistochemische Differenzierungsmerkmale. Neuroendokrine Tumoren lassen sich aufgrund ihrer Reaktivität für Chromogranine und Synaptophysin eindeutig von nicht-neuroendokrinen Geschwülsten separieren. Der Lindau-Tumor (NSE, S-100, Vimentin) läßt sich von einer morphologisch manchmal nicht sicher unterscheidbaren Metastase eines hypernephroiden Karzinoms (EMA, Zytokeratine) oder eines alveolären Weichteilsarkoms (Vimentin, Desmin) differenzieren.

Bei der Differentialdiagnostik von kleinzellig-undifferenzierten Tumoren kann oftmals erst der Einsatz der Immunhistochemie eine weitergehende Klärung der Natur des Tumors bringen. So lassen sich Neuroblastome (Synaptophysin, Neurofilamente), maligne Lymphome (LCA), kleinzellige Karzinome (Zytokeratine, Desmoplakine) und sarkomatöse Tumoren (Vimentin) im Idealfall separieren. Allerdings ist auch immunhistochemisch nicht immer eine eindeutige Klassifikation dieser Tumoren möglich, denn die spezifische Antigenexpression kann bei fortgeschrittener Anaplasie oder schlechter Aufarbeitung des Materials fehlen. Außerdem bestehen verschiedene Möglichkeiten der Koexpression mehrerer Antigene, z.B. von Zytokeratinen mit Vimentin in bestimmten Sarkomen, Neurofilamenten mit Zytokeratinen in kleinzelligen Karzinomen und Vimentin mit Neurofilamenten in Neuroblastomen oder mit Zytokeratinen in Karzinomen.

Die aufgezählten Beispiele illustrieren die große Nützlichkeit des immunhistochemischen Nachweises von Differenzierungsantigenen in der neuroonkologischen Diagnostik und erklären zugleich die herausragende Bedeutung, die diese Methode mittlerweile für den Neuropathologen erlangt hat. Ein besonderes Anwendungsgebiet für die Immunhistochemie hat sich in jüngerer Zeit mit dem zunehmenden Einsatz der diagnostischen stereotaktischen Hirnbiopsie erschlossen. Da dem Neuropathologen hier nur sehr kleine Gewebestückchen zur Verfügung stehen, ist der Einsatz immunhistochemischer Nachweise hier oft unverzichtbar (vgl. Hitchcock und Morris 1989; Wechsler et al. 1989).

4.2 Die Bedeutung des immunhistochemischen Nachweises von 3-Fukosyl-N-Acetyl-Laktosamin in der Neuro-onkologie

3-Fukosyl-N-Acetyl-Laktosamin (FAL) ist ein Trisaccharid, das auf verschiedenen Glykoproteinen, Glykolipiden und Oligosacchariden nachgewiesen wurde (vgl. Einleitung Kapitel 2). An welche Moleküle FAL im ZNS des Menschen und anderer Spezies gekoppelt ist, ist zur Zeit noch völlig unbekannt. Über die zelluläre und topographische Verteilung dieses Epitops liegen allerdings schon recht genaue Angaben vor (Reifenberger et al. 1987a; Mai und Reifenberger 1988). Im normalen menschlichen ZNS findet sich dieses Epitop in einem Teil der Astrozyten, und zwar sowohl in

solchen vom protoplasmatischen als auch vom fibrillären Typ, einem Teil der Oligodendrozyten, der Mehrheit der Ependymzellen einschließlich der Tanyzyten und in neuronalen Zellen bestimmter Kerngebiete. In immunelektronenmikroskopischen Untersuchungen fanden Szymas et al. (1990) das FAL (MMA)-Epitop vornehmlich im Extrazellularraum und entlang der Zellmembran von reaktiven Astrozyten und Oligodendrozyten lokalisiert. In 19 hirneigenen Tumoren konnten diese Autoren ultrastrukturell keine Immunreaktivität finden. Allerdings reagierte in drei intrazerebralen Karzinommetastasen die Glykokalix deutlich positiv.

In der vorliegenden Monographie wurde die Expression von FAL in 195 verschiedenen Tumoren des Nervensystems untersucht. Hierbei zeigte sich, daß in der überwiegenden Mehrheit der Gliome FAL in den Tumorzellen nicht exprimiert wird. Unter den hochgradig malignen Gliomen (WHO-Grad III und IV) waren von 50 Tumoren alle bis auf ein anaplastisches Oligodendrogliom und zwei anaplastische Ependymome negativ. In niedriggradigen Gliomen (WHO-Grad I und II) war der Prozentsatz an immunreaktiven Tumoren etwas höher, wobei insbesondere unter den Ependymomen vermehrt positive Fälle zu beobachten waren. Insgesamt war allerdings auch in dieser Gruppe die Mehrheit der Geschwülste negativ.

Der Nachweis von FAL mittels des Antikörpers MMA kann somit in gewissen Grenzen zur Unterscheidung zwischen normaler und reaktiver Glia auf der einen Seite und neoplastischer Glia auf der anderen Seite angesehen werden. Daß es sich bei dieser Methode nur um einen ersten Ansatz und nicht um das absolut verläßliche Verfahren zur Lösung dieses Problems handelt, folgt unmittelbar aus den beschriebenen Befunden, nämlich daß nicht alle normalen und reaktiven Gliazellen positiv und alle Gliomzellen negativ sind. Trotzdem kann diese Methode eine wertvolle Zusatz-information bezüglich dieser Fragestellung liefern.

Zusätzlich kann der Nachweis von FAL hilfreich bei der Einschätzung der Dignität eines Gliomes sein, denn die Wahrscheinlichkeit einer Immunreaktivität ist für anaplastische Gliome, abgesehen von den Ependymomen, sehr gering, was umgekehrt bedeutet, daß ein MMA-positives Gliom sehr wahrscheinlich einer niedrigeren Dignitätsstufe zugehört (vgl. Szymas et al. 1987, 1990).

Im Gegensatz zu den eigenen Ergebnissen fanden Budka und Majdic (1985) mit einem anderen monoklonalen Antikörper gegen FAL (VIM C6) eine konstante Immunreaktivität in normalen, reaktiven und neoplastischen Gliazellen. Diese Autoren verwendeten allerdings Gefrierschnitte und die Immunfluoreszenztechnik, so daß die unterschiedlichen Ergebnisse möglicherweise nicht nur durch eine verschiedenartige

Bindungskapazität der verwendeten Antikörper, sondern auch durch das differente Anwendungsschema bedingt sein können. Die Unterschiede zwischen beiden Methoden kommen auch darin zum Ausdruck, daß Budka und Majdic eine Abschwächung der Immunreaktivität bei Verwendung von Paraffinschnitten berichten, während in der eigenen Erfahrung die Immunreaktivität an unfixierten Gefrierschnitten im Vergleich zu Formalin- oder Bouin-fixierten Paraffinschnitten wesentlich schwächer ausfällt. Weiterhin ist in der Immunfluoreszenz an Gefrierschnitten die Morphologie der Tumoren schlecht zu beurteilen und somit insbesondere die Frage der Unterscheidung zwischen reaktiver und neoplastischer Glia anhand morphologischer Kriterien sehr schwierig.

Unter den nicht-gliogenen Tumoren des Nervensystems waren Medulloblastome, Neurinome und neuronale Tumoren konstant FAL-negativ, was mit den Ergebnissen von Szymas et al. (1990) übereinstimmt. Unter den Meningeomen bildete eine FAL-positive myxomatöse Geschwulst die einzige Ausnahme. Immunreaktive Tumorzellen fanden sich außerdem in einem von sechs malignen Melanomen, einem von vier Germinomen, in vier von sieben Kraniopharyngeomen und in fünf von sechzehn untersuchten Karzinommetastasen. Dieses Spektrum entspricht in etwa den bisherigen Angaben in der Literatur, wo FAL in verschiedenen epithelialen Tumoren (Huang et al. 1983; Shi et al. 1984; Hyder et al. 1985; Hoshi et al. 1986; Sheibani et al. 1986; Liebert et al. 1987) und in malignen Lymphomen und Leukämien gefunden wurde, wobei speziell die Markierung von Hodgkin- und Reed-Sternberg-Zellen der Lymphogranulomatose zu erwähnen ist (Hsu und Jaffe 1984; Pinkus et al. 1985; Wieczorek et al. 1985; Hsu et al. 1986a,b; Hyder und Schnitzer 1986; Kornstein et al. 1986; Pinkus und Said 1986; Swerdlow und Wright 1986; Hall und Ardenne 1987).

FAL-Immunreaktivität kann demnach in einem weiten Spektrum verschiedenartiger Tumoren gefunden werden. Trotzdem ist sein immunhistochemischer Nachweis in der Diagnostik von malignen Lymphomen und von Tumoren des Nervensystems hilfreich. Zusätzlich zu den bislang aufgeführten Aspekten besteht die Möglichkeit der Verwendung von FAL als Marker für infiltrierende myelomonozytäre Blutzellen, wobei im Vergleich zu vielen anderen derartigen Markern der Vorteil in einer Verwendbarkeit am Formalin-fixierten Paraffinschnitt liegt. In den eigenen Untersuchungen ließ sich mit dieser Methode zeigen, daß z.B. Nekrosen in malignen Gliomen zum größten Teil sehr stark mit myelomonozytären Zellen durchsetzt sind (vgl. Szymas et al. 1990). Dies könnte bedeuten, daß diese Zellen möglicherweise an der Nekrosebildung, vielleicht durch Freisetzung bestimmter Mediator-

substanzen, aktiv beteiligt sind. Interessant ist in diesem Zusammenhang der Befund von Harris et al. (1984), daß nämlich FAL bei der Zytolyse von Target-Zellen durch Killerlymphozyten beteiligt ist. Wahrscheinlicher erscheint es jedoch, daß die Gliomnekrosen erst sekundär durch Makrophagen besiedelt werden, die dann das nekrotische Tumorgewebe abräumen. Hierzu paßt, daß FAL eine Rolle bei der Phagozytose durch myelomonozytäre Zellen spielen soll (Skubitz et al. 1985).

4.3 *Die Bedeutung des immunhistochemischen Nachweises von Ki-67 in der Neuroonkologie*

Die histopathologische Klassifikation der Tumoren des Nervensystems besteht aus zwei Komponenten: der Artdiagnose und der Dignitätsbeurteilung, d.h. dem Tumorgrading. Die unter 4.1. diskutierten Differenzierungsantigene können als Marker spezifischer Zelltypen bei der Artdiagnostik mehr oder weniger hilfreich sein, sind aber allesamt ungeeignet für das Tumorgrading, da ihre Expression so gut wie keine Korrelation zur Dignität eines Tumors zeigt. Mit dem monoklonalen Antikörper Ki-67 steht nun seit wenigen Jahren eine Möglichkeit zur Verfügung, proliferierende Zellen in menschlichen Geweben und Tumoren am histologischen Schnitt zu identifizieren. In Untersuchungen an verschiedenartigen Tumoren aus der Gruppe der Karzinome, der malignen Lymphome und der malignen Melanome konnte inzwischen gezeigt werden, daß die Ki-67-Markierungsrate recht gut mit konventionellen histologischen und klinischen Malignitätskriterien korreliert und auch prognostische Relevanz bezüglich der Überlebenszeit hat (Gerdes et al. 1983, 1984b, 1986a,b, 1987; Gerdes 1985; Birrel et al. 1987; Lelle et al. 1987; Walker und Camplejohn 1988; Kaudewitz et al. 1989).

Die vorliegenden Monographie enthält eine der größten bislang mit der Ki-67-Methode untersuchten Serien von Tumoren des Nervensystems. Hierbei fanden sich Mittelwerte für WHO-Grad-I- und -II-Gliome, die von weniger als 1% für pilozytische Astrozytome bis 3,8% für Grad-II-Mischgliome reichten und somit das benigne bzw. semibenigne Wachstumsverhalten dieser Tumorgruppe bestätigen. Allerdings zeigten einzelne Fälle unter den Grad-II-Gliomen bis zu maximal 8,5% erhöhte Ki-67-Indizes, ohne daß morphologisch eindeutige Unterschiede zu den anderen Gliomen mit gleichem WHO-Grad, aber wesentlich niedrigeren Markierungsraten, festzustellen gewesen wären. Ob diese Differenzen tatsächlich Ausdruck eines unterschiedlichen Proliferationsverhaltens sind und möglicherweise entsprechend differente Prognosen implizieren, bleibt allerdings noch in weiteren Verlaufsstudien zu klären.

Innerhalb der Gruppe der Grad-II-Gliome fanden sich in der eigenen Serie deutliche Unterschiede der mittleren Ki-67-Indizes zwischen Astrozytomen (1,4%) auf der einen und Oligodendrogliomen (3,4%) sowie Mischgliomen (3,8%) auf der anderen Seite. Es bleibt allerdings abzuwarten, ob diese mehr als doppelt so großen Werte für Oligodendrogliome und Mischgliome tatsächlich ein schnelleres Wachstum im Vergleich zu Astrozytomen bedeuten, oder ob es sich hierbei, was wahrscheinlicher scheint, nur um ein zufälliges Ergebnis aufgrund der kleinen Fallzahl handelt. In einer kürzlich veröffentlichen Statistik von Kleihues et al. (1988b), die im übrigen auch die Daten von Burger et al. (1986) beinhaltet, zeigte sich kein signifikanter Unterschied zwischen verschiedenen Grad-II-Gliomen.

Auch beim Vergleich der anaplastischen Gliome des WHO-Grades III ergab sich in der eigenen Serie eine ähnliche Tendenz wie oben beschrieben. Die anaplastischen Astrozytome lagen mit einem Mittelwert von 7,1% deutlich unter dem Wert für ein anaplastisches Oligodendrogliom (11%) und dem Mittelwert für neun anaplastische Mischgliome (13,7%). Letztere Tumorgruppe zeigte den höchsten Ki-67-Index aller primären Gliome und übertraf sogar die Glioblastome, deren Mittelwert bei 9,7% lag. Eine ähnliche Konstellation wurde auch von Kleihues et al. (1988b) beschrieben, bei denen die anaplastischen Mischgliome mit 11,1% ebenfalls vor den anaplastischen Astrozytomen (4,3%), den anaplastischen Oligodendrogliomen (5,3%) und den Glioblastomen (9,3%) rangierten. Allerdings muß bedacht werden, daß die Spannweiten in den einzelnen Gruppen sehr groß waren und dementsprechend erhebliche Überlappungen zeigten. Trotz dieser großen Spannweiten muß aber festgehalten bleiben, daß die mittleren Ki-67-Werte für anaplastische Gliome eindeutig über den für die Grad-I- und Grad-II-Gliome ermittelten Werten liegen. Diese Tatsache wird auch von anderen Untersuchern bestätigt (Burger et al. 1986; Giangaspero et al. 1987; Kleihues et al. 1988b; Patsouris et al. 1988; Zuber et al. 1988; Nishizaki et al. 1989).

Im Vergleich zu den primären Gliomen fand sich in der eigenen Serie bei der Untersuchung rezidivierter Grad-II-Astrozytome, die im Vergleich zum jeweiligen Primärtumor keinen wesentlichen Gestaltwandel durchlaufen hatten, keine signifikante Zunahme der Proliferationsaktivität, während in Tumoren mit deutlicher Anaplasiezunahme Maximalwerte bis zu 53% zu beobachten waren. Auch in rezidivierten anaplastischen Oligodendrogliomen ergab sich im Vergleich zu einem primären anaplastischen Oligodendrogliom ein etwas höherer Mittelwert von 14,4%. Bei den Glioblastomen lag allerdings der Mittelwert von 8,1% für fünf Rezidivtumoren etwas unterhalb des mittleren Wertes für primäre Glioblastome. Patsouris et al. (1988)

konnten in elf anaplastischen Gliomen (zwei Astrozytome, ein Oligodendrogliom, ein Mischgliom und sieben Glioblastome) Primärtumor und Rezidivtumor untersuchen und fanden in acht Fällen eine mehr oder minder deutliche Zunahme des Ki-67-Index, während in drei Fällen der Primärtumor einen höheren Index hatte als das zugehörige Rezidiv.

Ein weiterer wichtiger Diskussionspunkt ist der Befund, der im übrigen von anderen Autoren geteilt wird (Ostertag et al. 1987; Kleihues et al. 1988b), daß der mittlere Ki-67-Index für Glioblastome (WHO-Grad IV) nicht etwa höher, sondern sogar niedriger liegt als der für einige anaplastische Gliome vom WHO-Grad III. Die naheliegendste Erklärung hierfür dürfte in der für Glioblastome charakteristischen starken regionalen Heterogenität in Differenzierung und Anaplasie liegen. Dies spiegelt sich in sehr großen Schwankungen der Markierungsraten zwischen verschiedenen Arealen desselben Tumors wieder. Es kann daher nicht ausgeschlossen werden, daß möglicherweise *Sampling-Probleme* ein Grund für die weite Streuung der Werte in verschiedenen Glioblastomen (<1% -28%) sind. Ähnliche Befunde wurden auch in zellkinetischen Studien mit ^{3}H-Thymidin oder Bromdeoxyuridin beobachtet (Hoshino und Wilson 1979; Hoshino et al. 1980, 1985, 1986a,b; Nagashima et al. 1985). Bei dieser Heterogenität ist der Ki-67-Index natürlich mit Vorsicht zu interpretieren. Ein Wert unter oder um 1% spricht daher nicht gegen die Einstufung eines in der konventionellen Histologie typischen Glioblastoms in die Dignitätsstufe WHO-Grad IV, denn selbst wenn dieser niedrige Wert tatsächlich die wahre Proliferationstendenz reflektiert und nicht nur Folge eines Sampling-Fehlers ist, bleibt zu bedenken, daß möglicherweise auch noch andere Anaplasiefaktoren wie z.B. das Ausmaß der Tumorgewebsnekrosen eine wichtige prognostische Bedeutung haben können. Daß die prognostische Relevanz der Ki-67-Werte in Glioblastomen dementsprechend mit Zurückhaltung zu bewerten ist, konnten kürzlich Kleihues et al. (1989) zeigen. Diese Autoren fanden in einer Studie an 34 Glioblastompatienten keine Korrelation zwischen Ki-67-Index und Überlebenszeit. Auch Zuber et al. (1988) konnten bei 27 Patienten mit anaplastischen Gliomen und Glioblastomen eine derartige Beziehung nicht eindeutig verifizieren. Dies unterstreicht eindrucksvoll die Priorität der konventionellen Histologie, die durch eine sozusagen ganzheitliche Erfassung der klassischen Anaplasiezeichen durch den erfahrenen Neuropathologen immer noch die durch einzelne immunhistochemische Ergebnisse zwar ergänzbare, jedoch nicht ersetzbare Grundlage des histopathologischen Tumorgradings bildet.

Im Unterschied zu den Glioblastomen zeigen die Medulloblastome ein recht einheitliches morphologisches Erscheinungsbild. Trotzdem ergab sich auch in dieser Gruppe für elf Fälle eine weite Streubreite zwischen 5% und 42%. Da hier Sampling-Probleme eine geringe Rolle spielen dürften, könnte diese Variabilität der Ki-67-Expression tatsächlich ein sehr unterschiedliches Proliferationsverhalten der verschiedenen Medulloblastome reflektieren. Eine Studie zur Beziehung zwischen Ki-67-Markierungsrate und Überlebenszeit in der Medulloblastomgruppe wäre daher sicher aufschlußreich. Bislang gibt es aufgrund des im Vergleich zu Glioblastomen selteneren Vorkommens von Medulloblastomen jedoch noch keine anderen größeren Serien in der Literatur. Unter den Fällen von Kleihues et al. (1988b) findet sich nur ein Medulloblastom, das einen Ki-67-Index von 10,2% aufwies. Giangaspero et al. (1987) untersuchten drei Medulloblastome und fanden einen mittleren Wert von 43%. Alle anderen Studien über Ki-67 in Hirntumoren enthalten keine Medulloblastome.

Die eigenen Ergebnisse an Meningeomen bestätigen die Berichte von Roggendorf et al. (1987,1988), die eine etwas größere Zahl dieser Tumoren bearbeitet haben. Diese Autoren fanden mittlere Ki-67-Raten um 1% in primären gutartigen Meningeomen vom endotheliomatösen, fibromatösen und angioblastischen Typ. In der eigenen Serie ergab sich für diese und andere gutartige Meningeomtypen ebenfalls ein mittlerer Ki-67-Index um 1%, wobei aber in individuellen Fällen, ohne daß eine Zunahme der Anaplasie anhand konventioneller Kriterien zu beobachten gewesen wäre, Werte bis zu 5% (in der Serie von Roggendorf et al. sogar bis zu 10%) gefunden wurden. Das anaplastische Rezidivmeningeom der eigenen Untersuchungsreihe paßt mit 10% Ki-67-positiver Tumorzellen ebenfalls sehr gut zu den Daten von Roggendorf et al., die in derartigen Rezidivfällen, aber auch in primär anaplastischen, in transitionellen und in spinalen psammomatösen Meningeomen deutlich erhöhte Markierungsraten zwischen 10% und 20% beobachteten. Der höchste Wert von über 30% wurde von diesen Autoren in einem rezidivierten Hämangioperizytom der Meningen gefunden.

In der relativ kleinen Gruppe von Neurinomen und anderen Tumoren des peripheren und autonomen Nervensystems zeigten die eigenen Untersuchungen eine recht überzeugende Beziehung zwischen Anaplasiegrad und Ki-67-Markierungsrate (vgl. auch Befunde an Einzelfällen von Giangaspero et al. 1987; Kleihues et al. 1988b; Patsouris et al. 1988).

Wie zu erwarten ergab sich für zwanzig Karzinommetastasen mit 18,4% ein hoher Durchschnittswert. Aber auch in dieser Gruppe war die Streubreite der Einzelwerte extrem groß (<1%-46%). Hierbei konnte allerdings eine recht gute Übereinstimmung der Ki-67-Indizes zur konventionellen Histologie der Metastasen festgestellt werden, d.h. am unteren Ende der Proliferationswerte lagen ausnahmslos Tumoren mit einem hohen Differenzierungsgrad, während die Spitzenplätze von hochgradig anaplastischen und entdifferenzierten Geschwülsten eingenommen wurden. Vergleichbare Befunde werden von Kleihues et al. (1988b) berichtet, die in acht Karzinommetastasen einen Mittelwert von 20,2% bei einer Streubreite zwischen 2,5% und 56,7% ermittelten. Insgesamt befinden sich die in Karzinommetastasen ermittelten Werte durchaus im Bereich der für verschiedene primäre Karzinome in der Literatur zu findenden Daten, wobei auch unter primären Karzinomen erhebliche Schwankungen in der Ki-67-Markierung vorhanden sind, die nach Meinung verschiedener Autoren zum konventionellen histopathologischen Grading korrelieren (Gerdes 1985; Gerdes et al. 1986a,b; Lelle et al. 1987).

Landolt et al. (1987) untersuchten 31 Hypophysenadenome mit der Ki-67-Methode. Sie fanden relativ niedrige Markierungsraten zwischen 0,1% und 3,7%, wobei in invasiv wachsenden Adenomen ein etwas höherer Mittelwert (1,15%) als in nicht-invasiv wachsenden Adenomen (0,6%) ermittelt wurde. Außerdem zeigten endokrin nicht-aktive Tumoren niedrigere Werte als Wachstumshormon-produzierende Adenome.

Insgesamt zeigt die Bestimmung der Proliferationsaktivität mit der Ki-67-Methode in Tumoren des Nervensystems statistisch eine Korrelation zum konventionellen Grading gemäß der WHO-Klassifikation. Allerdings sind innerhalb der einzelnen Tumorgruppen doch erhebliche Streubreiten der Ki-67-Werte zu verzeichnen. Dies bedeutet, daß im Einzelfall die gewissenhafte Einschätzung der Dignität immer noch auf den konventionellen Kriterien für Anaplasie basieren muß. Die Ki-67-Methode kann darüber hinausgehende Zusatzinformationen liefern. Für die Zukunft ist es jedoch außerordentlich wichtig, Verlaufsstudien durchzuführen, um die tatsächlichen Zusammenhänge zwischen immunhistochemisch bestimmter Proliferationsaktivität und der individuellen Prognose für die verschiedenen Tumortypen des Nervensystems aufzuklären.

4.4 Die Bedeutung des immunhistochemischen
Nachweises von Onkoproteinen, Rezeptoren
und Proteinkinase C in der Neuroonkologie

4.4.1 Epidermaler Wachstumsfaktorrezeptor

Der epidermale Wachstumsfaktorrezeptor (EGFr) konnte in Tumoren ganz unterschiedlichen Typs und verschiedener Histogenese, z.B. in Karzinomen des Respirationstraktes (Berger et al. 1987b; Veale et al. 1987; Haeder et al. 1988), der Mamma (Sainsbury et al. 1985; Ro et al. 1988; Wrba et al. 1988), des Gastrointestinaltraktes (Yasui et al. 1988), des Urogenitaltraktes (Gullick et al. 1986; Berger et al. 1987a; Yao et al. 1988) und der Kopf- und Nackenregion (Eisbruch et al. 1987), sowie in Meningeomen (Libermann et al. 1984; Westphal und Hermann 1986; Weisman et al. 1986) und in malignen Gliomen (Libermann et al. 1984,1985; Filmus et al. 1985; Wong et al. 1987; Bigner et al. 1988a; Humphrey et al. 1988; James et al. 1988; Steck et al. 1988; Arita et al. 1989) nachgewiesen werden.

In den eigenen Untersuchungen wurde eine große Serie primärer und metastatischer Hirntumoren immunhistochemisch mit einem spezifischen monoklonalen Antikörper gegen EGFr bearbeitet (vgl. Reifenberger et al. 1989c). Hierbei stellte sich heraus, daß die EGFr-Expression in den Gliomen zum Dignitätsgrad nach der WHO-Klassifikation korreliert, d.h. niedriggradige Gliome des WHO-Grades I oder II waren nur in weniger als 10% der Fälle EGFr-positiv, während hochgradige Gliome (WHO-Grad III oder IV) in fast 80% der Fälle zumindest partiell, mehrheitlich sogar ubiquitär und stark EGFr-immunreaktiv waren. Diese Ergebnisse stimmen mit den Angaben von Libermann et al. (1984,1985) überein, die eine Amplifikation des EGFr-Gens in vier von zehn Glioblastomen und eine erhöhte Expressionsrate in zwölf von fünfzehn Glioblastomproben beobachteten. Bigner et al. (1988a) konnten eine Immunreaktivität für EGFr in 25 von 31 hochgradig malignen Gliomen, die in 14 der immunhistochemisch positiven Fälle mit einer EGFr-Genamplifikation einherging, nachweisen. James et al. (1988) fanden eine Amplifikation des EGFr-Gens in 14 von 30 Gliomen des Grades III oder IV, während alle niedriggradigeren Gliome keine Amplifikation dieses Gens aufwiesen. Zusammengenommen sprechen diese Befunde dafür, daß eine Genamplifikation und Überexpression von EGFr ein häufiger Befund in malignen Gliomen ist, der sie deutlich von niedriggradigen Gliomen unterscheidet.

Die EGFr-Expression scheint in Gliomen somit zum Anaplasiegrad zu korrelieren. Ein vergleichbares Phänomen wurde auch in Mammakarzinomen (Sains-

bury et al. 1985), Lungenkarzinomen (Veale et al. 1987), gastrointestinalen Karzinomen (Yasui et al. 1988) und Blasenkarzinomen (Berger et al. 1987a) beobachtet. Wrba et al. (1988) fanden allerdings in Mammakarzinomen keine Korrelation der EGFr-Expression zur Ki-67-Markierungsrate oder zu konventionellen Anaplasiekriterien.

Die eigenen Ergebnisse zeigen für die Gliome ebenfalls keine klare Beziehung der EGFr-Expression zur Ki-67-Proliferationsaktivität. Es fanden sich nämlich sowohl Gliome mit sehr starker EGFr-Immunreaktivität und niedrigem Ki-67-Index als auch Fälle mit umgekehrter Konstellation, d.h. hohem Proliferationsindex und fehlender oder minimaler EGFr-Expression. Letztere Gruppe könnte zu den Tumoren gehören, die nur eine Amplifizierung der zytoplasmatischen EGFr-Domäne aufweisen (Malden et al. 1988). Alternativ könnten diese Tumoren auch strukturelle Alterationen oder Deletionen der extrazellulären Domäne haben, so daß das von dem Antikörper EGFR1 erkannte Epitop nicht mehr intakt ist. Eine weitere Erklärung wäre natürlich, daß in diesen Tumoren das Wachstum unabhängig von EGFr über andere Mechanismen gefördert wird, z.B. über eine autokrine Stimulation via PDGF und PDGFr (vgl. Einleitung 3.3.2).

Das vereinzelte Vorkommen stark EGFr-positiver, aber nur gering proliferativer maligner Gliome könnte durch die Expression eines veränderten, nicht mehr funktionierenden Rezeptors erklärt werden, der zwar noch immer von EGFR1 erkannt wird, der aber keine proliferativen Signale mehr weiterleitet. Das Vorkommen strukturell und funktionell veränderter EGF-Rezeptormoleküle in malignen Gliomen wurde von verschiedenen Autoren bereits beschrieben (Steck et al. 1988; Humphrey et al. 1989).

Die Grundfrage allerdings, ob nämlich die Überexpression von EGFr in malignen Gliomen tatsächlich kausal an der malignen Transformation oder zumindest an der Tumorprogression beteiligt ist, bleibt nach wie vor offen. Velu et al. (1987) konnten zeigen, daß eine erhöhte EGFr-Expression nicht-neoplastische Zellen in vitro transformieren kann. U et al. (1989) fanden hingegen, daß eine Überexpression dieses Rezeptors keinen direkten wachstumsstimulierenden Effekt auf maligne Gliome ausüben kann. Vielmehr scheint nach den Ergebnissen dieser Autoren EGFr eine Rolle bei der Differenzierung zu spielen und möglicherweise mitverantwortlich für den Differenzierungsblock in Gliomen zu sein. Samuels et al. (1989) und Yung et al. (1989) konnten TGFα in hochgradig malignen Gliomen nachweisen, so daß ein potentieller autokriner Stimulationsmechanismus über TGFα und EGFr in diesen Tumoren agieren könnte. Nister et al. (1988) fanden eine gleichzeitige Expression von TGFα und EGFr in malignen Gliomzellinien in vitro, was als weiteres Indiz für diese Hypothese gewertet werden kann. Zusammengenommen gibt es also einige Hinweise auf eine tatsächliche funktionelle Beteiligung von EGFr bei den für das Gliomwachstum verantwortlichen molekularen Mechanismen.

Abgesehen von diesen theoretischen Aspekten kann der immunhistochemische Nachweis von EGFr bereits heute von praktischem Nutzen in der histopathologischen Tumorklassifikation sein. Dadurch daß eine starke EGFr-Immunreaktivität fast ausschließlich in hochgradig malignen Gliomen vorkommt, während niedriggradige Gliome nahezu vollständig EGFr-negativ sind, kann diese Methode für das Grading von Gliomen verwertbare Informationen liefern.

Ein anderer, bislang noch nicht angesprochener Aspekt der EGFr-Überexpression in vielen malignen Gliomen ist die Möglichkeit, EGFr als Zielmolekül für neuartige immunszintigraphische und immuntherapeutische Verfahren mittels EGFr-Antikörper-Radionuklid- bzw. EGFr-Antikörper-Toxin-Konjugaten zu benutzen (vgl. Epenetos et al. 1985; Takahashi et al. 1987; Mendelsohn 1988; Hirota et al. 1989).

Außer in malignen Gliomen war in der eigenen Untersuchungsreihe eine allerdings schwächer ausgeprägte Immunreaktivität in der Mehrheit der Meningeome zu beobachten. Dieser Befund bestätigt vorangegangene biochemische Studien, in denen bereits die Anwesenheit von EGFr in Meningeomzellen sowohl in vitro (Westphal und Hermann 1986) als auch in vivo (Libermann et al. 1984; Weisman et al. 1987) beschrieben wurde. Nach Adams et al. (1989) soll EGF einen wachstumsstimulierenden Effekt auf Meningeomzellen in vitro ausüben können. Eine Korrelation der EGFr-Expression zu bestimmten histologischen Meningeomsubtypen, zum Dignitätsgrad gemäß der WHO-Klassifikation oder zur Ki-67-Proliferationsaktivität war in der eigenen Serie nicht zu beobachten.

Im Gegensatz hierzu ergab sich bei den Neurinomen eine ähnliche Tendenz wie bei den Gliomen, d.h. alle gutartigen Neurinome waren EGFr-negativ, während ein mehrfach rezidiviertes anaplastisches Neurinom stark EGFr-positiv war.

Trotz ihrer hohen Malignität, die sich auch in entsprechend hohen Ki-67-Proliferationswerten niederschlug, fand sich unter zehn Medulloblastomen und zwei zerebralen PNET nur ein desmoplastisches Medulloblastom mit einer schwachen EGFr-Immunreaktivität. Dieser Tumor zeigte mit einer partiellen Immunreaktivität für GFAP Hinweise auf eine gliöse Differenzierung. Alle anderen Medulloblastome und die beiden PNET waren EGFr-negativ, was zu den Ergebnissen von Libermann et al. (1984,1985) paßt, die in zwei zentralen Neuroblastomen nur eine minimale EGFr-Expression fanden und in einem PNET keine EGFr-Genamplifikation nachweisen konnten.

In der Gruppe der metastatischen Karzinome ergab sich eine sehr heterogene Immunreaktivität, wobei etwas mehr als die Hälfte der Metastasen positiv waren. Für weitergehende Aussagen bezüglich möglicher Beziehungen zwischen Metastasentyp und Anaplasiegrad auf der einen und EGFr-Expression auf der anderen Seite ist die Gruppe der von mir untersuchten Karzinommetastasen sicherlich zu klein und zu heterogen.

Es bleibt demnach festzuhalten, daß die Expression des EGF-Rezeptors in Tumoren des Nervensystems mit bestimmten Tumortypen, d.h. im wesentlichen mit malignen Gliomen, Meningeomen und Karzinommetastasen assoziiert ist. In der Gruppe der Gliome und vermutlich auch in den Neurinomen ist die EGFr-Expression abhängig vom Dignitätsgrad, d.h. EGFr wird verstärkt in höhergradig malignen Tumoren exprimiert. Eine eindeutige Korrelation zur Ki-67-Proliferationsaktivität ließ sich hingegen in den Gliomen nicht feststellen. Über die funktionelle Bedeutung dieser Befunde kann man zur Zeit nur spekulieren. Hier sind weitere Untersuchungen unter Verwendung biochemischer und molekularbiologischer Techniken notwendig. In der histopathologischen Klassifikation der Gliome kann der immunhistochemische Nachweis von EGFr allerdings schon jetzt nützliche Zusatzinformationen für das Grading liefern.

4.4.2 Nervenwachstumsfaktorrezeptor

In den eigenen Untersuchungen wurde zum ersten Mal die Expression des Nervenwachstumsfaktorrezeptors (NGFr) an einer größeren Serie von Tumoren des zentralen und peripheren Nervensystems bestimmt (vgl. Prior et al. 1989). Hierbei zeigte sich, daß der verwendete monoklonale Antikörper ME20-4 sowohl an Kryostatschnitten als auch am Paraffinmaterial einsetzbar ist, wobei allerdings die Immunreaktivität an Kryostatschnitten in der Regel stärker ausfiel. Immunhistochemisch fanden sich mit diesem Antikörper in einem breiten Spektrum verschiedener Tumoren NGFr-positive Tumorzellen. Am konstantesten und stärksten reagierten hierbei Tumoren mit Abstammung von der Neuralleiste, was die Ergebnisse anderer Autoren bestätigt (Riopelle et al. 1983; Ross et al. 1984; Chesa et al. 1988; Yasuda et al. 1989). In Tumoren des zentralen Nervensystems ergab sich eine besonders ausgeprägte Immunreaktivität in den pilozytischen Astrozytomen. Andere Tumoren des WHO-Grades I, d.h. zwei Subependymome und ein subependymales Riesenzellastrozytom, waren dagegen vollständig NGFr-negativ. Dies könnte hilfreich bei der Unterscheidung zwischen den morphologisch ähnlichen pilozytischen Astrozytomen und den Subependymomen sein, bedarf allerdings noch einer Absicherung an einer größeren Fallzahl.

In der Mehrheit der anderen Gliome war die Expression von NGFr auf einen kleinen Teil der Tumorzellen beschränkt oder fehlte vollständig. Auch Chesa et al. (1988) fanden unter sechs Astrozytomen nur in einem Fall NGFr-positive Tumorzellen. Die wenigen Fälle unter den Tumoren des zentralen Nervensystems, in denen die Tumorzellen mehrheitlich NGFr-positiv waren, d.h. außer den pilozytischen Astrozytomen ein Gangliogliom, ein anaplastisches Mischgliom, ein desmoplastisches Medulloblastom und zwei Meningeome, zeigten morphologisch keine Unterschiede im Vergleich zu den anderen Tumoren des entsprechenden Typs, die NGFr nur partiell oder gar nicht exprimierten.

Eine Korrelation zwischen NGFr-Expression und Ki-67-Proliferationsaktivität ließ sich weder für Tumoren des zentralen noch des peripheren Nervensystems zeigen. Im Unterschied zu Chesa et al. (1988), die auch einzelne Karzinome als NGFr-positiv beschrieben, waren in der eigenen Serie alle Karzinommetastasen negativ. Eine gelegentliche Immunreaktivität in Plasmozytomen wurde allerdings übereinstimmend beobachtet.

Zusammenfassend belegen die eigenen Untersuchungen die Anwesenheit einer NGFr-Immunreaktivität in einem gewissen Prozentsatz der Tumoren des peripheren und auch des zentralen Nervensystems. Allerdings ist die Anzahl der NGFr-positiven Tumorzellen, abgesehen von pilozytischen Astrozytomen und einzelnen Ausnahmefällen unter den anderen Geschwulsttypen, in Tumoren des zentralen Nervensystems in der Regel sehr gering. Zudem besteht weder eine enge Korrelation der NGFr-Expression zu bestimmten Tumortypen noch zum Malignitätsgrad oder zur Proliferationsaktivität, so daß der immunhistochemische Nachweis dieses Rezeptors für die Diagnostik kaum Zusatzinformationen liefern kann. Inwieweit NGFr oder auch NGF kausal an den molekularen Grundlagen des Tumorwachstums der Tumoren des Nervensystems beteiligt ist, muß in weitergehenden Untersuchungen abgeklärt werden. Interessant sind in diesem Zusammenhang die Befunde von Vinores und Koestner (1982), Camp et al. (1984) und Raju et al. (1989), die eine Verminderung der karzinogenen Potenz des chemischen Kanzerogens Äthylnitrosoharnstoff bei der Induktion von Neurinomen in Ratten durch Gabe von NGF fanden.

4.4.3 Transferrinrezeptor

Die eigenen immunhistochemischen Untersuchungen zur Expression des Transferrinrezeptors in Tumoren des Nervensystems ergaben neben einer Markierung intrazerebraler und intratumoraler Gefäßendothelien,

sowie vereinzelt auch lymphozytärer Infiltratzellen, in der Mehrzahl der untersuchten gliogenen Tumoren eine Markierung eines mehr oder minder großen Teils der Tumorzellen (vgl. Prior et al. 1990). Hierbei zeigte sich ähnlich wie für EGFr eine Korrelation des Aus-maßes der Tr-Expression mit dem Malignitätsgrad der Gliome, d.h. Gliome mit mehr als 50% Tr-positiven Tumorzellen gehörten ausnahmlos zu den hochgradig malignen Gliomen des WHO-Grades III oder IV, während in den niedriggradigen Gliomen des WHO-Grades I oder II entweder keine oder nur sehr wenige Tumorzellen Tr-positiv waren. Im Unterschied zur EGFr-Expression wies die Tr-Expression in Gliomen eine statistisch signifikante Korrelation zur Ki-67-Proliferationsaktivität der Tumoren auf. So hatten alle Tr-negativen Gliome Ki-67-Indizes von <1%, während die Gliome mit mäßiggradiger und starker Tr-Expression im Schnitt deutlich erhöhte Ki-67-Werte hatten (vgl. Abb. 39). In Einzelfällen war allerdings eine Dissoziation der Ergebnisse für Tr und Ki-67, d.h. eine starke Tr-Expression bei niedrigem Proliferationsindex und vice versa, zu beobachten. Insgesamt stimmt jedoch der Befund einer Korrelation der Tr-Expression mit dem histologischen Grading und der Ki-67-Proliferationsaktivität in Gliomen mit den von mehreren Autoren in Tumoren aus der Gruppe der Lymphome und Karzinome erzielten Ergebnissen überein (Wrba et al. 1986, 1988; Barnett et al. 1987; Niitsu et al. 1987; Schrape et al. 1987; Seymour et al. 1987; Doria et al. 1988; Medeiros et al. 1988; Sciot et al. 1988).

In Tumoren des peripheren Nervensystems scheint nach den eigenen Ergebnissen ebenfalls eine Beziehung der Tr-Expression zum Malignitätsgrad zu bestehen. So waren alle gutartigen Neurinome und ein Ganglioneurom vollständig Tr-negativ, während ein anaplastisches Neurinom partiell positiv reagierte. Für definitive Aussagen bezüglich des Zusammenhangs zwischen Tr-Expression und Malignitätsgrad in PNS-Tumoren bedarf es allerdings weitergehender Untersuchungen an einer größeren Fallzahl.

Medulloblastome stellen eine Ausnahme von der Regel der erhöhten Tr-Expression in malignen Tumoren dar. In den eigenen Untersuchungen zeigte nur eins von fünf Medulloblastomen eine mehrheitliche Tumorzellmarkierung für Tr, während drei andere Tumoren nur wenige positive Tumorzellen enthielten und ein Medulloblastom sogar vollständig negativ blieb. Eine weitere Ausnahme bilden die Meningeome, denn sie zeigen gemäß den eigenen Resultaten trotz ihres langsamen Wachstums nahezu regelmäßig eine Immunreaktivität für Tr. Die Stärke der Markierung ist allerdings im Vergleich zu Tr-positiven malignen Gliomen wesentlich geringer, was vermutlich an einer deutlich geringeren Anzahl an Tr-Molekülen pro Zelle liegt. Lediglich in einem anaplastischen Rezidivmeningeom fand sich eine recht deutliche Anfärbung. In Analogie zu den in der Literatur zu findenden Berichten über die Tr-Expression in primären Karzinomen (Gatter et al. 1983; Wrba et al. 1986, 1988; Doria et al. 1988) zeigten in der eigenen Serie die Karzinommetastasen im Bereich des Nervensystems in der Mehrheit der Fälle eine starke Immunreaktivität. Die eigenen Ergebnisse an vier Plasmozytomen, in denen ebenfalls eine Korrelation der Tr-Expression zur Proliferationsrate festzustellen war, sind gut mit den Ergebnissen anderer Arbeitsgruppen an verschiedenen lymphoretikulären Tumoren vereinbar (Kvaloy et al. 1984; Barnett et al. 1987; Schrape et al. 1987; Medeiros et al. 1988).

Die erhöhte Expression des Transferrinrezeptors in vielen malignen Tumoren, die letztendlich eine Folge des verstärkten Eisenbedarfs der proliferierenden Tumorzellen ist (vgl. Einleitung 4.3.4), birgt einen interessanten therapeutischen Aspekt. So kann man sich Tr als geeignetes Zielmolekül einer Immuntherapie mit Antiköpern gegen Tr vorstellen (vgl. Trowbridge 1988). In vitro konnte die Effektivität einer Blockade dieses Rezeptors durch monoklonale Antikörper bereits mehrfach gezeigt werden (Trowbridge und Lopez 1982; Mendelsohn et al. 1983; Lesley und Schulte 1985; Laskey et al. 1988). Auch Tumorzellen aus menschlichen Gliomen und Medulloblastomen konnten mit Hilfe Toxin-gekoppelter Anti-Tr-Antikörper in der Zellkultur spezifisch getötet werden (Zovickian et al. 1987; Colombatti et al. 1988). Die eigenen Resultate einer starken Tr-Expression in einem großen Teil der malignen Tumoren des Nervensystems deuten darauf hin, daß eine derartige Immuntherapie möglicherweise auch bei Patienten, z.B. in Fällen mit einer leptomeningealen Blastomatose, Erfolg haben könnte. Johnson et al.(1989) haben erst kürzlich erste klinische Versuche mit einer derartigen Methode vorgeschlagen.

Zusammenfassend zeigen die eigenen Untersuchungen, daß der Transferrinrezeptor in Tumoren des Nervensystems in unterschiedlichem Ausmaß exprimiert wird. In Gliomen besteht ein Zusammenhang der Tr-Expression mit dem WHO-Grading und der Proliferationsaktivität. In der Diagnostik kann der immunhistochemische Nachweis dieses Rezeptormoleküls somit hilfreiche Zusatzinformationen bei der Dignitätsbeurteilung eines Tumors liefern. Inwieweit die Tr-Expression therapeutische Relevanz gewinnen wird, muß sich in zukünftigen experimentellen und klinischen Studien zeigen.

4.4.4 c-neu-Onkoprotein

In der vorliegenden Arbeit wurde zum ersten Mal die Expression des c-neu-Onkoproteins in Tumoren des Nervensystems immunhistochemisch untersucht. Eine Amplifikation und Überexpression des c-neu-Onkogens wurde bereits von mehreren Arbeitsgruppen in bestimmten menschlichen Tumoren, d. h. vor allem in Adenokarzinomen verschiedenen Ursprungs, nachgewiesen (vgl. u.a. King et al. 1985; Semba et al. 1985; Yokota et al. 1986; Gullick et al. 1987; Kraus et al. 1987; Tal et al. 1988; Löning et al. 1989; Slamon et al. 1989; McCann et al. 1990). Insbesondere in Mammakarzinomen scheint eine Überexpression von c-neu ein ungünstiger prognostischer Parameter zu sein (Slamon et al. 1987, 1989; Varley et al. 1987; Seshadri et al. 1989; Wright et al. 1989; De Potter et al. 1990). Dies ist allerdings noch umstritten, da andere Autoren einen derartigen Zusammenhang nicht eindeutig bestätigen konnten (Ali et al. 1988; Van de Vijver et al. 1988b). Interessanterweise konnten Venter et al. (1987) zeigen, daß der immunhistochemische Nachweis des c-neu-Onkoproteins sehr gut mit der c-neu-Genamplifikation in Mammakarzinomen korreliert. Allerdings gelingt im Vergleich zum molekularbiologischen Nachweis einer Genamplifikation der immunhistochemische Nachweis des c-neu-Onkoproteins in einem größeren Anteil der Mammakarzinome, da eine Überexpression auch durch andere Mechanismen als durch eine Genamplifikation hervorgerufen werden kann (Kraus et al. 1987; De Potter et al. 1990). Aus Zellkulturexperimenten weiß man inzwischen, daß eine Amplifikation und Überexpression des neu/erbB2-Gens eine neoplastische Transformation in NIH/3T3-Fibroblasten bewirken kann (di Fiore et al. 1987), wobei die Amplifikation offensichtlich die Aktivierung dieses Onkogens durch die in der Einleitung (5.1.1) beschriebene Punktmutation in der transmembranösen Domäne erleichtert (Hung et al. 1989). Weiterhin ergaben experimentelle Untersuchungen an transgenen Mäusen, daß c-neu als sehr potenter Induktor von Mammakarzinomen wirken kann (Muller et al. 1988).

In den eigenen Untersuchungen zeigte sich in Übereinstimmung mit den Befunden an primären Karzinomen eine starke Expression des c-neu-Onkoproteins in der Mehrheit der Karzinommetastasen. Außerdem wiesen auch die Meningeome und ein Neurinom c-neu-Immunreaktivität auf, die allerdings im Vergleich zu den Karzinommetastasen wesentlicher schwächer ausgeprägt war. Alle untersuchten Gliome blieben dagegen negativ. Dies steht in Übereinstimmung mit den Ergebnissen von Perantoni et al. (1986) und Rice et al. (1989), die in ENU-iduzierten Tumoren der Ratte und anderer Nagerspezies eine c-neu-Expression nur in Neurinomen, aber nicht in Gliomen nachweisen konnten. Gullick et al. (1987) fanden dagegen in Zellkulturexperimenten c-neu in verschiedenen humanen Gliomzellinien und in der Rattengliomzellinie C6.

Die Zellmembran-assoziierte Immunreaktivität, die in der Mehrzahl der untersuchten Karzinommetastasen und Meningeome zu erkennen war, stellt nach Ergebnissen von Gusterson et al. (1988) und De Potter et al. (1989a) ein Charakteristikum neoplastischer Zellen dar und bedeutet eine verstärkte Expression des p185-neu-Onkoproteins. Die in einigen normalen und neoplastischen Zellen zu findende zytoplasmatische Anfärbung beruht dagegen auf einer Kreuzreaktion mit einem 155 kD großen, mitochondrialen Protein, das noch nicht weitergehend charakterisiert ist (De Potter et al. 1989a).

Zusammenfassend scheint aufgrund der eigenen Ergebnisse eine Überexpression des c-neu-Onkoproteins in neuroepithelialen Tumoren keine wesentliche Rolle zu spielen. Differentialdiagnostisch kann der immunhistochemische Nachweis dieses Antigens jedoch hilfreich bei der Unterscheidung zwischen Karzinommetastasen und Meningeomen, die in einem hohen Prozentsatz positiv reagieren, und c-neu-negativen neuroepithelialen Tumoren wie z.B. den Gliomen und den Medulloblastomen sein.

4.4.5 Proteinkinase C

Der Nachweis der Proteinkinase C (PKC) mit dem monoklonalen Antikörper C5 ergab im normalen Nervengewebe eine selektive Immunreaktivität in astrozytären Zellen. Obwohl PKC in Astrozyten bereits von mehreren Autoren beschrieben wurde (Neary et al. 1986; Pearce et al. 1986; Mochly-Rosen et al. 1987), war dieses Resultat doch etwas überraschend angesichts der Vielzahl an Berichten über die Expression in Neuronen und in Oligodendrozyten (Girard et al. 1985; Nishizuka 1986; Vartanian et al. 1986; Brandt et al. 1987; Kitano et al. 1987; Worley et al. 1986a,b). Zudem wurden Astrozyten nicht als Phorbolester-bindende Zelltypen im ZNS der Ratte beschrieben (Worley et al. 1986a,b). Mochly-Rosen et al. (1987) produzierten allerdings monoklonale Antikörper gegen PKC, die eine unterschiedliche zelluläre Bindungsspezifität im Rattenhirn zeigten, d.h. einer dieser Antikörper markierte ausschließlich Astroglia, ein anderer ausschließlich Neurone und ein dritter sowohl Astroglia als auch Neurone, letztere allerdings nur in bestimmten Regionen des ZNS. Diese Befunde deuten auf die Existenz immunologisch verschiedenartiger PKC-Moleküle in unterschiedlichen Zelltypen des Nervensystems hin. Diese antigenen Differenzen sind wahrscheinlich durch unterschiedliche Aminosäuresequenzen in den variablen Regionen der verschiedenen PKC-Isoenzyme bedingt (Coussens et al. 1986; Parker et al. 1986).

Die Ergebnisse der eigenen immunhistochemischen Untersuchungen zeigen klar, daß nicht nur normale humane Astrozyten, sondern auch reaktive Astrozyten und speziell neoplastische Gliazellen in einer Vielzahl verschiedenartiger Gliome PKC-immunreaktiv sein können. Allerdings ergaben sich hierbei sehr heterogene Resultate, wobei sowohl der jeweilige Gliomtyp als auch die jeweilige Dignität Einfluß auf den Ausfall der Immunreaktion hatten. So reagierten Astrozytomzellen häufiger PKC-positiv als Oligodendrogliom- oder Ependymomzellen. Innerhalb der Gruppe der Astrozytome zeigten insbesondere gut differenzierte Zelltypen wie pilozytische, fibrilläre, protoplasmatische und besonders gemistozytische Astrozyten eine starke Anfärbung, während kleine undifferenzierte Gliomzellen, wie sie in anaplastischen Astrozytomen, aber auch in Glioblastomen vorkommen, in der Regel keine Immunreaktion aufwiesen. Dies war auch ein Grund für die Beobachtung, daß niedriggradige Gliome in der Regel eine stärkere und weitverbreitetere PKC-Immunreaktivität als hochgradige Gliome, insbesondere Glioblastome, aufwiesen. Beim Vergleich der Ergebnisse mit dem jeweiligen Ki-67-Proliferationsindex an Parallelschnitten und in Doppelmarkierungen ergab sich eine inverse Beziehung, d.h. Ki-67-positive Gliomzellen waren größtenteils PKC-negativ und umgekehrt. Dies könnte als Ausdruck einer *Down-Regulation* der PKC in proliferierenden Gliomzellen erklärt werden, wobei es interessant ist, daß das Epitop, das von C5 erkannt wird, exakt an der Stelle liegt, an der die für eine Down-Regulation erforderliche begrenzte Proteolyse erfolgt (Young et al. 1988). Guillem et al. (1987) fanden in Kolonkarzinomen ebenfalls eine im Vergleich zur normalen Darmmukosa reduzierte Menge an PKC. Als Ursache der verminderten Expression in proliferierenden Gliomzellen könnte eine Überstimulierung durch eine verstärkte Aktivität von Wachstumsfaktorrezeptoren diskutiert werden, denn aktivierte Wachstumsfaktorrezeptoren können über Phospholipase C die Produktion der beiden wichtigsten physiologischen Stimulatoren der PKC, nämlich Diacylglycerol und Inositoltriphosphat, vermehren (Berridge 1987).

In den eigenen Untersuchungen war die Immunreaktivität für PKC im wesentlichen auf gliogene Tumoren beschränkt. Andere primäre oder metastatische Tumoren des Nervensystems, darunter Medulloblastome, Karzinommetastasen, ein malignes Melanom, ein malignes Lymphom, drei Plasmozytome und eine Rhabdomyosarkommetastase waren vollständig negativ. Unter den Meningeomen befand sich allerdings eine kleine Zahl von Tumoren, die eine schwache Anfärbung in endotheliomatösen Tumorzellen zeigten. Auch unter den gutartigen Neurinomen waren einige PKC-positive Tumoren, wobei interessant war, daß hier eine Koinzidenz mit der Expression von GFAP vorhanden war. Ein Teil der Stromazellen in einem kapillären Hämangioblastom reagierte ebenfalls sowohl

PKC- als auch GFAP-positiv, wobei letzterer Befund schon mehrfach beschrieben wurde (vgl. Diskussion 4.1.2.15).

Zusammenfassend kann der immunhistochemische Nachweis von PKC mit dem monoklonalen Antikörper C5 in der histopathologischen Diagnostik hilfreich zur Differenzierung zwischen gliösen und nicht-gliösen Tumoren sein. Außerdem kann diese Methode in gewissem Ausmaß zusätzliche Informationen für das Grading von Gliomen liefern, ist hierbei allerdings in der Aussagekraft

den konventionellen Kriterien und auch den immunhistochemischen Verfahren zum Nachweis von Proliferations-assoziierten Antigenen und Rezeptoren wie EGFr und Tr deutlich unterlegen.

4.4.6 Abschließende Bemerkungen

Die Anwendung der Immunhistologie zum Nachweis von Wachstumsfaktoren, Rezeptoren und Onkogenprodukten steht zur Zeit noch am Anfang einer vermutlich rasch fortschreitenden Entwicklung. Mit steigender Zahl an verfügbaren Antikörpern wächst auch das Spektrum der möglichen Untersuchungen. Hierbei werden sich in naher Zukunft sicher noch interessante neue Korrelationen zwischen der Expression bestimmter Antigene und gewissen Tumortypen oder Malignitätsstufen aufzeigen lassen. Obwohl der Neuropathologe mit solchen und ähnlichen Untersuchungen zum Nachweis möglicherweise kausal am Tumorwachstum beteiligter Moleküle ein wenig über die beschreibende Morphologie hinaus in funktionelle Bereiche vordringen kann, bildet die Beherrschung der klassischen Morphologie immer noch die Basis für die Interpretation derartiger immunhistochemischer Färbungen und ist natürlich, gerade wenn es um die diagnostische Anwendung geht, nach wie vor unerläßlich. Andererseits weisen diese Untersuchungen aber auch den Weg der zukünftigen Neuropathologie, die sich öffnen muß für neue methodische Entwicklungen nicht nur der Immunologie, sondern insbesondere der molekularen Biologie, um aus dem Stadium der morphologischen Beschreibung in eine Phase des molekularen Verständnisses von Krankheitsprozessen zu gelangen. Die Immunhistochemie ist ein wichtiger Meilenstein bei dieser Entwicklung. Für ein Verständnis der molekulargenetischen Grundlagen, die den Tumoren und vielen anderen Krankheiten zugrunde liegen, bedarf es allerdings in Zukunft in zunehmendem Maße experimenteller Untersuchungen mit modernen molekularbiologischen Methoden und Techniken.

4.5 Die Bedeutung der Immunhistochemie in der experimentellen und vergleichenden Neuroonkologie

Im Gegensatz zu dem recht großen Erfahrungsschatz über die Expression von Differenzierungsantigenen in menschlichen Tumoren des Nervensystems gibt es bislang erst sehr wenige Berichte in der Literatur, die sich mit der Anwendung der Immunhistochemie an experimentell induzierten Tumoren beschäftigen. In den eigenen Untersuchungen wurde zum ersten Mal eine große Serie transplazentar mittels ENU erzeugter Gliome der Ratte immunhistochemisch mit Antikörpern gegen Intermediärfilamente und andere bekannte Differenzierungsantigene bearbeitet. Hierbei sollten genauere Einblicke in die bislang immer noch umstrittene zelluläre Zusammensetzung der ENU-induzierten Gliome gewonnen werden, was insbesondere in bezug auf die Übertragbarkeit dieses Tiermodells auf die menschlichen Gliome sehr wichtig ist. Im zweiten Teil dieses Kapitels möchte ich dann kurz die Befunde an den beiden aus ENU-induzierten Gliomen isolierten malignen Gliomklonen RG2 und F98 diskutieren.

4.5.1 Expression von Differenzierungsantigenen in ENU-induzierten Gliomen

Ich möchte dieses Kapitel der Diskussion mit der Expression von Differenzierungsantigenen in *reaktiven Astrozyten* beginnen, denn die Ausbildung einer starken reaktiven Astrogliose ist ein sehr charakteristischer Befund bei ENU-induzierten Tumoren des ZNS. Diese Gliose ist nicht erst in großen Tumoren zu erkennen, sondern findet sich bereits in den frühen neoplastischen Läsionen und Mikrotumoren, in denen reaktive Astrozyten oftmals nicht nur am Rande der Läsion, sondern inmitten der Tumoren vorkommen. Reaktive Astrozyten lassen sich immunhistochemisch anhand ihrer starken *GFAP*-Immunreaktivität, die auf einen hohen Gehalt an Gliafilamenten zurückzuführen ist, demonstrieren (Duffy 1983; Schiffer et al. 1986b). Elektronenmikroskopisch konnte die im Vergleich zu normalen Astrozyten starke Vermehrung von Gliafilamenten im Zytoplasma reaktiver Astrozyten ebenfalls gesichert werden (Lantos 1974). Eine Koexpression von *Vimentin* zeigten in den eigenen Untersuchungen am Paraffinmaterial nur einige der reaktiven Astrozyten, und zwar besonders diejenigen, die sehr nahe am Tumor oder inmitten des Tumors lokalisiert waren. Ähnliche Beobachtungen wurden auch von Pixley und de Vellis (1984) für reaktive Astrozyten um Stichwunden im Rattenhirn und von Schiffer et al. (1986b) für reaktive Astrozyten um Laserläsionen und ENU-induzierte Gliome der Ratte beschrieben. Wenn allerdings Aceton-fixierte Gefrierschnitte verwendet wurden, ergab sich in Analogie zu den Befunden beim Menschen eine konstante Koexpression von GFAP und Vimentin in reaktiven Astrozyten, so daß vermutlich kein qualitativer, sondern nur ein quantitativer Unterschied des Gehaltes an Vimentin in Abhängigkeit von der Nähe zum Tumor besteht. Insgesamt erleichtert der Nachweis von GFAP und Vimentin im Vergleich zur konventionellen HE-Färbung die Erkennung reaktiver Astrozyten. In einigen Fällen der eigenen Serie konnten so zusätzliche frühe neoplastische Veränderungen entdeckt werden, die auf benachbarten HE-Schnitten zunächst übersehen worden waren.

Außer GFAP und Vimentin exprimieren reaktive Astrozyten sehr stark *S-100*. *NSE-* und *HNK-1*-Immunreaktivität war dagegen nur gelegentlich zu beobachten. In einigen Fällen zeigte auch das an einen Tumor angrenzende Ependym, das unter normalen Bedingungen lediglich Vimentin und S-100 exprimiert, eine deutliche Immunreaktivität für GFAP. Dies wurde bereits von Conley (1979) beobachtet und als reaktives Phänomen interpretiert.

Im Unterschied zu der einhelligen Meinung verschiedener Autoren bezüglich der starken GFAP-Immunreaktivität in reaktiven Astrozyten, bestehen über das Vorkommen dieses Antigens in neoplastischen Gliazellen von ENU-induzierten Gliomen sehr unterschiedliche Auffassungen. Conley (1979) berichtete als erster über eine GFAP-Immunreaktivität in neoplastischen Astrozyten. Demgegenüber konnten Mauro et al. (1983) in einer größer angelegten Studie in ENU-induzierten Gliomen keine GFAP-positiven Tumorzellen nachweisen. Dieser Befund ließ die Autoren zu der Schlußfolgerung gelangen, daß Astrozyten nicht am neoplastischen Wachstum ENU-induzierter Gliome beteiligt sind. In Übereinstimmung mit Conley (1979) und einer Reihe weiterer Autoren (Yoshimine et al. 1980; Maruno et al. 1985; Mennel und Simon 1985; Yoshino et al. 1985) erwiesen sich in den eigenen Untersuchungen nicht nur normale und reaktive Astrozyten, sondern auch ein Teil der Gliomzellen als *GFAP*-positiv. In Doppelmarkierungsexperimenten zeigten diese Zellen mehrheitlich eine Koexpression von Vimentin. Allerdings waren in den meisten Gliomen auch Tumorzellen vorhanden, die von ihrem morphologischen Erscheinungsbild her einen eindeutig astrozytären Charakter besaßen, aber kein GFAP, sondern lediglich *Vimentin* und *S-100* exprimierten. Diese Konstellation entspricht einem unreifen astrozytären Phänotyp, denn aus der Embryonalentwicklung weiß man, daß Astrozyten zunächst nur Vimentin exprimieren und daß GFAP erst später, bei der Ratte etwa zum Zeitpunkt der beginnenden Myelinisierung, auftritt (Dahl 1981; Dahl et al. 1981; Schnitzer et al. 1981; Bignami et al. 1982; Pixley und de Vellis 1984).

Man kann daher spekulieren, daß die Mehrheit der astrozytären Tumorzellen in ENU-induzierten Gliomen den für den Zeitpunkt der Tumorinduktion typischen, unreifen Phänotyp aufweist, während nur ein kleiner Teil eine weitergehende Differenzierung mit dem Erwerb von GFAP durchläuft.

Neben morphologisch astrozytär erscheinenden Tumorzellen zeigten auch die zumeist in *Medulloblastomartigen* Nestern zusammengelagerten, kleinen anaplastischen Tumorzellen eine Anfärbung für Vimentin (vgl. auch Giordana et al. 1984; Maruno et al. 1985; Schiffer et al. 1986b) und S-100, was ihre unreife gliöse Natur widerspiegelt.

Nur in wenigen *Oligodendrogliomen*, insbesondere in den fortgeschritteneren und polymorpheren Geschwülsten, waren GFAP-positive Tumorzellen nachzuweisen. Ein Teil davon entsprach eindeutig astrozytären Tumorzellen, während der andere Teil morphologisch nicht von benachbarten, GFAP-negativen neoplastischen Oligodendrozyten unterscheidbar war. Auch Maruno et al. (1985) beobachteten in einzelnen ihrer Fälle GFAP- und Vimentin-positive neoplastische Oligodendrozyten, ein Befund, der im übrigen im Einklang mit den Berichten mehrerer Autoren über GFAP-positive Oligodendrozyten in menschlichen Gliomen steht (vgl. Diskussion 4.1.1.1).

Im Unterschied zum relativ seltenen Vorkommen von GFAP und Vimentin in ENU-induzierten Oligodendrogliomen erwiesen sich diese Tumoren immer als sehr stark *HNK-1*-positiv, was ebenfalls gut mit den Befunden an menschlichen Oligodendrogliomen übereinstimmt (vgl. Diskussion 4.1.1.9). Außerdem fanden sich S-100-positive Tumorzellen in der Mehrheit der Oligodendrogliome, wobei allerdings im wesentlichen kleine anaplastische und astrozytäre Gliomzellen markiert waren, während neoplastische Oligodendrozyten nur selten immunreaktiv waren.

Die fehlende Expression von GFAP und Vimentin in den meisten Tumorzellen der untersuchten *Glioependymome* wirft die Frage auf, ob tatsächlich ependymale Zellen an diesen Geschwülsten beteiligt sind, denn angesichts der starken Immunreaktivität für Vimentin im normalen Ependym der Ratte und in Analogie zu den Befunden an menschlichen Ependymomen würde man eine weiterverbreitete Reaktion erwarten. Auch S-100, das ebenfalls im normalen Ependym der Ratte vorkommt, war in den ependymalen Anteilen der Glioependymome nur sehr spärlich nachzuweisen. Zu diesen Befunden paßt auch das Fehlen vieler typischer ultrastruktureller Merkmale einer ependymalen Differenzierung in diesen Tumoren (Wechsler et al. 1969; Lantos 1972; Mandybur und Alvira 1982). Nach Mandybur und Alvira (1982) sollen diese Tumoren keine Ependymome, sondern eine spezielle Wachstumsform der Oligodendrogliome repräsentieren. Gegen diese Hypothese spricht allerdings der eigene Befund, daß sich diese Tumoren im Vergleich zu normalen Oligodendrogliomen nur sehr schwach mit dem HNK-1-Antikörper anfärben. Letztendlich ist somit die Frage einer ependymalen Differenzierung in ENU-induzierten Gliomen noch nicht vollständig geklärt.

Die Ergebnisse der eigenen Untersuchungen an einem spinalen *Gliosarkom* entsprechen dem für menschlichen Tumoren dieser Art beschriebenen Antigenexpressionsmuster (vgl. Diskussion 4.1.2.7).

Das Vorkommen von *S-100* in ENU-induzierten Gliomen wurde bereits mehrfach angesprochen. Immunchemisch wurde dieses Antigen mittels Immundiffusions- und Komplementfixationstechniken bereits vor längerer Zeit nachgewiesen (Benda et al. 1971; Stavrou et al. 1971; Wechsler et al. 1972, 1973; Pfeiffer et al. 1972; Sano et al. 1984). Stavrou et al. (1974) konnten immunhistochemisch als erste eine genauere Differenzierung der S-100 positiven Zelltypen in experimentellen Gliomen durchführen. Die eigenen immunhistochemischen Befunde bestätigen und ergänzen diese Berichte. Entsprechend den Befunden im normalen adulten ZNS der Ratte, wo sowohl Astrozyten als auch Oligodendrozyten S-100-positiv reagieren (Ludwin et al. 1976), finden sich in ENU-induzierten Gliomen ebenfalls astrozytäre und oligodendrozytäre Tumorzellen mit Immunreaktivität für S-100. Allerdings exprimiert zumeist nur ein Teil der Tumorzellen S-100, wobei astrozytäre Tumorzellen häufiger markiert sind als oligodendrozytäre. Die subzelluläre Lokalisation von S-100 sowohl im Zytoplasma als auch im Zellkern entspricht den Angaben in der Literatur (Michetti et al. 1974; Donato et al. 1975, 1986; Ludwin et al. 1976; Sano et al. 1984).

NSE bzw. *Protein 14-3-2* wurde in ENU-induzierten Gliomen immunchemisch zuerst von Stavrou et al. (1971) beschrieben. Später bestätigten Braun et al. (1976) diese Befunde mittels quantitativer Mikrokomplementfixationstechnik. Letztere Autoren fanden das 14-3-2-Protein auch in einer experimentellen Neurinomzellinie. Vinores et al. (1984c) untersuchten neben mehreren experimentellen Zellinien eine Reihe ENU-induzierter Gliome und Neurinome und fanden immunhistochemisch NSE-positive astrozytäre Tumorzellen in einem kleinen Teil der Gliome. Ebenso waren reaktive Astrozyten NSE-positiv (Vinores und Rubinstein 1985). Diese Befunde stimmen somit exakt mit den eigenen Ergebnissen bezüglich der Expression von NSE in ENU-induzierten Gliomen überein.

Die fehlende Immunreaktivität oligodendrogliomatöser Tumorzellen für *MBP* steht in Übereinstimmung mit den Befunden in menschlichen Oligodendrogliomen, wo die Mehrheit der Autoren ebenfalls keine MBP-Expression in Tumorzellen nachweisen konnte

(vgl. Diskussion 4.1.1.14). Dies ist vermutlich dadurch bedingt, daß neoplastische Oligodendrozyten nicht weit genug differenziert sind, um MBP synthetisieren zu können.

Die negativen Ergebnisse für *FAL* in sämtlichen untersuchten ENU-induzierten Gliomen korreliert sehr gut mit den Befunden in den menschlichen Gliomen (vgl. Diskussion 4.2), wo Tumoren höherer Malignitätsstufe (WHO-Grad III oder IV) ebenfalls FAL-negativ waren. Obwohl die ENU-induzierten Gliome der Ratte nicht das typische morphologische Bild des menschlichen Glioblastoms aufweisen, ist ihre biologische Wertigkeit sicherlich mit der der menschlichen anaplastischen Gliome, einschließlich des Glioblastoms, gleichzusetzen. Inwieweit die fehlende Expression von FAL in neoplastischen Gliazellen möglicherweise kausal am Tumorwachstum beteiligt ist, läßt sich zur Zeit leider noch nicht abschätzen. Hierzu bedarf es weitergehender funktioneller Untersuchungen bezüglich der Rolle von FAL in Gliazellen.

Die negativen Resultate mit Antikörpern gegen Zytokeratine und Neurofilamente unterstreichen, daß es sich bei den ENU-induzierten Tumoren des ZNS um Gliome handelt und daß weder neuronale noch epitheliale Zellen am neoplastischen Wachstum beteiligt sind.

4.5.2 Die malignen Rattengliomklone RG2 und F98

Die starke Expression von *Vimentin* in Monolayerkulturen beider Klone war zu erwarten, denn es ist bekannt, daß unabhängig von ihrem jeweiligen Ursprung die meisten Zellen und Klone, einschließlich humaner und experimenteller Gliomklone, in vitro Vimentin enthalten (Franke et al. 1979; Pateau et al. 1979; Sharp et al. 1982; Quinlan und Franke 1983; Saggu und Pilkington 1986; Wang et al. 1984; Backhovens et al. 1987). Die starke Expression von Vimentin wurde sowohl von RG2 als auch von F98 unter In-vivo-Wachstumsbedingungen, d.h. in intrazerebralen Transplantationstumoren, beibehalten.

RG2 und F98 unterschieden sich aber deutlich in der Expression von *GFAP*. Während RG2 in vitro unter normalen Bedingungen kein GFAP enthielt, zeigte F98 zumindest in einem Teil der Zellen GFAP-Immunreaktivität, wobei der Anteil der GFAP-positiven Zellen in konfluenten Kulturen am größten war. Inwieweit möglicherweise das verlangsamte Wachstum oder der direkte Zellkontakt in konfluenten Kulturen bei der Induktion von GFAP in F98-Zellen ursächlich beteiligt ist, kann bislang nur spekulativ beantwortet werden. Andere Autoren beobachteten ein ähnliches Phänomen in dem C6-Rattengliomklon und machten insbesondere den Zellkontakt für das vermehrte Vorkommen von

GFAP in konfluenten Kulturen dieses Klons verantwortlich (Bissel et al. 1975; Raju et al. 1980). Im Gegensatz dazu fanden Backhovens et al. (1987) keine Anhaltspunkte für eine Bedeutung des Zellkontaktes bei der GFAP-Induktion. Ein ähnlicher Effekt wie er bei Konfluenz zu beobachten ist, kann man durch Behandlung experimenteller Gliomklone mit Substanzen, die in sog. *Second-messenger-Systeme* eingreifen, z.B. zyklisches Adenosinmonophosphat, erzielen (Stark et al. 1988). Durch dieses Verfahren gelang es sogar im RG2-Klon eine starke Expression in vitro zu induzieren (Liwnicz und Archer 1982). In intrazerebralen Transplantationstumoren zeigte RG2 auch ohne Behandlung einzelne GFAP-positive Tumorzellen, deren Anzahl allerdings im Vergleich zu F98-Tumoren, in denen zahlreiche Tumorzellen GFAP exprimierten, wesentlich geringer war.

Neben der GFAP-Expression ließ sich in beiden Klonen als weiteres Indiz für ihre gliöse Natur *S-100* sowohl in vitro als auch in vivo nachweisen. Für *Fibronektin* ergab sich hingegen ein klarer Unterschied, denn RG2 produzierte kein Fibronektin, während F98 sowohl in vitro als auch als Tumor große Mengen dieses Proteins exprimierte. Da F98 zusätzlich noch Retikulinfasern bildet, eine Fähigkeit, die RG2 ebenfalls nicht hat, zeigt dieser Klon neben gliösen auch eindeutig sarkomatöse Eigenschaften, was uns zu der Klassifizierung als anaplastischer Gliomklon mit gliosarkomatösem Phänotyp veranlaßte (vgl. Reifenberger et al. 1989a). RG2 repräsentiert hingegen einen anaplastischen, wenig differenzierten Gliomklon.

Zusammenfassend handelt es sich bei beiden Klonen um sowohl morphologisch und immunchemisch als auch bezüglich ihrer Wachstumsparameter in vitro und in vivo umfassend charakterisierte Gliomklone. RG2 und F98 stellen somit ein exzellentes Modell für weitergehende Untersuchungen zur Tumorbiologie, Pathologie und experimentellen Therapie sowohl in vitro als Monolayerkulturen oder Tumorsphäroide, als auch in vivo als Transplantationstumoren im Gehirn, unter der Nierenkapsel oder subkutan, dar (vgl. Wechsler 1987).

4.5.3 ENU-induzierte Gliome und Gliomklone als Modell für die gliogenen Tumoren des menschlichen Nervensystems

In den eigenen Untersuchungen zeigte sich, daß die ENU-induzierten experimentellen Gliome der Ratte wie ihre humanen Gegenstücke heterogene Geschwül-

ste sind, die im wesentlichen aus Tumorzellen unterschiedlicher Differenzierungsstadien in oligodendrogliöser oder astrozytärer Richtung gebildet werden. Es bestehen allerdings gewisse Unterschiede zwischen Modell und Wirklichkeit, die z.B. die Beziehung zwischen Morphologie und biologischer Wertigkeit betreffen. So entsprechen experimentelle Gliome in ihrer biologischen Wertigkeit hochgradig malignen Gliomen des Menschen, zeigen aber nicht oder nur extrem selten das typische morphologische Bild des Glioblastoma multiforme. Auch immunhistochemisch ergaben sich gewisse Unterschiede. So exprimieren neoplastische Astrozyten in experimentellen Gliomen nur selten neben Vimentin noch GFAP, während humane Tumorastrozyten in aller Regel durch eine Koexpression dieser beiden Intermediärfilamentproteine gekennzeichnet sind. Möglicherweise ist dies Ausdruck eines unreiferen Phänotyps der neoplastischen Astrozyten in experimentellen Gliomen.

Insgesamt überwiegen jedoch die in experimentellen und menschlichen Gliomen analogen Ergebnisse bei weitem. So reagieren experimentelle wie humane Oligodendrogliome sehr stark HNK-1-positiv, während MBP in beiden nicht exprimiert wird. Auch das vereinzelte Vorkommen GFAP- und Vimentin-positiver neoplastischer Oligodendrozyten ist für beide gleichermaßen dokumentiert. Die konstant negativen Resultate für FAL in experimentellen Gliomen entsprechen dem gleichartigen Befund in humanen anaplastischen Gliomen der WHO-Grade III und IV. Neurofilamente und Zytokeratine werden im Regelfall ebenfalls weder in experimentellen noch in humanen Gliomen exprimiert. NSE findet sich hingegen nahezu regelmäßig in den menschlichen Gliomen, während in ENU-Tumoren nur in einem geringen Prozentsatz NSE-positive Tumorzellen nachweisbar waren.

Trotz der aufgeführten Differenzen und trotz der Tatsache, daß ENU-induzierte Tumoren des Nervensystems der Ratte nicht das gesamte Spektrum der verschiedenartigen Geschwülste des menschlichen Nervensystems repräsentieren und, obwohl bislang die Beteiligung von chemischen Kanzerogenen wie ENU und MNU an der Induktion menschlicher Gliome nicht gesichert werden konnte, kann man dennoch konstatieren, daß diese experimentellen Tumoren in vielen Aspekten als exzellentes Modell der menschlichen Gliome dienen können. Mit Hilfe dieses Modells lassen sich nicht nur tumorbiologische Fragestellungen wie etwa das Problem der Tumorvor- und -frühstadien angehen, sondern es eignet sich auch hervorragend für das Studium neuartiger experimenteller Therapiestrategien.

C. Zusammenfassung

Die vorliegende Monographie zur Immunhistochemie der Tumoren des Nervensystems basiert auf Untersuchungen an Paraffinschnitten von 300 und an Kryostatschnitten von 200 verschiedenartigen Geschwülsten, die primär oder sekundär im Bereich des menschlichen Nervensystems gewachsen waren. An diesem Material wurden immunhistochemische Färbungen zum Nachweis der wichtigsten derzeit bekannten Differenzierungsantigene (1), des Kohlenhydratepitops 3-Fukosyl-N-Acetyl-Laktosamin (2), des Proliferations-assoziierten Antigens Ki-67 (3) sowie des epidermalen Wachstumsfaktorrezeptors, des Nervenwachstumsfaktorrezeptors, des Transferrinrezeptors, des c-neu-Onkoproteins und der Proteinkinase C (4) durchgeführt. Einen weiteren Schwerpunkt bildeten vergleichende Untersuchungen zum Nachweis verschiedener Differenzierungsantigene an 104 durch Äthylnitrosoharnstoff induzierten Gliomen der Ratte und an den beiden malignen Rattengliomklonen RG2 und F98 (5).

Ad 1: Für folgende Differenzierungsantigene wurde das Expressionsmuster in den Tumoren des menschlichen Nervensystems in eigenen Experimenten bestimmt: saures Gliafaserprotein (GFAP), Vimentin, Desmin, Zytokeratine, Neurofilamente, Desmoplakine, Protein S-100, Neuron-spezifische Enolase (NSE), basisches Myelinprotein (MBP), HNK-1, Synaptophysin, Chromogranin A, gemeinsames Leukozytenantigen (LCA) und epitheliales Membranantigen (EMA). In Astrozytomen findet sich regelmäßig eine starke Expression von *GFAP*. Allerdings können einzelne protoplasmatische Astrozytome, subendymale Riesenzellastrozytome, pleomorphe Xanthoastrozytome und einzelne anaplastische Astrozytome nur schwach GFAP-positiv reagieren. Glioblastome und Ependymome enthalten ebenfalls regelmäßig GFAP-positive Tumorzellen. In Oligodendrogliomen, Plexuspapillomen, Medulloblastomen sowie anderen primitiven neuroektodermalen Tumoren (PNET) und in Pineozytomen können fakultativ GFAP-immunreaktive Tumorzellen vorkommen. Das gleiche gilt für Neurinome und Neurofibrome, wohingegen Meningeome GFAP-negativ sind. In kapillären Hämangioblastomen können stromale Zellen GFAP-Immunreaktivität aufweisen. Andere nicht-neurogene Tumortypen mit potentieller GFAP-Expression sind pleomorphe Adenome der Glandula parotis und Knorpelzelltumoren.

Vimentin findet sich in Gliomen zumeist in Koexpression mit GFAP. Ependymome und Plexuspapillome zeigen dagegen eine darüber hinausgehende Immunreaktivität. Neuronale Tumoren, Medulloblastome und andere PNET können fakultativ Vimentin exprimieren. In Neurinomen, Neurofibromen, malignen Melanomen, Meningeomen und allen mesenchymalen Geschwülsten stellt Vimentin das Hauptintermediärfilamentprotein dar. Maligne Lymphome und Karzinome sind dagegen ebenso wie Germinome und Paragangliome nur zum Teil positiv.

Die Untersuchungen zum Nachweis von *Desmin* ergaben mit dem monoklonalen Antikörper D33 eine selektive Markierung in glatten und quergestreiften Muskelzellen sowie in myogenen Tumoren, während sich mit den Antikörpern DE-R-11, DE-B-5 und DE-U-10 zusätzlich noch eine Immunreaktivität in normalen, reaktiven und neoplastischen Gliazellen fand. Die Kenntnis der Immunreaktivität bestimmter Desmin-Antikörper mit gliösen Zellen ist in der Tumordiagnostik zur Vermeidung von Fehlinterpretationen sehr wichtig.

Neurofilamente bilden das Intermediärfilamentgerüst in neuronal differenzierten Tumorzellen von Gangliozytomen, Gangliogliomen, Ganglioneuromen, glioneuronalen Hamartomen, Neuroblastomen und Ganglioneuroblastomen. Hierbei ist zu beachten, daß undifferenzierte Tumorzellen in Neuroblastomen und Ganglioneuroblastomen zum Teil Neurofilament-negativ reagieren können. Medulloblastome und andere PNET enthalten nur zum Teil Neurofilament-positive Tumorzellen. Das gleiche gilt für die verschiedenen neuroendokrinen Geschwülste.

Immunreaktivität für *Zytokeratine* kommt konstant in Karzinomen, Plexuspapillomen, Kraniopharyngeomen, Hypophysenadenomen, epithelialen Zysten und epithelialen Anteilen von Teratomen vor. Ependymome und Medulloblastome enthalten sehr selten Zytokeratin-positive Tumorzellen. Unter den Meningeomen exprimiert ein Teil der Tumoren außer Vimentin auch Zytokeratine. Zu den fakultativ Zytokeratin-positiven

Tumoren zählen zusätzlich noch die Germinome und die Paragangliome.

Desmoplakine kommen regelmäßig in epithelialen Tumoren und in Meningeomen vor. Unter den Ependymomen und den Medulloblastomen finden sich gelegentlich Desmoplakin-positive Tumoren.

S-100 läßt sich konstant in allen gliösen Tumoren, in Plexuspapillomen, in Neurinomen, in malignen Melanomen sowie in Fett- und Korpelzellgeschwülsten nachweisen. Zu den unregelmäßig S-100-positiven Tumoren zählen u.a. Medulloblastome, PNET, Meningeome und Kraniopharyngeome. In Paragangliomen und anderen neuroendokrinen Tumoren sind die eigentlichen Tumorzellen nur selten S-100-positiv, während die Sustentakularzellen regelmäßig markiert sind.

Immunreaktivität für *NSE* ist nicht auf neuronale und neuroendokrine Tumoren beschränkt, sondern findet sich auch in Gliomen, Plexuspapillomen, Medulloblastomen und anderen PNET, Meningeomen, Neurinomen, malignen Melanomen und einer Vielfalt epithelialer und mesenchymaler Tumoren. Der Nachweis von NSE ist damit für die Differentialdiagnostik nur von geringer Aussagekraft.

Das *HNK-1-Epitop* kann ebenfalls in zahlreichen Geschwulsttypen, darunter alle Gliome, ein Teil der neuronalen Tumoren, Medulloblastome und andere PNET, Pinealome, Neurinome, Neurofibrome, maligne Melanome und alle neuroendokrinen Tumoren exprimiert werden. Plexuspapillome, Kraniopharyngeome, Germinome und Meningeome sind in der Regel HNK-1-negativ. Potentiell HNK-1-positive Tumoren umfassen ansonsten benigne und maligne Prostatatumoren, Granularzelltumoren, maligne Lymphome und verschiedene Weichteiltumoren.

Synaptophysin ist ein sehr spezifisches Differenzierungsantigen für neuronale und neuroendokrine Tumoren. Medulloblastome und andere PNET sowie Pineozytome können fakultativ Synaptophysin-positive Tumorzellen enthalten.

Chromogranin A ist ebenfalls ein sehr wertvoller Marker für neuroendokrine Tumoren und findet sich außerdem in einigen neuronalen Geschwülsten, sowie in einzelnen Pineozytomen und PNET.

EMA wird außer in epithelialen Tumoren konstant in Meningeomen exprimiert. Außerdem gehören Plasmozytome, bestimmte Lymphome, Chordome, synoviale und epitheloide Sarkome und die seltenen Perineuriome zu den EMA-positiven Geschwülsten. In Astrozytomen und Ependymomen können ebenso wie in Medulloblastomen EMA-positive Tumorzellen vorkommen.

LCA ist ein sehr spezifisches und sensitives Differenzierungsantigen für maligne Lymphome. Vereinzelte LCA-positive Tumorzellen können in Plasmozyto-

men und einzelnen Germinomen vorkommen. In allen anderen primären und metastatischen Tumoren des Nervensystems beschränkt sich die Expression von LCA auf lymphozytäre Infiltratzellen.

MBP-Immunreaktvität findet sich lediglich in Markscheiden, während Tumorzellen in Oligodendrogliomen, Neurinomen und anderen gliogenen und nichtgliogenen Tumoren MBP-negativ sind.

Zusammenfassend können folgende Punkte zur derzeitigen Bedeutung des Nachweises von Differenzierungsantigenen in der Neuroonkolgie festgehalten werden:

1. Alle bislang bekannten Differenzierungsantigene sind keine Tumor-spezifischen Antigene, sondern weisen lediglich eine mehr oder minder selektive Expression in bestimmten normalen und neoplastischen Zelltypen auf.

2. Die fehlende Monospezifität der bisherigen Differenzierungsantigene für einen bestimmten Tumortyp erfordert einen an das jeweilige differentialdiagnostische Problem angepaßten Einsatz mehrerer Antikörper gegen verschiedene Differenzierungsantigene.

3. Mit einem derartigen Ansatz lassen sich dann für die Differentialdiagnostik der Tumoren des Nervensystems sehr hilfreiche Informationen erzielen. Beispielsweise können derzeit Karzinommetastasen (Zytokeratine, Desmoplakine, EMA), maligne Lymphome (LCA), Plasmozytome (Immunglobuline, EMA), maligne Melanome (Vimentin, S-100, Melanom-assoziierte Antigene), Sarkome (Vimentin, bei myogenen Tumoren zusätzlich Desmin), histiozytäre Tumoren (MAC387, Lysozym, α-1-Antichymotrypsin, α-1-Antitrypsin), Gliome (GFAP, S-100, HNK-1), neuronale und neuroendokrine Tumoren (Neurofilamente, Synaptophysin, Chromogranine) und Meningeome (Vimentin, Desmoplakine, EMA) in der Regel eindeutig voneinander differenziert werden. Weitere wichtige Differentialdiagnosen, die immunhistochemisch geklärt werden können, umfassen u.a. die Unterscheidung zwischen Meningeomen und Neurinomen, zwischen papillären Ependymomen, papillären Karzinommetastasen und Papillomen des Plexus choroideus, sowie zwischen kapillären Hämangioblastomen, metastatischen Hypernephromen und alveolären Weichteilsarkomen.

4. Es bestehen aber auch noch viele wichtige differentialdiagnostische Probleme, bei deren Lösung die Immunhistochemie nur geringe oder gar keine Hilfestellung leisten kann. So können die verschiedenen Gliomtypen immunhistochemisch nicht eindeutig und zuverlässig voneinander differenziert werden, da es bislang keine selektiv in neoplastischen Astrozyten, Oligodendrozyten oder Ependymzellen vorkommenden Antigene gibt, sondern lediglich solche, die Gliaassoziiert sind, d.h. potentiell in sämtlichen Gliomzell-

typen gefunden werden können. Auch unter den Meningeomen gelingt keine Unterscheidung der Subtypen. Hier sind wie bei den Gliomen nach wie vor morphologische Kriterien ausschlaggebend. Ein weiteres Problem ist das Fehlen Organ-spezifischer Antigene, mit deren Hilfe es gelingen könnte alle metastatischen Karzinome ihrem jeweiligen Primärtumor zuzuordnen. Bislang gelingt dies nur für Karzinome der Prostata und der Schilddrüse.

Ad 2: *3-Fukosyl-N-Acetyl-Laktosamin (FAL)* ist ein Trisaccharid, das in einer Vielzahl von Glykolipiden und Glykoproteinen sowie in bestimmten Oligosacchariden vorkommt. Im Nervensystem wird FAL in Subpopulationen der Astrozyten, Oligodendrozyten, Ependymzellen und Neuronen exprimiert, wobei die Makromoleküle, die in den jeweiligen Zellen dieses Epitop tragen, noch unbekannt sind. Möglicherweise hat FAL eine Funktion als Zelladhäsionsmolekül für Gliazellen. In den eigenen Untersuchungen an 195 Tumoren konnte gezeigt werden, daß FAL in anaplastischen Gliomen der WHO-Grade III und IV in aller Regel nicht exprimiert wird und daß auch unter den Grad-I- und Grad-II-Gliomen die Mehrheit der Tumoren FAL-negativ ist. Da das Epitop aber in vielen normalen und reaktiven Gliazellen vorkommt, bedeutet dies, daß der Nachweis von FAL bei der Unterscheidung zwischen neoplastischer Glia und normaler bzw. reaktiver Glia helfen kann. Außerdem können in beschränktem Ausmaß auch Informationen für das Grading der Gliome gewonnen werden, denn ein FAL-positives Gliom gehört mit sehr großer Wahrscheinlichkeit einer niedrigen Dignitätsstufe an.

Zu den potentiell FAL-positiven nicht-gliogenen Tumoren gehören Karzinommetastasen, Meningeome, maligne Melanome, Germinome und Kraniopharyngeome. Wichtig ist ferner das Vorkommen in Hodgkin- und Reed-Sternberg-Zellen der Lymphogranulomatose und in einem Teil der Non-Hodgkin-Lymphome und Leukämien. Weiterhin eignet sich FAL sehr gut zum immunhistochemischen Nachweis myelomonozytärer Zellen an Paraffinschnitten.

Ad 3: 182 Tumoren des Nervensystems wurden immunhistochemisch mit dem *Ki-67*-Antikörper untersucht. Hierbei fanden sich für die Gliome der WHO-Grade I und II Proliferationsindizes zwischen <1% für pilozytische Astrozytome und 3,8% für Mischgliome. Einzelne Tumoren aus dieser Gruppe wiesen allerdings Werte bis zu 8,5% auf. Für die anaplastischen Gliome des WHO-Grades III ergaben sich signifikant höhere Mittelwerte, die zwischen 7,1% für anaplastische Astrozytome und 13,7% für anaplastische Mischgliome lagen. Auch in dieser Gruppe war eine breite Streuung der Einzelwerte zwischen 1,3% und 29% zu beobach-

ten. In Glioblastomen zeigte sich eine vergleichbare Streubreite (<1%-28%) bei einem Mittelwert von 9,7%. In Rezidivgliomen ergaben sich sehr unterschiedliche Ergebnisse, wobei ein Teil der Tumoren vergleichbare Werte wie primäre Gliome des jeweiligen Typs zeigten, während einzelne Fälle sehr hohe Proliferationsindizes bis zu 53% aufwiesen.

Für elf Medulloblastome ergab sich ein Mittelwert von 18,1% bei einer ebenfalls beträchtlichen Streubreite zwischen 5% und 42%. Die gutartigen Neurinome hatten stets sehr niedrige Ki-67-Indizes von <1%, wohingegen ein mehrfach rezidiviertes anaplastisches Neurinom 22% Ki-67-positive Tumorzellen enthielt. Für 28 gutartige Meningeome ergab sich ein Mittelwert von 1,2%, bei einer Streubreite der Einzelwerte zwischen 0% und 5%. Ein anaplastisches Rezidivmeningeom hatte einen Ki-67-Index von 10%.

In der heterogenen Gruppe der Karzinommetastasen fanden sich Ki-67-Werte zwischen <1% in gut differenzierten Tumoren und bis zu 46% in entdifferenzierten Karzinomen. Der Mittelwert für 20 Karzinommetastasen lag bei 18,4%.

Außer den genannten Tumoren wurde noch eine Reihe weiterer primärer und metastatischer Tumoren untersucht. Insgesamt zeigen die Ergebnisse, daß eine Korrelation der statistischen Ki-67-Werte zum konventionellen Grading gemäß der WHO-Klassifikation besteht. Allerdings sind innerhalb der jeweiligen Tumorgruppen erheblich Streubreiten der Einzelwerte zu beobachten. Dies bedeutet, daß das Grading im Einzelfall nach wie vor anhand konventioneller Kriterien für Anaplasie zu erfolgen hat. Die Ki-67-Methode kann hierzu nützliche Zusatzinformationen liefern, deren prognostische Relevanz allerdings noch in klinischen Verlaufstudien geklärt werden muß.

Ad 4: Die Expression des *epidermalen Wachstumsfaktorrezeptors (EGFr)* wurde an 112 Tumoren des Nervensystems mittels eines spezifischen monoklonalen Antikörpers untersucht. EGFr-Immunreaktivität fand sich in 79% (23/29) der hochgradig malignen Gliome, wohingegen nur 9% (2/22) der niedriggradigen Gliome EGFr-positive Tumorzellen enthielten. Außerdem war EGFr in der Mehrheit (16/18) der Meningeome in schwacher Ausprägung vorhanden, wobei hier keine Assoziation zu bestimmten Subtypen oder zum Malignitätsgrad zu beobachten war. Von 14 Karzinommetastasen waren 8 EGFr-positiv. Unter 11 Medulloblastomen und 2 zerebralen PNET enthielt nur ein Tumor einzelne EGFr-positive Tumorzellen. Bei den Neurinomen waren 6 gutartige Tumoren EGFr-negativ, während ein mehrfach rezidiviertes anaplastisches Neurinom stark positiv reagierte. Andere Tumoren, darunter verschiedene neuronale Geschwülste, ein malignes Melanom, ein malignes Lymphom, drei

Plasmozytome und eine intrazerebrale Rhabdomyosarkommetastase, waren EGFr-negativ. Diese Resultate zeigen, daß die Expression von EGFr in Tumoren des Nervensystems vom jeweiligen Tumortyp abhängt und in der Gruppe der Gliome und der Neurinome zum Malignitätsgrad korreliert. Eine eindeutige positive Relation zur Ki-67-Proliferationsaktivität ließ sich allerdings nicht verifizieren.

In Untersuchungen an 135 Tumoren des Nervensystems zum Nachweis des *Nervenwachstumsfaktorrezeptors (NGFr)* fand sich eine konstante Immunreaktivität in der Gruppe der Tumoren mit Abstammung von der Neuralleiste, darunter Neurinome, Neurofibrome und Ganglioneurome. In Tumoren des zentralen Nervensystems waren lediglich pilozytische Astrozytome regelmäßig NGFr-positiv, während alle übrigen Gliome entweder NGFr-negativ waren oder nur wenige positive Tumorzellen enthielten. Unter den nichtgliogenen Tumoren fanden sich nur ganz vereinzelt NGFr-positive Tumoren aus der Gruppe der Medulloblastome, der Hypophysenadenome, der Meningeome und der Plasmozytome. Karzinommetastasen und Plexuspapillome waren konstant NGFr-negativ. Diese Ergebnisse belegen, daß die Expression von NGFr in Tumoren des Nervensystems sehr heterogen ist und keine enge Assoziation zu bestimmten Tumortypen, Malignitätsgraden oder zur Ki-67-Proliferationsaktivität besteht.

Die Expression des *Transferrinrezeptors (Tr)* wurde immunhistochemisch mit Hilfe des monoklonalen Antikörpers 2EB an Gefrierschnitten von 101 Tumoren des zentralen und peripheren Nervensystems untersucht und mit der Ki-67-Proliferationsaktivität verglichen. Außer einer Anfärbung von normalen und proliferierten Gefäßendothelzellen sowie einzelner infiltrierender Lymphozyten ergab sich in den Gliomen eine heterogene Markierung entlang der Zelloberfläche und im Zytoplasma der Tumorzellen. Hierbei war der Anteil der Tr-positiven Tumorzellen abhängig vom WHO-Grad der Gliome, d.h. niedriggradige Gliome des WHO-Grades I oder II waren entweder Tr-negativ oder enthielten nur wenige positive Zellen, während unter den anaplastischen Gliomen (WHO-Grad III und IV) in allen Fällen Tr-positive Gliomzellen, zumeist in größerer Anzahl, vorhanden waren. Insbesondere unter den Glioblastomen war die Mehrheit der Fälle sehr stark Tr-positiv. Außer zum WHO-Grading korrelierte die Tr-Expression auch zur Ki-67-Proliferationsaktivität. Unter den nicht-gliösen Tumoren reagierten sieben von neun Karzinommetastasen, ein metastatisches intrazerebrales Rhabdomyosarkom, ein intrazerebrales malignes Non-Hodgkin-Lymphom sowie zwei von vier Plasmozytomen stark Tr-positiv. In Meningeomen enthielt die Mehrheit der Tumoren ebenfalls Tr-positive Tumorzellen, die allerdings im Vergleich zu den malignen

Gliomen oder den Karzinommetastasen nur schwach angefärbt waren. Die erhöhte Expression des Transferrinrezeptors in verschiedenen anaplastischen Tumoren des Nervensystems deutet auf eine potentielle Verwertbarkeit des immunhistochemischen Tr-Nachweises als Hilfsmittel für das Tumorgrading.

Die Espression des *c-neu-Onkoproteins* wurde an Gefrierschnitten von 101 Tumoren des Nervensystems mit dem monoklonalen Antikörper 9G6 untersucht. Hierbei ergab sich eine starke Immunreaktivität in der Mehrheit der Karzinommetastasen, wobei insbesondere Adenokarzinommetastasen sehr stark markiert waren. Die Immunreaktivität war überwiegend Zellmembranassoziiert. Daneben war in einigen Fällen aber auch eine zytoptasmatische Anfärbung zu beobachten. Außer den Karzinommetastasen reagierten lediglich Meningeome und eins von vier untersuchten Neurinomen c-neu-positiv. In sämtlichen neuroepithelialen Geschwülsten, einschließlich der wichtigsten Gliomtypen und der Medulloblastome, ergab sich keine Immunreaktivität. Somit scheint eine Überexpression des neu-Onkoproteins in gliogenen und anderen neuroepithelialen Tumoren keine wesentliche Rolle zu spielen. In der Diagnostik kann der immunhistochemische Nachweis des c-neu-Onkoproteins allerdings zur Unterscheidung zwischen Karzinommetastasen und Meningeomen, die in einem hohen Prozentsatz positiv sind, und neuroepithelialen Tumoren, die regelmäßig negativ sind, beitragen.

Der Nachweis von *Proteinkinase C (PKC)* erfolgte mit Hilfe des monoklonalen Antikorpers CS an Gefrierschnitten von 126 Tumoren des Nervensystems. Außer einer starken Immunreaktivität im Zytoplasma norrnaler und reaktiver Astrozyten fanden sich in allen untersuchten Gliomen PKC-positive Tumorzellen. PKC-Immunreaktivitat war in niedriggradigen Astrozytomen und in Subependymomen am stärksten ausgeprägt. In den anderen Gliomtypen, insbesondere den anaplastischen Tumoren, war die Expression heterogener und in der Regel auf einen Teil der Tumorzellen beschränkt. In Doppelmarkierungsexperimenten konnte eine inverse Relation zwischen der Expression von Ki-67 und PKC festgestellt werden, d.h. Ki-67-positive Gliomzellen waren zumeist PKC-negativ und umgekehrt. Außer in den Gliomen waren nur in einem Teil der Meningeome und der Neurinome sowie in einem kapillären Hämangioblastom PKC-positive Tumorzellen vorhanden. Der Nachweis von PKC mit dem monoklonalen Antikörper C5 kann daher Zusatzinformationen für die Differentialdiagnostik und das Grading der Tumoren des Nervensystems liefern.

Ad 5: An insgesamt 104 durch transplazentare Applikation von Äthylnitrosoharnstoff (ENU) induzierten Gliomen der Ratte wurde immunhistochemisch die Expression von GFAP, Vimentin, Neurofilamenten, Zytokeratinen, S-100, NSE, HNK-1 und FAL untersucht. Immunreaktivität für GFAP war sehr stark in reaktiven Astrozyten, während neoplastische Astrozyten nur in einem Teil der Tumoren GFAP-positiv waren. Ganz vereinzelt fanden sich zudem oligodendrogliöse Tumorzellen mit positivem Zytoplasma. *Vimentin* war dagegen außer in Tumorgefäßen und sarkomatösen Arealen in vielen astrozytären Tumorzellen und in den zumeist in Form von Medulloblastom-artigen Nestern zusammengelagerten, kleinen anaplastischen Gliomzellen vorhanden, während die typischen Oligodendrogliomzellen in der Regel negativ waren. Ein ähnliches Expressionsmuster ergab sich für *S-100,* wobei dieses Protein zusätzlich noch in einem Teil der oligodendrogliösen Tumorzellen exprimiert wurde. *Neurofilamente* und *Zytokeratine* waren in ENU-induzierten Gliomen ebensowenig vorhanden wie das FAL-*Epitop.* Immunreaktivität für NSE fand sich nur in wenigen Fällen in astrozytären Gliomzellen. Die oligodendrogliösen Tumorzellen waren charakteristischerweise immer sehr stark *HNK-1*-positiv.

Aus diesen Untersuchungen resultiert ein ziemlich exaktes Bild über die zellulären Differenzierungen in ENU-induzierten Gliomen der Ratte. Diese Tumoren sind wie die entsprechenden menschlichen Geschwülste sehr heterogen und enthalten Tumorzellen, die phänotypisch unterschiedlichen Differenzierungsstufen sowohl in oligodendrogliöser als auch in astrozytärer Richtung entsprechen. Sie stellen somit ein gut charakterisiertes Modellsystem für die Gliome des menschlichen Nervensystems dar.

In weitergehenden Experimenten mittels Immunzytochemie und der Westernblot-Technik wurde die Expression von Differenzierungsantigenen in den beiden Rattengliomklonen *RG2* und *F98* untersucht. Beide Klone wurden aus ENU-induzierten Rattengliomen isoliert, zeigen jedoch charakteristische Unterschiede in Wachstumsverhalten, Morphologie und Antigenexpression. RG2 enthält als Intermediärfilament in vitro lediglich Vimentin, während F98 insbesondere in konfluenten Kulturen zusätzlich noch GFAP koexprimiert. Als syngene intrazerebrale Transplantationstumoren sind beide Klone ebenfalls stark Vimentin-positiv. In RG2-Tumoren finden sich allerdings hier vereinzelt GFAP-positive Tumorzellen. F98-Tumoren zeigen dagegen eine weitverbreitete GFAP-Expression. Sowohl in der Zellkultur als auch als Transplantationstumor ist F98 Fibronektin-positiv, wohingegen RG2 dieses Protein nicht bildet. Beide Klone sind einheitlich S-100-positiv und negativ für Zytokeratine, Neurofilamente, Desmin, HNK-1, MBP und FAL.

Durch diese Untersuchungen wurden RG2 und F98 zum ersten Mal umfassend immunchemisch charakterisiert. Beide Klone stellen somit ein exzellentes Modell für weitergehende experimentelle Untersuchungen in der Zellkultur und an Transplantationstumoren dar.

Die unter 1 bis 5 vorgestellten eigenen Resultate werden in der vorliegenden Monographie unter eingehender Berücksichtigung der relevanten Literatur diskutiert, so daß ein aktueller Überblick über die gegenwärtigen Möglichkeiten und Grenzen der Immunhistologie in der humanen und experimentellen Neuroonkologie gegeben wird.

Literaturverzeichnis

Abenoza P, Sibley RK (1986) Chordoma: An immunohistologic study. Hum Pathol 17:744-747

Abo T, Balch CM (1981) A differentiation antigen of human NK and K cells identified by a monoclonal antibody (HNK-1). J Immunol 127:1024-1029

Achtstätter T, Moll R, Anderson A, Kuhn C, Pitz S, Schwechheimer K, Franke WW (1986) Expression of glial filament protein (GFP) in nerve sheaths and non-neural cells re-examined using monoclonal antibodies, with special emphasis on the co-expression of GFP and cytokeratins in epithelial cells of human salivary gland and pleomorphic adenomas. Differentiation 31:206-237

Adams EF, Schrell UMH, Fahlbusch R (1989) Stimulatory effect of epidermal growth factor and a 57k autocrine factor on growth of meningiomas in cell culture. J Neurooncol 7 Suppl:S3 (abstract)

Aguzzi A, Wiestler OD, Kleihues P (1988) Differenzierung im Medulloblastom: Immunhistochemische Untersuchung an 247 Fällen der Therapiestudie SiOP/GPO MED 84. Verh Dtsch Ges Pathol 72:284-287

Alguacil-Garcia A, Pettigrew NM, Sima AAF (1986) Secretory meningioma. A distinct subtype of meningioma. Am J Surg Pathol 10:102-111

Ali IU, Campbell G, Liderau R, Callahan R (1988) Amplification of c-erbB-2 and aggressive human breast tumors. Science 240:1795-1796

Alitalo K, Koskinen P, Mäkelä TP, Saksela K, Sistonen L, Winqvist R (1987) Myc oncogenes: activation and amplification. Biochim Biophys Acta 907:1-32

Allegranza A, Mariani C, Giardini R, Brambilla MC, Boeri R (1984) Primary malignant lymphomas of the central nervous system: a histological and imunohistolgical study of 12 cases. Histopathology 8:781-791

Alles JU, Bosslet K, Schachenmayr W (1986) Hemangioblastoma of the cerebellum - an immunocytochemical study. Clin Neuropathol 5:238-241

Altmannsberger M (1988) Intermediärfilamentproteine als Marker in der Tumordiagnostik. Gustav Fischer Verlag, Stuttgart, New York

Altmannsberger M, Alles JU, Fitz H, Jundt G, Osborn M (1986) Mesenchymale Tumormarker. Verh Dtsch Ges Pathol 70:51-63

Altmannsberger M, Osborn M, Schauer A, Weber K (1981) Antibodies to different intermediate filament proteins are cell type specific markers on fixed and paraffin embedded human tissues. Lab Invest 45:427-434

Altmannsberger M, Osborn M, Treuner J, Hölscher A, Weber K, Schauer A (1982) Diagnosis of human childhood rhabdomyo-sarcoma by antibodies to desmin, the structural protein of muscle specific intermediate filaments. Virchows Archiv B (Cell Pathol) 39:203-215

Altmannsberger M, Weber K, Droste R, Osborn M (1985) Desmin is a specific marker for rhabdomyosarcomas of human and rat origin. Am J Pathol 118:85-95

Anderton BH, Thorpe R, Cohen J, Selvendran S, Woodhams P (1980) Specific neuronal localization by immunofluorescence of 10 nm filament polypeptides. J Neurocytol 9:835-844

Andrew SM, Gradwell E (1986) Immunoperoxidase labelled antibody staining in differential diagnosis of central nervous system haemangioblastomas and central nervous system metastases of renal carcinomas. J Clin Pathol 39:917-919

Antonicek H, Persohn E, Schachner M (1987) Biochemical and functional characterization of a novel neuron-glia adhesion molecule that is involved in neuronal migration. J Cell Biol 104:1587-1595

Arita N, Hayakawa T, Izumoto S, Taki T, Ohnishi T, Yamamoto H, Bitoh S, Mogami H (1989) Epidermal growth factor receptor in human glioma. J Neurosurg 70:916-919

Ariza A, Bilbao J, Rosai J (1988) Immunohistochemical detection of epithelial membrane antigen in normal perineurial cells and perineurioma. Am J Surg Pathol 12:678-683

Ariza A, Fernandez LA, Inagami T, Kim JH, Manuelidis EE (1988) Renin in glioblastoma multiforme and its role in neovascularization. Am J Clin Pathol 90: 437-441

Artlieb U, Krepler R, Wiche G (1985) Expression of microtubule-associated proteins, MAP-1 and MAP-2, in human neuroblastomas and differential diagnosis of immature neuroblasts. Lab Invest 53:684-691

Asa SL, Kovacs K, Bilbao JM, Penz G (1981) Immunohistochemical localization of keratin in craniopharyngiomas and squamous cell nests of the human pituitary. Acta Neuropathol (Berl) 54:257-260

Athanasou NA, Quinn J, McGee JOD (1987) Leucocyte common antigen is present on osteoclasts. J Pathol 153:121-126

Auerbach HE, Brooks JJ (1987) Alveolar soft part sarcoma - Clinicopathologic and immumohistemical study. Cancer 60:66-73

Augusti-Tocco G, Sato G (1969) Establishment of functional clonal cell lines of neurons from mouse neuroblastoma. Proc Natl Acad Sci USA 64:311-315

Autilio-Gambetti L, Sipple J, Sudilovsky O, Gambetti P (1982) Intermediate filaments of Schwann cells. J Neurochem 38:774-780

Azumi N, Battifora H (1987) The distribution of vimentin and keratin in epithelial and nonepithelial neoplasms. Am J Clin Pathol 88:286-296

Backhovens H, Gheuens J, Slegers H (1987) Expression of glial fibrillary acidic protein in rat C6 glioma relates to vimentin and is independent of cell-cell contact. J Neurochem 49:348-354

Bailey P Cushing H (1926) A classification of the tumors of the glioma group on a histogenetic basis with correlation study of prognosis. Lippincott, Philadelphia

Bailey P Cushing H (1930) Die Gewebsverschiedenheit der Gliome und ihre Bedeutung für die Prognose. Fischer, Jena

Baker DL, Reddy UR, Pleasure D, Thorpe CL, Evans AE, Cohen PS, Ross AH (1989) Analysis of nerve growth factor receptor expression in human neuroblastoma and neuroepithelioma cell lines. Cancer Res 49:4142-4146

Banks P, Helle K (1965) The release of protein from the stimulated adrenal medulla. Biochem J 97:40c (abstract)

Bansal R, Pfeiffer SE (1987) Regulated galactolipid synthesis and cell surface expression in Schwann cell line D6P2T. J Neurochem 49:1902-1911

Bargmann CI, Hung MC, Weinberg RA (1986a) The neu oncogene encodes an epidermal growth factor receptor-related protein. Nature 319:226-230

Bargmann CI, Hung MC, Weinberg RA (1986b) Multiple independent activations of the neu oncogene by a point mutation altering the transmembrane domain of p185. Cell 45:649-657

Barnard RO, Scott T (1980) A note on the nature of eosinophilic granular bodies in astrocytic gliomas. Acta Neuropathol (Berl) 50:245-247

Batsakis JG (1986) Intermediate filaments and salivary gland tumors. Am J Otolaryngol 7:231-232

Batsakis JG (1988) Alveolar soft-part sarcoma. Ann Otol Rhinol Laryngol 97:328-329

Battifora H, Sheibani K, Tubbs RR, Kopinski MI, Sun TT (1984) Antikeratin antibodies in tumor diagnosis. Distinction between seminoma and embryonal carcinoma. Cancer 54:843-848

Baudier J, Briving C, Deinum J, Haglid K, Sörskog L, Wallin M (1982) Effect of S-100 proteins and calmodulin on Ca^{2+}-induced disassembly of brain microtubule proteins in vitro. FEBS Lett 147:165-167

Becker I, Paulus W, Roggendorf W (1989) Histogenesis of stromal cells in cerebellar hemangioblastomas. An immunohistochemical study. Am J Pathol 134:271-275

Bell C, Harsh G, Rosenblum M, Meltzer P, Trent J (1986) Numeric and structural alterations of chromosome 7 in human brain tumors: correlation with expression of epidermal growth factor receptor (EGFR). Proc Annu Meet Am Assoc Cancer Res 27:37 (abstract)

Bell DA, Flotte TJ, Bhan AK (1987) Immunohistochemical characterization of seminoma and its inflammatory cell infiltrate. Hum Pathol 18:511-520

Bellon G, Caulet T, Cam Y, Pluot M, Poulin G, Pytlinska M, Bernard MH (1985) Immunohistochemical localization of macromolecules of the basement membrane and extracellular matrix of human gliomas and meningiomas. Acta Neuropathol (Berl) 66:245-252

Benda P, Lightbody J, Sato G, Levine L, Sweet W (1968) Differentiated rat glial cell strain in tissue culture. Science 161:370-371

Benda P, Someda K, Messer J, Sweet W (1971) Morphological and immunochemical studies of rat glial tumors and clonal strains propagated in culture. J Neurosurg 34:310-323

Benedum UM, Baeuerle PA, Konecki DS, Frank R, Powell J, Mallet J, Huttner WB (1986) The primary structure of bovine chromogranin A: a representative of a class of acidic secretory proteins common to a variety of peptidergic cells. EMBO J 5:1495-1502

Benedum UM, Lamouroux A, Konecki DS, Rosa P, Hille A, Baeuerle PA, Frank R, Lottspeich F, Mallet J, Huttner WB (1987) The primary structure of human secretogranin I (chromogranin B): comparison with chromogranin A reveals homologous terminal domains and large intervening variable region. EMBO J 6:1203-1211

Beneski DA, Donoso LA, Edelberg KE, Magargal LE, Folberg R, Merryman C (1984) Human retinal S-antigen: isolation, purification, and characterization. Invest Ophthalmol Vis Sci 25:686-690

Bensch KG, Tanaka S, Hu SZ, Wang TSF, Korn D (1982) Intracellular localization of human DNA polymerase alpha with monoclonal antibodies. J Cell Biol 257:8391-8396

Berger MS, Greenfield C, Gullick WJ, Haley J, Downward J, Neal DE, Harris AL, Waterfield MD (1987a) Evaluation of epidermal growth factor receptors in bladder tumours. Br J Cancer 56:533-537

Berger MS, Gullick WJ, Greenfield C, Evans S, Addis BJ, Waterfield MD (1987b) Epidermal growth factor receptors in lung tumors. J Pathol 152:297-307

Berger MS, Locher GW, Saurer S, Gullick WJ, Waterfield MD, Groner B, Hynes NE (1988) Correlation of c-erbB-2 gene amplification and protein expression in human breast carcinoma with nodal status and nuclear grading. Cancer Res 48:1238-1243

Bernstein ID, Self S (1986) Joint report of the myeloid section of the 2nd international workshop on leucocyte differentiation antigens. In: Leucocyte typing II, edited by Reinherz EL, Haynes BF, Nadler LM, Bernstein ID, Springer Verlag, Berlin Heidelberg New York, pp. 1-25

Berridge MJ (1987) Inositol triphosphate and diacylglycerol: two interacting second messengers. Annu Rev Biochem 56:159-193

Betsholtz C, Johnsson A, Heldin CH, Westermark B, Lind P, Urdea MS, Eddy R, Shows TB, Philpott K, Mellor AL, Knott TJ, Scott J (1986) cDNA sequence and chromosomal localization of human platelet-derived growth factor A-chain and its expression in tumour cell lines. Nature 320:695-699

Betsholtz C, Westermark B, Heldin CH (1984) Coexpression of a PDGF-like growth factor and PDGF receptors in a human osteosarcoma cell line: implications for autocrine receptor activation. Cell 39:447-457

Bhat S, Silberberg DH (1987) C6 glioma cells express modified neural-cell adhesion molecule-like glycoproteins. Brain Res 412:144-147

Bignami A, Eng LF, Dahl D, Uyeda CT (1972) Localization of the glial fibrillary acidic protein in astrocytes by immunofluorescence. Brain Res 43:429-435

Bignami A, Raju T, Dahl D (1982) Localization of vimentin, the nonspecific filament protein, in embryonal glia and in early differentiating neurons. Biol 91:286-295

Bigner DD, Pegram C (1976) A review of virus-induced experimental brain tumors and of the putative association of viruses with human brain tumors. Adv Neurol 13:57-83

Bigner SH, Burger PC, Wong AJ, Werner MH, Hamilton SR, Muhlbaier LH, Vogelstein B, Bigner DD (1988a) Gene amplification in malignant human gliomas: clinical and histopathological aspects. J Neuropathol Exp Neurol 47:191-205

Bigner SH, Mark J, Burger PC, Mahaley MS, Bullard DE, Muhlbaier LH, Vogelstein B, Bigner DD (1988b) Specific chromosomal abnormalities in malignant gliomas. Cancer Res 88:405-

Bigner SH, Mark J, Vogelstein B, Friedman HS, Bigner DD (1989) Cytogenetics and molecular genetics of brain tumors: malignant gliomas and medulloblastomas. J Neurooncol 7 Suppl:S6 (abstract)

Bilzer T, Reifenberger G, Wechsler W (1989a) Induction of brain tumors by nitrosoureas: molecular biology, neuropathology and experimental studies. Neurotoxicol Teratol 11:551-556

Bilzer T, Reifenberger G, Tajika Y, Wechsler W (1989b) Immunochemical analysis of desmin expression in human brain tumors. Clin Neuropathol 8: 221 (abstract)

Birchmeier C, Sharma S, Wigler M (1987) Expression and rearrangement of the ROS1 gene in human glioblastoma cells. Proc Natl Acad Sci USA 84:9270-9274

Bird JM, Kimber SJ (1984) Oligosaccharides containing fucose linked ß(1-3) and ß(1-4) to N-acetylglucosamine cause decompaction of mouse morulae. Dev Biol 104:449-460

Birrel K, Ellis IO, Bell J, Elston CW, Blarney RW (1987) Immunocytochemical staining with Ki-67 in human breast carcinoma in relationship to prognostic factors including mitotic frequence and a prognostic index. J Pathol 152:263A (abstract)

Bishop AE, Polak JM, Facer P, Ferri GL, Marangos PJ, Pearse AGE (1982) Neuron specific enolase: a common marker for the endocrine cells and innervation of the gut and pancreas. Gastroenterology 83:902-915

Bishop M, De la Monte SM (1989) Dual lineage of astrocytomas. Am J Pathol 135:517-527

Bissel MG, Eng LF, Herman MM, Bensch KG, Miles LEM (1975) Quantitative increase of neuroglia-specific GFA protein in rat C6 glioma cells in vitro. Nature 255:633-634

Bjornsson J, Scheithauer BW, Okazaki H, Leech RW (1985) Intracranial germ cell tumors: pathobiological and immunohistochemical aspects of 70 cases. J Neuropathol Exp Neurol 44:32-46

Björklund B, Björklund V (1957) Antigenicity of pooled human malignant and normal tissues by cytoimmunological technique: presence of an insoluble, heat-labile tumor antigen. Int Arch Allergy 10:153-184

Black P, Maxwell M, Antoniades H, Schoene W, Morris J (1989) Expression of PDGF-related genes in human astrocytomas. J Neurooncol 7 Suppl:S19 (abstract)

Blaschko H, Comline RS, Schneider FH, Silver M, Smith AD (1967)Secretion of a chromaffin granule protein, chromogranin, from the adrenal gland after splanchnic stimulation. Nature 215:58-59

Blumberg PM (1988) Protein kinase C as the receptor for the phorbol ester tumor promotors: sixth rhoads memorial award lecture. Cancer Res 48:1-8

Bock E, Dissing J (1975) Demonstration of enolase activity connected to the brain specific protein 14.3.2. Scand J Immunol (Suppl 2) 4:31-36

Bock E, Richter-Landsberg C, Faissner A, Schachner M (1985)Demonstration of immunochemical identity between the nerve growth factor inducible large external (NILE) glycoprotein and the cell adhesion molecule L1. EMBO J 4:2765-2768

Böcker W, Dralle H, Dorn G (1981) Thyreoglobulin: An immunohistochemical marker in thyroid disease. In: Diagnostic immunohistochemistry, edited by DeLellis RA, Masson, New York, pp. 37-59

Bohle B, Waldherr R, Schwechheimer K, Moldenhauer G, Momburg F (1986) Immunhistochemische Charakterisierung von Nierenzellkarzinomen. Verh Dtsch Ges Pathol 70:274-278

Böhling T, Haltia M, Rosenlöf K, Fyhrquist F (1987) Erythropoietin in capillary hemangioblastoma - an immunohistochemical study. Acta Neuropathol (Berl) 74:324-328

Bolen JW, Hammar SP, McNutt MA (1986) Reactive and neoplastic serosal tisue: a light microscopic, ultrastructural, and immunocytochemical study. Am J Surg Pathol 10:34-47

Bonnin JM, Colon LE, Morawetz RB (1987) Focal glial differentiation and oncocytic transformation in choroid plexus papilloma. Acta Neuropathol (Berl) 72:277-280

Bonnin JM, Garcia JH (1987) Primary malignant non-Hodgkin's lymphoma of the central nervous system. Pathol Annu 22:353-375

Bonnin JM, Perentes E (1988) Retinal S-antigen immunoreactivity in medulloblastomas. Acta Neuropathol (Berl) 76:204-207

Bonnin JM, Rubinstein LJ (1984) Immunohistochemistry of central nervous system tumors. Its contributions to neurosurgical diagnosis. J Neurosurg 60:1121-1133

Bonnin JM, Rubinstein LJ, Papasozomenos SC, Marangos PJ (1984) Subependymal giant cell astrocytoma. Significance and possible cytogenic implications of an immunohistochemical study. Acta Neuropathol (Berl) 62:185-193

Brandt SJ, Niedel JE, Bell RM, Young WS (1987) Distinct patterns of expression of different protein kinase C mRNAs in rat tissues. Cell 49:57-63

Braun M, Grasso A, Wechsler W (1976) 14.3.2. protein in rat primary and transplanted gliomas and neurinomas and in clonal cell lines. Exp Brain Res 25:93-97

Bravo R, Burckhardt J, Curran T, Müller R (1985) Stimulation and inhibition of growth by EGF in different A431 cell clones is accompanied by the rapid induction of c-fos and c-myc protooncogenes. EMBO J 4:1193-1197

Bravo R, Celis JE (1980) A search for differential polypeptidesynthesis throughout the cell cycle of HeLa cells. J Cell Biol 84:795-802

Bravo R, Frank R, Blundell PA, MacDonald-Bravo H (1987) Cyclin/ PCNA is the auxiliary protein of DNA polymerase alpha. Nature 326:515-517

Brockhaus M, Magnani JL, Herlyn M, Blaszcyk M, Steplewski Z, Koprowski H, Ginsburg V (1982) Monoclonal antibodies directed against the sugar sequence of lacto-N-fucopentaose III are obtained from mice immunized with human tumors. Arch Biochem Biophys 217:647-651

Brodeur GM, Fong C, Wasson J, Norman D, White P, Schneider S, Azar C, Saylors R, Novak NS, DiGiuseppi J, Seeger R, Castleberry R (1989) Significance of N-myc amplification and chromosome 1p deletion in human neuroblastomas. J Neurooncol 7 Suppl:S8 (abstract)

Brodeur GM, Seeger RC, Schwab M, Varmus HE, Bishop JM (1984) Amplification of N-myc in untreated human neuroblastomas correlated with advanced disease stage. Science 224:1121-1124

Brooks JJ, LiVolsi VA, Trojanowski JQ (1987) Does chondroid chordoma exist? Acta Neuropathol (Berl) 72:229-235

Brown DC, Theaker JM, Banks PM, Gatter KC, Mason DY (1987) Cytokeratin expression in smooth muscle and smooth muscle tumours. Histopathology 11:477-486

Budka H (1986) Non-glial specificities of immunocytochemistry for the glial fibrillary acidic protein (GFAP). Triple expression of GFAP, vimentin and cytokeratins in papillary meningioma and metastasizing renal carcinoma. Acta Neuropathol (Berl) 72:43-54

Budka H, Majdic O (1985) Shared antigenic determinants between human hematopoietic cells and nervous tissues and tumors. Acta Neuropathol (Berl) 67:58-66

Bullon MM, Alvarez-Gago T, Fernandez-Ruiz B, Aguirre C (1984) Glial fibrillary acidic protein (GFAP) in spinal cord of postnatal rat. An immunoperoxidase study in semithin sections. Dev Brain Res 14:129

Bunn PA, Linnoila I, Minna JD, Carney D, Gazdar AF (1985) Small cell lung cancer, endocrine cells of the fetal bronchus, and other neuroendocrine cells express the Leu-7 antigenic determinant present on natural killer cells. Blood 65:764-768

Burger PC, Grahmann FC, Bliestle A, Kleihues P (1987) Differentiation in medulloblastoma - A histological and immunohistochemical study. Acta Neuropathol (Berl) 73:115-123

Burger PC, Shibata T, Kleihues P (1986) The use of the monoclonal antibody Ki-67 in the identification of proliferating cells: application to surgical pathology. Am J Surg Pathol 10:611-617

Burns BF, Dardick I, Parks WR (1988) Intermediate filament expression in normal parotid glands and pleomorphic adenomas. Virchows Archiv A (Pathol Anat) 413:103-112

Burns CP, Rozengurt E (1983) Serum, platelet derived growth factor, vasopressin and phorbol esters increase intracellular pH in Swiss 3T3 cells. Biochem Biophys Res Commun 116:931-938

Caillaud JM, Benjelloun S, Bosq J, Braham K, Lipinski M (1984) HNK-1-defined antigen detected in paraffin-embedded neuroectodermal tumors and those derived from cells of the amine precursor uptake and decarboxylation system. Cancer Res 44:4432-4439

Calissano P, Bangham AD (1971) Effect of two brain specific proteins (S-100 and 14.3.2.) on cation diffusion across artificial lipid membranes. Biochem Biophys Res Commun 43:504-509

Calvo F, Martin PM, Jabrane N, DeCremoux P, Magdelenat H (1987) Human breast cancer cells share antigens with the myeloid monocyte lineage. Br J Cancer 56:15-19

Cammer W (1984) Oligodendrocyte-associated enzymes. Adv Neurochem 5:199-225

Camp RC, Koestner A, Vinores SA, Capen CC (1984) The effect of nerve growth factor and antibodies to nerve growth factor on ethylnitrosourea-induced neoplastic proliferation in rat trigeminal nerves. Vet Pathol 21:67-73

Capella C, Riva C, Cornaggia M, Chiaravelli AM, Frigerio B (1988) Histopathology, cytology and cytochemistry of pheochromocytomas and paragangliomas including chemodectomas. Path Res Pract 183:176-187

Carbone A, Manconi R, Poletti A, Volpe R, Santi L (1985) S-100 protein immunostaining in cells of dendritic morphology within reactive germinal centers by ABC immunoperoxidase method. Virchows Archiv A (Pathol Anat) 406:27-32

Cardesa A, Ribalta T, Vogeley KT, Reifenberger G, Wechsler W, Turusov VS (1990) Tumours of the peripheral nervous system. In: Pathology of tumours in laboratory animals: tumours of the rat, edited by Turusov VS, WHO (IARC scientific publications), Lyon (in press)

Carlei F, Polak JM, Ceccamea A, Marangos PJ, Dahl D, Cocchia D, Michetti F, Lezoche E, Speranza V (1984) Neuronal and glial markers in tumors of neuroblastic origin. Virchows Archiv A (Pathol Anat) 404:313-324

Carney DN, Teeling M (1988) Neuron-specific enolase: how useful as a cancer marker? Eur J Cancer Res Clin Oncol 24:825-828

Carpenter D, Jackson T, Hanley MR (1987) Protein kinase Cs: coping with a growing family. Nature 325:107-108

Carpenter G, Cohen S (1975) Human epidermal growth factor and the proliferation of human fibroblasts. J Cell Physiol 88:227-238

Carstens C, Messe E, Zang KD, Blin N (1988) Human KRAS oncogene expression in meningioma. Cancer Lett 43:37-41

Carter RL, Al-Sams SZ, Corbett RP, Clinton S (1990) A comparative study of immunohistochemical staining for neuron-specific enolase, protein gene product 9.5 and S-100 protein in neuroblastoma, Ewing's sarcoma and other round cell tumours in children. Histopathology 16:461-467

Caselitz J, Jänner M, Breitbart E, Weber K, Osborn M (1983) Malignant melanomas contain only the vimentin type of intermediate filaments. Virchows Archiv A (Pathol Anat) 400:43-51

Caselitz J, Osborn M, Wustrov J, Seifert G, Weber K (1982) The expression of different intermediate filaments in human salivary glands and their tumours. Pathol Res Pract 175:266-278

Cavenee WK, Dryja TP, Phillips RA, Benedict WF, Godbout R, Gallie BL, Murphree AL, Strong LC, White RL (1983) Expression of recessive alleles by chromosomal mechanisms in retinoblastoma. Nature 305:779-784

Cavenee WK, Scrable HJ, James CD (1989) Molecular genetics of human cancer predisposition and progression. J Neurooncol 7 Suppl:S9 (abstract)

Celis JE, Celis A (1985) Cell cycle dependent variations in the distribution of the nuclear protein cyclin/proliferating cell nuclear antigen in cultured cells: subdivision of S-phase. Proc Natl Acad Sci USA 82:3262-3266

Chao MV, Bothwell MA, Ross AH, Koprowski H, Lanahan AA, Buck CR, Sehgal A (1986) Gene transfer and molecular cloning of the human NGF receptor. Science 232:518-521

Chatterjee A, Freeman JW, Busch H (1987) Identification and partial characterization of a Mr 40,000 nucleolar antigen associated with cell proliferation. Cancer Res 47:1123-1129

Chesa PG, Rettig WJ, Thomson TM, Old LJ, Melamed MR (1988) Immunohistochemical analysis of nerve growth factor receptor expression in normal and malignant human tissues. J Histochem Cytochem 36:383-389

Cho KG, DeArmond SJ, Barnwell S, Edwards MSB, Hoshino T (1988a) Proliferative characteristics of intracranial and spinal tumors of developmental origin. Cancer 62:740-748

Cho KG, Nagashima T, Barnwell S, Hoshino T (1988b) Flow cytometric determination of modal DNA population in relation to proliferative potential of human intracranial neoplasms. J Neurosurg 69:588-592

Choi BH, Kim RC (1984) Expression of glial fibrillary acidic protein in immature oligodendroglia. Science 223:407-409

Choi BH, Kim RC (1985) Expression of glial fibrillary acidic protein in immature oligodendroglia and its implications. J Neuroimmunol 8:215-235

Choi HSH, Anderson PJ (1985) Immunohistochemical diagnosis of olfactory neuroblastoma. J Neuropathol Exp Neurol 44:18-31

Chou DKH, Ilyas AA, Evans JE, Quarles RH, Jungalwala FB (1985) Structure of a glycolipid reacting with monoclonal IgM in neuropathy and with HNK-1. Biochem Biophys Res Commun 128:383-388

Chou DKH, Ilyas AA, Evans JE, Costello C, Quarles RH, Jungalwala FB (1986) Structure of sulphated glucuronyl glycolipids in the nervous system reacting with HNK-1 antibody and some IgM paraproteins in neuropathy. J Biol Chem 261:11717-11725

Cicero TJ, Cowan WM, Moore BW, Suntzeff V (1970) The cellular localization of the two brain specific proteins S-100 and 14.3.2.. Brain Res 18:25-34

Claesson-Welsh L, Eriksson A, Westermark B, Heldin CH (1989) cDNA cloning and expression of the human A-type platelet-derived growth factor (PDGF) receptor establishes structural similarity to the B-type PDGF receptor. Proc Natl Acad Sci USA 86:4917-4921

Clark HB, Hartmann BK (1981) S-100 protein as an immunohisto-chemical marker for neoplasms of glial and Schwann cell origin. J Neuropathol Exp Neurol 40:335 (abstract)

Clark HB, Minesky JJ, Agrawal D, Agrawal HC (1985) Myelin basic protein and P2 protein are not immunohistochemical markers for Schwann cell neoplasms. A comparative study using antisera to S-100, P2, and myelin basic proteins. Am J Pathol 121:96-121

Clark WC, Bressler J (1988) Transforming growth factor activity in tumors of the central nervous system. J Neurosurg 68:920-924

Clelland CA, Treip CS (1989) Histological differentiation of metastatic renal carcinoma in the cerebellum fom cerebellar hemangioblastoma in von Hippel-Lindau's disease. J Neurol Neurosurg Psychiatry 52:162-166

Coakham HB, Garson JA, Allen PM, Harper EZ, Brownell B, Kemshead JT, Lane EB (1985) Immunohistological diagnosis of central nervous system tumours using a monoclonal antibody panel. J Clin Pathol 38:165-173

Cocchia D (1981) Immuncytochemical localization of S-100 protein in the brain of adult rat - An ultrastructural study. Cell Tissue Res 214:529-540

Cocchia D, Michetti F (1981) S-100 antigen in satellite cells of the adrenal medulla and the superior cervical ganglion of the rat. An immunohistochemical and immunocytochemical study. Cell Tissue Res 215:103-112

Cocchia D, Michetti F, Donato R (1981) Immunochemical and immunocytochemical localization of S-100 antigen in normal human skin. Nature 294:85-87

Coffin CM, Mukai K, Dehner LP (1983) Glial differentiation in medulloblastomas - histogenetic insight, glial reaction, or invasion of brain?. Am J Surg Pathol 7:555-565

Coffin CM, Wick MR, Braun JT, Dehner LP (1986) Choroid plexus neoplasms. Clinicopathologic and immunohistochemical studies. Am J Surg Pathol 10:394-404

Cohen S (1960) Purification of a nerve-growth promoting protein from the mouse salivary gland and its neuro-cytotoxic antiserum. Proc Natl Acad Sci USA 46:302-311

Cohen S (1962) Isolation of a mouse submaxillary gland proteinaccelerating incisor eruption and eyelid opening in the newborn animal. J Biol Chem 247:7609-7611

Cohen S, Ushiro H, Stoschek C, Chinkers M (1982) A native 170,000 epidermal growth factor receptor-kinase complex from shed membrane vesicles. J Biol Chem 257:1523-1531

Cohn DV, Zangerle R, Fischer-Colbrie R, Chu LLH, Elting JJ, Hamilton JW, Winkler H (1982) Similarity of secretory protein I from parathyroid gland to chromogranin A from adrenal medulla. Proc Natl Acad Sci USA 79:6056-6059

Coindre JM, Rivel J, Trojani M, de Mascarel I, de Mascarel A (1986) Immunohistological study on chordomas. J Pathol 150:61-63

Coindre JM, de Mascarel A, Trojani M, de Mascarel I, Pages A (1988) Immunohistochemical study of rhabdomyosarcoma. Unexpected staining with S100 protein and cytokeratin. J Pathol 155:127-132

Cole MD (1986) The myc oncogene: its role in transformation and differentiation. Ann Rev Genet 20:361-384

Cole SPC, Mirski S, McGarry RC, Cheng R, Campling BG (1985) Differential expression of the Leu-7 antigen on human lung tumor cells. Cancer Res 45:4285-4290

Collins VP (1987) Pineocytoma with neuronal differentiation demonstrated immunocytochemically. A case report. Acta Pathol Microbiol Scand 95:113-117

Colombatti M, Bisconti M, Dell'Arciprete L, Gerosa MA, Tridente G (1988) Sensitivity of human glioma cells to cytotoxic heteroconjugates. Int J Cancer 42:441-448

Combs SG, Marder RJ, Minna JD, Mulshine JL, Polovina MR,Rosen ST (1984) Immunohistochemical localization of the immunodominant differentiation antigen lacto-N-fucopentaose III on normal adult and fetal tissues. J Histochem Cytochem 9:982-988

Conley FK (1979) The immunocytochemical localization of GFA protein in experimental murine tumors. Acta Neuropathol (Berl) 45:9-16

Coons AH, Creech HJ, Jones N, Berliner E (1942) The demonstration of pneumococcal antigen in tissues by the use of fluorescent antibody. J Immunol 45:159-170

Cooper D, Schermer A, Sun TT (1985) Biology of disease - Classification of human epithelia and their neoplasms using monoclonal antibodies to keratins: strategies, applications, and limitations. Lab Invest 52:243-256

Cordell JL, Falini B, Erber WN, Ghosh AK, Abdulaziz Z, MacDonald S, Pulford KAF, Stein H, Mason DY (1984) Immunoenzymatic labeling of monoclonal antibodies using immune complexes of alkaline phosphatase and monoclonal anti-alkaline phosphatase (APAAP complexes). J Histochem Cytochem 32:219-229

Cosgrove M, Fitzgibbons PL, Sherrod A, Parakama T, Chandrasoma T, Martin SE (1989) Intermediate filament expression in astrocytic neoplasms. Am J Surg Pathol 13:141-145

Coughlin SR, Lee WMF, Williams PW, Giels GM, Williams LT (1985) C-myc gene expression is stimulated by agents that activate protein kinase C and does not account for the mitogenic effect of PDGF. Cell 43:243-251

Coussens L, Parker PJ, Rhee L, Yang-Feng TL, Chen E, Waterfield MD, Francke U, Ullrich A (1986) Multiple, distinct forms of bovine and human protein kinase C suggest diversity in cellular signaling pathways. Science 233:859-866

Coussens L, Yang-Feng TL, Liao YC, Chen E, Gray A, McGrath J, Seeburg PH, Libermann TA, Schlessinger J, Francke U,

Levinson A, Ullrich A (1985) Tyrosine kinase receptor with extensive homology to EGF receptor shares chromosomal location with neu oncogene. Science 230:1132-1139

Cowan WM (1982) A synoptic view of the development of the vertebrate central nervous system. Life Sci Res Rep 24:7-24

Cowin P, Kapprell HP, Franke WW (1985) The complement of desmosomal plaque proteins in different cell types. J Cell Biol 101:1442-1454

Cozzi MG, Rosa P, Greco A, Hille A, Huttner WB, Zanini A, De Camilli P (1989) Immunohistochemical localization of secretogranin II in the rat cerebellum. Neuroscience 28:423-441

Cras P, Martin JJ, Gheuens J (1988) Gamma-enolase and glial fibrillary acidic protein in nervous system tumors - an immunohistochemical study using specific monoclonal antibodies. Acta Neuropathol (Berl) 75:377-384

Cravioto H (1986) Human and experimental gliomas in tissue culture. In: Progress in Neuropathology, edited by Zimmerman HM, Raven Press, New York, pp. 165-188

Cravioto H, Palekar L, Weiss E, Bennett K (1972) Experimental neurinoma in tissue culture. Acta Neuropathol (Berl) 21:154-164

Cravioto H, Ransohoff J (1974) Nitrosourea-induced gliomas: tissue culture and transplantation studies. In: Experimentelle Neuroonkologie, edited by Schreiber D, Jänisch W, Barth, Leipzig

Cruz-Sanchez FF, Rossi ML, Hughes JT, Esiri MM, Coakham HB (1989a) Medulloblastoma - An immunohistochemical study of 50 cases. Acta Neuropathol (Berl) 79:205-210

Cruz-Sanchez FF, Rossi ML, Hughes JT, Coakham HB, Figols J, Eynaud PM (1989b) Choroid plexus papillomas: an immunohistochemical study of 16 cases. Histopathology 15:61-69

Cunningham BA, Hemperly JJ, Murray BA, Prediger EA, Brackenbyry R, Edelman GM (1987) Neural cell adhesion molecule: structure, immunoglobulin-like domains, cell surface modulation, and alternative RNA splicing. Science 236:799-803

Czernobilsky B (1986) Diagnostische Schwerpunkte der Tumormarker in Ovarialtumoren. Verh Dtsch Ges Pathol 70:184-189

Czerwionka M, Korf HW, Hoffmann O, Busch H, Schachenmayr W (1989) Differentiation in medulloblastomas: correlation between the immunocytochemical demonstration of photoreceptor markers (S-antigen, rod-opsin) and survival rate in 66 patients. Acta Neuropathol (Berl) 78:629-636

Dahl D (1981) The vimentin-GFA transition in rat neuroglia cytoskeleton occurs at the time of myelination. J Neurosci Res 6:741-748

Dahl D (1983) Immunohistochemical differences between neurofilaments in perikarya, dendrites and axons. Exp Cell Res 149:397-408

Dahl D, Bignami A (1977) Preparation of antisera to neurofilament protein from chicken brain and human sciatic nerve. J Comp Neurol 176:645-658

Dahl D, Bignami A (1982) Immunohistological localization of desmin, the muscle-type 100 A filament protein, in rat astrocytes and Müller glia. J Histochem Cytochem 30:207-213

Dahl D, Chi NH, Miles LE, Nguyen BT, Bignami A (1982) Glial fibrillary acidic (GFA) protein in Schwann cells: fact or artifact?. J Histochem Cytochem 30:912-918

Dahl D, Rueger DC, Bignami A (1981) Vimentin, the 57000 molecular weight protein of fibroblast filaments, is the major cytoskeletal component in immature glia. Eur J Cell Biol 24:191-196

Dahl D, Zapatka S, Bignami A (1986) Heterogeneity of desmin, themuscle-type intermediate filament protein, in blood vessels and astrocytes. Histochemistry 84:145-150

Daimaru Y, Hashimoto H, Enjoji M (1985) Malignant peripheral nerve-sheath tumors (malignant schwannomas): an immunohistochemical study of 29 cases. Am J Surg Pathol 9:434-444

Daimaru Y, Hashimoto H, Tsuneyoshi M, Enjoji M (1987) Epithelial profile of epithelioid sarcoma: an immunohistochemical analysis of eight cases. Cancer 59:134-141

Dalchau R, Kirkley J, Fabre JW (1980) Monoclonal antibody to a human leukocyte-specific membrane glycoprotein, probably homologous to the leukocyte common (L-C) antigen of the rat. Eur J Immunol 10:737-744

Dalla-Favera R, Bregni M, Erikson J, Patterson D, Gallo RC, Croce CM (1982a) Human c-myc oncogene is located on the region of the chromosome 8 that is translocated in Burkitt's lymphoma cells. Proc Natl Acad Sci USA 79:7824-7827

Dalla-Favera R, Gallo RC, Giallongo A, Croce CM (1982b) Chromosomal localization of the human homolog (c-sis) of the simian sarcoma virus onc gene. Science 218:686-688

Damjanow I, Mildner B, Knowles BB (1986) Immunohistochemical localization of the epidermal growth factor receptor in normal human tissues. Lab Invest 55:588-592

Daneels G, Moeremans M, DeRaeymaeker M, DeMay J (1986) Sequential immunostaining (gold/silver) and complete protein staining (AuroDye) on western blots. J Immunol Methods 89:89-91

Danova M, Riccardi A, Gaetani P, Wilson GD, Mazzini G, Brugnatelli S, Buttini R, Butti G, Ucci G, Paoletti P, Ascari E (1988) Cell kinetics of human brain tumors: in vivo study with bromodeoxyuridine and flow cytometry. Eur J Cancer Clin Oncol 24:873-880

Daumas-Duport C, Scheithauer BW, Chodkiewicz JP, Laws ER, Vedrenne C (1988) Dysembryoplastic neuroepithelial tumor: a surgically curable tumor of young patients with intractable partial seizures: Report of thirty-nine cases. Neurosurgery 23:545-556

Davies RL, et al (1980) Genetic analysis of epidermal growth factor action: assignment of human epidermal growth factor receptor gene to chromosome 7. Proc Natl Acad Sci USA 77:4188-4192

Davison PF, Jones RN (1981) Filament proteins in central, cranial, and peripheral mammalian nerves. J Cell Biol 88:67-72

De Klein A, Geurts van Kessel A, Grosveld G, Bartram CR, Hagemeijer A, Bootsma D, Spurr NK, Heisterkamp N, Groffen J, Stephenson JR (1982) A cellular oncogene is translocated to the Philadelphia chromosome in chronic myelocytic leukaemia. Nature 300:765-767

De la Monte SM (1989) Uniform lineage of oligodendrogliomas. Am J Pathol 135:529-540

De Potter CR, Beghin C, Makar AP, Vandekerckhove D, Roels HJ (1990) The neu-oncogene protein as a predictive factor for haematogenous metastases in breast cancer patients. Int J Cancer 45:55-58

De Potter CR, Quatacker J, Maertens G, Van Daele S, Pauwels C, Verhofstede C, Eechaute W, Roels HJ (1989a) The subcellular localization of the neu protein in human normal and neoplastic cells. Int J Cancer 44:969-974

De Potter CR, Van Daele S, Van de Vijver MJ, Pauwels C, Maertens G, De Boever J, Vandekerckhove D, Roels HJ (1989b) The expression of the neu-oncogene product in normal fetal and adult human tissues. Histopathology 15:351-362

De Stephano DB, Lloyd RV, Pike AM, Wilson BS (1984) Pituitary adenomas. An immunohistochemical study of hormone production and chromogranin localization. Am J Pathol 116:464-472

DeArmond SJ, Eng LF, Rubinstein LJ (1980) The application of glial fibrillary acidic (GFA) protein immunohistochemistry in neurooncology: a progress report. Pathol Res Pract 168:374-394

Debus E, Weber K, Osborn M (1983a) Monoclonal antibodies specific for glial fibrillary acidic (GFA) protein and for each of the neurofilament triplet polypeptides. Differentiation 25:193-203

Debus E, Weber K, Osborn M (1983b) Monoclonal antibodies to desmin, the muscle-specific intermediate filament protein. EMBO J 2:2305-2312

Deck JHN, Eng LF, Bigbee J, Woodcock SM (1978) The role of glial fibrillary acidic protein in the diagnosis of central nervous system tumors. Acta Neuropathol (Berl) 42:183-190

Deck JHN, Rubinstein LJ (1981) Glial fibrillary acidic protein in stromal cells of some capillary hemangioblastomas: significance and possible implications of an immunoperoxidase study. Acta Neuropathol (Berl) 54:173-181

Deckert M, Reifenberger G, Wechsler W (1989) Determination of the proliferative activity of human brain tumors using the monoclonal antibody Ki-67. J Cancer Res Clin Oncol 115:179-188

Deegan MJ (1989) Membrane antigen analysis in the diagnosis of lymphoid leukemias and lymphomas. Arch Pathol Lab Med 113:606-618

Delpech B, Delpech MN, Vidard MN, Girard N, Tayot J, Clement JC, Creissard P (1978) Glial fibrillary acidic protein in tumours of the nervous system. Br J Cancer 37:33-40

Delsol G, Stein H, Pulford KAF, Gatter KC, Erber WN, Zinne K, Mason DY (1984) Human lymphoid cells express epithelial membrane antigens. Lancet 2:1124-1128

Denk H, Krepler R, Artlieb U, Gabbiani G, Rungger-Brändle E, Leoncini P, Franke WW (1983) Proteins of intermediate filaments. An immunohistochemical and biochemical approach to the classification of soft tissue tumors. Am J Pathol 110:193-208

Denk H, Moll R, Weybora W, Lackinger E, Vennigerholz F, Beham A, Franke WW (1987) Intermediate filaments and desmosomal plaque proteins in testicular seminomas and non-seminomatous germ cell tumours as revealed by immunohistochemistry. Virchows Archiv A (Pathol Anat) 410:295-307

Denk H, Weybora W, Ratschek M, Sohar R, Franke WW (1985) Distribution of vimentin, cytokeratins, and desmosomal-plaque proteins in human nephroblastoma as revealed by specific antibodies: co-existence of cell groups of different degrees of epithelial differentiation. Differentiation 29:88-97

Deuel TF (1987) Polypeptide growth factors: roles in normal and abnormal cell growth. Ann Rev Cell Biol 5:443-492

Dhillon AP, Rode J, Leathem A (1982) Neuron specific enolase: an aid to the diagnosis of melanoma and neuroblastoma. Histopathology 6:81-92

Di Fiore PP, Pierce JH, Kraus MH, Segatto O, King CR, Aaronson SA (1987) ErbB-2 is a potent oncogene when overexpressed in NIH/3T3 cells. Science 237:178-182

Dickson DW, Hart MN, Menezes A, Cancila PA (1983) Medulloblastoma with glial and rhabdomyoblastic differentiation - a myoglobin and glial fibrillary acidic protein immunohistochemical and ultrastructural study. J Neuropathol Exp Neurol 42:639-647

Dietel M (1987) What's new in receptor mediated growth promotion of normal and malignant cells. Path Res Pract 182:431-442

Dinda AK, Sarkar C, Roy S (1990) Rosenthal fibres: an immunohistochemical, ultrastructural and immunoelectron microscopic study. Acta Neuropathol (Berl) 79:456-460

Doglioni C, dell'Orto P, Coggi G, Iuzzulino P, Bontempini L, Viale G (1987) Choroid plexus tumors. An immunohistochemical study with particular reference to the expression of intermediate filament proteins. Am J Pathol 127:519-529

Dohan FC, Kornblith PL, Wellum GR, Pfeiffer SE, Levine L (1977) S-100 protein and 2',3'-cyclic nucleotide 3'-phosphorylase in human brain tumors. Acta Neuropathol (Berl) 40:123-128

Dolman CL (1984) Ultrastructure of brain tumors and biopsies. A diagnostic atlas. Praeger, New York

Dolman CL (1989) Glial fibrillary acidic protein and cartilage. Acta Neuropathol (Berl) 79: 101-103

Donato R (1983) Effect of S-100 protein on assembley of brain microtubule proteins in vitro. FEBS Lett 162:310-313

Donato R (1984) Mechanisms of action of S-100 protein(s) on brain microtubule protein assembly. Biochem Biophys Res Commun 124:850-856

Donato R, Isobe T, Okuyama T (1985) S-100 proteins and microtubules: analysis of the effect of rat brain S-100 (S-100b) and ox brain S-100ao, S-100a and S-100b on microtubule assembly-disassembly. FEBS Lett 186:65-69

Donato R, Michetti F, Miani N (1975) Soluble and membrane-bound S-100 protein in cerebral cortex synaptosomes. Properties of the S-100 receptor. Brain Res 98:561-573

Donato R, Prestagiovanni B, Zelano G (1986) Identity between cytoplasmic and membrane-bound S-100 proteins purified from bovine and rat brain. J Neurochem 46:1333-1337

Donoso LA, Felberg NT, Augsburger JJ, Shields JA (1985a) Retinal S-antigen and retinoblastoma: a monoclonal antibody and flow cytometric study. Invest Ophthalmol Vis Sci 26:568-571

Donoso LA, Merryman CF, Edelberg KE, Naids R, Kalsow C (1985b) S-antigen in the developing retina and pineal gland: a monoclonal antibody study. Invest Ophthalmol Vis Sci 26:561-567

Donoso LA, Rorke LB, Shields JA (1987) S-antigen immunoreactivity in trilateral retinoblastoma. Am J Ophthalmol 103:57-62

Doolittle RF, Hunkapiller MW, Hood LE, Devare SG, Robbins KC, Aaronson SA, Antoniades HN (1983) Simian sarcoma virus oncogene, v-sis, is derived from the gene (or genes) encoding a platelet-derived growth factor. Science 221:275-277

Doria MI, Montag AG, Franklin WA (1988) Immunophenotype of small cell lung carcinoma. Expression of NKH-1 and transferrin receptor and absence of most myeloid antigens.

Dowben RM, Brunner JR, Philpott DE (1967) Studies on milk fat globule membranes. Biochim Biophys Acta 135:1-10

Downward J, Yarden Y, Mayes E, Scrace G, Totty N, Stockwell P, Ullrich A (1984) Close similarity of EGF receptor and v-erb-B-oncogene protein sequences. Nature 307:521-527

Droese M, Altmannsberger M, Dralle H (1984) Verteilung der Intermediärfilamente in Schilddrüsenkarzinomen. Verh Dtsch Ges Pathol 68:498

Druckrey H, Ivankovic S, Preussmann R (1964) Selektive Erzeugung von Hirntumoren bei Ratten durch Methylnitrosoharnstoff. Naturwissenschaften 51:144

Druckrey H, Ivankovic S, Preussmann R (1965) Selektive Erzeugung von malignen Tumoren in Gehirn und Rückenmark von Ratten durch N-Methyl-N-Nitrosoharnstoff. Z Krebsforsch 66:389-408

Druckrey H, Ivankovic S, Preussmann R (1966) Teratogenic and carcinogenic efects in the offspring after single injection of ethyl-nitrosourea to pregnant rats. Nature 210:1378-1379

Druckrey H, Landschütz C, Ivankovic S (1970a) Transplazentare Erzeugung maligner Tumoren des Nervensystems. Z Krebsforsch 73:371-386

Druckrey H, Preussmann R, Ivankovic S, Schmähl D (1967) Organotrope carcinogene Wirkungen bei 65 verschiedenen N-Nitroso-Verbindungen an BD-Ratten. Z Krebsforsch 69:103-201

Druckrey H, Schagen B, Ivankovic S (1970b) Erzeugung neurogener Malignome durch einmalige Gabe von Äthylnitrosoharnstoff (ÄNH) an neugeborene und junge BD-IX Ratten. Z Krebsforsch 74:141-161

Duffy PE (1983) Astrocytes: normal, reactive, and neoplastic. Raven Press, New York, pp. 87-99

Duffy PE, Graf L, Huang YY, Rapport MM (1979) Glial fibrillary acidic protein in ependymomas and other brain tumors. J Neurol Sci 40:133-146

Duffy PE, Graf L, Rapport MM (1977) Identification of glial fibrillary acidic protein by the immunoperoxidase method in human brain tumors. J Neuropathol Exp Neurol 4:645-652

Duffy PE, Graf L, Rapport MM (1978) Glial fibrillary acidic protein in gliomas using immunoperoxidase method. J Neuropathol Exp Neurol 37:610

Dumanski JP, Carlbom E, Collins VP, Nordenskjöld M (1987) Deletion mapping of a locus on human chromosome 22 involved in the oncogenesis of meningioma. Proc Natl Acad Sci USA 84:9275-9279

Ebendal T, Larhammar D, Persson H (1986) Structure and expression of the chicken beta nerve growth factor gene. EMBO J 5:1483-1487

Edelman GM (1983) Cell adhesion molecules. Science 219:450-457

Edelman GM (1986) Cell adhesion molecules in the regulation of animal form and tissue pattern. Ann Rev Cell Biol 2:81-116

Eiden LE, Huttner WB, Mallet J, O'Connor DT, Winkler H, Zanini A (1987) A nomenclature proposal for the chromogranin/ secretogranin proteins. Neuroscience 21:1019-1021

Eisbruch A, Blick M, Lee JS, Sacks PG, Gutterman J (1987) Analysis of the epidermal growth factor receptor gene in fresh human head and neck tumors. Cancer Res 47:3603-3605

Ellemann K, Christensen L, Gjerris F, Briand P, Kruse-Larsen Ch (1988) Glucorticoid receptors in glioblastoma multiforme: a new approach to antineoplastic glucocorticoid therapy. Acta Neurochir (Wien) 93:6-9

Endo M, Suzuki K, Schmid K, Karaman Y, Fournet B, Montreuil J, Dorland L, Van Halbeck H, Vleigenthardt JFG (1981) The structures of the carbohydrate chains of coeruloplasmin elucidated by high resolution ^{1}H-NMR spectroscopy. In: Glycoconjugates, edited by Yamakawa T, Osawa T, Handa S, Japan Scientific Societies Press, Tokyo, p. 265

Endo T, Hidaka H (1983) Effect of S-100 protein on microtubule assembly-disassembly. FEBS Lett 161:235-238

Eng L, Smith ME, de Vellis J, Skoff RP (1985) Recent studies of the glial fibrillary acidic protein. Ann Ny Acad Sci 455:525-537

Eng LF (1985) Glial fibrillary acidic protein (GFAP): the major protein of glial intermediate filamentsin differentiated astrocytes. J Neuroimmunol 8:203-214

Eng LF, Rubinstein LJ (1978) Contribution of immunohistochemistry to diagnostic problems of human cerebral tumors. J Histochem Cytochem 26:513-522

Eng LF, Vanderhagen JJ, Bignami A, Gerstl B (1971) An acidic protein isolated from fibrous astrocytes. Brain Res 28:351-354

Engelhard HH, Butler AB, Bauer KD (1989) Quantification of c-myc oncoprotein in human glioblastoma cells and tumor tissue. J Neurosurg 71:224-232

Epenetos AA, Courtenay-Luck N, Pickering D, Hooker G, Durbin H, Lavender JP, McKenzie CG (1985) Antibody guided irradiation of brain glioma by arterial infusion of radioactive monoclonal antibody against epidermal growth factor receptor and blood group A antigen. Br Med J 290:1463-1466

Epenetos AA, Travers P, Gatter KC, Oliver RDT, Mason DY, Bodmer WF (1984) An immunohistochemical study of testicular germ cell tumors using two different monoclonal antibodies against alkaline phosphatase. Br J Cancer 49:11-15

Epstein JI, White CL, Mendelsohn G (1984) Factor VIII related antigen and glial fibrillary acidic protein immunoreactivity in the differential diagnosis of central nervous system hemangioblastomas. Am J Clin Pathol 81:285-292

Fabriciant RN, De Larco JE, Todaro GJ (1977) Nerve growth factor receptors on human melanoma cells in culture. Proc Natl Acad Sci USA 74:565-569

Faletto DL, Arrow AS, Macara IG (1985) An early decrease in phospatidylinositol turnover uccurs on induction of Friend cell differentiation and precedes the decrease in c-myc expression. Cell 43:315-325

Falini B, Flenghi L, Fagioli M, Stein H, Schwarting R, Riccardi C, Manocchio I, Pileri S, Pelicci P-G, Lanfrancone L (1989) Evolutionary conservation in various mammalian species of the human proliferation-associated epitope recognized by the Ki-67 monoclonal antibody. J Histochem Cytochem 37: 1471-1478

Fallon JH, Serrogy KB, Longhlin SE, Morrison RS, Bradshaw RA, Cunningham DD (1984) Epidermal growth factor immunoreactive material in the central nervous system: location and development. Science 224:1107-1109

Farber E (1984) The multistep nature of cancer development. Cancer Res 44:4217-4223

Feldenzer JA, Mc Keever PE (1987) Selective localization of gamma-enolase in stromal cells of cerebellar hemangioblastomas. Acta Neuropathol (Berl) 72:281-295

Fenderson BA, Holmes EH, Fukushi Y, Hakomori SI (1986) Coordinate expression of X and Y haptens during murine embryogenesis. Dev Biol 114:12-21

Ferri GL, Probert L, Cocchia D, Michetti F, Marangos PJ, Polak JM (1982) Evidence for the presence of S-100 protein in the glial component of the human enteric nervous system. Nature 297:409-410

Fetherston JD, Cotton JP, Walsh JW, Zimmer SG (1989) Transfection of normal and transformed hamster cerebral cortex glial cells with activated c-H-ras-1 results in the acquisition of a diffusely invasive phenotype. Oncogene Res 5:25-30

ffrench-Constant C, Miller RH, Kruse J, Schachner M, Raff MC (1986) Molecular specialization of astrocyte processes at nodes of Ranvier in rat optic nerve. J Cell Biol 102:844-852

Fields KL, Yen SH (1985) A subset of Schwann cells in peripheral nerves contain a 50 kilodalton protein antigenically related to astrocyte intermediate filaments. J Neuroimmunol 8:311-330

Figols J, Iglesias-Rozas JR, Kazner E (1985) Myelin basic protein (MBP) in human gliomas: a study of twenty-five cases. Clin Neuropathol 4:116-120

Filmus J, Pollak MN, Cairncross JG, Buick RN (1985) Amplified, overexpressed and rearranged epidermal growth factor receptor gene in a human astrocytoma cell line. Biochem Biophys Res Commun 131:207-215

Fischer HP, Wallner F, Maier H, Altmannsberger M (1988) Koexpression von Keratin und Vimentin in Plattenepithel-karzinomen als Zeichen einer pseudosarkomatösen Entartung. Verh Dtsch Ges Pathol 72:237-240

Fischer-Colbrie R, Frischenschläger I (1985) Immunological characterization of secretory proteins of chromaffin granules: chromogranins A, chromogranins B and enkephallin-containing peptides. J Neurochem 44:1854-1861

Fischer-Colbrie R, Lassmann H, Hagn C, Winkler H (1985) Immunological studies on the distribution of chromogranin A and B in endocrine and nervous tissues. Neuroscience 16:547-555

Fitzgibbons PL, Turner RR, Appley AJ, Bishop PC, Nichols PW, Epstein AL, Apuzzo MLJ, Chandrasoma PT (1988) Flow cytometric DNA and nuclear antigen content in astrocytic neoplasms. Am J Clin Pathol 89:640-644

Flament-Durant XX, Brion JP (1985) Tanycytes: morphology and functions: a review. Int Rev Cytol 96:121-154

Flavell DJ, Jones DB, Wright DH (1987) Identification of tissue histiocytes on paraffin sections by a new monoclonal antibody. J Histochem Cytochem 35:1217-1226

Fletcher L, Rider CC, Taylor CB (1976) Enolase isoenzymes. III. Chromatographic and immunological characteristics of rat brain enolase. Biochim Biophys Acta 452:245-252

Folkman J, Klagsbrun M (1987) Angiogenic factors. Science 235:442-447

Forno LS, Sternberger LA, Sternberger NH, Strefling AM, Swanson K, Eng LF (1986) Reaction of Lewy bodies with antibodies to phosphorylated and non-phosphorylated neurofilaments. Neurosci Lett 64:253-258

Forss-Petter S, Danielson P, Battenberg E, Bloom F, Sutcliffe GJ (1989) Nucleotide sequence and cellular distribution of rat chromogranin B (secretogranin I) mRNA in the neuroendocrine system. J Mol Neurosci 1:63-75

Foster CS, Dinsdale EA, Edward PAW (1982b) Monoclonal antibodies to the human mammary gland. II. Distribution of determinants in breast carcinomas. Virchows Archiv A (Pathol Anat) 394:295-305

Foster CS, Edward PAW, Dinsdale EA (1982a) Monoclonal antibodies to the human mammary gland. I. Distribution of determinants in non-neoplastic mammary and extra mammary tissues. Virchows Archiv A (Pathol Anat) 394:279-294

Fournet B, Montreuil J, Strecker G, Dorland L, Haverkamp J, Vleigenthart JFG, Binett JP, Schmid K (1978) Determination of the primary structures of the 16 asialo-carbohydrate units derived from human plasma alpha-1-acid glycoprotein by 360-MHZ ^{1}H-NMR spectroscopy and permethylation analysis. Biochem 17:5206-5217

Fox N, Damjanow I, Knowles BB, Solter D (1982) Teratocarcinoma antigen is secreted by epididymal cells and coupled to maturing sperm. Exp Cell Res 137:485-488

Fox N, Damjanow I, Knowles BB, Solter D (1983) Immunohistoche-mical localization of the mouse stage-specific embryonic antigen I in human tissues and tumors. Cancer Res 43:669-678

Francke U, DeMartinville B, Coussens L, Ullrich A (1983) The human gene for the beta subunit of nerve growth factor is located on the proximal short arm of chromosome 1. Science 222:1248-1250

Franke ED, Warren L (1981) Aortic smoth muscle-cells contain vimentin instead of desmin. Proc Natl Acad Sci USA 78:3020-3024

Franke FE, Schachenmayr W, Osborn M, Altmannsberger M (1988) Monoklonale Zytokeratin-Antikörper reagieren mit normaler und neoplastischer Glia. 33 Tagung der Deutschen Gesellschaft für Neuropathologie und Neuroanatomie, Bielefeld (abstract)

Franke WW, Moll R, Mueller H, Schmid E, Kuhn C, Krepler R, Artlieb U, Denk H (1983) Immunocytochemical identification of epithelium-derived human tumors with antibodies to desmosomal plaque proteins. Proc Natl Acad Sci USA 80:543-547

Franke WW, Schiller BL, Moll R, Winter S, Schmidt E, Engelbrecht I, Denk H, Krepler R, Platzer B (1981) Diversity of cytokeratins: differentiation specific expression of cytokeratin polypeptides in epithelial cell and tissues. J Mol Biol 153:933-959

Franke WW, Schmid E, Osborn M, Weber K (1978) Different intermediate-sized filaments distinguished by immuno-fluorescence microscopy. Proc Natl Acad Sci USA 75:5034-5038

Franke WW, Schmid E, Winter S, Osborn M, Weber K (1979) Widespread occurence of intermediate-sized filaments of the vimentin-type in cultured cells from diverse vertebrates. Exp Cell Res 123:25-46

Franke WW, Winter S, Von Overbeck J, Gudat F, Heitz PU, Stähli C(1987) Identification of the conserved, conformation-dependent cytokertin epitope recognized by monoclonal antibody lu-5. Virchows Archiv A (Pathol Anat) 411:137-147

Franko MC, Gibbs CJ, Rhoades DA, Gajdusek DC (1987) Monoclonal antibody analysis of keratin expression in the central nervous system. Proc Natl Acad Sci USA 84:3482-3485

Frazier WA, Boyd LF, Bradshaw RA (1974) Properties of the specific binding of 125I-nerve growth factor to responsive peripheral neurons. J Biol Chem 249:5513-5519

Frederiksen P, Reske-Nielsen E, Bichel P (1979) Flow cytometry in tumours of the brain. Acta Neuropathol (Berl) 46:65-68

Freeman JW, Busch RK, Gyorkey F, Gyorkey P, Ross BE, Busch H (1988) Identification and characterization of a human proliferation-associated nucleolar antigen with molecular weight of 120,000 expressed in early G_1-phase. Cancer Res 48:1244-1251

Freeman JW, Dowell BL, Ochs RL, Ross BE, Busch H (1987) Effect of differentiation on the expression of nucleolar antigen p145 in HL-60 cells. Cancer Res 47:586-591

Freeman JW, McRorie DK, Busch RK, Gyorkey F, Gyorkey P, Ross BE, Spohn WH, Busch H (1986) Identification and partial characterization of a nucleolar antigen (p145) found in a broad range of human cancers. Cancer Res 46:3593-3598

Friedlander DR, Grumet M, Edelman GM (1986) Nerve growth factor enhances expression of neuron-glia adhesion molecule in PC12 cells. J Cell Biol 102:413-419

Fukui M, Iwaki T, Sawa H, Inoue T, Takeshita I, Kitamura K (1986) Proliferative activity of meningiomas as evaluated by bromo-deoxyuridine uptake examination. Acta Neurochir (Wien) 81:135-141

Fukuma S, Takemoto S, Ueda S, Tohyyama M, Kitamura T, Yoshida S, Maekawa J, Nakajima K, Fujita T (1969) Autoradiographic studies on human brain tumors using local labelling with ^{3}H-thymidine in vivo. Brain Nerve (Tokyo) 21:1029-1035

Fukushige S, Matsubara K, Yoshida M, Sakai M, Suzuki T, Semba K, Toyoshima K, Yamamoto T (1986) Localization of a novel v-erbB-related gene, c-erbB-2, on human chromosome 17 and its amplification in a gastric cancer cell line. Mol Cell Biol 6:955-958

Funata N (1985) Glial fibrillary acidic protein-positive cells in human anterior pituitary gland - immunohistochemical and ultrastructural study. Bull Tokyo Med Dent Univ 32:9-18

Gabbiani G, Kapanci Y, Barazzone P, Franke WW (1981) Immunochemical identification of intermediate-sized filaments in human neoplastic cells. Am J Pathol 104:206-216

Gammeltoft S, Ballotti R, Kowalski A, Westermark B, Van Obberghen E (1988) Expression of two types of receptor for insulin-like growth factors in human malignant glioma. Cancer Res 48:1233-1237

Garcia RL, Coltrera MD, Gown AM (1989) Analysis of proliferative grade using anti-PCNA/cyclin monoclonal antibodies in fixed, embedded tissues. Am J Pathol 134:733-739

Gard AL, White FP, Dutton GR (1985) Extra-neural glial fibrillary acidic protein (GFAP) immunoreactivity in perisinusoidal stellate cells of rat liver. J Neuroimmunol 8:359-375

Garson JA, Bourne SP, Allan PM, Leather C, Brownell DB, Coakham HB (1988) Immunohistological diagnosis of primary brain lymphoma using monoclonal antibodies: confirmation of B-cell origin. Neuropathol Appl Neurobiol 14:19-37

Garson JA, McIntyre PG, Kemshead JT (1985) N-myc amplification in malignant astrocytoma. Lancet II:718-719

Garson JA, Pemberton LF, Sheppard PW, Varndell IM, Coakham HB, Kemshead JT (1989) N-myc gene expression and oncoprotein characterization in medulloblastoma. Br J Cancer 59:889-894

Gatter KC, Brown G, Trowbridge IS, Woolston RE, Mason DY (1983) Transferrin receptors in human tissues: their distribution and possible clinical relevance. J Clin Pathol 36:539-545

Gaynor R, Geiger B, Leitner O, Marshak G (1981) S100 protein: a marker for human malignant melanomas?. Lancet 18:869-871

Gaynor R, Irie R, Morton D, Herschman HR, Jones P, Cochran A (1980) S100 protein is present in cultured human malignant melanomas. Nature 286:400-401

Geiger B (1987) Intermediate filaments: looking for a function. Nature 329:392-393

Geisler N, Weber K (1982) The aminoacid sequence of chicken muscle desmin provides a common structural model for intermediate filament proteins including the wool alpha-keratins. EMBO J 1:1649-1656

Gerdes J (1985) An immunohistochemical method for estimating cell growth fractions in rapid histopathological diagnosis during surgery. Int J Cancer 35:169-171

Gerdes J, Dallebach F, Lennert K, Lemke H, Stein H (1984a) Proliferation rates in malignant non-Hodgkin's lymphomas (NHL) as determined in situ with monoclonal antibody Ki-67. Hematol Oncol 2:365-371

Gerdes J, Lelle R, Pickartz H, Heidenreich W, Schwarting R, Kurtsiefer L, Strauch G, Stein H (1986a) Growth fractions in human breast cancers as determined in situ with monoclonal antibody Ki-67. J Clin Pathol 39:977-980

Gerdes J, Lemke H, Baisch H, Wacker HH, Schwab U, Stein H (1984b) Cell cycle analysis of a cell proliferation associated human nuclear antigen defined by the monoclonal antibody Ki-67. J Immunol 133:1710-1715

Gerdes J, Pickartz H, Brotherton J, Hammerstein J, Weitzel H, Stein H (1987) Growth fractions and estrogen receptors in human breast cancers as determined in situ with monoclonal antibodies. Am J Pathol 129:486-492

Gerdes J, Pileri S, Bartels H, Stein H (1986b) Der Proliferationsmarker Ki-67: Korrelation zur histologischen Diagnose, zur histologischen Einschätzung des Malignitätsgrades und zum klinischen Verlauf. Verh Dtsch Ges Pathol 70:152-158

Gerdes J, Schwab U, Lemke H, Stein H (1983) Production of a mouse monoclonal antibody reactive with a human nuclear antigen associated with cell proliferation. Int J Cancer 31:13-20

Gerdes HH, Phillips E, Huttner WB (1988) The primary structure of rat secretogranin II deduced from a cDNA sequence. Nucleic Acids Res 16:11811-11812

Gerdes HH, Rosa P, Phillips E, Baeuerle PA, Frank R, Argos P, Huttner WB (1989) The primary structure of human secretogranin II, a widespread tyrosine-sulfated secretory granule protein that exhibits low pH- and calcium-induced aggregation. J Biol Chem 264:12009-12015

Gerosa MA, Talarico D, Fognani C, Raimondi E, Colombatti M, Tridente G, De Carli L, Della Valle G (1989) Overexpression of N-ras oncogene and epidermal growth factor receptor gene in human glioblastomas. J Natl Cancer Inst 81:63-67

Ghandour H, Langley OK, Keller A (1981) A comparative immunohistochemical study of cerebellar enolases: double labeling techniques and immunoelectronmicroscopy. Exp Brain Res 41:271-279

Ghandour MS, Langley OK, Vincendon G, Gombos G (1979) Double labeling immunohistochemical technique provides evidence of the specificity of glial cell markers. J Histochem Cytochem 27:1634-1637

Ghobrial M, Ross ER (1986) Immunocytochemistry of neuron-specific enolase: a reevaluation. Progr Neuropathol 6:199-221

Giangaspero F, Burger PC, Budwit DA, Usellini L, Mancini AM (1985) Regulatory peptides in neuronal neoplasms of the central nervous system. Clin Neuropathol 4:11-115

Giangaspero F, Doglioni C, Rivano MT, Pileri S, Gerdes J, Stein H (1987) Growth fraction in human brain tumors defined by the monoclonal antibody Ki-67. Acta Neuropathol (Berl) 74:179-182

Giordana MT, Germano I, Giaccone G, Mauro A, Migheli A, Schiffer D (1985) The distribution of laminin in human brain tumors: an immunohistochemical study. Acta Neuropathol (Berl) 67:51-57

Giordana MT, Mauro A, Migheli A, Schiffer D (1983) Contributions of immunohistochemistry to the problem of differentiation in medulloblastoma. Int J Neurol Sci 4:411-415

Girard PR, Mazzai GJ, Wood JG, Kuo JF (1985) Polyclonal antibodies to phospholipid/Ca2+-dependent protein kinase and immunocytochemical localization of the enzyme in rat brain. Proc Natl Acad Sci USA 82:3030-3034

Goldman RD, Goldman AE, Green KJ, Jones JCR, Jones SM, Yang HY (1986) Intermediate filament networks: organization and possible functions of a diverse group of cytoskeletal elements. J Cell Sci Suppl 5:69-97

Gospodarowicz D, Neufeld G, Schweigerer L (1986) Molecular and biological characterization of fibroblast growth factor, an angiogenic factor which also controls the proliferation and differentiation of mesoderm- and neuroectoderm-derived cells. Cell Differ 19:1-17

Goto S, Matsukado Y, Mihara Y, Inoue N, Miyamoto E (1987) An immuncytochemical demonstration of calcineurin in human nerve cell tumors. A comparison with neuron-specific enolase and glial fibrillary acidic protein. Cancer 60:2948-2957

Gottschalk J, Martin H, Rohde W, Lehmann J, Schneider J, Kamenova M (1986) Bedeutung der Immunhistochemie für die Neuroonkologie. IV. Mitteilung: Verteilungsmuster des beta-humanen Choriongonadotropins in intrakraniellen Keimzelltumoren. Zbl Allg Path pathol Anat 132:215-222

Gottschalk J, Szymas J (1987) Bedeutung der Immunhistochemie für die Neuro-Onkologie. VI. Mitteilung: Vorkommen, Lokalisation und Verteilungsmuster des sauren Gliafaserproteins (GFAP) in 820 Tumoren. Zbl Allg Path pathol Anat 133:319-330

Gould VE (1986) Histogenesis and differentiation: a re-evaluation of these concepts as criteria for the classification of tumors. Human Pathol 17:212-215

Gould VE, Jansson DS, Molenaar WM, Rorke LB, Trojanowski JQ, Lee VMY, Packer RJ, Franke WW (1990) Primitive neuroectodermal tumors of the central nervous system - Patterns of expression of neuroendocrine markers, and all classes of intermediate filament proteins. Lab Invest 62:498-509

Gould VE, Lee I, Wiedenmann B, Moll R, Chejfec G, Franke WW (1986a) Synaptophysin: a novel marker for neurons, certain neuroendocrine cells, and their neoplasms. Hum Pathol 17:979-983

Gould VE, Moll R, Moll I, Lee I, Schwechheimer K, Franke WW (1986b) The intermediate filament complement of the spectrum of nerve sheath neoplasms. Lab Invest 55:463-474

Gould VE, Rorke LB, Jansson DS, Molenaar WM, Trojanowski JQ, Lee VMY, Packer RJ, Franke WW (1990) Primitive neuroectodermal tumours of the central nervous system express neuroendocrine markers and may express all classes of intermediate filaments. Hum Pathol 21: 245-252

Gould VE, Wiedenmann B, Lee I, Schwechheimer K, Dockhorn-Dworniczak B, Radosevich JA, Moll R, Franke WW (1987) Synaptophysin expression in neuroendocrine neoplasms as determined by immunocytochemistry. Am J Pathol 126:243-257

Gouldesbrough DR, Bell JE, Gordon A (1988) Use of immunohistochemical methods in the differential diagnosis between primary cerebellar haemangioblastoma and metastatic renal carcinoma. J Clin Pathol 41:861-865

Goustin AS, Leof EB, Shipley GD, Moses HL (1986) Growth factors and cancer. Cancer Res 46:1015-1029

Gown AM, Vogel AM (1985) Monoclonal antibodies to human intermediate filament proteins: III. Analysis of tumors. Am J Clin Pathol 84:413-424

Granger BL, Lazarides E (1983) Expression of the major neurofilament subunit in chicken erythrocytes. Science 221:553-556

Grant JW, Gallagher PJ (1986a) Pleomorphic xanthoastrocytoma - immunohistochemical methods for differentiation from fibrous histiocytoma with similar morphology. Am J Surg Pathol 10:336-341

Grant JW, Gallagher PJ, Hedinger C (1988) Haemangioblastoma. An immunohistochemical study of ten cases. Acta Neuropathol (Berl) 76:82-86

Grant JW, Gallagher PJ, Jones DB (1986b) Primary cerebral lymphoma - A histologic and immunohistochemical study of six cases. Arch Pathol Lab Med 110:897-901

Grant JW, Steart PV, Aguzzi A, Jones DB, Gallagher PJ (1989) Gliosarcoma: an immunohistochemical study. Acta Neuropathol (Berl) 79:305-309

Gratzner HG (1982) Monoclonal antibody to 5-bromo- and 5-iododeoxyuridine: a new reagent for detection of DNA replication. Science 218:474-475

Gray A, Dull TJ, Ullrich A (1983) Nucleotide sequence of epidermal growth factor cDNA predicts a 128,000-molecular weight protein precursor. Nature 303:722-725

Gray MH, Rosenberg AE, Dickersin GR Bhan AK (1989) Glial fibrillary acidic protein and keratin expression by benign and malignant nerve sheath tumors. Hum Pathol 20:1089-1096

Green MR, Basketter DA, Couchman JR, Rees DA (1983) Distribution and number of EGF receptors in skin is related to epithelial cell growth. Development Biol 100:506-512

Greenberg HS, Chandler WF, Diaz RF, Ensminger WD, Junck L, Page MA, Gebarski SS, McKeever P, Hood TW, Stetson PL, Litchter AS, Tankanow R (1988) Intra-arterial bromodeoxyuridine radiosensitization and radiation in treatment of malignant astrocytomas. J Neurosurg 69:500-505

Greenberg ME, Greene LA, Ziff EB (1985) Nerve growth factor and epidermal growth factor induce rapid transient changes in proto-oncogene transcription in PC12 cells. J Biol Chem 260:14101-14110

Greenberg ME, Ziff EB (1984) Stimulation of 3T3 cells induces transcription of the c-fos proto-oncogene. Nature 311:433-437

Greene LA (1989) A new neuronal intermediate filament. TINS 12:228-230

Gregory H (1975) Isolation and structure of urogastrone and its relationship to epidermal growth factor. Nature 257:325-327

Grob PM, Berlot CH, Bothwell MA (1983) Affinity labeling and partial purification of nerve growth factor receptors from rat pheochromocytoma and human melanoma cells. Proc Natl Acad Sci USA 80:6819-6823

Groothuis D, Molnar P, Blasberg RG (1984) Regional blood flow and blood-to-tissue transport in five brain tumor models. Prog exp Tumor Res 27:132-153

Grunberger G, Lowe WL, McElduff A, Glick RP (1986) Insulin receptor of human cerebral gliomas - structure and function. J Clin Invest 77:997-1005

Guesdon JL, Ternyck T, Avrameas S (1979) The use of avidin-biotin interaction in immunoenzymatic techniques. J Histochem Cytochem 27:1131-1139

Guillem JG, O'Brien CA, Fitzer CJ, Forde KA, Logerfo P, Treat M, Weinstein IB (1987) Altered levels of protein kinase C and Ca²⁺-dependent protein kinases in human colon carcinomas. Cancer Res 47:2036-2039

Gullick WJ, Berger MS, Bennett PLP, Rothbard JB, Waterfield MD (1986) Expression of epidermal growth factor receptors on human cervical, ovarian, and vulval carcinomas. Cancer Res 46:285-292

Gullick WJ, Berger MS, Bennett, PLP, Rothbard JB, Waterfield MD (1987) Expression of c-erb-2 protein in normal and transformed cells. Int J Cancer 40:246-254

Gullick WJ, Julian D, Downward H, Marsden JJ, Waterfield MD (1984) A radioimmunoassay for human epidermal growth factor receptor. Anal Biochem 141:253-261

Gullotta F, Schindler F, Schmutzler R, Weeks-Seifert A (1985) GFAP in brain tumor diagnosis: possibilities and limitations. Pathol Res Pract 180:54-60

Gustafsson H, Virtanen I, Thornell LE (1989) Glial fibrillary acidic protein and desmin in salivary neoplasms - expression of four different types of intermediate filament proteins within the same cell type. Virchows Archiv B (Cell Pathol) 57:303-313

Gusterson B, Cowley G, Smith JA, Ozanne B (1984) Cellular localization of human EGF receptors. Cell Biol Int Rep 8:649-658

Gusterson BA, Machin LG, Gullick WJ, Gibbs NM, Powles TJ, Elliott C, Ashley S, Monaghan P, Harrison S (1988) c-erbB-2 expression in benign and malignant breast disease. Brit J Cancer 58:453-457

Haan EA, Boss BD, Cowan WM (1982) Production and characterization of monoclonal antibodies against the "brain specific" proteins 14.3.2. and S-100. Proc Natl Acad Sci USA 79:7585-7589

Habeshaw JA, Lister TA, Stansfeld AG, Greaves MF (1983) Correlation of transferrin receptor expression with histological class and outcome in non-Hodgkin lymphoma. Lancet *i*:498-500

Haeder M, Rotsch M, Bepler G, Hennig C, Havemann K, Heimann B, Moelling K (1988) Epidermal growth factor receptor expression in human lung cancer cell lines. Cancer Res 48:1132-1136

Haglid K, Carlsson CA (1971) An immunological study of some human brain tumors concerning the brain specific protein S-100. Neurochirurgia 13:19-28

Haglid K, Carlsson CA, Stavrou D (1973) An immunological study of human brain tumors concerning the brain specific proteins S-100 and 14.3.2. Acta Neuropathol (Berl) 24:187-196

Haglid KG, Hamberger A, Hansson HA, Hyden H, Persson L, Rönnbäck L (1976) Cellular and subcellular distribution of the S-100 protein in rat and rabbit central nervous system. J Neurosci Res 2:175-191

Hagn C, Schmid KW, Fischer-Colbrie R, Winkler H (1986) Chromogranin A, B and C in human adrenal medulla and endocrine tissues. Lab Invest 55:405-411

Haimoto H, Takahashi Y, Koshikawa T, Nagura H, Kato K (1985) Immunohistochemical localization of gamma-enolase in normal human tissues other than neurons and neuroendocrine tissues. Lab Invest 52:257-263

Hakomori S, Kobata A (1974) Blood group antigens. In: Antigens, edited by Sela M, Academic Press, London, 2nd Ed., pp. 79-140

Hakomori S, Nudelman E, Levery S, Solter D, Knowles BB (1981) The hapten structure of a developmantally regulated glycolipid antigen (SSEA-1) isolated from human erythrocytes and adenocarcinoma: a preliminary note. Biochem Biophys Res Commun 100:1578-1586

Hall PA, D'Ardenne AJ (1987) Value of CD15 immunostaining in diagnosing Hodgkin's disease: a review of published literature. J Clin Pathol 40:1298-1304 Hallgreen P, Lundblad A (1977) Structural analysis of nine oligosaccharides isolated from the urine of a blood group 0, non-secretor, woman during pregnancy and lactation. J Biol Chem 252:1014-1022

Halliday WC, Yeger H, Duwe GF, Philipps MJ (1985) Intermediate filaments in menigiomas. J Neuropathol Exp Neurol 44:617-623

Hamid Q, Varndell IM, Ibrahim NB, Mingazzini P, Polak JM (1987) Extraadrenal paragangliomas - an immunocytochemical and ultrastructural report. Cancer 60:1776-1781

Hamid QA, Bishop AE, Rode J, Dhillon AP, Rosenberg BF, Reed RJ, Sibley RK, Polak JM (1986) Duodenal gangliocyticparagangliomas: a study of 10 cases with immunocytochemical neuroendocrine markers. Hum Pathol 17:1151-1157

Hammacher A, Hellmann U, Johnsson A, Östman A, Gunnarsson K, Westemark B, Wasteson A, Heldin CH (1988) A major part of platelet-derived growth factor purified from human platelets is a heterodimer of one and one B chain. J Biol Chem 263:16493-16498

Hanjan SNS, Kearney JF, Cooper MD (1982) A monoclonal antibody (MMA) that identifies a differentiation antigen on human myelomonocytic cells. Clin Immunol Immunopathol 23:172-188

Hanley MR (1988) Proto-oncogenes in the nervous system. Neuron 1:175-182

Hansen MF, Cavenee WK (1988) Tumor suppressors: recessive mutations that lead to cancer. Cell 53:172-173

Hansen MF, Koufos A, Gallie BL, Phillips RA, Fodstad O, Brogger A, Gedde-Dahl T, Cavenee WK (1985) Osteosarcoma and retinoblastoma: a shared chromosomal mechanism revealing recessive predisposition. Proc Natl Acad Sci USA 82:6216-6220

Harper JR, Perry SK, Davis RM, Laufer DM (1990) Human neuroectoderm-derived cell line secretes fibronectin that shared the HNK-1/10C5 Carbohydrate epitope with neural cell adhesion molecules, J Neurochem 54:395-401

Harper JR, Varki NM, Minden P, Kelleher PJ, Reisfeld RA (1984) Characterization of a secreted neuroectodermal antigen associated with sulfated glycosaminoglycans. Proc Am Assoc Cancer Res 25:274 (abstract)

Harris JF, Chin J, Jewett MAS, Kennedy M, Gorczynski RM (1984) Monoclonal antibodies against SSEA-1 antigen: binding properties and inhibition of human natural killer cell activity against target cells bearing SSEA-1 antigen. J Immunol 132:2502-2509

Harris MD, Moore IE, Steart PV, Weller RO (1990) Protein gene product (PGP) 9.5 as a reliable marker in primitive neuroectodermal tumours - an immunohistochemical study of 21 childhood cases. Histopathology 16:271-277

Hart MN, Earle KM (1973) Primitive neuroectodermal tumors of the brain in children. Cancer 32:890-897

Hart CE, Forstrom JW, Kelly JD, Seifert RA, Smith RA, Ross R, Murray MJ, Bowen-Pope DF (1988) Two classes of PDGF receptor recognize different isoforms of PDGF. Science 240:1529-1531

Hashimoto H, Enjoji M, Nakajima T, Kiryu H, Daimaru Y (1983) Malignant neuroepithelioma (peripheral neuroblastoma) A clinicopathological study of 15 cases. Am J Surg Pathol 7:309-318

Hassoun J, Gambarelli D, Grisoli F, Pellet W, Salamon G, Pellissier JF, Toga M (1982) Central neurocytoma. An electron-microscopic study of two cases. Acta Neuropathol (Berl) 56:151-156

Hatfield JS, Skoff RP, Maisel H, Eng L (1984) Glial fibrillary acidic protein is localized in the lens epithelium. J Cell Biol 98:1895-1898

Hayashi K, Motoi M, Nose S, Horie Y, Akagi T, Ogawa K, Taguchi K, Mizobuchi K, Nishimoto A (1987) An immunohistochemical study on the distribution of glial fibrillary acidic protein, S-100 protein, neuron-specific enolase, and neurofilament in medulloblastoma. Acta Pathol Jpn 37:85-96

Heldin CH, Betsholtz C, Johnsson A, Nister M, Ek B, Rönnstrand L, Wasteson A, Westermark B (1985) Platelet-derived growth factor: mechanism of action and relation to oncogenes. J Cell Sci Suppl 3:65-76

Heldin CH, Betsholz C, Claesson-Welsh L, Westermark B (1987)

Subversion of growth regulatory pathways in malignant transformation. Biochim Biophys Acta 907:219-244

Heldin CH, Bäckström G, Östman A, Hammacher A, Rönnstrand L, Rubin K, Nister M, Westermark B (1988a) Binding of different dimeric forms of PDGF to human fibroblasts: evidence for two separate receptor types. EMBO J 7:1387-1393

Heldin NE, Gustavsson B, Claesson-Welsh L, Hammacher A, Mark J, Heldin CH, Westermark B (1988b) Aberrant expression of receptors for platelet-derived growth factor in an anaplastic thyroid carcinoma in vitro. Proc Natl Acad Sci USA 85:9302-9306

Helle KB (1965) Some chemical and physical properties of the soluble protein fraction of bovine adrenal chromaffin granules. Mol Pharmacol 2:298-310

Henn W, Blin N, Zang KD (1986) Polysomy of chromosome 7 is correlated with overexpression of the erbB oncogene in human glioblastoma cell lines. Hum Genet 74:104-106

Henzen-Logmans SC, Mullink H, Ramaekers FCS, Tadema T, Meijer CJLM (1987) Expression of cytokeratins and vimentin in epithelial cells of normal and pathological thyroid tissue. Virchows Archiv A (Pathol Anat) 410:347-354

Herman CJ, Moesker O, Kant A, Huysmans A, Vooijs GP, Ramaekers FCS (1983) Is renal cell (Grawitz) tumor a carcinosarcoma? Evidence from analysis of intermediate filament types. Virchows Archiv B (Cell Pathol) 44:73-83

Hermansson M, Nister M, Betsholtz C, Heldin CH, Westermark B, Funa K (1988) Endothelial cell hyperplasia in human glioblastoma: coexpression of mRNA for platelet-derived growth factor (PDGF) B chain and PDGF receptor suggests autocrine growth stimulation. Proc Natl Acad Sci USA 85:7748-7752

Herpers MJHM, Budka H (1984) Glial fibrillary acidic protein (GFAP) in oligodendroglial tumors: gliofibrillary oligodendroglioma and transitional oligoastrocytoma as subtypes of oligodendroglioma. Acta Neuropathol (Berl) 64:265-272

Herpers MJHM, Budka H (1985) Primitive neuroectodermal tumors including the medulloblastoma: glial differentiation signaled by immunoreactivity for GFAP is restricted to the pure desmoplastic medulloblastoma (arachnoidal sarcoma of the cerebellum). Clin Neuropathol 4:12-18

Herpers MJHM, Ramaekers FCS, Aldeweirelt J, Moesker O, Sloof J (1986) Co-expression of glial fibrillary acidic protein- and vimentin-type intermediate filaments in human astrocytomas. Acta Neuropathol (Berl) 70:333-339

Herrera GA, Turbat-Herrera EA, Lott RL (1988) S-100 protein expression by primary and metastatic adenocarcinomas. Am J Clin Pathol 89:168-176

Herrick MK, Rubinstein LJ (1979) The cytological differentiating potential of pineal parenchymal neoplasms (true pinealomas). A clinicopathological study of 28 tumours. Brain 102:289-320

Herrup K, Shooter EM (1973) Properties of the beta nerve growth factor receptor of avian dorsal root ganglia. Proc Natl Acad Sci USA 70:3884-3888

Herschman HR (1986) Polypeptide growth factors and the CNS. TINS Feb:53-57

Heyderman E, Steele K, Ormerod MG (1979) A new antigen on the epithelial membrane: its immunoperoxidase localization in normal and neoplastic tissues. J Clin Pathol 32:35-39

Hinton DR (1990) Morphologic and biochemical analysis of the antigen defined by antibody Ki-67. J Neuropathol Exp Neurol 49:321 (abstract)

Hirota N, Ueda M, Ozawa S, Abe O, Shimizu N (1989) Suppression of an epidermal growth factor receptor-hyperproducing tumor by an immuntoxin conjugate of gelonin and a monoclonal anti-epidermal growth factor receptor antibody. Cancer Res 49:7106-7109

Hitchcock E, Morris CS (1987) Cross reactivity of anti-epithelial membrane antigen monoclonal for reactive and neoplastic glial cells. J Neurooncol 4:345-352

Hitchcock E, Morris CS (1989) Immunocytochemical techniques in stereotactic biopsy. Stereotact Funct Neurosurg 53:21-28

Hoefler H, Kerl H, Rauch HJ, et al (1984) New immunocytochemical observations with diagnostic significance in cutaneous neuroendocrine carcinoma. Am J Dermatopathol 6:525-530

Höfler H, Denk H, Lackinger E, Helleis G, Polak JM, Heitz PU (1986) Immunocytochemical demonstration of intermediate filament cytoskeletal proteins in human endocrine tissues and (neuro-) endocrine tumours. Virchows Archiv A (Pathol Anat) 409:609-629

Höfler H, Denk H, Walter GF (1984a) Immunohistochemical demonstration of cytokeratins in endocrine cells of the human pituitary gland and in pituitary adenomas. Virchows Arch A Pathol Anat 404:359-368

Höfler H, Walter GF, Denk H (1984b) Immunohistochemistry of folliculo-stellate cells in normal human adenohypophyses and in pituitary adenomas. Acta Neuropathol (Berl) 65:35-40

Hofstädter F (1986) Tumoren des männlichen Urogenitalsystems. Verh Dtsch Ges Pathol 70:172-183

Hogue-Angeletti R, Bradshaw RA (1971) Nerve growth factor from mouse submaxillary gland: amino acid sequence. Proc Natl Acad Sci USA 68:2417-2420

Holden J, Dolman CL, Churg A (1987) Immunohistochemistry of meningiomas including the angioblastic type. J Neuropathol Exp Neurol 46:50-56

Holt SC, Bruner JM, Ordonez NG (1986) Capillary hemangioblastoma. An immunohistochemical study. Am J Clin Pathol 86:423-429

Holthöfer H, Miettinen M, Passivuo K, Lehto VP, Linder E, Alfthan O, Virtanen I (1983) Cellular origin and differentiation of renal carcinomas. A fluorescence microscopic study with kidney-specific antibodies, anti-intermediate filament antibodies, and lectins. Lab Invest 49:317-326

Horst HA, Kelly PJ, Scheithauer BW, Kovach JS (1989) Immunohistochemical localization of transforming growth factor-beta in human astrocytomas. Proc Annu Meet Am Assoc Cancer Res 30:A222 (abstract)

Hoshi S, Orisaka S, Numata I, Nose M (1986) Expression of Leu-M1 antigens in carcinoma of the urinary bladder. J Urol 135:1075-1077

Hoshino T (1987) Proliferative potential of pediatric brain tumors. Prog Exp Tumor Res 30:31-43

Hoshino T, Nagashima T, Cho KG, Murovic JA, Hodes JE, Wilson CB, Edwards MSB, Pitts LH (1986a) S-phase fraction of human brain tumors in situ measured by uptake of bromodeoxyuridine. Int J Cancer 38:369-374

Hoshino T, Nagashima T, Murovic J, Levin EM, Levin VA, Rupp SM (1985) Cell kinetic studies of in situ human brain tumors with bromodeoxyuridine. Cytometry 6:627-632

Hoshino T, Nagashima T, Murovic J, Wilson CB, Edwards MSB, Gutin PH, Davis RL, DeArmond SJ (1986b) In situ cell kinetics studies on human neuroectodermal tumors with bromodeoxyuridine labeling. J Neurosurg 64:453-459

Hoshino T, Nagashima T, Murovic JA, Wilson CB, Davis RL (1986c) Proliferative potential of human meningiomas of brain: a cell kinetic study with bromodeoxyuridine. Cancer 58:1466-1472

Hoshino T, Nomura K, Wilson CB, Knebel KD, Gray JW (1978) The distribution of nuclear DNA from human brain-tumor cells. J Neurosurg 49:13-21

Hoshino T, Sano K (1969) Radiosensitization of malignant brain tumors with bromouridine (thymidine analogue) Acta Radiol Ther Phys Biol 8:15-26

Hoshino T, Wilson CB (1979) Cell kinetic analyses of human malignant brain tumors (gliomas) Cancer 44:956-962

Hossmann KA, Mies G, Paschen W, Szabo L, Dolan E, Wechsler W (1986) Regional metabolism of experimental brain tumors. Acta Neuropathol (Berl) 69:139-147

Hossmann KA, Szymas J, Seo K, Assheuer J, Krajewski S (1989) Experimental transplantation gliomas in the adult cat brain. 2. Pathophysiology and magnetic resonance imaging. Acta Neurochir (Wien) 98:189-200

Hossmann KA, Wechsler W (1965) Zur Feinstruktur menschlicher Spongioblastome. Dtsch Z Nervenheilk 187:327-351

Houle J, Federoff S (1983) Temporal relationship between the appearance of vimentin and neural tube development. Dev Brain Res 9:189-195

Housey GM, Johnson MD, Hsiao WLW, O'Brian CA, Murphy JP, Kirschmeier P, Weinstein IB (1988) Overproduction of protein kinase C causes disordered growth control in rat fibroblasts. Cell 52:343-354

Howie AJ, Brown G (1985) Effect of neuraminidase on the expression of the 3-fucosyl-N-acetyllactosamine antigen in human tissues. J Clin Pathol 38:409-416

Howie AJ, Brown G, Fisher A, Khan M (1984) Widespread distribution of an antigenic determinant of granulocytes. J Clin Pathol 37:555-559

Hsu SM, Ho YS, Li PJ, Monheit J, Ree HJ, Sheibani K, Winberg CD (1986a) L&H variants of Reed-Sternberg cells express sialylated Leu M1 antigen. Am J Pathol 122:199-203

Hsu SM, Huang LC, Hsu PL, Ge ZH, Ho YS, Cuttita F, Mulshine J (1986b) Biochemical and ultrastructural study of Leu M1 antigen in Reed-Sternberg cells: comparison with granulocytes and interdigitating reticulum cells. J Natl Cancer Inst 77:363-370

Hsu SM, Jaffe ES (1984) Leu-M1 and peanut agglutinin stain the neoplastic cells of Hodgkin's disease. Am J Clin Pathol 82:29-32

Hsu SM, Raine L, Fanger H (1981) The use of anti-avidin antibody and avidin-biotin-peroxidase- complex in immunoperoxidase techniques. Am J Clin Pathol 75:816-821

Hsu SM, Soban E (1982) Color modification of diaminobenzidine (DAB) Precipitation by metallic ions and its application for double immunohistochemistry. J Histochem Cytochem 30:1079-1082

Huang KP, Huang FL (1986) Immunochemical characterization of rat brain protein kinase C. J Biol Chem 261:14781-14787

Huang LC, Brockhaus M, Magnani JL, Cuttitta F, Rosen S, Minna JD, Ginsburg V (1983) Many monoclonal antibodies with an apparent specificity for certain lung cancers are directed against a sugar sequence found in lacto-N-fucopentaose. Arch Biochem Biophys 220:318-320

Huang SS, Tsai CC, Adams SP, Huang JS (1987) Neuron localization and neuroblastoma cell expression of brain-derived growth factor. Biochem Biophys Res Commun 144:81-87

Huebner K, Isobe M, Chao MV, Bothwell MA, Ross AH, Finan J, Hoxie JA, Sehgal A, Buck CR, Lanahan A, Nowell PC, Koprowski H, Croce CM (1986) The nerve growth factor receptor gene is at human chromosome region 17q12-17q22, distal to the chromosome 17 breakpoint in acute leukemias. Proc Natl Acad Sci USA 83:1403-1407

Hufnagel TJ, Kim JH, True LD, Manuelidis EE (1989) Immunohistochemistry of capillary hemangioblastoma. Immunoperoxidase-labeled antibody staining resolves the differential diagnosis with metastastic renal cell carcinoma, but does not explain the histogenesis of the capillary hemangioblastoma. Am J Surg Pathol 13:207-216

Hughes M, Marsden HB, Palmer MK (1974) Histological patterns of neuroblastoma related to prognosis and clinical staging. Cancer 34:1706-1711

Huh N, Knvazev PG, Schafer R, Rajewski MF (1984) Expression of the c-ras gene in normal and ethylnitrosourea (EtNU)-transformed fetal brain cells. 16th Meet Fed Europ Biochem Soc, Moskow,USSR, p 300 (abstract)

Humphrey PA, Wong AJ, Vogelstein B, Friedman HS, Bigner DD, Bigner SH (1989) Amplification and expression of mutant epidermal growth factor receptor genes in human gliomas. J Neurooncol 7 Suppl:S15 (abstract)

Humphrey PA, Wong AJ, Vogelstein B, Friedman HS, Werner MH, Bigner DD, Bigner SH (1988) Amplification and expression of the epidermal growth factor receptor gene in human glioma xenografts. Cancer Res 48:2231-2238

Hung M-C, Yan D-H, Zhao X (1989) Amplification of the proto-neu oncogene facilitates oncogenic activation by a single point mutation. Proc Natl Acad Sci USA 86:2545-2548

Hunter T (1984) The epidermal growth factor receptor gene and its product. Nature 311:414-416

Hunter T (1987) A thousand and one protein kinases. Cell 50:823-829

Hyden H, Lange PW, Larson S (1980) S-100-glia regulation of GABA transport across nerve cell membrane. J Neurol Sci 45:303-316

Hyden H, McEwen BS (1966) A glial protein specific for the nervous system. Proc Natl Acad Sci USA 55:354-358

Hyder DM, Schnitzer B (1986) Utility of Leu M1 monoclonal antibody in the differential diagnosis of Hodgkin's disease. Arch Pathol Lab Med 110:416-419

Ide F, Iwase T, Saito I, Umemura S, Nakajima T (1984) Immunohistochemical and ultrastructural analysis of the proliferating cells in histiocytosis X. Cancer 53:917-921

Ironside JW, Royds JA, Taylor CB, Timperley WR (1985) Paraganglioma of the cauda equina: a histological, ultrastructural and immunocytochemical study of two cases with a review of the literature. J Pathol 145:195-201 Ironside JW, Stephenson TJ, Royds JA, Mills PM, Taylor CB, Rider CC, Timperley WR (1988) Stromal cells in cerebellar haemangioblastomas: an immunocytochemical study. Histopathology 12:29-40

Ishikawa H, Nogami H, Shirasawa N (1978) Novel clonal strains from adult rat anterior pituitary producing S-100 protein. Nature 303:711-721

Ismail SM, Jasani B, Cole G (1985) Histogenesis of haemangioblastomas: an immunocytochemical and ultrastructural study in a case of von Hippel-Lindau syndrome. J Clin Pathol 38:417-421

Isobe T, Ichimori K, Nakajima T, Okuyama T (1984) The alpha subunit of S-100 protein is present in tumor cells of human malignant melanoma, but not in schwannoma. Brain Res 294:381-384

Isobe T, Ishioka N, Masuda T, Takahashi Y, Ganno S, Okuyama T (1983) A rapid separation of S-100 subunits by high performance liquid chromatograpy: The subunit composition of S-100 proteins. Biochem Int 6:419-426

Isobe T, Ishioka N, Okuyama T (1981) Structural relation of two S-100 proteins in bovine brain; subunit composition of the S-100a protein. Eur J Biochem 115:469-474

Isobe T, Nakajima T, Okuyama T (1977) Reinvestigation of extremely acidic proteins in bovine brain. Biochim Biophys Acta 494:222-232

Isobe T, Okuyama T (1978) The aminoacid sequence of S-100 protein (PAP Ib protein) and its relation to calcium-binding proteins. Eur J Biochem 89:379-388

Isobe T, Okuyama T (1981) The aminoacid sequence of the alpha subunit in bovine brain S-100a protein. Eur J Biochem 116:79-86

Isobe T, Tsugita A, Okuyama T (1978) The amino acid sequence and the subunit structure of bovine brain S-100 protein (PAP I-b). J Neurochem 30:921-923

Itoyama Y, Sternberger NH, Kies MW, Cohen SE, Richardson EP, Webster HdeF (1980) Immunocytochemical method to identify myelin basic protein in oligodendroglia and myelin sheaths of the human nervous system. Ann Neurol 7:157-166

Ivancovic S, Druckrey H, Preussmann R (1966) Erzeugung neurogener tumoren bei den Nachkommen nach einmaliger Injektion von Äthylnitrosoharnstoff an schwangere Ratten. Naturwissenschaften 53:410

Ivankovic S, Druckrey H (1968) Transplazentare Erzeugung maligner Tumoren des Nervensystems. I. Äthyl-nitrosoharnstoff (ÄHN) an BD-IX Ratten. Z Krebsforsch 66:541-548

Iwagana T, Fujita T (1984) Sustentacular cells in the fetal human adrenal medulla are immunoreactive with antibodies to brain S-100 protein. Cell Tissue Res 236:733-735

Iwaki T, Fukui M, Kondo A, Matsushima T, Takeshita I (1987) Epithelial properties of pleomorphic xanthoastrocytomas dertermined in ultrastructural and immunohistochemical studies. Acta Neuropathol (Berl) 74:142-150

Jacobsen GK, Norgaard-Pedersen B (1984) Placental alkaline phosphatase in testicular germ cell tumors and in carcinoma-in-situ of the testis. An immunohistochemical study. Acta Pathol Microbiol Immunol Scand (A) 92:323

Jacque CM, Kujas M, Poreau A, Raoul M, Racadot J, Baumann N (1979) GFA and S 100 protein levels as an index for malignancy in human gliomas and neurinomas. J Natl Cancer Inst 62:479-483

Jacque CM, Vinner C, Kujas M, Raoul M, Racadot J, Baumann NA (1978) Determination of glial fibrillary acidic protein (GFAP) in human brain tumors. J Neurol Sci 35:147-155

Jahn R, Schiebler W, Quimet C, Greengard P (1985) A 38000-dalton membrane protein (p38) present in synaptic vesicles. Proc Natl Acad Sci USA 82:4137-4141

James CD, Carlbom E, Dumanski JP, Hansen M, Nordenskjold M, Collins VP, Cavenee WK (1988) Clonal genomic alterations in glioma malignancy stages. Cancer Res 48:5546-5551

Jänisch W, Schreiber D (1977) Experimental tumors of the central nervous system. Edited by Bigner DD, Swenberg JA. Upjohn Company, Kalamazoo, Michigan

Janzer RC, Friede RL (1981) Do Rosenthal fibers contain glial fibrillary acidic protein?. Acta Neuropathol (Berl) 55:75-76

Jaskulski D, DeRiel JK, Mercer WE, Calabretta B, Baserga R (1988) Inhibition of cellular proliferation by antisense oligodeoxynucleotides to PCNA/cyclin. Science 240:1544-1546

Jefferies WA, Brandon MR, Hunt SV, Williams AF, Gatter KC, Mason DY (1984) Transferrin receptor on endothelial cells of brain capillaries. Nature 312:162-163

Jellinger K, Budka H, Slowik F (1988) Pathologie und Immunmorphologie primärer Lymphome des Zentralnervensystems. In: Therapie primärer Hirntumoren, edited by Bamberg M, Sack H, W. Zuckschwerdt, Berlin, pp. 306-317

Jennings MT, Gelman R, Hochberg F (1985) Intracranial germ-cell tumors: natural history and pathogenesis. J Neurosurg 63:155-167

Jensen R, Marshak DR, Anderson C, Lukas T, Watterson DM (1985) Characterization of human brain S-100 protein fraction: amino acid sequence of S100beta. J Neurochem 45:700-705

Jeppsson A, Wahren B, Millan JL (1984) Tumour and cellular localization by use of monoclonal and polyclonal antibodies to placental alkaline phosphatase. Br J Cancer 49:123-128

Jessel TM (1988) Adhesion molecules and the hierarchy of neural development. Neuron 1:3-13

Jessen KR, Mirsky R (1980) Glial cells in the enteric nervous system contain glial fibrillary acidic protein. Nature 286:736-737

Jessen KR, Mirsky R (1985) Glial fibrillary aidic polypeptides in peripheral glia. Molecular weight, heterogeneity and distribution. J Neuroimmunol 8:377-393

Jessen KR, Morgan L, Brammer M, Mirsky R (1985) Galactocerebroside is expressed by non-myelin-forming Schwann cells in situ. J Cell Biol 101:1135-1143

Jessen KR, Thorpe K, Mirsky R (1984) Molecular identity, distribution and heterogeneity of glial fibrillary acidic protein: an immunoblotting and immunohistochemical study of Schwann cells, satellite cells, enteric glia and astrocytes. J Neurocytol 13:187-200

Johnson EM, Taniuchi M, DiStefano PS (1988) Expression and possible function of nerve growth factor receptors on Schwann cells. TINS 11:299-304

Johnson HA, Haymaker WE, Rubini JR, Fliedner TM, Bond VP, Cronkite EP, Huges WL (1960) A radiographic study of human brain and glioblastoma multiforme after the in vivo uptake of tritiated thymidine. Cancer 13:636-642

Johnson TL, Shapiro B, Beierwaltes WH, Orringer MB, Lloyd RV, Sisson JC, Thompson NW (1985) Cardiac paragangliomas. A clinicopathologic and immunohistochemical study of four cases. Am J Surg Pathol 9:827-834

Johnsson A, Heldin CH, Wasteson A, Westermark B, Deuel TF, Huang JS, Seeburg PH, Gray A, Ullrich A, Scrace G, Stroobant P, Waterfield MD (1984) The c-sis gene encodes a precursor of the B chain of plateled-derived growth factor. EMBO J 3:921-928

Jones TR, Ruoslahti E, Schold SC, Bigner DD (1982) Fibronectin and glial fibrillary acidic protein expression in normal human brain and anaplastic gliomas. Cancer Res 42:168-177

Jorgensen AO, Subrahmanyan L, Turnbull C, Kalnins VI (1976) Localization of the neurofilament protein in neuroblastoma cells by immunofluorescent staining. Proc Natl Acad Sci USA 73:3192-3196

Jorgensen OS, Centervall G (1982) Alpha gamma enolase in the rat: ontogeny and tissue distribution. J Neurochem 39:537-542

Jundt G, Schulz A, Paul E, Cochran AJ, Herschman HR (1986) S-100 protein in amelanotic melanoma - A convenient immunocytochemical approach compared to electron microscopy. Path Res Pract 181:37-44

Jurco S, Nadji M, Harvey DG, Parker JC, Font RL, Morales AR (1982) Hemangioblastomas: histogenesis of the stromal cell studied by immunocytochemistry. Hum Pathol 13:13-18

Kahn HJ, Marks A, Thom H, Baumal R (1983) Role of antibody to S100 protein in diagnostic pathology. Am J Clin Pathol 79:341-347

Kamitani H, Masuzawa H, Sato J, Kanazawa I (1987) Capillary hemangioblastoma: histogenesis of stromal cells. Acta Neuropathol (Berl) 73:370-378

Kanamori M, Endo T, Shirakawa S, Sakurai M, Hidaka H (1982) S-100 antigen in human T lymphocytes. Biochem Biophys Res Commun 108:1447-1453

Kannagi R, Nudelman E, Levery SB, Hakomori SI (1982) A series of human erythrocyte glycosphingolipids reacting to the monoclonal antibody directed to a developmentally regulated antigen, SSEA-1. J Biol Chem 257:14865-14874

Kartenbeck J, Schwechheimer K, Moll R, Franke WW (1984) Attachment of vimentin filaments to desmosomal plaques in human meningiomal cells and arachnoidal tissue. J Cell Biol 98:1072-1081

Kasper M, Goertchen R, Stosiek P, Perry G, Karsten U (1986a) Coexistence of cytokeratin, vimentin and neurofilament protein in human choroid plexus. An immunohistochemical study of intermediate filaments in neuroepithelial tissues. Virchows Archiv A (Pathol Anat) 410:173-177

Kasper M, Karsten U (1987) Focal ependymal differentiation in the choroid plexus of human newborn brain confirmed by immunohistochemistry with monoclonal antibodies. Acta Neuropathol (Berl) 73:409-410

Kasper M, Karsten UR, Stosiek P (1986b) Detection of cytokeratin(s) in epithelium of human plexus choroideus by monoclonal antibodies. Acta Histochem 78:101-103

Kato K, Asai R, Shimizu A, Suzuki F, Ariyoshi Y (1983a) Immunoassay of three enolase isoenzymes in human serum and in blood cells. Clin Chem Acta 127:353-358

Kato K, Suzuki F, Nakajima T (1983b) S-100 protein in adipose tissue. Int J Biochem 15:609-613

Kato K, Suzuki F, Semba R (1981) Determination of brain enolase isoenzymes with an enzyme immunoassay at the level of single neurons. J Neurochem 37:998-1005

Kato K, Suzuki F, Watanabe T, Semba R, Keino H (1984) Developmental profile of three enolase isoenzymes in rat brain: determination from one cell embryo to adult brain. Neurochem Int 6:81-84

Katsetos CD, Herman MM, Frankfurter A, Gass P, Collins VP, Walker CC, Rosemberg S, Barnard RO, Rubinstein LJ (1989) Cerebellar desmoplastic medulloblastomas. A further immunohistochemical characterization of the reticulin-free pale islands. Arch Pathol Lab Med 113:1019-1029

Kaudewitz P, Braun-Falco O, Ernst M, Landthaler M, Stolz W, Gerdes J (1989) Tumor cell growth fractions in human malignant melanomas and the correlation to histopathological tumor grading. Am J Pathol 134:1063-1068

Kawamoto K, Herz F, Wolley RC, Hirano A, Kajikawa H, Koss LG (1979) Flow cytometric analysis of the DNA distribution in human brain tumors. Acta Neuropathol (Berl) 46:39-44

Kelly K, Cochran BH, Stiles CD, Leder P (1983) Cell-specific regulation of the c-myc gene by lymphocyte mitogens and platelet-derived growth factor. Cell 35:603-610

Kepes JJ (1986) The histopathology of meningiomas. A relection of origins and expected behaviour?. J Neuropathol Exp Neurol 45:95-107

Kepes JJ, Fulling KH, Garcia JH (1982) The clinical significance of adenoid formations of neoplastic astrocytes, imitating metastatic carcinoma, in gliosarcomas. A review of five cases. Clin Neuropathol 1:139-150

Kepes JJ, Kepes M, Slowik F (1973) Fibrous xanthomas and xanthosarcomas of the meninges and the brain. Acta Neuropathol (Berl) 23:187-199

Kepes JJ, Rengachary SS, Lee SH (1979a) Astrocytes in hemangioblastomas of the central nervous system and their relationship to stromal cells. Acta Neuropathol (Berl) 47:97-104

Kepes JJ, Rubinstein LJ, Ansbacher L, Schreiber DJ (1989) Histopathological features of recurrent pleomorphic xanthoastrocytomas: further corroboration of the glial nature of this neoplasm - A study of 3 cases. Acta Neuropathol (Berl) 78:585-593

Kepes JJ, Rubinstein LJ, Chiang H (1984) The role of astrocytes in the formation of cartilage in gliomas. An immunohistochemical study of four cases. Am J Pathol 117:471-483

Kepes JJ, Rubinstein LJ, Eng LF (1979b) Pleomorphic Xanthoastrocytoma: a distinctive meningocerebral glioma of young subjects with relatively favorable prognosis. A study of 12 cases. Cancer 44:1839-1852

Kernohan JW, Mabon RF, Svien HJ, Adson AW (1949) A simplified classification of the gliomas.Symposium on a new simplified concept of gliomas. Proc Staff Meet Mayo Clin 24:71-75

Keseller D, Levine L, Fasman G (1968) Some conformational and immunological properties of a bovine brain acidic protein (S-100) Biochemistry 7:758-764

Kimelberg HK, Narumi S, Bourke RS (1978) Enzymatic and morphological properties of primary rat brain astrocytes in cultures, and enzyme development in vivo. Brain Res 153:55-77

Kimelberg HK, Stieg PE, Mazurkiewicz JE (1982) Immunocytochemical and biochemical analysis of carbonic anhydrase in primary astrocyte cultures from rat brain. J Neurochem 39:734-742

Kimura N, Sasano N, Yamada R, Satoh J (1988) Immunohistochemical study of chromogranin in 100 cases of pheochromocytoma, carotid body tumour, medullary thyroid carcinoma and carcinoid tumour. Virchows Archiv A (Pathol Anat) 413:33-38

Kimura T, Budka H, Soler-Federspiel S (1986) An immunocytochemical comparison of the glia-associated proteins glial fibrillary acidic protein (GFAP) and S-100 protein (S100P) in human brain tumors. Clin Neuropathol 5:21-27

Kindblom LG, Lodding P, Rosengreen L, Baudier J, Haglid K (1984) S-100 protein in melanocytic tumors. An immunocytochemical investigation of benign and malignant malanocytic tumors and metastases of malignant melanomas and a characterization of the antigen in comparison to human brain. Acta Pathol Microbiol Immunol Scand 92:219-230

King CR, Kraus MH, Aaronson SA (1985) Amplification of a novel v-erbB-related gene in human mammary carcinoma. Science 229:974-976

Kinzler KW, Bigner SH, Bigner DD, Trent JM, Law ML, O'Brien SJ, Wong AJ, Vogelstein B (1987) Identification of an amplified, highly expressed gene in a human glioma. Science 236:70-73

Kitano T, Hashimoto T, Kikkawa U, Ase K, Saito N, Tanaka C, Ichimori Y, Tsukamoto K, Nishizuka Y (1987) Monoclonal antibodies against rat brain protein kinase C and their application to immunohistochemistry in nervous tissues. J Neurosci 7:1520-1525

Kivelä T (1986) Expression of the HNK-1 carbohydrate epitope in human retina and retinoblastoma. Virchows Archiv A (Pathol Anat) 410:139-146

Kleihues P, Kiessling M, Janzer RC (1987a) Morphological markers in neuro-oncology. Curr Top Pathol 77:307-338

Kleihues P, Königsmann M, Aguzzi A (1988a) Differenzierung in Medulloblastomen und das Konzept des primitiven neuroektodermalen Tumors. In: Therapie primärer Hirntumoren, edited by Bamberg S, Sack H, W Zuckschwerdt Verlag, München, pp. 386-391

Kleihues P, Lantos PL, Magee PN (1976) Chemical carcinogenesis in the nervous system. Int Rev Exp Pathol 15:153-232

Kleihues P, Matsumoto W, Wechsler W, Zülch KJ (1968) Morphologie und Wachstum der mit Äthylnitrosoharnstoff erzeugten Tumoren des Nervensystems. Verh Dtsch Ges Pathol 52:372-379

Kleihues P, Meer L, Shibata T, Bamberg M (1988b) DNA-Reparatur und DNA-Replikation als Kriterien für therapeutische Effizienz. In: Therapie primärer Hirntumoren, edited by Bamberg M, Sack H, W. Zuckschwerdt Verlag, Muenchen, pp. 1-8

Kleihues P, Meer L, Wiestler OD, Bamberg M (1987b) Formation and repair of O-alkylated DNA bases. Role in neuro-oncogenesis and chemotherapy. In: Experimental neurooncology, brain tumor and pain therapy, edited by Bock WJ, Wechsler W, Beck L, Grundmann E, Gustav Fischer Verlag, Stuttgart New York, pp. 1-18

Kleihues P, Rajewski F (1984) Chemical neuro-oncogenesis: role of structural DNA modifications, DNA repair and neural target cell population. Progr Exp Tumor Res 27:1-16

Kleihues P, Sarioglu A, Shibata T, Yasargil GM (1989) Ki-67 expression in the glioblastoma multiforme: correlation between growth fraction and patient survival. Clin Neuropathol (in press)(abstract)

Klein G (1987) The approaching era of the tumor suppressor genes. Science 238:1539-1545

Knapp W, Rieber B, Dörken B, Schmidt RE, Stein H, KrvdBorne AEG (1989) Towards a better definition of human leucocyte surface molecules. Immunol Today 10:253-258

Knaus P, Betz H, Rehm H (1986) Expression of synaptophysin during postnatal development of the mouse brain. J Neurochem 47:1302-1304

Ko L, Koestner A, Wechsler W (1980a) Characterization of cell cycle and biological parameters of transplantable glioma cell lines and clones. Acta Neuropathol (Berl) 51:107-111

Ko L, Koestner A, Wechsler W (1980b) Morphological characterization of nitrosourea-induced glioma cell lines and clones. Acta Neuropathol (Berl) 51:23-31

Kobata A, Ginsburg V (1969) Oligosaccharides of human milk. II. Isolation and characterization of a new pentasaccharide, lacto-N-fucopentaose III. J Biol Chem 244:5496-5502

Kochi N, Budka H (1987) Contribution of histiocytic cells to sarcomatous development of the gliosarcoma. An immunohistochemical study. Acta Neuropathol (Berl) 73:124-130

Kochi N, Tani E, Morimura T, Itagaki T (1983) Immunohistochemical study of fibronectin in human glioma and meningioma. Acta Neuropathol (Berl) 59:119-126

Köhler G, Milstein C (1975) Continuous culture of fused cells secreting antibody of predefined specifity. Nature 256:495-497

Koestner A, Swenberg JA, Wechsler W (1971) Transplacental production with ethylnitrosourea of neoplasms of the nervous system in Sprague-Dawley rats. Am J Pathol 63:37-56

Koestner A, Swenberg JA, Wechsler W (1972) Experimental tumors of the nervous system induced by resorptive N-nitrosourea compounds. Progr Exp Tumor Res 17:9-30

Kohl NE, Gee CE, Alt FW (1984) Activated expression of N-myc gene in human neoroblastomas and related tumors. Science 226:1335-1337

Kohl NE, Kanda N, Schreck RR, Bruns G, Latt SA, Gilbert F, Alt F (1983) Transposition and amplification of oncogene-related sequences in human neuroblastomas. Cell 35:359-367

Kohler N, Lipton A (1974) Platelets as a source of fibroblast growth-promoting activity. Exp Cell Res 87:297-301

Kokai Y, Cohen JA, Drebin JA, Greene MI (1987) Stage- and tissue-specif expression of the neu oncogene in rat development. Proc Natl Acad Sci USA 84:8498-8501

Kondo H, Iwanaga T, Nakajima T (1982) Immunocytochemical study on the localization of neuron-specific enolase and S-100 protein in the carotid body of rats. Cell Tissue Res 227:291-295

Kondziolka D, Bilbao JM (1989) An immunohistochemical study of neuroepithelial (colloid) cysts. J Neurosurg 71:91-97

Korf HW, Czerwionka M, Reiner J, Schachenmayr W, Schalken JJ, De Grip W, Gery I (1987) Immunocytochemical evidence of molecular photoreceptor markers in cerebellar medulloblastomas. Cancer 60:1763-1766

Korf HW, Moller M, Gery I (1985) Immunocytochemical demonstration of retinal S-antigen in the pineal organ of four mammalian species. Cell Tissue Res 239:81-85

Kornstein MJ, Bonner H, Gee B, Cohen R, Brooks JJ (1986) Leu M1 and S100 in Hodgkin's disease and non-Hodgkin's lymphomas. Am J Clin Pathol 85:433-437

Koufos A, Hansen MF, Copland NG, Jenkins NA, Lampkin BC, Cavenee WK (1985) Loss of heterozygosity in three embryonal tumours suggests a common pathogenetic mechanism. Nature 316:330-334

Kouno M, Kumanishi T, Washiyama K, Sekiguchi K, Saito T, Tanaka R (1988) An immunohistochemical study of cytokeratin and glial fibrillary acidic protein in choroid plexus papilloma. Acta Neuropathol (Berl) 75: 317-320

Kovacs K Horvath E (1986) Tumors of the pituitary gland. Armed Forces Institute of Pathology, Washington,D.C.

Krajewski S, Kiwit JCW, Wechsler W (1986a) RG2 glioma growth in rat cerebellum after subdural implantation. J Neurosurg 65:222-229

Krajewski S, Rathmer K, Hamada H, Weizsäcker M, Eberhardt B, Wechsler W (1986b) Subcapsular renal transplantation of neurogenic tumors and tumor speroids - a comparative study of RN6 and RG2 tumor clones after syngenic and allogenic transplantation. J Cancer Res Clin Oncol 112:33-38

Kraus MH, Popescu NC, Amsbaugh SC, King CR (1987) Overexpression of the EGF receptor-related proto-oncogene erbB-2 in human mammary tumor cell lines by different molecular mechanisms. EMBO J 6:605-610

Kruijer W, Cooper JA, Hunter T, Verma IM (1984) Platelet-derived growth factor induces rapid but transient expression of the c-fos gene and protein. Nature 312:711-715 Kruse J, Keilhauer G, Timpl R, Schachner M (1985) The J1 glycoprotein - a novel nervous system cell adhesion molecule of the L2/HNK-1 family. Nature 316:146-148

Kruse J, Mailhammer R, Wernecke H, Faissner A, Sommer I, Goridis C, Schachner M (1984) Neural cell adhesion molecules and myelin-associated glycoprotein share a common carbohydrate moiety recognized by monoclonal antibodies L2 and HNK-1. Nature 311:153-155

Kubagawa H, Abo T, Balch CM, Cooper MD (1983) Biochemical analysis of antigenic determinants recognized on human natural killer cells by HNK-1 (Leu-7) antibody. Fed Proc 42:1219 (abstract)

Kumanishi T, Washiyama K, Saito T, Nishiyama A, Abe S, Tanaka T (1986) Primary malignant lymphoma of the brain: an immunhistochemical study of eight cases using a panel of monoclonal and heterologous antibodies. Acta Neuropathol (Berl) 71:190-196

Kumanishi T, Washiyama K, Watabe K, Sekiguchi K (1985a) Glial fibrillary acidic protein in medulloblastomas. Acta Neuropathol (Berl) 67:1-5

Kumanishi T, Watabe K, Washiyama K (1985b) An immunohistochemical study of aldolase C in normal and neoplastic nervous tissues. Acta Neuropathol (Berl) 67:309-314

Kumpulainen T, Dahl D, Korhonen LK, Nyström SHM (1983) Immunolabeling of carbonic anhydrase isoenzyme C and glial fibrillary acidic protein in paraffin-embedded tissue sections of human brain and retina. J Histochem Cytochem 31:879-886

Kumpulainen T, Korhonen LK (1982) Immunohistochemical localization of carbonic anhydrase isoenzyme C in the central and peripheral nervous system of the mouse. J Histochem Cytochem 30:283-292

Kumpulainen T, Nyström SHM (1981) Immunohistochemical localization of carbonic anhydrase isoenzyme C in human brain. Brain Res 220:220-225

Kuo JF, Anderson RGG, Wise BC, Mackerlova L, Salomonsson I, Brackett NL, Katoh N, Shoji M, Wrenn RW (1980) Calcium-dependent protein kinase: widespread occurence in various tissues and phyla of the animal kingdom and comparison of effects of phospolipid, calmodulin, and trifluoperazine. Proc Natl Acad Sci USA 77:7039-7043

Kuo WN, Blake T, Cheema IR, Dominguez J, Nicholson J, Puente K, Shells P, Lowery J (1986) Regulatory effects of S-100 protein and parvalbumin on protein kinases and phosphoprotein phosphatases from brain and skeletal muscle. Mol Cell Biochem 71:19-24

Kurki P, Ogata K, Tan EM (1988) Monoclonal antibodies to proliferating cell nuclear antigen (PCNA)/cyclin as probes for proliferating cells by immunofluorescence microscopy and flow cytometry. J immunol Methods 109:49-59

Kurtin PJ, Pinkus GS (1985) Leukocyte common antigen - a diagnostic discrimant between hematopoietic and nonhematopoietic neoplasms in paraffin sections using monoclonal antibodies: correlation with immunologic studies and ultrastructural localization. Hum Pathol 16:353-365

Kücherer A, Faissner A, Schachner M (1987) The novel carbohydrate epitope L3 is shared by some neural cell adhesion molecules. J Cell Biol 104:1597-1602

Künemund V, Jungalwala FB, Fischer G, Chou DKH, Keilhauer G, Schachner M (1988) The L2/HNK-1 carbohydrate of neural celladhesion molecules is involved in cell interactions. J Cell Biol 106:213-223

Kvaloy S, Langholm R, Kaalhus O, Michaelsen T, Funderud S, Foss Abrahamsen A, Godal T (1984) Transferrin receptor and B-lymphoblast antigen - their relationship to DNA synthesis, histology and survival in B-cell lymphomas. Int J Cancer 33:173-177

Laemmli UK (1970) Cleavage of structural proteins during the assembly of the head of of bacteriophage T4. Nature 227:680-685

Land H, Parada LF, Weinberg RA (1983) Cellular oncogenes and multistep carcinogenesis. Science 222:771-778

Landolt AM, Shibata T, Kleihues P (1987) Growth rate of human pituitary adenomas. J Neurosurg 67:803-806

Landreth GE, Shooter EM (1980) Nerve growth factor receptors on PC12 cells: ligand-induced conversion from low- to high-affinity states. Proc Natl Acad Sci USA 77:4751-4755

Landsberg L (1984) Chromogranin A. N Engl J Med 311:794-795

Langley OK, Ghandour MS, Vincendon G, Gombos G (1980) An ultrastructural immunocytochemical study of nerve-specific protein in rat cerebellum. J Neurocytol 9:783-798

Langley OK, Ghandour MS, Vincendon G, Gombos G, Warecka K (1982) Immunoelectron microscopy of alpha-2-glycoprotein: an astrocyte specific protein. J Neuroimmunol 2:131-143

Lantos PL (1972) The fine structure of periventricular pleomorphic gliomas induced transplacentally by N-ethyl-N-nitrosourea in BD-IX rats. J Neurol Sci 17:443-460

Lantos PL (1974) An electron microscope study of reacting astrocytes in gliomas induced by N-ethyl-N-nitrosourea in rats. Acta Neuropathol (Berl) 30:175-181

Lantos PL, Pilkington GJ (1979) The development of experimental brain tumours - a sequential light and electron microscope study of the subependymal plate. I. Early lesions (abnormal cell clusters) Acta Neuropathol (Berl) 45:167-175

Lantos PL, Roscoe JP, Skidmore CJ (1976) Studies on the morphology and tumorigenicity of experimental brain tumors in tissue culture. Br J Exp Pathol 57:95-104

Laskey J, Webb I, Schulman HM, Ponka P (1988) Evidence that transferrin supports cell proliferation by supplying iron for DNA synthesis. Exp Cell Res 176:87-95

Lassmann H, Hagen C, Fischer-Colbrie R, Winkler H (1986) Presence of chromogranin A,B and C in bovine endocrine and nervous tissues: a comparative immunohistochemical study. Histochemical J 18:380-386

Lauriola L, Cocchia D, Sentilelli S, Maggiano N, Maira G, Michetti F (1984) Immunohistochemical detection of folliculo-stellate cells in human pituitary adenomas. Virchows Arch B (Cell Pathol) 47:189-197

Lauweryns JM, Van Ranst L (1987) Leu-7 immunoreactivity in human, monkey, and pig bronchopulmonary neuroepithelial bodies and neuroendocrine cells. J Histochem Cytochem 35:687-691

Lazarides E (1980) Intermediate filaments as mechanical integrators of cellular space. Nature 283:249-256

Lazarides E (1982) Intermediate filaments: a chemically heterogenous, developmentally regulated class of proteins. Ann Rev Biochem 51:219-250

Lazarides E, Hubbard BD (1976) Immunological characterization of the subunit of 100 A filaments from muscle cells. Proc Natl Acad Sci USA 73:4344-4348

Leader M, Collins M, Patel J, Henry K (1986) Antineuron specific enolase staining reactions in sarcomas and carcinomas: its lack of neuroendocrine specificity. J Clin Pathol 39:1186-1192

Leader M, Collins M, Patel J, Henry K (1987a) Vimentin: an evaluation of its role as a tumour marker. Histopathology 11:63-72

Leader M, Collins M, Patel J, Henry K (1987b) Desmin: its value as a marker of muscle derived tumours using a commercial antibody. Virchows Archiv A (Pathol Anat) 411:345-349

Leader M, Patel J, Collins M, Henry K (1987) Anti-alpha-1-antichymotrypsin staining of 194 sarcomas, 38 carcinomas and 17 malignant melanomas. Its lack of specificity as a tumour marker. Am J Surg Pathol 11:133-139

Lee I, Gould VE, Moll R, Wiedenmann B, Franke WW (1987) Synaptophysin expressed in the bronchopulmonary tract: neuroendocrine cells, neuroepithelial bodies, and neuroendocrine neoplasms. Differentiation 34:115-125

Lee RWH, Huttner WB (1983) Tyrosine-O-sulphated proteins of PC12 pheochromocytoma cells and their sulfation by a tyrosylprotein sulfotransferase. J Biol Chem 258: 11326-11334

Lee WH, Murphee AL, Benedict WF (1984) Expression and amplification of the N-myc gene in primary retinoblastoma. Nature 309:458-460

Leff EL, Brooks JSJ, Trojanowski JQ (1985) Expression of neurofilament and neuron-specific enolase in small cell tumors of skin using immunohistochemistry. Cancer 56:625-631

Lehto VP, Miettinen M, Virtanen I (1985) A dual expression of cytokeratin and neurofilaments in bronchial carcinoid cells. Int J Cancer 35:421-425 Lehto VP, Stenman S, Miettinen M, Dahl D, Virtanen I (1983a) Expression of a neural type of intermediate filament as a distinguishing feature between oat cell carcinoma and other lung cancers. Am J Pathol 110:113-118

Lehto VP, Virtanen I, Kurki P (1978) Intermediate filaments anchor the nuclei in nuclear monolayers of cultured human fibroblasts. Nature 272:175-177

Lehto VP, Virtanen I, Miettinen M, Dahl D, Vaheri A (1983b) Neurofilaments in adrenal and extra-adrenal pheochromocytoma. Demonstration using immunofluorescence microscopy. Arch Pathol Lab Med 107:492-494

Lelle RJ, Heidenreich W, Stauch G, Gerdes J (1987) The correlation of growth fractions with histologic grading and lymphnode status in human mammary carcinomas. Cancer 59:83-88

Lennert K (1981) Histopathologie der Non-Hodgkin-Lymphome (nach der Kiel-Klassifikation). Springer-Verlag, Berlin, Heidelberg, New York

Leube RE, Kaiser P, Seiter A, Zimbelmann R, Franke WW, Rehm H, Knaus P, Prior P, Betz H, Reinke H, Bayreuther K, Wiedenmann B (1987) Synaptophysin: molecular organization and mRNA expression as determined from cloned cDNA. EMBO J 6:3261-3268

Levi-Montalcini R, Hamburger V (1951) Selective growth stimulating effects of mouse sarcoma on the sensory and sympathetic nervous system of chick embryo. J Exp Zool 116:321-362

Libermann TA, Friesel R, Jaye M, Lyall RM, Westermark B, Drohan W, Schmidt A, Maciag T, Schlesinger J (1987) An angiogenic factor is expressed in human glioma cells. EMBO J 6:1627-1632

Libermann TA, Nusbaum HR, Razon N, Kris R, Lax I, Soreq H, Whittle N, Waterfield MD, Ullrich A, Schlessinger J (1985)

Amplification, enhanced expression and possible rearrangement of EGF receptor gene in primary human brain tumours of glial origin. Nature 313:144-147

Libermann TA, Razon N, Bartal AD, Yarden Y, Schlessinger J, Soreq H (1984) Expression of epidermal growth factor receptors in human brain tumors. Cancer Res 44:753-760

Liebert M, Jaffe R, Taylor RJBT, Balloz Solter D, Hakala TR (1987) Detection of SSEA-1 on human renal tumors. Cancer 59:1404-1408

Liem RKH, Yen SH, Salomon GD, Shelanski ML (1978) Intermediate filaments in nervous tissues. J Cell Biol 78:637-645

Liesi P, Dahl D, Vaheri A (1983) Laminin is produced by early rat astrocytes in primary culture. J Cell Biol 96:920-924

Liesi P, Kirkwood T, Vaheri A (1986) Fibronectin is expressed by astrocytes cultured from embryonic and early postnatal rat brain. Exp Cell Res 163:175-185

Lillien LE, Claude P (1985) Nerve growth factor is a mitogen for cultured chromaffin cells. Nature 317:632-634

Linn F, Seo K, Hossmann KA (1989) Experimental transplantation gliomas in the adult cat brain. 3. Regional biochemistry. Acta Neurochir (Wien) 99:85-93

Lipinski M, Braham K, Caillaud JM, Carlu C, Tursz T (1983) HNK-1 antibody detects an antigen expressed on neuroectodermal cells. J Exp Med 158:1775-1780

Lipinski M, Hirsch MR, Deagostini-Bazin H, Yamada O, Tursz T, Goridis C (1987) Characterization of neural cell adhesion molecules (NCAM) expressed by Ewing and neuroblastoma cell lines. Int J Cancer 40:81-86

Lipper S, Decker RE (1984) Paraganglioma of the cauda equina. A histologic, immunohistochemical, and ultrastructural study and review of the literature. Surg Neurol 22:415-420

Liwnicz BH, Archer G (1982) RG2, a clone of nitrosourea-induced rat glioma, can be used for studying astrocytic differentiation in vitro. J Neuropathol Exp Neurol 41:368 (abstract)

Lloyd C, Hyams J Warn R (1986a) The cytoskeleton: cell function and organization. The Company of Biologists Limited, Cambridge

Lloyd KO, Kabat EA (1968) Immunochemical studies on blood groups, XLI. Proposed structures for the carbohydrate portions of blood group A, B, H, Lewis a and Lewis b substances. Proc Natl Acad Sci USA 61:1470-1477

Lloyd RV, Blaivas M, Wilson BS (1985) Distribution of chromogranin and S-100 protein in normal and abnormal adrenal medullary tissues. Arch Pathol Lab Med 109:633-635

Lloyd RV, Mervak T, Schmidt K, Warner TFCS, Wilson BS (1984) Immunohistochemical detection of chromogranin and neuron-specific enolase in pancreatic endocrine neoplasms. Am J Surg Pathol 8:607-614

Lloyd RV, Sisson JC, Shapiro B, Verhofstad AAJ (1986b) Immunohistochemical localization of epinephrine, norepinephrine, catecholamine-synthesizing enzymes, and chromogranin in neuroendocrine cells and tumors. Am J Pathol 125:45-54

Lloyd RV, Wilson BS (1983) Specific endocrine tissue marker defined by a monoclonal antibody. Science 222:628-630

Lloyd RV, Wilson BS, Kovacs K, Ryan N (1985) Immunohistochemical localization of chromogranin in human hypophyses and pituitary adenomas. Arch Pathol Lab Med 109:515-517

LLoyd RV, Cano M, Rosa P, Hille A, Huttner WB (1988) Distribution of chromogranin A and secretogranin I (chromogranin B) in neuroendocrine cells and tumors. Am J Pathol 130: 296-304

Lobb RR, Rybak SM, St. Clair DKS, Fett JW (1986) Lysates of two established human tumor lines contain heparin-binding growth factors related to bovine brain fibroblast growth factor. Biochem Biophys Res Commun 139:861-867

Loechler EL, Green CL, Essigmann JM (1984) In vivo mutagenesis by O^6-methylguanine built into a unique site in a viral genome. Proc Natl Acad Sci USA 81:6271-6275

Loeffel SC, Gillespie GY, Mirmiran SA, Miller EW, Golden P, Askin FB, Siegal GP (1985) Cellular immunolocalization of S100 protein within fixed tissue sections by monoclonal antibodies. Arch Pathol Lab Med 109:117-122

Lolait SJ, Underwood JR, Mu FT, Alderuccio F, Dow CA, Pedersen JS, Chalmers PJ, Toh BH (1984) Vimentin intermediate filaments in cultures of human meningiomas. Neuropathol Appl Neurobiol 10:321-331

Löning T, Riviere A, Wilkens C, Milde-Langosch K (1989) Zur Expression von c-myc und erb-B-2 (neu) in menschlichen Tumoren. Verh Dtsch Ges Path 73:655

Lopes MBS, Rosemberg S, Cardoso de Almeida PC, Pestana CB (1989) Glial fibrillary acidic protein and cytokeratins in choroid plexus tumors - An immunohistochemical study. Path Res Pract 185:339-341

Louis DN, Edgerton S, Thor AD, Hedley-Whyte ET (1990) Proliferating cell nuclear antigen (PCNA) in human nervous system tumors. J Neuropathol Exp Neurol 49:272 (abstract)

Ludwin SK, Kosek C, Eng LF (1976) The topographical distribution of S-100 and GFA proteins in the adult rat brain: an immunohistochemical study using horseradish peroxidase-labelled antibodies. J Comp Neurol 165:197-208

Lunde S, Nesland JM, Holm R, Johannessen JV (1987) Breast carcinomas with protein S-100 immunoreactivity - an immuno-cytochemical and ultrastructural study. Path Res Pract 182:627-631

Magnani JL, Ball ED, Fanger MW, Hakomori SI, Ginsburg V (1984) Monoclonal antibodies PMN 6, PMN 29, and PM-81 bind differentially to glycoshingolipids containing a sugar sequence occuring in lacto-N-fucopentaose III. Arch Biochem Biophys 233:501-506

Mai JK, Reifenberger G (1988) Distribution of the carbohydrate epitope 3-fucosyl-N-acetyl-lactosamine (FAL) in the adult human brain. J Chem Neuroanat 1:255-285

Mai JK, Reifenberger G, Wechsler W (1988) Expression of the carbohydrate epitope 3-fucosyl-N-acetyllactosamine in human subcortical sensory targets appears developmantally regulated. 83. Vers Anat Ges, Zürich, (abstract)

Malden LT, Nowak U, Kaye AH, Burgess AW (1988) Selective amplification of the cytoplasmic domain of the epidermal growth factor receptor gene in glioblastoma multiforme. Cancer Res 48:2711-2714

Mandybur TI, Alvira MM (1982) Ultrastructural findings in so-called ependymal rat tumors induced by transplacental administration of ethynitrosourea (ENU). Acta Neuropathol (Berl) 57:51-58

Manivel JC, Wick MR, Dehner LP, et al (1987) Epitheloid sarcoma: an immunohistochemical study. Am J Clin Pathol 87:319-326

Mannoji H, Becker LE (1988) Ependymal and choroid plexus tumors. Cytokeratin and GFAP expression. Cancer 61:1377-1385

Mannoji H, Takeshita I, Fukui M, Ohta M, Kitamura K (1981) Glial fibrillary acidic protein in medulloblastoma. Acta Neuropathol (Berl) 55:63-69

Marangos PJ, Campbell IC, Schmechel DE, Murphy DL, Goodwin FK (1980a) Blood platelets contain a neuron specific enolase subunit. J Neurochem 34:1254-1258

Marangos PJ, Polak JM, Pearse AG (1982) Neuron specific enolase: a probe for neurons and neuroendocrine cells. Trends Neurosci 5:193-196

Marangos PJ, Schmechel DE (1987) Neuron specific enolase, a clinically useful marker for neurons and neuroendocrine cells. Int Rev Neurosci 10:269-295

Marangos PJ, Schmechel DE, Parma AM, Goodwin FK (1980b) Developmental profile of neuron specific (NSE) and non-neuronal (NNE) enolase in rat and monkey brain. Brain Res 190:185-193

Marangos PJ, Zis AP, Clark RL, Goodwin FK (1978) Neuronal, non-neuronal and hybrid forms of enolase in brain: structural, immunological and functional comparison. Brain Res 150:117-133

Marangos PJ, Zomzely-Neurath C (1976) Determination and characterization of neuron specific protein (NSP) associated enolase activity. Biochem Biophys Res Commun 68:1309-1316

Marchetti D, Perez-Polo JR (1987) Nerve growth factor receptors in human neuroblastoma cells. J Neurochem 49:475-486

Margetts JC, Kalyan-Raman UP (1989) Giant-celled glioblastoma of brain. A clinico-pathological and radiological study of ten cases (including immunohistochemistry and ultrastructure). Cancer 63:524-531

Marks A, Law J, Mahony JB, Baumal R (1983) The structural conservation of S100 protein during evolution: analysis by reactivity with a monoclonal antibody. J Neurochem 41:107-112

Marks F (1987) What's new in oncogenes and growth factors?. Path Res Pract 182:831-848

Marquardt H, Hunkapiller MW, Hood LE, Todaro GJ (1984) Rat transforming growth factor type 1: structure and relation to epidermal growth factor. Science 223:1079-1081

Marquardt H, Hunkapiller MW, Hood LE, Twardzik DR, De Larco JE, Stephenson JR, Todaro GJ (1983) Transforming growth factors produced by retrovirus-transformed rodent fibroblasts and human melanoma cells: amino acid sequence homology with epidermal growth factor. Proc Natl Acad Sci USA 80:4684-4688

Marsden HB, Kumar S, Kahn J, Anderton BJ (1983) A study of glial fibrillary acidic protein (GFAP) in childhood brain tumours. Int J Cancer 31:439-445

Martin H, Schmidt D, Voss K (1981) Automatisierte morphometrische und densitometrische Untersuchung und mathematische Klassifizierung von Gliomen. Zbl Allg Path pathol Anat 125:414-428

Martin H, Voss K (1982a) Computerized classification of gliomas by automated microscope picture analysis (AMPA). Acta Neuropathol (Berl) 58:261-268

Martin H, Voss K (1982b) Automated image analysis of glioblastomas and other gliomas. Acta Neuropathol (Berl) 58:9-16

Martin H, Voss K, Hufnagl P, Frölich K (1984) Automated image analysis of gliomas. An objective and reproducable method for tumor grading. Acta Neuropathol (Berl) 63:160-169

Maruno M, Yoshimine T, Ushio Y, Hayakawa T, Jamshidi J, Bitoh S, Mogami H (1985) Immunohistochemical study of ethylnitrosourea-induced rat gliomas with vimentin and astroprotein (GFAP). Brain Nerve (Tokyo) 37:1173-1179

Masaki S, Shiku H, Kaneda T, Koiwai O, Yoshida S (1982) Production and characterization of monoclonal antibody against 10S DNA-polymerase alpha from calf thymus. Nucleic Acids Res 10:4703-4713

Massague J (1983) EGF-like TGF. J Biol Chem 258:13614-13620

Matsukake A, Yamamoto S, Yamaguchi M, Kusakabe M, Takahashi T (1983) Immunocytochemical localization of chick DNA polymerase alpha and beta. J Cell Phys 117:266-271

Matsunou H, Shimoda T, Kakimoto S, Yamashita H, Ishikawa E, Mukai M (1985) Histopathologic and immunohistochemical study of malignant tumors of peripheral nerve sheath (malignant schwannoma). Cancer 56:2269-2279

Matus A, Mughal S (1975) Immunohistochemical localization of S-100 protein in brain. Nature 258:746-748

Mauro A, Giordana MT, Migheli A, Schiffer D (1983) Glial fibrillary acidic protein in rat brain tumors transplacentally induced by ethylnitrosourea (ENU). J Neurol Sci 61:349-355

Maxwell GD, Whitehead MC, Connolly SM, Marangos PJ (1982) Development of neuron specific enolase immunoreactivity in avian nervous tissue in vivo and in vitro. Dev Brain Res 3:401-419

May WS, Cuatrecasas P (1985) Transferrin receptor: its biological significance. J Membrane Biol 88:205-215

May EE, Perentes E (1987) Anti-Leu 7 immunoreactivity with human tumours: its value in the diagnosis of prostatic adenocarcinoma. Histopathology 11:295-304

Mayes ELV, Waterfield MD (1984) Biosynthesis of the epidermal growth factor receptor in A-431 cells. EMBO J 3:351-357

McCarthy NC, Simpson JRM, Coghill G, Kerr MA (1985) Expression in normal adult, fetal, and neoplastic tissues of a carbohydrate differentiation antigen recognized by anti-granulocyte mouse monoclonal antibodies. J Clin Pathol 38:521-529

McClelland A, Kuhn LC, Ruddle FH (1984) The human transferrin receptor gene: genomic organization and the complete primary structure of the receptor deduced from a cDNA sequence. Cell 39:267-274

McComb RD, Bigner DD (1985) Immunolocalization of laminin in neoplasms of the central and peripheral nervous system. J Neuropathol Exp Neurol 44:242-253

McComb RD, Burger PC (1983) Choroid plexus carcinoma. Report of a case with immunohistochemical and ultrastructural observations. Cancer 51:470-475

McComb RD, Jones TR, Pizzo SV, Bigner DD (1982) Localization of factor VIII/von Willebrandt factor and glial fibrillary acidic protein in the hemangioblastoma: implications for stromal cell histogenesis. Acta Neuropathol (Berl) 56:207-213

McComb RD, Moul JM, Bigner DD (1987) Distribution of type VI collagen in human gliomas: comparison with fibronectin and glioma-mesenchymal matrix glycoprotein. J Neuropathol Exp Neurol 46:623-633

McGarry RC, Helfand SL, Quarles RH, Roder JC (1983) Recognition of myelin-associated glycoprotein by the monoclonal antibody HNK-1. Nature 306:376-378

McKeever PE, Fligiel SEG, Varani J, Hudson JL, Smith D, Castle R, McCoy JP (1986) Products of cells cultured from gliomas. IV. Extracellular matrix proteins of gliomas. Int J Cancer 45:692-703

Mechtersheimer G, Brandt I, Möller P (1986) Differences in marker expression among branched histiocytic cells in T-cell areas of the lymphoreticular system and among their epidermis- and mucosa-associated equivalents. Cell Tissue Res 244:471-478

Medeiros LJ, Picker LJ, Horning SJ, Warnke RA (1988) Transferrin receptor expression by non-Hodgkin's lymphomas. Correlation with morphologic grade and survival. Cancer 61:1844-1851

Meier R, Becker-Andre M, Gotz R, Heumann R, Shaw A, Thoenen H (1986) Molecular cloning of bovine and chick nerve growth factor (NGF): delineation of conserved and unconserved domains and their relationship to the biological activity and antigenicity of NGF. EMBO J 5:1489-1493

Meis JM, Ordonez NG, Bruner JM (1986) Meningiomas. An immunohistochemical study of 50 cases. Arch Pathol Lab Med 110:934-937

Memoli VA, Brown EF, Gould VE (1984) Glial fibrillary acidic protein (GFAP) immunoreactivity in peripheral nerve sheath tumors. Ultrastruct Pathol 7:269-275

Mendelsohn J (1988) Growth factor receptors as targets for antitumor therapy with monoclonal antibodies. Prog Allergy 45:147-160

Mendelsohn JM, Trowbridge IS, Castagnola J (1983) Inhibition of human lymphocyte proliferation by monoclonal antibody to transferrin receptor. Blood 62:821-826

Meneses ACO, Kepes JJ, Sternberger NA (1982) Astrocytic differentiation of neoplastic oligodendrocytes. J Neuropathol Exp Neurol 41:368 (abstract)

Mennel HD, Ivankovic S (1975) Experimentelle Erzeugung von Tumoren des Nervensystems. In: Handbuch der allgemeinen Pathologie, edited by Altmann HW, Springer Verlag, Berlin Heidelberg New York, 6th Ed., pp. 33-122

Mennel HD, Simon H (1985) Morphology of early stages of ENU-induced brain tumors in rats. Exp Pathol 28:207-214

Mennel HD, Zülch KJ (1976) Tumors of the central and peripheral nervous system. In: Pathology of tumors in laboratory animals: tumors of the rat, edited by Turusov VS, WHO (IARC scientific publications, no 6, vol I,part II), Lyon, pp. 295-312

Merkel KHH, Hansmann ML (1986) Primary Non-Hodgkin's lymphomas of the central nervous system. Path Res Pract 181:430-433

Miani N, De Renzis G, Michetti F, Sangiacomo CO, Caniglia A (1972) Axonal transport of S-100 in mammalian nerve fibers. J Neurochem 19:1387-1394

Miani N, Michetti F, De Renzis G, Caniglia A (1973) Effect of a brain specific protein (S-100 protein) on the nucleolar RNA polymerase activity in isolated brain nuclei. Experientia (Basel) 29:1499-1501

Michels S, Swanson PE, Frizzera G, Wick MR (1987a) Immunostaining for leukocyte common antigen using an amplified avidin-biotin-peroxidase complex method and paraffin sections - A study of 735 hematopoietic and nonhematopoietic human neoplasms. Arch Pathol Lab Med 111:1035-1039

Michels S, Swanson PE, Robb JA, Wick MR (1987b) Leu-7 in small cell neoplasms - an immunohistochemical study with ultrastructural correlations. Cancer 60:2958-2964

Michetti F, De Renzis G, Donato R, Miani N (1976) Brain-specific effect of the S-100 protein on the RNA-polymerase activity in isolated nuclei. Brain Res 105:372-375

Michetti F, Dell'Anna E, Tiberio G, Cocchia D (1983) Immunochemical and immunocytochemical study of S-100 protein in rat adipocytes. Brain Res 262:352-356

Michetti F, Miani N, De Renzis G, Caniglia A, Correr S (1974) Nuclear localization of S-100 protein. J Neurochem 22:239-244

Miettinen M (1987a) Synaptophysin and neurofilament proteins as markers for neuroendocrine tumors. Arch Pathol Lab Med 111:813-818

Miettinen M (1987b) Melanotic schwannoma with coexpression of vimentin and glial fibrillary acidic protein. Ultrastruct Pathol 11:39-46

Miettinen M, Clark R, Lehto VP, Virtanen I, Damjanow I (1985a) Intermediate-filament proteins in parathyroid glands and parathyroid adenomas. Arch Pathol Lab Med 109:986-989

Miettinen M, Clark R, Virtanen I (1986) Intermediate filament proteins in choroid plexus and ependyma and their tumors. Am J Pathol 123:231-240

Miettinen M, Fransislia K, Lehto VP, Paasivuo R, Virtanen I (1984a) Expression of intermediate filament proteins in thyroid gland and thyroid tumors. Lab Invest 50:262-270

Miettinen M, Lehto VP, Asko-Seljavaara S (1983a) Primary neuroendocrine carcinoma of the skin (Merkel cell carcinoma): ultrastructural and immunohistochemical demonstration of neurofilaments. Ultrastruct Pathol 4:219-225

Miettinen M, Lehto VP, Badley RA, Virtanen I (1982) Expression of intermediate filaments in soft-tissue sarcomas. Int J Cancer

adrenal cortex and medulla and their tumors. Am J Pathol 118:360-366

Miettinen M, Rapola J (1987) Synaptophysin - an immunohistochemical marker for childhood neuroblastoma. Acta Pathol Microbiol Scand 95:167-170

Miettinen M, Rapola J (1989) Immunhistochemical spectrum of rhabdomyosarcoma and rhabdomyosarcoma-like tumors. Expression of cytokeratin and the 68-kD neurofilament protein. Am J Surg Pathol 13:120-132

Miettinen M, Virtanen I, Talerman A (1985d) Intermediate filament proteins in human testis and testicular germ-cell tumors. Am J Pathol 120:402-410

Miller DC, Koslow M, Budzilovich GN, Burstein DE (1990) Synaptophysin: A sensitive and specific marker for ganglion cells in central nervous system neoplasms. Hum Pathol 21: 271-276

Mirshahi M, Boucheix C, Dhermy P, Haye C, Faure JP (1986) Expression of pineal photoreceptor specific S-antigen in human retinoblastomas. Cancer 57:1497-1500

Mirshahi M, Faure JP, Brisson P, Falcon J, Guerlotte J, Colling JP (1984) S-Antigen immunoreactivity in retinal rods and cones and pineal photosensitive cells. Biol Cell 52:195-198

Mirsky R, Winter J, Abney ER, Pruss RM, Gavrilovic J, Raff MC (1980) Myelin-specific proteins and glycolipids in rat Schwann cells and oligodendrocytes in culture. J Cell Biol 84:483-494

Miyachi K, Fritzler MJ, Tam EM (1978) Autoantibody to a nuclear antigen in proliferating cells. J Immunol 121:2228-2234

Mizoguchi A, Mitzuachi T, Kobata A (1982) Structures of the carbohydrate moieties of secretory component purified from human milk. J Biol Chem 257:9612-9621

Mochly-Rosen D, Basbaum AI, Koshland DE (1987) Distinct cellular and regional localization of immunoreactive protein kinase C in rat brain. Proc Natl Acad Sci USA 84:4660-4664

Mogollon R, Penneys NS, Albores-Saavedra J, Nadji M (1984) Malignant schwannoma presenting as a skin mass. Conformation by the demonstration of myelin basic protein within tumour cells. Cancer 53:1190-1193

Molenaar WM, Oosterhuis JW, Oosterhuis AM, Ramaekers FCS (1985) Mesenchymal and muscle-specific intermediate filaments (vimentin and desmin) in relation to differentiation in childhood rhabdomyosarcomas. Hum Pathol 16:838-843

Molin SO, Rosengren L, Baudier J, Hamberger A, Haglid K (1985) S-100 alpha-like immunoreactivity in tubules of rat kidney. A clue to the function of a brain-specific protein. J Histochem Cytochem 33:367-374

Moll R (1986) Epitheliale Tumormarker. Verh Dtsch Ges Pathol 70:28-50

Moll R (1987) Epithelial tumor markers: cytokeratins and tissue polypeptide antigen (TPA) Curr Topics Pathol 77:71-102

Moll R, Cowin P, Kapprell HP, Franke WW (1986) Desmosomal proteins: New markers for the identification and classification of tumors. Lab Invest 54:4-25

Moll R, Franke WW, Schiller DL, Geiger B, Krepler R (1982) The catalog of human cytokeratins: patterns of expression in normal epithelia, tumors and cultured cells. Cell 31:11-24

Moll R, Krepler R, Franke WW (1983) Complex cytokeratin patternsobserved in certain human carcinomas. Differentiation 23:256-269

Moll R, Schweikart G, Czernobilsky B (1985) Desmosomen-assoziierte Vimentin-Filamente als Cytoskelett- Merkmal von Granulosazell-Tumoren des Ovars. Verh Dtsch Ges Pathol 69:628

Moller M, Inglid A, Bock E (1978) Immunohistochemical demonstration of S-100 protein and GFA protein in interstitial cells of rat pineal gland. Brain Res 140:1-13

Molnar ML, Stefansson K, Molnar GK, Tripathi RC, Marton LS (1985) Species variations in distribution of S100 in retina. Demonstration with a monoclonal antibody and a polyclonal antiserum. Invest Opthalmol Vis Sci 26:283-288

Molnar P, Groothuis D, Blasberg R, Zaharko D, Owens E, Fenstermacher J (1984) Regional thymidine transport and incorporation in experimental brain and subcutaneous tumors. J Neurochem 43:421-432

Montreuil J (1980) Primary structure of glycoprotein glycans. Basis for the molecular biology of glycoproteins. Adv Carbohyd Chem Biochem 37:157-223

Moolenaar WH, Tertoolen LG, De Laat SW (1984) Growth factors immediately raise cytoplasmic free Ca^{2+} in human fibroblasts. J Biol Chem 259:8066-8068

Moore BW (1965) A soluble protein characteristic of the nervous system. Biochem Biophys Res Commun 19:739-744

Moore BW (1972) Chemistry and biology of two proteins,S-100 and 14-3-2, specific to the nervous system. Int Rev Neurobiol 15:215-225

Moore BW, McGregor D (1965) Chromatographic and electrophoretic fractionation of soluble proteins of brain and liver. J Biol Chem 240:1647-1653

Moore BW, Perez VJ (1968) Specific acidic proteins of the nervous system. In: Physiological and biochemical aspects of nervous integration, edited by Carlson FD, Englewood Cliffs, New York, pp. 343-360

Mori S, Akiyama T, Morishita Y, Shimizu S, Sakai K, Sudoh K, Toyoshima K, Yamamoto T (1987) Light and electronmicroscopic demonstration of c-erbB-2-gene-product-like immunoreactivity in human malignant tumors. Virchows Archiv B (Cell Pathol) 54:8-15

Morimura T, Kitz K, Budka H (1989) In situ analysis of cell kinetics in human brain tumors - A comparative immuncytochemical study of S-phase cells by a new in vitro bromodeoxyuridine-labeling technique, and of proliferating pool cells by monoclonal antibody Ki-67. Acta Neuropathol (Berl) 77: 276-282

Moscatelli D, Presta M, Joseph-Silverstein J, Rifkin D, (1986) Both normal and tumor cells produce basic fibroblast growth factor. J Cell Physiol 129:273-276

Motoi M, Yoshino T, Hayashi K, Nose S, Horie Y, Ogawa K (1985) Immunohistochemical studies on human brain tumors using anti-Leu 7 monoclonal antibody in paraffin-embedded specimens. Acta Neuropathol (Berl) 66:75-77

Mork SJ, Rubinstein LJ, Kepes JJ, Perentes E, Uphoff DF (1988) Patterns of epithelial metaplasia in malignant gliomas. II. Squamous differentiation of epithelial-like formations in gliosarcomas and glioblastomas. J Neuropathol Exp Neurol 47:101-118

Mukai M, Torikata C, Iri H, Mikata A, Hanaoka H, Kato K, Kageyama K (1986a) Histogenesis of alveolar soft part sarcoma - An immunohistochemical and biochemical study. Am J Surg Pathol 10:212-218

Mukai M, Torikata C, Iri H, Morikawa Y, Shimizu K, Shimoda T, Nukina N, Ihara Y, Kageyama K (1986b) Expression of neurofilament triplet proteins in human neural tumors - An immunohistochemical study of paraganglioma, ganglioneuroma, ganglioneuroblastoma, and neuroblastoma. Am J Pathol 122:28-35Munoz-Garcia D, Ludwin SK (1985) Intermediate glial cells and reactive astrocytes revisited. A study in organotypic tissue culture. J Neuroimmunol 8:237-254

Murakami M, Ushio Y, Morino Y, Ohta T, Matsukado Y (1988) Immunohistochemical localization of apolipoprotein E in human glial neoplasms. J Clin Invest 82:177-188

Murray N, Steck AJ (1984) Indication of a possible role in a demyelinating neuropathy for an antigen shared between myelin and NK cells. Lancet I:711-713

Mushika M, Miwa T, Suzuoki Y, Hayashi K, Masaki S, Kaneda T (1988) Detection of proliferative cells in dysplasia, carcinoma in situ, and invasive carcinoma of the uterine cervix by monoclonal antibody against DNA polymerase alpha. Cancer 61:1182-1186

Müller R, Bravo R, Burckhardt J, Curran T (1984) Induction of c-fos gene and protein by growth factors precedes activation of c-myc. Nature 312:716-720

Müller W, Brämisch R, Afra D, Schwenzfeger A (1977) Cytophotometrische Messungen des DNA-Gehaltes in Ependymomen und Plexuspapillomen. Acta Neuropathol (Berl) 39:255-259

Naganuma H, Inoue H, Misumi S, Nakamura M, Tamura M (1984) Intracranial germ-cell tumors. Immunohistochemical study of three autopsy cases. J Neurosurg 61:931-937

Nagashima K, Matsuda M, Ikeda K, Kimura-Kurada J, Yasui K, Mori W (1986a) Induction of brain tumors experimentally by the JC virus. In: Progress in Neuropathology, edited by Zimmerman HM, Raven Press, New York, pp. 145ff

Nagashima T, DeArmond SJ, Murovic J, Hoshino T (1985) Immunocytochemical demonstration of S-phase cells by anti-bromodeoxyuridine monoclonal antibody in human brain tumor tisues. Acta Neuropathol (Berl) 66:12-17

Nagashima T, Hoshino T, Cho K, Senegor M, Waldman F, Nomura K (1988a) Comparison of bromodeoxyuridine labeling indices obtained from tissue sections and flow cytometry of brain tumors. J Neurosurg 68:388-392

Nagashima T, Hoshino T, Cho KG, Edwards MSB, Hudgins RJ, Davis RL (1988b) The proliferative potential of human ependymomas measured by in situ bromodeoxyuridine labeling. Cancer 61:2433-2438

Nagashima T, Murovic JA, Hoshino T, Wilson CB, DeArmond SJ (1986b) The proliferative potential of human pituitary tumors in situ. J Neurosurg 64:588-593

Nakagawa H, Groothuis D, Blasberg RG (1984) The effect of graded hypertonic intracarotid infusions on drug delivery to experimental RG2 gliomas. Neurology 34:1571-1581

Nakagawa Y, Perentes E, Ross GW, Ross AN, Rubinstein LJ (1988) Immunohistochemical differences between intracranial germinomas and their gonadal equivalents. An immunoperoxidase study of germ cell tumours with epithelial membrane antigen, cytokeratin, and vimentin. J Pathol 156:67-72

Nakagawa Y, Perentes E, Rubinstein LJ (1986) Immunohistochemical characterization of oligodendrogliomas: an analysis of multiple markers. Acta Neuropathol (Berl) 72:15-22

Nakagawa Y, Perentes E, Rubinstein LJ (1987) Non-specificity of anti-carbonic anhydrase C antibody as a marker in human neurooncology. J Neuropathol Exp Neurol 46:451-460

Nakajima T, Kameya T, Tsumuraya M, Shimosato Y, Kato K (1984) Enolase distribution in human brain tumors, retinoblastomas and pituitary adenomas. Brain Res 308:215-222

Nakajima T, Watanabe S, Sato YS, Kameya T, Hirota T, Shimosato Y (1982) An immunperoxidase study of S-100 protein distribution in normal and neoplastic tissues. Am J Surg Pathol 6:715-727

Nakajima T, Yamaguchi H, Takahashi K (1980) S-100 protein in folliculostellate cells of the rat pituitary anterior lobe. Brain Res 191:523-531

Nakamine H, Yokote H, Itakura T, Hayashi S, Komai N, Takano Y, Saito K, Moriwaki H, Nishino E, Takenaka T, Maeda J, Matsumori T (1989) Non-Hodgkin's lymphoma involving the brain - Diagnostic usefulness of stereotactic needle biopsy in combination with paraffin-section immunohistochemistry. Acta Neuropathol (Berl) 78:462-471

Nakamura H, Morita T, Masaki S, Yoshida S (1984) Intracellular localization and metabolism of DNA-polymerase alpha in human cells visualized with monoclonal antibody. Exp Cell Res 151:123-133

Nakamura H, Shitara N, Takakura K (1988) Insulin binds to specific receptors and stimulates macromolecular synthesis in C6 glioma cells. Acta Neurochir (Wien) 93:10-12

Nakamura Y, Becker LE (1983) Subependymal giant cell tumor: astrocytic or neuronal?. Acta Neuropathol (Berl) 60:271-277

Nakamura Y, Becker LE, Marks A (1983) Distribution of immunoreactive S-100 protein in pediatric brain tumors. J Neuropathol Exp Neurol 42:136-145

Nakane PK (1968) Simultaneous localization of multiple tissue antigens using the peroxidase-labeled antibody method: a study on pituitary glands of the rat. J Histochem Cytochem 16:557-560

Nakazato Y, Ishida Y, Takahasi K, Suzuki K (1985) Immunohistochemical distribution of S-100 protein and glial fibrillary acidic protein in normal and neoplastic salivary glands. Virchows Archiv A (Pathol Anat) 405:299-310

Nakazato Y, Ishizeki J, Takahashi K, Yamaguchi H, Kamel T, Mori T (1982) Localization of S-100 protein and glial fibrillary acidic protein-related antigen in pleomorphic adenoma of the salivary glands. Lab Invest 46:621-626

Nakhleh RE, Manivel JC, Hurd D, Sung JH, (1989) Central nervous system lymphomas. Immunohistochemical and clinicopathologic study of 26 autopsy cases. Arch Pathol Lab Med 113:1050-1056

Nash SV, Said JW (1986) Gastroenteropancreatic neuroendocrine tumors. A histochemical and immunohistochemical study of epithelial (keratin proteins, carcinoembryonic antigen) and neuroendocrine (neuron-specific enolase, bombesin and chromogranin) markers in foregut, midgut, and hindgut tumors. Am J Clin Pathol 86:415-422

Nau MM, Brooks BJ, Carney DN, Gazdar AF, Battey JF, Sausville EA, Minna JD (1986) Human small-cell lung cancers show amplification and expression of the N-myc gene. Proc Natl Acad Sci USA 83:1092-1096

Nau MM, Carney DN, Battey J, Johnson B, Little C, Gazdar A, Minna JD (1984) Amplification, expression and rearrangement of c-myc and N-myc oncogenes in human lung cancer. Curr Top Microbiol Immunol 113:172-177

Navone F, Jahn R, Di Gioia G, Stukenbrok H, Greengard P, De Canilli P (1986) Protein p38: an integral membrane protein specific for small vesicles of neurons and neuroendocrine cells. J Cell Biol 103:2511-2527

Neary JT, Norenberg LB, Norenberg MD (1986) Calcium-activated, phospholipid-dependent protein kinase and protein substrates in primary cultures of astrocytes. Brain Res 385:420-424

Neufeld G, Gospodarowicz D (1988) Identification of the fibroblast growth factor receptor in human vascular endothelial cells. J Cell Physiol 136:537-542

Neuwelt EA, Smith RG (1979) Presence of lymphocyte membrane surface markers on small cells in a pineal germinoma. Ann Neurol 6:133-136

Ng HK, Lo STH (1988) Immunostaining for alpha-1-antichymotrypsin and alpha-1-antitrypsin in gliomas. Histopathology 13:79-87

Niedieck B, Löhler J (1987) Expression of 3-fucosyl-N-acetyllactosamine on glia cells and its putative role in cell adhesion. Acta Neuropathol (Berl) 75:173-184

Niitsu Y, Kohgo Y, Nishisato T, Kondo H, Kato J, Urushizaki Y, Urushizaki I (1987) Transferrin receptors in human cancerous tissues. Tohoku J Exp Med 153: 239-243

Nilsen-Hamilton M, Holley RW (1983) Rapid selective effects by a growth inhibitor and EGF on the incorporation of 35-S-methionine into proteins secreted by African green monkey (BSC-1) cells. Proc Natl Acad Sci USA 80:5636-5640

Nilson B, Loewe M, Osada J, Ashwell G, Zopf D (1981) The carbohydrate structure of human haptoglobin 1-1. In: Glycoconjugates, edited by Yamakawa T, Osawa T, Handa S, Japan Scientific Societies Press, Tokyo, pp. 275-276

Nishimura S, Sekiya T (1987) Human cancer and cellular oncogenes. Biochem J 243:313-327

Nishiyama A, Saito T, Abe S, Kumanishi T (1989) An immunohistochemical analysis of T cells in primary B cell malignant lymphoma of the brain. Acta Neuropathol (Berl) 79:27-29

Nishizaki T, Orita T, Furutani Y, Ikeyama Y, Aoki H, Sasaki K (1989) Flow-cytometric DNA analysis and immunohistochemical measurement of Ki-67 and BUdR labeling indices in human brain tumors. J Neurosurg 70:379-384

Nishizuka Y (1986) Studies and perspectives of protein kinase C. Science 233:305-312

Nister M, Heldin CH, Wasteson A, Westermark B (1984) A glioma-derived analog to platelet-derived growth factor: demonstration of receptor competing activity and immunological crossreactivity. Proc Natl Acad Sci USA 81:926-930

Nister M, Libermann TA, Betsholtz C, Pettersson M, Claesson-Welsh L, Heldin CH, Schlessinger J, Westermark B (1988) Expression of messenger RNAs for platelet-derived growth factor and transforming growth factor alpha and their receptors in human malignant glioma cell lines. Cancer Res 48:3910-3918

Nobile-Orazio E, Hays AP, Latov N, Perman G, Golier J, Shy ME, Freddo L (1984) Specificity of mouse and human monoclonal antibodies to myelin-associated glycoprotein. Neurology 34:1336-1342

Nomoto S, Muramatsu H, Ozawa M, Suganuma T, Tashiro M, Nuramatsu T (1986) An anti-carbohydrate monoclonal antibody inhibits cell-substratum adhesion of F9 embryonal carcinoma cells. Exp Cell Res 164:49-62

Norenberg MD, Martinez-Hernandez A (1979) Fine structural localization of glutamine synthetase in astrocytes of rat brain. Brain Res 161:303-310

Noronha AB, Harper JR, Ilyas AA, Reisfeld RA, Quarles RH (1986) Myelin-associated glycoprotein shares an antigenic determinant with a glycoprotein of human melanoma cells. J Neurochem 47:1558-1565

Norton A, Thomas J, Isaacson P (1987) Cytokeratin specific monoclonal antibodies are reactive with tumors of smooth muscle derivation, an immunohistochemical and biochemical study using antibodies to intermediate filament cytokeratin proteins. Histopathology 11:487-499

Ogata K, Kurki P, Celis JE, Nakamura RM, Tan EM (1987) Monoclonal antibodies to a nuclear protein (PCNA/cyclin) associated with DNA replication. Exp Cell Res 168:476-486

Ogawa H, Sato Y, Takeshita I, Tateishi J, Kitamura K (1985) Transient expression of glial fibrillary acidic protein in developing oligodendrocytes in vitro. Dev Brain Res 18:133-141

Ogawa K, Nakashima Y, Yamabe H, Hamashima Y (1986) Alveolar soft part sarcoma, granular cell tumor, and paraganglioma. An immunohistochemical comparative study. Acta Pathol Jpn 36:895-904

Okeda R, Song SJ, Nakajima T, Matsutani M (1984) Pineocytoma. Observation of an autopsy case by electron microscopy and cell markers. Acta Pathol Jpn 34:911-918

Okuda Y, Taomoto K, Saya H, Ijichi A, Kokunai T, Tamaki N, Matsumoto S (1988) Pineoblastoma with neuronal differentiation - immunohistochemical and immunocytochemical studies. J Neurooncol 6:193-198

Ono Y, Fujii T, Ogita K, Kikkawa U, Igarashi K, Nishizuka Y (1987) Identification of three additional members of rat protein kinase C family. FEBS Lett 226:125-128

Ormerod MG, Bussolati G, Sloane JP, et al (1982) Similarities of antisera to casein and epithelial membrane antigen. Virchows Archiv A (Pathol Anat) 397:327-333

Ormerod MG, Steele K, Westwood JH (1983) Epithelial membrane antigen: partial purification, assay and properties. Br J Cancer 48:533-541

Osborn M, Altmannsberger M, Shaw G, Schauer A, Weber K (1982a) Various sympathetic derived tumors differ in neurofilament expression: Use in diagnosis of neuroblastoma, ganglioneuroblastoma and pheochromocytoma. Virchows Archiv B (Cell Pathol) 40:141-156

Osborn M, Debus E, Weber K (1984) Monoclonal antibodies specific for vimentin. Eur J Cell Biol 34:137-143

Osborn M, Dirk T, Käser H, Weber K, Altmannsberger M (1986a) Immunohistochemical localization of neurofilaments and neuron-specific enolase in 29 cases of neuroblastoma. Am J Pathol 122:433-442

Osborn M, Geisler N, Shaw G, Sharp G, Weber K (1982b) Intermediate filaments. Cold Spring Harbor Symp Quant Biol 46:413-429

Osborn M, Ludwig-Festl M, Weber K, Bignami A, Dahl D, Bayreuther K (1981) Expression of glial and vimentin type intermediate filaments in cultures derived from human glial material. Differentiation 19:161-167

Osborn M, Van Lessen G, Weber K, Klöppel G, Altmannsberger M (1986b) Differential diagnosis of gastrointestinal carcinomas by using monoclonal antibodies specific for individual keratin polypeptides. Lab Invest 55:497-504

Osborn M, Weber K (1983) Biology of disease.Tumor diagnosis by intermediate filament typing: a novel tool for surgical pathology. Lab Invest 4:372-394

Ostertag CB, Volk B, Shibata T, Burger PC, Kleihues P (1987) The monoclonal antibody Ki-67 as a marker for proliferating cells in stereotactic biopsies of brain tumours. Acta Neurochir (Wien) 89:117-121

Paietta E, Stockert RJ, Morell AG, Diehl V, Wiernik PH (1986) Unique antigen of cultured Hodgkin's cells. A putative sialyltransferase. J Clin Invest 78:349-354

Paiva J, Damjanow I, Lange PH, Harris H (1983) Immunohistochemical localization of placental-like alkaline phosphatase in testis and germ cell tumors using monoclonal antibodies. Am J Pathol 111:156-165

Palmer JO, Kasselberg AG, Netsky M (1981) Differentiation in medulloblastoma - studies including immunohistochemical localization of glial fibrillary acidic protein. J Neurosurg 55:161-169

Pantazis P, Pelicci PG, Dalla-Favera R, Antoniades HN (1985) Synthesis and secretion of proteins resembling platelet-derived growth factor by human glioblastoma and fibrosarcoma cells in culture. Proc Natl Acad Sci USA 82:2404-2408

Parker PJ, Coussens L, Totty N, Rhee L, Young S, Chen E, Stabel S, Waterfield MD, Ullrich A (1986) The complete primary structure of protein kinase C: the major phorbol ester receptor. Science 233:853-859

Pasquier B, Lachard A, Pasquier D, Condere P, Delpech B, Courel MN (1983) Proteine gliofibrillaire acide (GFA) et tumeurs nerveuses centrales.Etude immunohistochimique d'une serie de 207 cas. IIe partie: medulloblastomes, hemangioblastomes, autres tumeurs, discussion. Ann Pathol 3:203-211

Pateau A, Mellström K, Vaheri A, Haltia M (1980) Distribution of a major connective tissue protein, fibronectin, in normal and neoplastic human nervous tissue. Acta Neuropathol (Berl) 51:47-51

Pateau A, Virtanen I, Stenman S, Kurki P, Linder E, Vaheri A, Westermark B, Dahl D, Haltia M (1979) Glial fibrillary acidic protein and intermediate filaments in human glioma cells. Acta Neuropathol (Berl) 47:71-74

Patskan GJ, Baxter CS (1985) Specific stimulation of histone H2B and H4 phosphorylation in mouse lymphocytes by 12-O-tetradecanoylphorbol 13-acetate. J Biol Chem 260:12899-12903

Patsouris E, Stocker U, Kallmeyer V, Keiditsch E, Mehraein P, Stavrou D (1988) Relationship between Ki-67 positive cells, growth rate and histological type of human intracranial tumors. Anticancer Res 8:537-544

Paulus W, Grothe C, Sensenbrenner M, Janet T, Baur I, Graf M, Roggendorf W (1990) Localization of basic fibroblast growth factor, a mitogen and angiogenic factor, in human brain tumors. Acta Neuropathol (Berl) 79:418-423

Paulus W, Peiffer J (1988) Does the pleomorphic xanthoastrocytoma exist? Problems in the application of immunological techniques to the classification of brain tumors. Acta Neuropathol (Berl) 76:245-252

Pearce B, Morrow C, Murphy S (1986) Receptor-mediated inositol phospholipid hydrolysis in astrocytes. Eur J Pharmacol 121:231-243

Penneys NS, Adachi K, Ziegels-Weissmann Jä, Nadji M (1983) Granular cell tumors of the skin contain myelin basic protein. Arch Pathol Lab Med 107:302-303

Penneys NS, Mogollon R, Kowalzyk A, Nadji M, Adachi K (1984) A survey of cutaneous neural lesions for the presence of myelin basic protein. An immunohistochemical study. Arch Dermatol 120:210-213

Perantoni A, Reed CD, Watatani M, Rice JM (1986) Tissue-specific activation of erbB-related oncogene sequences in nitrosoethylurea (ENU)-induced rat neurogenic tumors. Proc Annu Meet Am Assoc Cancer Res 27:75 (abstract)

Perentes E, Herbort CP, Rubinstein LJ, Herman MM, Uffer S, Donoso LA, Collins VP (1987a) Immunohistochemical characterization of human retinoblastomas in situ with multiple markers. Am J Ophthalmol 103:647-658

Perentes E, Nakagawa Y, Ross GW, Stanton C, Rubinstein LJ (1987b) Expression of epithelial membrane antigen in perineurial cells and their derivates - An immunohistochemical study with multiple markers. Acta Neuropathol (Berl) 75:160-165

Perentes E, Rubinstein LJ (1985) Immunohistochemical recognition of human nerve sheath tumors by anti-Leu-7 (HNK-1) monoclonal antibody. Acta Neuropathol (Berl) 68:319-324

Perentes E, Rubinstein LJ (1986) Immunohistochemical recognition of human neuroepithelial tumors by anti-Leu-7 (HNK-1) monoclonal antibody. Acta Neuropathol (Berl) 69:227-233

Perentes E, Rubinstein LJ (1987) Recent applications of immunoperoxidase histochemistry in human neuro-oncology. An update. Arch Pathol Lab Med 111:796-812

Perentes E, Rubinstein LJ, Herman MM, Donoso LA (1986) S-antigen immunoreactivity in human pineal glands and pineal parenchymal tumors. A monoclonal antibody study. Acta Neuropathol (Berl) 71:224-227

Perez VJ, Olney JW, Cicero TJ, Moore BW, Bahn BA (1970) Wallerian degeneration in rabbit optic nerve: cellular localization in the central nervous system of the S-100 and 14.3.2. proteins. J Neurochem 17:511-519

Perraud F, Besnard F, Pettmann B, Sensenbrenner M, Labourdette G (1988) Effects of acidic and basic fibroblast growth factors (aFGF and bFGF) on the proliferation and the glutamine synthetase expression of rat astroblasts in culture. Glia 1:124-131

Persons DA, Wilkison WO, Bell RM, Finn OJ (1988) Altered growth regulation and enhanced tumorigenicity of NIH 3T3 fibroblasts transfected with protein kinase C-I cDNA. Cell 52:447-458

Pfeiffer SE (1984) Oligodendrocyte development in culture systems. Adv Neurochem 5:233-279

Pfeiffer SE, Gard AL (1988) Biochemical, immunological, and molecular cell-type specific markers of the central nervous system. In: Basic and clinical aspects of neuro-oncology, edited by Kornblith PL, Walker M, Futura Publishing Co., Mount Kisco, NY

Pfeiffer SE, Kornblith PL, Cares HL, Seals J, Levine L (1972) S-100 protein in human acoustic neurinomas. Brain Res 41:187-193

Pfeiffer SE, Sundarraj N, Dawson G, Kornblith PL (1979) Human acoustic neurinomas: nervous system specific biochemical parameters. Acta Neuropathol (Berl) 47:27-31

Pfeiffer SE, Wechsler W (1972) Biochemically differentiated neoplastic clone of Schwann cells. Proc Natl Acad Sci USA 69:2885-2889

Pickel VM, Reis DJ, Marangos PJ, Zomzely-Neurath C (1975) Immunochemical localization of nervous system specific protein (NSP-R) in rat brain. Brain Res 105:184-187

Pike LJ, Marquardt H, Todaro G, Gallis B, Casnellie JE, Bornstein P, Krebs EG (1982) TGF and EGF stimulate the phosphorylation of a synthetic, tyrosine-containing peptide in a similar manner. J Biol Chem 257:14628-14631

Pilkington GJ, Lantos PL (1979) the development of experimental brain tumors - a sequential light and electron microscope study of the subependymal plate. II. Microtumours. Acta Neuropathol (Berl) 45:177-185

Pilkington GJ, Lantos PL (1982) The role of glutamine synthetase in the diagnosis of cerebral tumours. Neuropathol Appl Neurobiol 8:227-236

Pinkus GS, Etheridge CL, O'Connor EM (1986) Are keratin proteins a better tumor marker than epithelial membrane antigen? A comparative immunohistochemical study of various paraffin-embedded neoplasms using monoclonal and polyclonal antibodies. Am J Clin Pathol 85:269-277

Pinkus GS, Kurtin PJ (1985) Epithelial membrane antigen - a diagnostic discriminant in surgical pathology: immunohistochemical profile in epithelial, mesenchymal, and hematopoietic neoplasms using paraffin sections and monoclonal antibodies. Hum Pathol 16:929-940

Pinkus GS, Said JW (1986) Leu-M1 immunoreactivity in non-hematopoietic neoplasms and myeloproliferative disorders. Am J Clin Pathol 85:278-282

Pinkus GS, Thomas P, Said JW (1985) Leu-M1 - a marker for Reed-Sternberg cells in Hodgkin's disease. Am J Pathol 119:244-252

Pixley SKR, de Vellis J (1984) Transition between immature radial glia and mature astrocytes studied with a monoclonal antibody to vimentin. Dev Brain Res 15:201-209

Plumbaum J (1986) Wachstum und Tumorvaskularisation des malignen Rattengliomklones RG2 nach allogener intracerebraler Implantation. Dissertation, Medizinische Fakultät der Universität Düsseldorf, Düsseldorf

Polak JM, Marangos PJ (1984) Neuron specific enolase, a specific marker for neuroendocrine cells. In: Evolution and tumour pathology of the neuroendocrine system, edited by Falkner S, Hakanson R, Sundler F, Elsevier, Amsterdam, pp. 433-452

Poltorak M, Sadoul R, Keilhauer G, Landa C, Fahrig T, Schachner M (1987) Myelin-associated glycoprotein, a member of the L2/HNK-1 family of neural cell adhesion molecules, is involved in neuron-oligodendrocyte and oligodendrocyte-oligodendrocyte interaction. J Cell Biol 105:1893-1899

Poppema S, Bhan AK, Reinherz EL, McCluskay R, Schlossmann SF (1981) Distribution of T-cell subsets in human lymph nodes. J Exp Med 153:30-41

Prentice HM, Moore SE, Dickson JG, Doherty P, Walsh FS (1987) Nerve growth factor-induced changes in neural cell adhesion molecule (N-CAM) in PC12 cells. EMBO J 6:1859-1863

Prior R (1989) Immunhistochemische Untersuchungen zur Expression neuroendokriner Marker in menschlichen Hypophysenadenomen. Dissertation, Medizinische Fakultät der Heinrich-Heine-Universität Düsseldorf

Prior R, Reifenberger G, Wechsler W (1989) Nerve growth factor receptor in tumors of the human nervous system. Immunohistochemical analysis of receptor expression and growth fraction. Pathol Res Pract 185:332-338

Prior R, Reifenberger G, Wechsler W (1990) Transferrin receptor expression in tumours of the human nervous system - relation to tumour type, grading and Ki-67 determined tumor growth fraction. Virchows Archiv A (Pathol Anat) 416: 491-496

Pruss RM, Mirsky R, Raff MC, Thorpe R, Dowding AJ, Anderton BH (1981) All classes of intermediate filaments share a common antigenic determinant defined by a monoclonal antibody. Cell 27:419-428

Puma P, Buxser SE, Watson L, Kelleher DJ, Johnson GL (1983) Purification of the receptor for nerve growth factor from A875 melanoma cells by affinity chromatography. J Biol Chem 258:3370-3375

Quax W, Khan PM, Quax-Jeuken Y, Bloemendal H (1985) The human desmin and vimentin genes are located on different chromosomes. Gene 38:189-196

Quinlan RA, Franke WW (1983) Molecular interactions in intermediate filaments by chemical cross-linking - heteropolymers of vimentin and glial filament protein in cultured human glioma cells. Eur J Biochem 132:477-484

Quinlan RA, Schiller DL, Hatzfeld M, Achtstätter T, Moll R, Jorcano JL, Magin TM, Franke WW (1985) Patterns of expression and organization of cytokeratin intermediate filaments. Ann NY Acad Sci 455:282-306

Radley MG, Di Sant'Agnese PA, Eskin TA, Wilbur DC (1989) Epithelial differentiation in meningiomas - an immunistochemical, histochemical, and ultrastructural study - with review of the literature. Am J Clin Pathol 92:266-272

Raff MC, Miller RH, Noble M (1983) A glial progenitor cell that develops in vitro into an astrocyte or an oligodendrocyte depending on culture medium. Nature 303:390-396

Raff MC, Mirsky R, Fields KL, Lisak RP, Dorfman SH, Silberberg DH, Gregson NA, Leibowitz S, Kennedy MC (1978) Galactocerebroside is a specific cell surface antigen marker for oligodendrocytes in culture. Nature 264:813-816

Raju NR, Koestner A, Marushige K, Lovell KL, Okazaki D (1989) Effect of nerve growth factor on the transplacental induction of neurinomas by ethylnitrosourea in Sprague-Dawley rats. Cancer Res 49:7120-7123

Raju TR, Bignami A, Dahl D (1980) Glial fibrillary acidic protein in monolayer cultures of C6 glioma cells: effect of aging and dibutyryl cyclic AMP. Brain Res 200:225-230

Ramaekers FCS, Feitz W, Moesker O, Schaart G, Herman C, Debruyne F, Vooijs P (1985) Antibodies to cytokeratin and vimentin in testicular tumour diagnosis. Virchows Archiv A (Pathol Anat) 408:127-142

Ramaekers FCS, van Niekerk C, Poels L, Schaafsma E, Huijsmans A, Robben H, Schaart G, Vooijs P (1990) Use of monoclonal antibodies to keratin 7 in the differential diagnosis of adenocarcinomas. Am J Pathol 136:641-655

Ramaekers FCS, Puts JJ, Moesker O, Kant A, Voojis GP (1983a) Intermediate filaments in malignant melanomas. Identification and use as marker in surgical pathology. J Clin Invest 71:635-643

Ramaekers FCS, Puts JJG, Kant A, Moesker O, Jap P, Voojis GP (1982) Differential diagnosis of human carcinomas, sarcomas and their metastases using antibodies to intermediate-sized filaments. Eur J Cancer Clin Oncol 18:1251-1257

Ramaekers FCS, Puts JJG, Kant A, Moesker O, Jap PHK, Vooijs GP (1981) Use of antibodies to intermediate filaments in the characterization of human tumors. Cold Spring Harbor Symp Quant Biol 46:331-339

Ramaekers FCS, Puts JJG, Moesker O, Kant A, Huysmans A, Haag D, Jap PHK, Herman CJ, Voojis GP (1983b) Antibodies to intermediate filament protein in the immunohistochemical identification of human tumours: an overview. Histochem J 15:691-713

Rauscht B, Clapshaw PA, Price J, Noble M, Seifert W (1982) Development of oligodendrocytes and Schwann cells studied with a monoclonal antibody against galactocerebroside. Proc Natl Acad Sci USA 79:2709-2713

Rasmussen S, Bock E, Warecka K, Althage G (1980) Quantitation of glial fibrillary acidic protein in human brain tumours. Br J Cancer 41:113-116

Rastan S, Thorpe SJ, Scudder P, Brown S, Gooi HC, Feizi T (1985) Cell interactions in preimplantation embryos: evidence for involvement of saccharides of the poly-N-acetyllactosamine series. J Embryol Exp Morphol 87:115-128

Reeves SA, Helman LJ, Allison A, Israel M (1989) Molecular cloning and primary structure of human glial fibrillary acidic protein. Proc Natl Acad Sci USA 86:5178-5182

Rehm H, Wiedenmann B, Betz H (1986) Molecular characterization of synaptophysin, a major calcium-binding protein of the synaptic vesicle membrane. EMBO J 5:535-541

Reifenberger G, Bilzer T, Seitz R, Wechsler W (1989a) Expression of vimentin and glial fibrillary acidic protein in ethylnitrosourea-induced rat gliomas and glioma cell lines. Acta Neuropathol (Berl) 78:270-282

Reifenberger G, Deckert M, Wechsler W (1989b) Immunohistochemical determination of protein kinase C expression and proliferative activity in human brain tumors. Acta Neuropathol (Berl) 78:166-175

Reifenberger G, Mai JK, Krajewski S, Wechsler W (1987a) Distribution of anti-Leu-7, anti-Leu-11a, and anti-Leu-M1 immunoreactivity in the brain of the adult rat. Cell Tissue Res 248:305-313

Reifenberger G, Prior R, Deckert M, Wechsler W (1989c) Epidermal growth factor receptor expression and growth fraction in human tumours of the nervous system. Virchows Archiv A (Pathol Anat) 414:147-155

Reifenberger G, Prior R, Wechsler W (1989d) Immunhistochemical detection of growth factor receptors in human brain tumors: correlation to tumor growth and diagnostic implications. Clin Neuropathol 8:207 (abstract)

Reifenberger G, Szymas J, Wechsler W (1987b) Differential expression of glial- and neuronal-associated antigens in human tumors of the central and peripheral nervous system. Acta Neuropathol (Berl) 74:105-123

Rengachary JJ, Filzer LL (1981) A study of dexamethasone receptor protein in human gliomas. J Surg Res 31:447-455

Rettig WJ, Thomson TM, Spengler BA, Biedler JL, Old LJ (1986) Assignment of human nerve growth factor receptor gene to chromosome 17 and regulation of receptor expression in somatic cell hybrids. Somatic Cell Mol Genet 12:441-447

Rice JM, Perantoni AO, Reed C, Majumdar C, Higinbotham KG (1989) Selective activation of the neu oncogene by point mutation in chemically induced schwannomas in rodents. J Neuro-Oncol 7 Suppl:S23 (abstract)

Rider CC, Taylor CB (1974) Enolase isoenzymes in rat tissues: electrophoretic, chromatographic, immunological and kinetic properties. Biochim Biophys Acta 365:285-300

Rider CC, Taylor CB (1975) Evidence for a new form of enolase in rat brain. Biochem Biophys Res Commun 66:814-820

Riopelle RJ, Haliotis T, Roder JC (1983) Nerve growth factor receptors of human tumors of neural crest origin: characterization of binding site heterogeneity and alteration by theophylline. Cancer Res 43:5184-5189

Ro J, North SM, Gallick GE, Hortobagyi GN, Gutterman JU, Blick M (1988) Amplified and overexpressed epidermal growth factor receptor gene in uncultured primary human breast carcinoma. Cancer Res 48:161-164

Robbins BA, de la Vega D, Ogata K, Tan EM, Nakamura RM (1987) Immunohistochemical detection of proliferating cell nuclear antigen in solid human malignancies. Arch Pathol Lab Med 111:841-845

Rode J, Dhillon AP, Doran JF, Thompson RJ (1985) PGP 9.5, a new marker for human neuroendocrine tumours. Histopathology 9:147-158

Rodrigues MM, Bardenstein DS, Donoso LA, Rajagopalan S, Brownstein S (1987) An immunohistopathologic study of trilateral retinoblastoma. Am J Ophthalmol 103:776

Roessmann U, Velasco ME, Gambetti P, Autilio-Gambetti L (1983) Neuronal and astrocytic differentiation in human neuroepithelial neoplasms - an immunohistochemical study. J Neuropathol Exp Neurol 42:113-121

Roessmann U, Velasco ME, Sindley SD, Gambetti P (1980) Glial fibrillary acidic protein in ependymal cells during development. An immunohistochemical study. Brain Res 200:13-21

Roggendorf W, Schuster T, Peiffer J (1987) Proliferative potential of meningiomas determined with the monoclonal antibody Ki-67. Acta Neuropathol (Berl) 73:361-364

Roggendorf W, Schuster T, Peiffer J (1988) Charakterisierung des unterschiedlichen Wachstumsverhaltens der Meningiome mit dem Proliferationsmarker Ki-67. In: Therapie primärer Hirntumoren, edited by Bamberg M, Sack H, W Zuckschwerdt Verlag, München, pp. 22-26

Rohmer V, Saint-Andre JP, Alhenc-Gelas F, Corvol P, Bigorgne JC (1987) Angiotensin I-converting enzyme in a suprasellar germinoma. Am J Clin Pathol 87:281-284

Roholl PJM, De Jong ASH, Ramaekers FCS (1985) Application of markers in the diagnosis of soft tissue tumours. Histopathology 9:1019-1035

Rorke LB (1983) The cerebellar medulloblastoma and its relationship to primitive neuroectodermal tumors. J Neuropathol Exp Neurol 42:1-15

Rorke LJ, Gilles FH, Davis RL, Becker LE (1985) Revision of the world health organization classification of brain tumors for childhood brain tumors. Cancer 56:1869-1886

Rosa P, Hille A, Lee RW, Zanini A, De Camilli P, Huttner WB (1985) Secretogranins I and II: two tyrosine-sulfated secretory proteins common to a variety of cells secreting peptides by the regulated pathway. J Cell Biol 101:1999-2011

Rosa P, Zanini A (1981) Characterization of adenohypophysal polypeptides by two-dimensional gel electrophoresis. Molec Cell Endocrinol 24:181-193

Rosenthal W (1898) Über eine eigentümliche mit Syringomyelie komplizierte Geschwulst des Rückenmarks. Beitr Pathol Anat 23:111-143

Ross AH, Grob P, Bothwell M, Elder DE, Ernst CS, Marano N, Ghrist BFD, Slemp CC, Herlyn M, Atkinson B, Koprowski H (1984) Characterization of nerve growth factor receptor in neural crest tumors using monoclonal antibodies. Proc Natl Acad Sci USA 81:6681-6685

Ross R, Glomset JA, Kariya B, Harker L (1974) A platelet-dependent serum factor that stimulates the proliferation of arterial smooth muscle cells in vitro. Proc Natl Acad Sci USA 71:1207-1210

Ross R, Raines EW, Bowen-Pope DF (1986) The biology of platelet-derived growth factor. Cell 46:155-169

Rouah, E, Wilson DR, Armstrong DL, Darlington GJ (1989) N-myc amplification and neuronal differentiation in human primitive neuroectodermal tumors of the central nervous system. Cancer Res 49:1797-1801

Roussel G, Délaunoy JP, Nussbaum JL, Mandel P (1979) Demonstration of a specific localization of carbonic anhydrase C in the glial cells of rat CNS by an immunohistochemical method. Brain Res 160:47-55

Royds JA, Ironside JW, Taylor CB, Graham DI, Timperley WR (1986) An immunohistochemical study of glial and neuronal markers in primary neoplasms of the central nervous system. Acta Neuropathol (Berl) 70:320-326

Royds JA, Parsons MA, Taylor CB, Timperley WR (1982) Enolase isoenzyme distribution in the human brain and its tumors. J Pathol 137:37-49

Royds JA, Rennie IG, Parssons MA, Timperley WR, Taylor CB (1983) Enolase isoenzyme in uveal melanomas - a possible parameter of malignancy. Br J Ophthalmol 67:244-248

Rozengurt E, Rodriguez-Pena M, Smith KA (1983) Phorbol esters, phospholipase C, and growth factors rapidly stimulate the phosphorylation of a Mr 80,000 protein in intact quiescent 3T3 cells. Proc Natl Acad Sci USA 80:7244-7248

Rubinstein LJ (1981) Cytogenesis and differentiation of pineal neoplasms. Hum Pathol 12:441-448

Rubinstein LJ (1985a) A commentary on the proposed revision of the world health organization classification of brain tumors for childhood brain tumors. Cancer 56:1887-1888

Rubinstein LJ (1985b) Embryonal central neuroepithelial tumors and their differentiating potential - A cytogenetic view of a complex neuro-oncological problem. J Neurosurg 62:795-805

Rubinstein LJ, Brucher JM (1981) Focal ependymal differentiation in choroid plexus papillomas. An immunoperoxidase study. Acta Neuropathol (Berl) 53:29-33

Rubinstein LJ, Herman MM (1972) A light- and electron-microscopic study of a temporal-lobe ganglioglioma. J Neurol Sci 16:27-48

Rungger-Brändle E, Achtstätter T, Franke WW (1989) An epithelium-type cytoskeleton in a glial cell: astrocytes of amphibian optic nerves contain cytokeratin filaments and are connected by desmosomes. J Cell Biol 109:705-716

Rusca G, Calissano P, Alema S (1972) Identification of a membrane-bound fraction of the S-100 protein. Brain Res 49:223-227

Russel DS Rubinstein LJ (1989) Pathology of tumours of the nervous system. Edward Arnold, London Melbourne Auckland, 5th Ed.

Rusthoven JJ, Robinson JB, Kolin A, Pinkerton PH (1985) The natural killer cell-associated HNK-1 (Leu-7) antibody reacts with hypertrophic and malignant prostatic epithelium. Cancer 56:289-293

Rutishauser U, Goridis C (1986) N-CAM: the molecule and its genetics. Trends Genet 2:72-76

Rutka JT, Giblin J, Dougherty DV, McCulloch JR, DeArmond SJ, Rosenblum ML (1986) An ultrastructural and immunocytochemical analysis of leptomeningeal and meningioma cultures. J Neuropathol Exp Neurol 45:285-303

Saggu H, Pilkington GJ (1986) Immunocytochemical characterization of the A15/A5 tranaplantable brain tumour model in vivo. Neuropathol Appl Neurobiol 12:291-303

Said JW, Vimadalal S, Nash G, Shintaku P, Heusser RC, Sassoon AF, Lloyd RV (1985) Immunoreactive neuron-specific enolase, bombesin, and chromogranin as markers for neuroendocrine lung tumors. Hum Pathol 16:236-240

Sainsbury JRC, Malcolm AJ, Appleton DR, Farndon JR, Harris AL (1985) Presence of epidermal growth factor receptor as an indicator of poor prognosis in patients with breast cancer. J Clin Pathol 38:1225-1228

Sakakibara K, Iwamori M, Uchida T, Nagai Y (1981) Immunohistochemical localization of galactocerebroside in kidney, liver, an lung of golden hamster. Experimenta 3:712-714

Salisbury JR, Isaacson PG (1985) Demonstration of cytokeratins and an epithelial membrane antigen in chordomas and human fetal notochord. Am J Surg Pathol 9:791-797 Salm AK, Hatton GI, Nilaver G (1982) Immunoreactive glial fibrillary acidic protein in pituicytes of the rat neurohypophysis. Brain Res 236:471-476

Samuels V, Barrett JM, Bockman S, Pantazis CG, Allen MB (1989) Immunocytochemical study of transforming growth factor expression in benign and malignant gliomas. Am J Pathol 134:895-902

Sano K, Hoshino T, Nagai M (1968) Radiosensitization of brain tumor cells with a thymidine analogue (bromouridine) J Neurosurg 28:530-538

Sano M, Kato K, Seto-Ohshima A, Mizutani A (1984) Immunocytochemical localization of S-100 protein and calmodulin in C6 glioma cells. Acta Histochem Cytochem 17:251-258

Sasaki K, Matsumura K, Tsuji T, Shinozaki F, Takahashi M (1988) Relationship between labeling indices of Ki-67 and BrdUrd in human malignant tumors. Cancer 62:989-993

Sasaki K, Ogino T, Takahashi M (1987) In vitro BrdUrd labeling of solid tumors and immunological determination of labeling index. J Histotechnol 10:47-49

Sato S, Baba H, Tanaka M, Yanagissawa K, Miyatake T (1983) Antigenic determinant shared between myelin-associated glycoprotein from human brain and natural killer cells. Biomed Res 4:489-494

Sato S, Tanaka M, Miyatani N, Baba H, Miyatake T (1985) Shared antigen between the myelin-associated glycoprotein (MAG) and a cell line from human T cell leukemia (HSB-2) J Neuroimmunol 7:287-298

Sato Y, Murphy PR, Sato R, Friesen HG (1989) Fibroblast growth factor release by bovine endothelial cells and human astrocytoma cells in culture is density dependent. Mol Endocrinol 3:74-748

Savage CR, Inagami T, Cohen S (1972) The primary structure of epidermal growth factor. J Biol Chem 247:7612-7621

Sawa H, Takeshita I, Kuramitsu M, Mannoji H, Machi T, Fukui M, Kitamura K (1986) Neuronal and glial proteins in medulloblastomas. I. Immunohistochemical study. Anticancer Res 6:905-910

Schachner M (1986) Developmental aspects of oligodendrocyte structure and function. In: Multiple sclerosis research in Europe, edited by Hommes OR, MTP Press, Lancaster, pp. 153-158

Schachner M, Faissner A, Fischer G, Keilhauer G, Kruse J, Künemund V, Lindner J, Wernecke H (1985) Functional and structural aspects of the cell surface in mammalian nervous system development. In: The Cell in Contact, edited by Edelman GM, Thiery JP, J. Wiley & Sons, New York, pp. 257-276

Schachner M, Kim SK, Zehnle R (1981) Developmental expression of oligodendrocyte cell surface antigens (O antigens) recognized by monoclonal antibodies. Dev Biol 38:328-338

Schachner M, Smith C, Schoonmaker G (1978) Immunological distinction between neurofilament and glial fibrillary acidic proteins by mouse antisera and their immunohistological characterization. Dev Neurosci 1:1-14

Schatteman GC, Gibbs L, Lanahan AA, Claude P, Bothwell M (1988) Expression of NGF receptor in the developing and adult primate central nervous system. J Neurosci 8:860-873

Schechter AL, Hung MC, Vaidyanathan L, Weinberg RA, Yang-Feng T, Francke U, Ullrich A, Coussens L (1985) The neu gene: an erbB-homologous gene distinct from and unlinked to the gene encoding the EGF receptor. Science 229:976-978

Schechter AL, Stern DF, Vaidynathan L, Decker SJ, Drebin JA, Greene MI, Weinberg RA (1984) The neu oncogene. An erb-B-related gene encoding a 185,000-Mr tumour antigen. Nature 312:513-516

Schiffer D, Giordana MT, Mauro A, Migheli A (1983) Glial fibrillary acidic protein (GFAP) in human cerebral tumors. An immunhistochemical study. Tumori 69:95-104

Schiffer D, Giordana MT, Mauro A, Migheli A (1984) GFAP, FVIII/ RAg, Laminin, and fibronectin in gliosarcomas: an immunohistochemical study. Acta Neuropathol (Berl) 63:108-116

Schiffer D, Giordana MT, Mauro A, Migheli A, Germano I, Giaccone G (1986a) Immunohistochemical demonstration of vimentin in human cerebral tumors. Acta Neuropathol (Berl) 70:209-219

Schiffer D, Giordana MT, Migheli A, Giaccone G, Pezzotta S, Mauro A (1986b) Glial fibrillary acidic protein and vimentin in the experimental glial reaction of the rat brain. Brain Res 374:110-118

Schiffer D, Giordana MT, Pezzotta S, Lechner C, Paoletti P (1978) Cerebral tumors induced by transplacental ENU: study of the different tumoral stages, particularly of early proliferations. Acta Neuropathol (Berl) 41:27-31

Schindler E, Gullotta F (1983) Glial fibrillary acidic protein in medulloblastomas and other embryonic CNS tumours in children. Virchows Archiv A (Pathol Anat) 398:263-275

Schlaepfer WW (1987) Neurofilaments: structure, metabolism and implications for disease. J Neuropathol Exp Neurol 46:117-129

Schlaepfer WW, Lynch RG (1977) Immunofluorescence studies of neurofilaments in the rat and human peripheral and central nervous system. J Cell Biol 74:241-250

Schlessinger J, Geiger B (1981) EGF induces redistribution of actin and alpha-actinin in human epidermal carcinoma cells. Exp Cell Res 134:273-279

Schliwa M (1986) The cytoskeleton: an introductory survey. Springer-Verlag, Wien,

Schlote W (1964) Zur Ultrastruktur der sog. Rosenthalschen Fasern im Zentralnervensystem. Naturwissenschaften 51:165-166

Schmechel DE (1985) Gamma-subunit of the glycolytic enzyme enolase: nonspecific or neuronspecific?. Lab Invest 52:239-242

Schmechel DE, Brightman MW, Marangos PJ (1980) Neurons switch from non-neuronal (NNE) enolase to neuronal (NSE) enolase during development. Brain Res 190:195-214

Schmechel DE, Marangos PJ (1983) Neuron specific enolase as a marker for differentiation in neurons and neuroendocrine cells. In: Current methods in cellular neurobiology, edited by Barker J, McKelvey J, J. Wiley and Sons, New York, pp. 1-62

Schmechel DE, Marangos PJ, Zis AP, Brightman M, Goodwin FK (1978) The brain enolases as specific markers of neuronal and glial cells. Science 199:313-315

Schmidt D, Harms D (1987) Epitheloid sarcoma in children and adolescents: an immunohistochemical study. Virchows Archiv A (Pathol Anat) 410:423-431

Schmidt D, Harms D, Burdach S (1985) Malignant peripheral neuroectodermal tumours of childhood and adolescence. Virchows Archiv A (Pathol Anat) 406:351-365

Schneider C, Owen MJ, Banville D, Williams JG (1984) Primary structure of human transferrin receptor deduced from the mRNA sequence. Nature 311:675-678

Schnitt SJ, Vogel H (1986) Meningiomas: diagnostic value of immunoperoxidase staining for epithelial membrane antigen. Am J Surg Pathol 10:640-649

Schnitzer J, Franke WW, Schachner M (1981) Immunocytochemical demonstration of vimentin in astrocytes and ependymal cells of developing and adult mouse nervous system. J Cell Biol 90:435-447

Schrape S, Jones DB, Wright DH (1987) A comparison of three methods for the determination of the growth fraction in non-Hodgkin's lymphoma. Br J Cancer 55:283-286

Schroder HD, Johannsen L (1986) Demonstration of S-100 protein in sustentacular cells of pheochromocytomas and paragangliomas. Histopathology 10:1023-1033

Schubert D, Heinemann S, Carlisle W, Tarikas H, Kimes B, Patrick J, Steinbach JH, Culp W, Brandt BL (1974) Clonal cell lines from the rat central nervous system. Nature 249:224-227

Schuller-Petrovic S, Gebhardt W, Lassmann H, Rumpold H, Kraft D (1983) A Shared antigenic determinant betwen natural killer cells and nervous tissue. Nature 306:179-181

Schwab M, Alitalo K, Klempnauer KH, Varmus HE, Bishop JM, Gilbert F, Brodeur G, Goldstein M, Trent J (1983) Amplified DNA domain with limited homology to the myc cellular oncogene is shared by human neuroblastoma cell lines and a human neuroblastoma tumor. Nature 305:245-248

Schwab M, Ellison J, Busch M, Rosenau W, Varmus HE, Bishop JM (1984) Enhanced expression of the human gene N-myc consequent to amplification of DNA may contibute to malignant progression of neuroblastoma. Proc Natl Acad Sci USA 81:4940-4944

Schwechheimer K (1986) Nervale Tumormarker. Verh Dtsch Ges Pathol 70:82-103

Schwechheimer K (1987) Immuncytochemische Untersuchungen an Tumoren des zentralen, peripheren und autonomen Nervensystemes. Habilitation Ruprecht-Karls-Universität Heidelberg, Heidelberg

Schwechheimer K, Kartenbeck J, Moll R, Franke WW (1984) Vimentin filament-desmosome cytoskeleton of diverse types of human meningiomas: A distinctive diagnostic feature. Lab Invest 51:584-591

Schwechheimer K, Wiedenmann B, Franke WW (1987) Synaptophysin: a reliable marker for medulloblastomas. Virchows Archiv A (Pathol Anat) 411:53-59

Schweigerer L, Neufeld G, Friedman J, Abraham JA, Fiddes JC, Gospodarowicz D (1987) Capillary endothelial cells express basic fibroblast growth factor, a mitogen that promotes their own growth. Nature 325:257-259

Schweigerer L, Neufeld G, Mergia A, Abraham JA, Fiddes JC, Gospodarowicz D (1987) Basic fibroblast growth factor in human rhabdomyosarcoma cells: implications for the proliferation and neovascularization of myoblast-derived tumors. Proc Natl Acad Sci USA 84:842-846

Schwob JE, Farber NB, Gottlieb DI (1986) Neurons of the olfactory epithelium in adult rats contain vimentin. J Neurosci 6:208-217

Schäfer R, Finkler S, Goss E (1986) Immunhistochemische Befunde bei Schildrüsentumoren. Verh Dtsch Ges Pathol 70:285-289

Sciot R, Paterson AC, vyn Eiken P, Callea F, Kew MC, Desmet VJ (1988) Transferrin receptor expression in human hepatocellular carcinoma: an immunohistochemical study of 34 cases. Histopathology 12:53-63

Scott J, Selby M, Urdea M, Quiroga M, Bell G, Rutter WJ (1983) Isolation and nucleotide sequence of a cDNA encoding the precursor of mouse nerve growth factor. Nature 302:538-540

Seeger RC, Brodeur GM, Sather H, Dalton A, Siegel SE, Wong KY, Hammond D (1985) Association of multiple copies of the N-myc oncogene with rapid progression of neuroblastomas. N Engl J Med 313:1111-1116

Seemayer TA, Cavenee WK (1989) Biology of disease. Molecular mechanisms of oncogenesis. Lab Invest 60:585-599

Seitz RJ, Deckert M, Wechsler W (1988) Vascularization of syngeneic intracerebral RG2 and F98 rat transplantation tumors. A histochemical and morphometric study by use of ricinus communis agglutinin I. Acta Neuropathol (Berl) 76:599-605

Seizinger BR, De la Monte S, Atkins L, Gusella JF (1987a) Molecular genetic approach to human meningioma: loss of genes on chromosome 22. Proc Natl Acad Sci USA 84:5419-5423

Seizinger BR, Martuza RL, Gusella JF (1986) Loss of genes on chromosome 22 in tumorigenesis of human acoustic neurinoma. Nature 322:644-647

Seizinger BR, Rouleau G, Ozelius LJ, Lane AH, St George-Hyslop P, Huson S, Gusella JF, Martuza RL (1987b) Common pathogenetic mechanism for three tumor types in bilateral acoustic neurofibromatosis. Science 236:317-319

Seizinger BR, Rouleau GA, Ozelius LJ, Lane AH, Farmer GE, Lamiell JM, Haines J, Yuen JWM, Collins D, Majoor-Krakauer D, Bonner T, Mathew C, Rubenstein A, Halperin J, McConkie-Rosell A, Green JS, Trofatter JA, Ponder BA, Eierman L, Bowmer MI, Schimke R, Oostra B, Aronin N, Smith DI, Drabkin H, Waziri MH, Hobbs WJ, Martuza RL, Conneally PM, Hsia YE, Gusella JF (1988) Von Hippel-Lindau disease maps to the region of chromosome 3 associated with renal cell carcinoma. Nature 332:268-269

Seizinger BR, Rouleau GA, Ozelius LJ, Lane AH, Faryniarz AG, Chao MV, Huson S, Korf BR, Parry DM, Pericak-Vance MA, Collins FS, Hobbs WJ, Falcone BG, Iannazzi JA, Roy JC, St George-Hyslop PH, Tanzi RE, Bothwell MA, Upadhyaya M, Harper P, Goldstein AE, Hoover DL, Bader JL, Spence MA, Mulvihill JJ, Aylsworth AS, Vance JM, Rossenwasser GOD, Gaskell PC, Rosec AD, Martuza RL, Breakefield XO, Gusella JF (1987c) Genetic linkage of von Recklinghausen neurofibromatosis to the nerve growth factor receptor gene. Cell 49:589-594

Semba K, Kamata N, Toyoshima K, Yamanoto T (1985) A v-erbB related proto-oncogene, c-erbB-2 is distinct from c-erbB-1/ epidermal growth factor receptor gene and is amplified in a human salivary gland adenocarcinoma. Proc Natl Acad Sci USA 82:6497-6501

Seshadri DJ, Matthews C, Dobrovic A, Horsfall DJ (1989) The significance of oncogene amplification in primary breast cancer. Int J Cancer 43:270-272

Seshi B, True L, Carter D, Rosai J (1988) Immunohistochemical characterization of a set of monoclonal antibodies to human neuron-specific enolase. Am J Pathol 131:258-269

Sewell HF, Jaffray B, Thompson WD (1987) Reaction of monoclonal anti-Leu-M1 - a myelomonocytic marker (CD15) - with normal and neoplastic epithelia. J Pathol 151:279-284

Seymour GJ, Walsh MD, Lavin MF, Strutton G, Gardiner RA (1987) Transferrin receptor expression by human bladder transitional cell carcinomas. Urol Res 15:341-344

Sharp G, Osborn M, Weber K (1982) Occurence of two intermediate filament proteins in the same filament in situ within a human glioma cell line. Exp Cell Res 395:385-395

Shaw G, Osborn M, Weber K (1981) An immunofluorescence microscopical study of the neurofilament triplet proteins, vimentin and glial fibrillary acidic protein within the adult rat brain. Eur J Cell Biol 26:68-82

Shaw G, Osborn M, Weber K (1986) Reactivity of a panel of neurofilament antibodies on phosphorylated and dephosphorylated neurofilaments. Eur J Cell Biol 42:1-9

Shaw G, Weber K (1981) The distribution of the neurofilament triplet proteins within individual neurones. Exp Cell Res 136:119-125

Shearman JD, Franks AJ (1987) S-100 protein in Schwann cells of the developing human peripheral nerve - An immuno-histochemical study. Cell Tissue Res 249:459-463

Sheibani K, Battifora H, Burke JS, Rappaport H (1986) Leu-M1 antigen in human neoplasms. Am J Surg Pathol 10:227-236

Shi ZR, McIntyre LJ, Knowles BB, Solter D, Kim YS (1984) Expression of a carbohydrate differentiation antigen, stage specific embryonic antigen 1, in human colonic adenocarcinomas. Cancer Res 44:1142-1147

Shimada H, Aoyama C, Chiba T, Newton WA (1985) Prognostic subgroups for undifferentiated neuroblastoma: Immunohisto-chemical study with anti-S-100 protein antibody. Hum Pathol 16:471-476

Shimizu M, Yamauchi K (1982) Isolation and characterization of mucin-like glycoprotein in human milk fat globule membrane. J Biochem 91:515

Shimizu N, Behzadian MA, Shimizu Y (1980) Genetics of cell surface receptors for bioactive polypeptides: binding of epidermal growth factor is associated with the presence of human chromosome 7 in human-mouse cell hybrids. Proc Natl Acad Sci USA 77:3600-3604

Shinoda J, Miwa Y, Sakai N, Yamada H, Shima H, Kato K, Takahashi M, Shimokawa K (1985) Immunhistochemical study of placental alkaline phosphatase in primary intracranial germ-cell tumors. J Neurosurg 63:733-739

Shokry A, Janzer RC, Von Hochstetter AR, Yasargil MG, Hedinger C (1985) Primary intracranial germ-cell tumors - A clinicopa-thological study of 14 cases. J Neurosurg 62:826-830

Simon J, Jones EL, Trumper MM, Salmon MV (1987) Malignant lymphomas involving the central nervous system - a morphological and immunohistochemical study of 32 cases. Histopathology 11:335-349

Simpson DL, Morrison R, de Vellis J, Herschman HR (1982) Epidermal growth factor binding and mitogenic activity on purified populations of cells from the central nervous system. Neurosci Res 8:453-462

Singh H, Pfeiffer SE (1985) Myelin-associated galactolipids in primary cultures from dissociated fetal rat brain: biosynthesis, accumulation, and cell surface expression. J Neurochem 45:1371-1381

Skubitz KM, August JT (1985) Characterization of cell surface glycoproteins recognized by the granulocyte-specific monoclonal antibody AHN-1. Arch Biochem Biophys 238:263-271

Slamon DJ, Clark GM, Wong SG, Levin WJ, Ullrich A, McGuire WL (1987) Human breast cancer: correlation of relapse and survival with amplification of HER-2/neu oncogene. Science 235:177-182

Slamon DJ, Godolphin W, Jones LA, Holt JA, Wong SG, Keith DE, Levin WJ, Stuart SG, Udove J, Ullrich A, Press MF (1989) Studies of the HER-2/neu proto-oncogene in human breast and ovarian cancer. Science 244:707-712

Sloane JP, Hughes F, Ormerod MG (1983) An assessment of the value of epithelial membrane antigen and other epithelial markers in solving diagnostic problems in tumor histopathology. Histochem J 15:645-654

Sloane JP, Ormerod MG (1981) Distribution of epithelial membrane antigen in normal and neoplastic tissues and its value in diagnostic tumor pathology. Cancer 47:1786-1795

Sloane JP, Ormerod MG, Carter RL, Gusterson BA, Foster CS (1982) An immunocytochemical study of the distribution of epithelial membrane antigen in normal and disordered squamous epithelium. Diagn Histopathol 5:11-17

Sloane JP, Ormerod MG, Imrie SF, Coombes RC (1980) The use of antisera to epithelial membrane antigen in detecting micrometa-stasdes in histological sections. Br J Cancer 42:392-398

Slowik F, Jellinger K, Gaszo L, Fischer J (1985) Gliosarcomas: histological, immunohistological,ultrastructure and tissue culture studies. Acta Neuropathol (Berl) 67:201-210

Small JV, Sobieszek A (1977) Studies on the function and composition of the 10 nm (100 A) filaments of vertebrate smooth muscle. J Cell Sci 23:243-268

Smith AD, Kirshner N (1967) A specific soluble protein from the catecholamine storage vesicles of bovine adrenal medulla. Purification and chemical characterization. Mol Pharmacol 3:52-62

Smith AD, Winkler H (1967) Purification and properties of an acidic protein from chromaffin granules of bovine adrenal medulla. Biochem J 103:480-482

Smith DA, Lantos PL (1985) Immunocytochemistry of cerebellar astrocytomas: with a special note on Rosenthal fibres. Acta Neuropathol (Berl) 66:155-159

Smith SH, Brown MH, Rowe D, Callard RE, Beverley CL (1986) Functional subsets of human helper-inducer cells defined by a new monoclonal antibody, UCHL1. Immunology 58:63-70

Smolle J, Konrad K, Kerl H (1985a) Granular cell tumors contain myelin-associated glycoprotein. An immunohistochemical study using Leu 7 monoclonal antibody. Virchows Archiv A (Pathol Anat) 406:1-5

Smolle J, Walter SF, Kerl H (1985b) Myelin-associated glycoprotein in neurogenic tumors of the skin: an immunohistological study using Leu 7 monoclonal antibody. Arch Dermatol Res 277:141-142

Soini Y, Miettinen M (1989) Alpha-1-antitrypsin and lysozyme - their limited significance in fibrohistiocytic tumors. Am J Clin Pathol 91:515-521

Solter D, Knowles BB (1978) Monoclonal antibody defining a stage-specific mouse embryonic antigen (SSEA-1) Proc Natl Acad Sci USA 75:5565-5569

Somogyi P, Hodgson AJ, DePotter RW, Fischer-Colbrie R, Schober M, Winkler H, Chubb IW (1984) Chromogranin immunoreactivity in the central nervous system. Immunochemical characterization, distribution and relationship to catecholamine and enkephalin pathways. Brain Res Rev 8:193-230

Sonneland PRL, Scheithauer BW, LeChago J, Crawford BG, Onofrio BM (1986) Paraganglioma of the cauda equina region. Clinicopathologic study of 31 cases with special reference to immunocytology and ultrastructure. Cancer 58:1720-1735

Sonneland PRL, Scheithauer BW, Onofrio BM (1985) Myxopapillary ependymoma: a clinicopathologic and immunocytochemical study of 77 cases. Cancer 56:883-893

Sonnenfeld KH, Ishii DN (1985) Fast and slow nerve growth factor binding sites in human neuroblastoma and rat pheochromocytoma cell lines: relationship of sites to each other and to neurite formation. J Neurosci 5:1717-1728

Soyer HP, Smolle J, Torne R, Kerl H (1987) Transferrin receptor expression in normal skin and in various cutaneous tumors. J Cutan Pathol 14: 1-5

Springall DR, Gu J, Cocchia D, Michetti F, Levene A, Levene MM, Marangos PJ, Bloom SR, Polak JM (1983) The value of S-100 immunostaining as a diagnostic tool in human malignant melanomas - A comparative study using S-100 and neuron-specific enolase antibodies. Virchows Archiv A (Pathol Anat) 400:331-343

Stachura I, Medelow H (1980) Endodermal sinus tumor originating in the region of the pineal gland. Ultrastructural and immunohistochemical study. Cancer 45:2131-2137

Stanton C, Perentes E, Collins VP, Rubinstein LJ (1987) GFA protein reactivity in nerve sheath tumors: a polyvalent and monoclonal antibody study. J Neuropathol Exp Neurol 46:634-643

Stark M, Bilzer T, Eberhardt B, Inoue N, Reifenberger G, Wechsler W (1988) Differentiation of experimental rat nervous system tumors in vitro: influence on second messenger systems. Clin Neuropathol 7:212 (abstract)

Stavrou D, Haglid KG, Weidenbach W (1971) The brain specific proteins S-100 and 14.3.2. in experimental brain tumors of the rat. Z Ges Exp Med 156:237-242

Stavrou D, Haglid KG, Zankl H, Zang KD (1974) Immunhistoche-mischer Nachweis des hirnspezifischen S-100-Proteins bei experimentellen Hirntumoren. Z Krebsforsch 82:75-82

Stavrou D, Süss C, Bilzer T, Kummer U, De Tribolet N (1983) Monoclonal antibodies reactive with glioma cell lines derived from experimental brain tumors. Eur J Cancer Clin Oncol 19:1439-1449

Stead RH, Qizilbash AH, Kontozoglou T, Daya AD, Riddel RH (1988) An immunohistochemical study of pleomorphic adenoma of salivary gland: glial fibrillary acidic protein-like immunoreactivity identifies a major myoepithelial component. Hum Pathol 19:32-40

Steck AJ, Perruisseau G (1980) Characterization of membrane markers of isolated oligodendrocytes and clonal lines of the nervous system. J Neurol Sci 47:135-144

Steck PA, Lee P, Hung MC, Yung WKA (1988) Expression of an altered epidermal growth factor receptor by human glioblastoma cells. Cancer Res 48:5433-5439

Stefansson K, Wollmann R (1980) Distribution of glial fibrillary acidic protein in central nervous system lesions of tuberous sclerosis. Acta Neuropathol (Berl) 52:135-140

Stefansson K, Wollmann R (1981) Distribution of the neuronal specific protein, 14-3-2, in central nervous system lesions of tuberous sclerosis. Acta Neuropathol (Berl) 53:113-117

Stefansson K, Wollmann R, Jerkovic M (1982a) S-100 protein in soft-tissue tumors derived from Schwann cells and melanocytes. Am J Pathol 106:261-267

Stefansson K, Wollmann RL, Moore BW (1982b) Distribution of S-100 protein outside the central nervous system. Brain Res 234:309-317

Stefansson K, Wollmann RL, Moore BW, Arnason BGW (1982c) S-100 protein in human chondrocytes. Nature 295:63-64

Stein H, Dallenbach F, Dienemann D (1988) Differenzierungslinien physiologischer und maligner Zellen des lymphatischen Systems. Verh Dtsch Ges Path 72:57-85

Steinert PM, Parry DAD (1985) Intermediate filaments: conformity and diversity of expression structure. Ann Rev Cell Biol 1:41-65

Steinert PM, Roop DR (1988) Molecular and cellular biology of intermediate filaments. Annu Rev Biochem 57:593-625

Sternberger LA (1986) Immunocytochemistry. J.Wiley and Sons, New York Chichester Brisbane Toronto, 3rd Ed., pp. 90-209

Sternberger LA, Hardy PH, Cuculis JJ, Mayer HG (1970) The unlabeled antibody enzyme method for immunohistochemistry. J Histochem Cytochem 18:315-333

Sternberger NH, Del Cerro C, Kies MW, Herndon RM (1985a) Immunocytochemistry of myelin basic proteins in adult rat oligodendroglia. J Neuroimmunol 7:355-363

Sternberger NH, Itoyama Y, Kies MW, Webster HdeF (1978) Immunochemical method to identify basic protein in myelin-forming oligodendrocytes of newborn rat C.N.S. J Neurocytol 7:251-263

Sternberger LA, Sternberger NH (1983) Monoclonal antibodies distuingish phosphorylated and dephosporylated forms of neurofilaments in situ. Proc Natl Acad Sci USA 80:6126-6130

Sternberger NH, Sternberger LA, Ulrich J (1985b) Aberrant neurofilament phosphorylation in Alzheimer disease. Proc Natl Acad Sci USA 82:4274-4276

Stewart J (1972) Tissue specific brain S-100. A demonstration of multiple proteins. Biochim Biophys Acta 263:178-192

Stoll G, Schwendemann G, Heininger K, Steck AJ, Toyka KV (1985) Human monoclonal anti-MAG antibody and anti-Leu-7 recognize shared antigenic determinants in peripheral nerve and spinal cord. J Neurol Neurosurg Psychiatry 48:635-638

Stroobant P, Rice AP, Gullick WJ, Cheng DJ, Kerr IM, Waterfield MD (1985) Purification and characterization of vaccinia virus growth factor. Cell 42:383-393

Südhof T, Russel DW, Goldstein JL, Brown MS, Sanchez-Pescador R, Bell GI (1985) Casette of eight exons shared by genes for LDL receptor and EGF precursor. Science 228:893-895

Suess U, Pliška V (1981) Identification of pituicytes as astroglial cells by indirect immunofluorescence staining for the glial fibrillary acidic protein. Brain Res 221:27-33

Sutherland R, Delia D, Schneider C, Newman R, Kemshead J, Greaves M (1981) Ubiquitous cell surface glycoprotein on tumor cells is proliferation associated receptor for transferrrin. Proc Natl Acad Sci USA 78:4515-4519

Sviridov SM, Korochkin LI, Ivanow VN, Maletskaya EI, Bakhtina TK (1972) Immunohistochemical analysis of S-100 protein during postnatal ontogenesis of the brain of two strains of rats. J Neurochem 19:713-718

Swanson PE, Manivel JC, Wick MR (1987) Immunoreactivity for Leu-7 in neurofibrosarcoma and other spindle cell sarcomas of soft tissue. Am J Pathol 126:546-560

Swenberg JA (1976) Chemical induction of brain tumors. Adv Neurol 15:85-99

Swenberg JA, Koestner A, Wechsler W (1972) The induction of tumors of the nervous system with intravenous methylnitrosourea. Lab Invest 26:74-85

Swerdlow SH, Wright SA (1986) The spectrum of Leu-M1 staining in lymphoid and hematopoietic proliferations. Am J Clin Pathol 85:283-288

Szymas J, Hossmann KA (1984) Effect of dexamethason on glial fibrillary acidic protein in peritumorous edema of cats: a morphometric study. Acta Neuropathol (Berl) 62:309-315

Szymas J, Hossmann KA, Weber F, Oschlies U (1990) Nachweis der Leu-M1 Immunreaktivität im Hirngewebe und in Hirntumoren. Zbl allg Pathol pathol Anat 136:171-179

Szymas J, Morkowski S, Wajgt A (1984) Der Nachweis von saurem Gliafaserprotein, myelingebundenem Glykoprotein und Vimentin in menschlichen Hirntumoren. Zbl allg Path pathol Anat 129:169 (abstract)

Szymas J, Reifenberger G, Wechsler W (1987) Leu-M1 immunoreactivity in the human brain. Discrimination between different tumors and between neoplastic and brain tissue. Naturwissenschaften 74:188-189

Szymas J, Wajgt A (1985) Myelin-associated glycoprotein (MAG) in oligodendrogliomas. An immunohistochemical study. Neuropathol Pol 23:239-246

Tabuchi K, Kirsch WM, Nakane PK (1976) The fine structural localization of S-100 protein in rodent cerebellum. J Neurol Sci 28:65-76

Tabuchi K, Moriya Y, Furuta T, Ohnishi R, Nishimoto A (1982) S-100 protein in human glial tumours - qualitative and quantitative studies. Acta Neurochir (Wien) 65:239-251

Takahashi H, Herlyn D, Atkinson B, Powe J, Rodeck U, Alavi A, Bruce DA, Koprowski H (1987) Radioimmunodetection of human glioma xenografts by monoclonal antibody to epidermal growth factor receptor. Cancer Res 47:3847-3850

Takahashi H, Wakabayashi K, Kawai K, Ikuta F, Tanaka R, Takeda N, Washiyama K (1989) Neuroendocrine markers in central nervous system neuronal tumors (gangliocytoma and ganglioglioma). Acta Neuropathol (Berl) 77:237-243

Takahashi K, Isobe T, Ohtsuki Y, Akagi T, Sonobe H, Okuyama T (1984) Immunohistochemical study on the distribution of alpha and beta subunits of S-100 protein in human neoplasms and normal tissues. Virchows Archiv B (Cell Pathol) 45:385-396

Takahashi K, Isobe T, Ohtsuki Y, Sonobe H, Yamaguchi H, Akagi T (1985) S-100 protein positive human T-lymphocyte. Am J Clin Pathol 83:69-72

Takahashi K, Yamaguchi H, Ishizechi J, Nakajima T, Nakazato J (1981) Immunohistochemical and immunoelectron microscopic localization of S-100 protein in the interdigitating reticulum cells of the human lymph node. Virchows Archiv B (Cell Pathol) 37:125-135

Takashi M, Haimoto H, Murase T, Mitsuya H, Kato K (1988) An immunochemical and immunohistochemical study of S100 protein in renal cell carcinoma. Cancer 61:889-895

Takai Y, Kishimoto A, Inoue M, Nishizuka Y (1977) Studies on a cyclic nucleotide-independant protein kinase and its proenzyme in mammalian tissues. J Biol Chem 252:7603-7609

Takeichi M (1987) Cadherins: a molecular family essential for selective cell-cell adhesion and animal morphogenesis. Trends Genet 3:213-217

Tal M, Wetzler M, Josefberg Z (1988) Sporadic amplification of the HER-2/neu proto-oncogene in adenocarcinomas of various tissues. Cancer Res 48:1517-1520

Tanaka S, Hu SZ, Wang TSF, Korn D (1982) Preparation and preliminary characterization of monoclonal antibodies against human DNA polymerase alpha. J Biol Chem 257:8386-8390

Tanaka T, Slamon DJ, Shimoda H, Waki C, Kawaguchi Y, Tanaka Y, Ida N (1988) Expression of Ha-ras oncogene products in human neuroblastomas and the significant correlation with a patient's prognosis. Cancer Res 48:1030-1034

Tanaka Y (1986) Immunocytochemical study of human lymphoid tissues with monoclonal antibodies against S-100 protein subunits. Virchows Archiv A (Pathol Anat) 410:125-132

Tanimura A, Nakamura Y, Hachisuka H, Tanimura Y, Fukumura A (1984) Hemangioblastoma of the central nervous system: nature of the stromal cells as studied by the immunoperoxidase technique. Hum Pathol 15:866-869

Taniuchi M, Schweitzer JB, Johnson EM (1986) Nerve growth factor receptor molecules in rat brain. Proc Natl Acad Sci USA 83:1950-1954

Tapscott SJ, Bennett GS, Toyama Y, Kleinbart F, Holtzer H (1981) Intermediate filament proteins in the developing chick spinal cord. Dev Biol 86:40-54

Taratuto AL, Molina H, Monges J (1983) Choroid plexus tumours in infancy and childhood. Focal ependymal differentiation. An immunoperoxidase study. Acta Neuropathol (Berl) 59:304-308

Tascos NA, Parr J, Gonatas NK (1982) Immunocytochemical study of the glial fibrillary acidic protein in human neoplasms of the central nervous system. Hum Pathol 13:454-458

Taxy JB, Bharani NK, Mills SE, Frierson HF, Gould VE (1986) The spectrum of olfactory neural tumors. A light-microscopic immunohistochemical and ultrastructural study. Am J Surg Pathol 10:687-695

Taylor CR (1986) Immunomicroscopy: a diagnostic tool for the surgical pathologist. In Major Problems in Pathology, Vol. 19, WB Saunder Company, Philadelphia, USA

Taylor CR, Russel R, Lukes RJ, Davis RL (1978) An immunohistological study of immunoglobulin content of primary central nervous system lymphomas. Cancer 41:2197-2205

Taylor-Papadimitriou J, Peterson JA, Arklie J (1981) Monoclonal antibodies to epithelium-specific components of the human milk fat globule membrane: production and reaction with cells in culture. Int J Cancer 28:17

Teske UP (1986) Wachstum und Tumorvaskularisation des malignen Rattengliomklones RG2 nach syngener intrazerebraler Implantation. Dissertation, Medizinische Fakultät der Universität Düsseldorf, Düsseldorf

Tettero PAT, Mulder A, Landsdorp PM, Zola H, Baker DA, Visser FJ, Kr von dem Borne AEG (1984) Myeloid-associated antigen 3-fucosyl-N-acetyllactosamine (FAL): location on various granulocyte membrane glycoproteins and masking upon monocytic differentiation. Eur J Immunol 14:1089-1095

Theaker JM, Gatter KC, Esiri MM, Fleming KA (1986) Epithelial membrane antigen and cytokeratin expression by meningiomas: an immunohistochemical study. J Clin Pathol 39:435-439

Theaker JM, Gillett MB, Fleming KA, Gatter KC (1987) Epithelial membrane antigen expression by meningiomas, and the perineurium of peripheral nerve. Arch Pathol Lab Med 111:409

Thomas KA, Gimenez-Gallego G (1986) Fibroblast growth factors: broad spectrum mitogens with potent angiogenic activity. Trends Biol Sci 11:81-84

Thomas L, Hartung K, Langosch D, Rehm H, Bamberg E, Franke WW, Betz H (1988) Identification of synaptophysin as a hexameric channel protein of the synaptic vesicle membrane. Science 242:1050-1053

Thomson TM, Rettig WJ, Chesa PG, Green SH, Mena AC, Old LJ (1988) Expression of human nerve growth factor receptor on cells derived from all three germ layers. Exp Cell Res 178:533-539

Thust R, Warzok R (1972) Comparative studies on the in vitro and in vivo morphology of clones of experimental CNS tumors in the rat. Acta Neuropathol (Berl) 20:248-257

Tischler AS, Mobtaker H, Mann K, Nunnemacher G, Jason WJ, Dayal Y, DeLellis RA, Adelman L, Wolfe HJ (1984) Anti-Lymphocyte antibody Leu-7 (HNK-1) recognizes a constituent of neuroendocrine granule matrix. J Histochem Cytochem 34:1213-1216

Todaro GJ, De Larco JE, Cohen S (1976) Transformation by murine and feline sarcoma viruses specifically blocks binding of epidermal growth factor to cells. Nature 264:26-31

Todaro GJ, Fryling C, De Larco JE (1980) Transforming growth factors produced by certain human tumor cells: polypeptides that interact with epidermal growth factor receptors. Proc Natl Acad Sci USA 77:5258-5262

Tory K, Brauch H, Linehan M, Barba D, Oldfield E, Filling-Katz M, Seizinger B, Nakamura Y, White R, Marshall FF, Lerman MI, Zbar B (1989) Specific genetic change in tumors associated with von Hippel-Lindau disease. J Natl Cancer Inst 81:1097-1101

Townbin H, Staehelin T, Gordon J (1979) Electrophoretic transfer of proteins from polyacrylamide gels to nitrocellulose sheets: procedure and some applications. Proc Natl Acad Sci USA 76:4350-4354

Traub P (1985) Intermediate filaments: a review. Springer, Berlin Heidelberg New York

Tremblay GF, Lee MY, Trojanowski JQ (1985) Expression of vimentin, glial filament, and neurofilament proteins in primitive childhood brain tumors - a comparative immunoblot and immunoperoxidase study. Acta Neuropathol (Berl) 68:239-244

Trent J, Meltzer P, Rosenblum M, Harsh G, Kinzler K, Marshal R, Feinberg A, Vogelstein B (1986) Evidence for rearrangement, amplification, and expression of c-myc in a human glioblastoma. Proc Natl Acad Sci USA 83:470-473

Trojanowski JQ (1987) Neurofilament proteins and human nervous system tumors. J Histochem Cytochem 35:999-1003

Trojanowski JQ, Hickey WF (1984) Human teratomas express differentiated neural antigens: an immunohistochemical study with anti-neurofilament, anti-glial filament, and anti-myelin basic protein monoclonal antibodies. Am J Pathol 115:383-389

Trojanowski JQ, Lee VMY (1983) Anti-neurofilament monoclonal antibodies: reagents for the evaluation of human neoplasms. Acta Neuropathol (Berl) 59:155-158

Trojanowski JQ, Lee VMY (1985) Expression of neurofilament antigens by normal and neoplastic human adrenal chromaffin cells. N Engl J Med 313:101-104

Trojanowski JQ, Lee VMY, Pillsbury N, Lee S (1982) Neuronal origin of human esthesioneuroblastoma demonstrated with anti-neurofilament monoclonal antibodies. N Engl J Med 307:159-161

Trojanowski JQ, Lee VMY, Schlaepfer WW (1984) An immunohistochemical study of human central and peripheral nervous system tumors, using monoclonal antibodies against neurofilaments and glial filaments. Hum Pathol 15:248-257

Troncosco JC, Hoffman PN, Griffin JW, Hess-Kozlow KM, Price DL (1985) Aluminium intoxication: a disorder of neurofilament

transport in motor neurons. Brain Res 342:172-175 Trowbridge IS (1988) Transferrin receptor as a potential therapeutic target. Prog Allergy 45:121-146

Trowbridge IS, Lopez F (1982) Monoclonal antibody to transferrin receptor blocks transferrin binding and inhibits human tumor cell growth in vitro. Proc Natl Acad Sci USA 79:1175-1179

Trowbridge IS, Omary MB (1981) Human cell surface glycoprotein related to cell proliferation is the receptor for transferrin. Proc Natl Acad Sci USA 78:3039-3043

Truong LD, Rangdaeng S, Cagle P, Ro JY, Hawkins H, Font RL (1990) The diagnostic utility of desmin - A study of 584 cases and review of the literature. Am J Clin Pathol 93:305-314

Tsuda T, Obara M, Hirano H, Gotoh S, Kubomura S, Higashi K, Kuroiwa A, Nakagawara A, Nagahara N, Shimizu K (1987) Analysis of N-myc amplification in relation to disease stage and histologic types in human neuroblastomas. Cancer 60:820-826

Tsutsumi Y (1984) Leu-7 immunoreactivity as histochemical marker for paraffin-embedded neuroendocrine tumors. Acta Histochem Cytochem 17:15-21

Tsutsumi Y, Hori S, Onoda N (1990) DNA polymerase alpha. An immunohistochemical marker for proliferating cells in normal and neoplastic human tissues. Am J Clin Pathol 93:643-650

Tucker GC, Aoyama H, Lipinski M, Tursz T, Thiery JP (1984) Identical reactivity of monoclonal antibodies HNK-1 and NC-1: conservation in vertebrates on cells derived from the neural primordium and on some leucocytes. Cell Differ 14:223-230

Tufty RM, Kretsinger RH (1975) Troponin and parvalbumin calcium binding regions predicted in myosin light chain and T4 lysozyme. Science 187:167-169

U HS, Kelley PY, Hatton JD, Shew JY (1989) Proto-oncogene abnormalities and their relationship to tumorigenicity in some human glioblastomas. J Neurosurg 71:83-90

Uchida T, Schimoda T, Miyata H, Shikata T, Iino S, Suzuki H, Oda T, Hirano K, Sugiura M (1981) Immunoperoxidase study of alkaline phosphatase in testicular tumors. Cancer 48:1455

Ullrich A, Gray A, Berman C, Dull TJ (1983) Human beta-nerve growth factor gene sequence highly homologous to that of mouse. Nature 303:821-823

Uematsu Y, Rojas-Corona RR, Llena JF, Hirano A (1989) Distribution of epithelial membrane antigen in normal and neoplastic human ependyma. Acta Neuropathol (Berl) 78:325-328

Uozumi T, Ryan RJ (1973) Isolation, amino acid composition and radioimmunoassay of human brain S-100 protein. Mayo Clin Proc 48:50-56

Urdal DL, Brentnall TA, Bernstein ID, Hakomori SI (1983) A granulocyte reactive monoclonal antibody, 1G10, identifies the Gal-1-4(Fuc-1-3)GlcNac (X determinant) expressed in Hl-60 cells on both glycolipid and glycoprotein molecules. Blood 62:1022-1026

Van de Vijver MJ, Mooi WJ, Wisman P, Peterse J, Nusse R (1988) Immunohistochemical detection of the neu protein in tissue sections of human breast cancer tumours with amplified neu DNA. Oncogene 2:175-178 Van de Vijver MJ, Peterse J, Mooi WJ, Wisman P, Lomans J, Dalesio O, Nusse R (1988) Neu protein overexpression in breast cancer. Association with comedotype ductal carcinoma in situ and limited prognostic value in stage II breast disease. New Engl J Med 319:1239-1245

Van der Meulen JMD, Houthoff HJ, Ebels EJ (1978) Glial fibrillary protein in human gliomas. Neuropathol Appl Neurobiol 4:177-190

Van Dierendonck JH, Keijzer R, Van de Velde CJH, Cornelisse CJ (1989) Nuclear distribution of the Ki-67 antigen during the cell cycle: Comparison with growth fraction in human breast cancer cells. Cancer Res 49:2999-3006

Van Eldik LJ, Jensen RA, Ehrenfried BA, Whetsell WO (1986) Immunohistochemical localization of S100beta in human nervous system tumors by using monoclonal antibodies with specificity for the S100beta polypeptide. J Histochem Cytochem 34:977-982

Van Muijen GNP, Ruiter DJ, Warnaar SO (1987) Coexpression of intermediate filament polypeptides in human fetal and adult tissues. Lab Invest 57:359-369

Vanstapel MJ, Gatter KC, de Wolf-Peeters C, Mason DY, Desmet VD (1986) New sites of human S-100 immunoreactivity detected with monoclonal antibodies. Am J Clin Pathol 85:160-168

Vanstapel MJ, Peters B, Cordell J, Heyns W, DeWolf-Peeters C, Desmer V, Mason D (1985) Production of monclonal antibodies directed against antigenic determinants common to the alpha- and beta-chain of bovine brain S-100 protein. Lab Invest 52:232

Van Veggel JH, van Oostwaard TMJ, de Laat SW, van Zoelen EJJ (1987) PC13 embryonal carcinoma cells produce a heparin-binding growth factor. Exp Cell Res 169:280-286

Varley JM, Swallow JE, Brammar WJ, Whittaker JL, Walker RA (1987) Alterations to either c-erbB-2 (neu) or c-myc proto-oncogenes in breast carcinomas correlate with poor short-term prognosis. Oncogene 1:423-430

Vartanian Y, Szuchet S, Dawson G, Campagnoni AT (1986) Oligodendrocyte adhesion activates protein kinase C-mediated phosphorylation of myelin basic protein. Science 234:1395-1398

Veale D, Ashcroft T, Marsh C, Gibson GJ, Harris AL (1987) Epidermal growth factor receptors in non-small cell lung cancer. Br J Cancer 55:513-516

Velasco ME, Roessmann U, Gambetti P (1982) The presence of glial fibrillary acidic protein in the human pituitary gland. J Neuropathol Exp Neurol 41:150-163

Velasco ME, Dahl D, Roessmann U, Gambetti P (1980) Immunohistochemical localization of glial fibrillary acidic protein in human glial neoplasms. Cancer 45:474-494

Velasco ME, Ghorbrial MW, Ross ER (1985) Neuron-specific enolase and neurofilament protein as markers of differentiation in medulloblastoma. Surg Neurol 23:177-182

Velu TJ, Beguinot L, Vass WC, Willimgham MC, Merlino GT, Pastan I, Lowy DR (1987) Epidermal growth factor receptor-dependent transformation by a human EGF receptor proto-oncogene. Science 238:1408-1410

Venter DJ, Kumar S, Tuzi NL, Gullick WJ (1987) Overexpression of the c-erbB-2 oncoprotein in human breast carcinoma: immuno-histological assessment correlates with gene amplification. Lancet II, 69-71

Verheijen R, Kuijpers HJH, Schlingemann RO, Boehmer AL:M, Van Driel R, Brakenhoff GJ, Ramaekers FCS (1989a) Ki-67 detects a nuclear matrix-associated proliferation-related antigen. I. Species distribution and intracellular localization during interphase. J Cell Sci 92:123-130

Verheijen R, Kuijpers HJH, Van Driel R, Beck JLM, Van Dierendonck JH, Brakenhoff GF, Ramaekers FCS (1989b) Ki-67 detects a nuclear matrix-associated proliferation-related antigen. II. Localization in mitotic cells and association with chromosomes. J Cell Sci 92:531-540

Viac J, Reano A, Brochier J, Staquet MJ, Thivolet J (1983) Reactivity pattern of a monoclonal anti-keratin antibody (KL1) J Invest Dermatol 81:351-354

Vincendon G, Zanetta JP, Gombos G (1970) The heterogeneity of the S-100 protein fraction. Adv Exp Med Biol 32:9-19

Vinores SA, Bonnin JM, Rubinstein LJ, Marangos PJ (1984a) Immunohistochemical demonstration of neuron-specific enolase in neoplasms of the CNS and other tissues. Arch Pathol Lab Med 108:536-540

Vinores SA, Herman MM, Rubinstein LJ, Marangos PJ (1984b) Electronmicroscopic localization of neuron-specific enolase in rat and mouse brain. J Histochem Cytochem 32:1295-1302

Vinores SA, Koestner A (1982) Reduction of ethylnitrosourea-induced neoplastic proliferation in rat trigeminal nerves by nerve growth factor. Cancer Res 42:1038-1040

Vinores SA, Marangos PJ, Bonnin JM, Rubinstein LJ (1984c) Immunoradiometric and immunohistochemical demonstration of neuron-specific enolase in experimental rat gliomas. Cancer Res 44:2595-2599

Vinores SA, Rubinstein LJ (1985) Simultaneous expression of glial fibrillary acidic (GFA) protein and neuron-spefic enolase (NSE) by the same reactive or neoplastic astrocytes. Neuropathol Appl Neurobiol 11:349-359

Vitrey D, Boddaert A, Lecluse Y (1987) Identication immunohisto-cheque des esthesioneuromes olfactifs. A propos de 16 observations. Ann Pathol 7:130-136

Volknandt W, Schober M, Fischer-Colbrie R, Zimmermann H, Winkler H (1987) Cholinergic nerve terminals in the rat diaphragm are chromogranin A immunoreactive. Neurosci Lett 81:241-244

Von Deimling A, Janzer R, Kleihues P, Wiestler OD (1990) Patterns of differentiation in central neurocytoma. An immunohistochemical study of eleven biopsies. Acta Neuropathol (Berl) 79:473-479

Von Overbeck J, Stähli C, Gudat F, Carmann H, Lautenschlager C, Dürmüller U, Takacs B, Miggiano V, Staehelin Theitz PU (1985) Immunohistochemical characterization of an anti-epithelial monoclonal antibody (mAB lu-5) Virchows Archiv A (Pathol Anat) 407:1-12

Wacker WB, Donoso LA, Kalsow CM, Yankeelov JA, Organisciak DT (1977) Experimental allergic uveitis: isolation, characterization, and localization of a soluble uveitopathogenic antigen from bovine retina. J Immunol 119:1949-1958

Wahab ZA, Wright GL (1985) Monoclonal antibody (anti-Leu-7) directed against natural killer cells reacts with normal, benign and malignant prostate tissue. Int J Cancer 36:677-683

Waldherr R, Schwechheimer K (1985) Co-expression of cytokeratin and vimentin intermediate-sized filaments in renal cell carcinomas. Comparative study of the intermediate-sized filament distribution in renal cell carcinomas and normal human kidney. Virchows Archiv A (Pathol Anat) 408:15-27

Walker JS, Bigner DD (1985) Virus induced brain tumors. In: Neurosurgery, edited by Wilkins RM, Rengachary SS, McGraw-Hill, New York, pp. 522-525

Walker RA, Camplejohn RS (1988) Comparison of monoclonal antibody Ki-67 reactivity with grade and DNA flow cytometry of breast carcinomas. Br J Cancer 571:281-283

Wang E, Cairncross G, Liem RKH (1984) Identification of glial filament protein and vimentin in the same intermediate filament system in human glioma cells. Proc Natl Acad Sci USA 81:2102-2106

Ward J (1986) Leu 7 immunoreactivity in fetal olfactory epithelium and dysplastic or neoplastic olfactory lesions induced in syrian golden hamsters by N-nitrosodiethylamine. Am J Pathol 123:371-376

Warecka K (1975) Immunological differential diagnosis of human brain tumours. J Neurol Sci 26:511-516

Warecka K, Möller HJ, Vogel HM, Tripatzis I (1972) Human brain-specific alpha-2-glycoprotein: purification by affinity chromato-graphy and detection of a new component; localization in nerve cells. J Neurochem 19:719-725

Warren WH, Caldarelli DD, Javid H, Lee I, Gould VE (1985) Neuroendocrine markers in paragangliomas of the head and neck. Ann Otol Rhinol Laryngol 94:555-559

Waterfield MD, Mayes ELY, Stroobant P, Bennett PLP, Young S, Goodfellow AN, Banting GS, Ozanne B (1982) A monoclonal antibody to the human EGF receptor. J Cell Biochem 20:149-161

Waterfield MD, Scrace GT, Whittle N, Stroobant P, Johnsson A, Wasteson A, Westermark B, Heldin CH, Huang JS, Deuel TF (1983) Platelet-derived growth factor is structurally related to the putative transforming protein p28sis of simian sarcoma virus. Nature 304:35-39

Weber K, Osborn M (1982) Cytoskeleton: definition, structure and gene regulation. Path Res Pract 175:128-145

Weber K, Shaw G, Osborn M, Debus E, Geisler N (1983) Neurofilaments, a subclass of intermediate filaments: structure and expression. Cold Spring Harbor Symp Quant Biol 47: 717-729

Weber T, Seitz RJ, Liebert UG, Gallasch E, Wechsler W (1985) Affinity cytochemistry of vascular endothelia in brain tumors by biotinylated ulex europaeus type I lectin (UEA I) Acta Neuropathol (Berl) 67:128-135

Wechsler W (1979) Preneoplastic and early neoplastic stages in neorooncogenesis. Verh Dtsch Ges Pathol 63:62-73

Wechsler W (1987) Experimental malignant gliomas: pathology and transplantation biology of ENU-induced rat tumors. In: Experimental Neurooncology, brain tumor and pain therapy, edited by Bock WJ, Wechsler W, Beck L, Grundmann E, Gustav Fischer Verlag, Stuttgart New York, pp. 145-168

Wechsler W, Kleihues P, Matsumoto S, Zülch KJ, Ivankovic S, Preussmann R, Druckrey H (1969) Pathology of experimental neurogenic tumors chemically induced during prenatal and postnatal life. Ann Ny Acad Sci 159:360-408

Wechsler W, Pfeiffer SE, Swenberg JA, Koestner A (1973) S-100 protein in methyl- and ethylnitrosourea induced tumors of the rat nervous system. Acta Neuropathol (Berl) 24:287-303

Wechsler W, Reifenberger G, Schober R, Thomas C (1989) Immunhistochemische Untersuchungen an stereotaktischen Hirntumor-Biopsien. Verh Dtsch Ges Pathol 73: 544

Wechsler W, Rice JM, Vessilinovitch SD, Arai T (1974) Perinatale Tumorinduktion mit Äthylnitrosoharnstoff: Ein Beitrag zur Frage der Organotropie alkylierender Resorptivkanzerogene bei verschiedenen Mäusestämmen. Verh Dtsch Ges Pathol 58:546

Wechsler W, Szymas J, Bilzer T, Hossmann KA (1989) Experimental transplantation gliomas in the adult cat brain. 1. Experimental model and neuropathology. Acta Neurochir (Wien) 98:77-89

Wechsler W, Teske UP, Reifenberger G, Deckert M, Seitz RJ, Mies G, Paschen W, Hossmann KA (1987) Neuropathology and regional imaging of microcirculation, tissue pH, metabolites and necrosis in cerebral RG2 and F98 anaplastic rat glioma transplantation tumors. In: Brain oncology, edited by Chatel M, Darcel F, Pecker J, Martinus Nijhoff, Dordrecht, pp. 187-199.

Weisman AS, Raguet SS, Kelly PA (1987) Characterization of the epidermal growth factor receptor in human meningioma. Cancer Res 47:2172-2176

Weiss SW, Langloss JM, Enzinger FM (1983) Value of S-100 protein in the diagnosis of soft tissue tumors with particular reference to benign and malignant Schwann cell tumors. Lab Invest 49:299-308

Weissman BE, Saxon PJ, Pasquale SR, Jones GR, Geiser AG, Stanbridge EJ (1987) Introduction of a normal human chromosome 11 into a Wilms' tumor cell line controls its tumorigenic expression. Science 236:175

Weller RO, Steart PV, Moore IE (1986) Carbonic anhydrase C as a marker antigen in the diagnosis of choroid plexus papillomas and other tumors: an immunohistochemical study. In: Biology of brain tumors, edited by Walker MD, Thomas DGT, Nijhoff, Boston, pp. 115-120

Wernecke H, Lindner J, Schachner M (1985) Cell type specificity and developmental expression of the L2/HNK-1 epitopes in mouse cerebellum. J Neuroimmunol 9:115-130

Westermark B (1976) Density dependent proliferation of human glia cells stimulated by epidermal growth factor. Biochem Biophys Res Commun 69:304-310

Westermark B (1989) Growth factors and oncogenes in human malignant glioma. J Neurooncol 7 Suppl:S30 (abstract)

Westphal M, Brunken M, Rohde E, Hermann HD (1988) Growth factors in cultured human glioma cells: differential effects of FGF, EGF and PDGF. Cancer Lett 38:283-296

Westphal M, Herrmann HD (1986) Epidermal growth factor receptors on cultured human meningioma cells. Acta Neurochir (Wien) 83:62-66

Whitehead MC, Marangos PJ, Connolly SM, Morest DK (1982) Synapse formation is related to the onset of neuron-specific enolase immunoreactivity in the avian auditory and vestibular system. Dev Neurosci 5:298-307

Whittle IR, Gordon A, Misra BK, Shaw JF, Steers AJW (1989) Pleomorphic xanthoastrocytoma - report of four cases. J Neurosurg 70:463-468

Wick MR, Swanson PE, Manivel JC (1987a) Placental-like alkaline phosphatase reactivity in human tumors: an immunohistochemical study of 520 cases. Hum Pathol 18:946-954

Wick MR, Swanson PE, Scheithauer BW, Manivel JC (1987b) Malignant peripheral nerve sheath tumor. An immunohistochemical study of 62 cases. Am J Clin Pathol 87:425

Wieczorek R, Burke JS, Knowles DM (1985) Leu-M1 antigen expression in T-cell neoplasia. Am J Pathol 121:374-380

Wiedenmann B, Franke WW (1985) Identification and localization of synaptophysin, an integral membrane glycoprotein of Mr 38000 characteristic of presynaptic vesicles. Cell 41:1017-1028

Wiedenmann B, Franke WW, Kuhn C, Moll R, Gould VE (1986a) Synaptophysin: a marker protein for neuroendocrine cells and neoplasms. Proc Natl Acad Sci USA 83:3500-3504

Wiedenmann B, Huttner WB (1989) Synaptophysin and chromogranins/secretogranins - widespread constituents of distinct types of neuroendocrine vesicles and new tools in tumor diagnosis. Virchows Archiv A (Cell Pathol):95-121

Wiedenmann B, Rehm H, Franke WW (1986b) Synaptophysin, an integral membrane protein of vesicles present in normal and neoplastic neuroendocrine cells. Ann Ny Acad Sci 493:500-503

Wilander E, Lundquist M, Movin T (1985) S-100 protein in carcinoid tumours of appendix. Acta Neuropathol (Berl) 66:306-310

Willison HJ, Minna JD, Brady RO, Quarles RH (1986) Glycoconjugates in nervous tissue and small cell lung cancer share immunologically cross-reactive carbohydrate determinants. J Neuroimmunol 10:353-365

Wilson BS, Lloyd RV (1984) Detection of chromogranin in neuroendocrine cells with a monoclonal antibody. Am J Pathol 115:458-468

Wilson BS, Phan SH, Lloyd RV (1986) Chromogranin from normal human adrenal glands: purification by monoclonal antibody affinity chromatography and partial N-terminal amino acid sequence. Regul Pept 13:207

Winkler H, Apps DK, Fischer-Colbrie R (1986) The molecular function of adrenal chromaffin granules: established facts and unresolved topics. Neuroscience 18:261-290

Winkler J, Roosen N, Reifenberger G, Wechsler W (1988) Dedifferentiation in recurrent astrocytoma: clinicopathological study of two cases. Clin Neuropathol 7:222 (abstract)

Wolman SR, Henderson AS (1989) Chromosomal aberrations as markers of oncogene amplification. Hum Pathol 20:308-315

Wong AJ, Bigner SH, Bigner DD, Kinzler KW, Hamilton SR, Vogelstein B (1988) Increased expression of the epidermal growth factor receptor gene in malignant gliomas is invariably associated with gene amplification. Proc Natl Acad Sci USA 84:6899-6903

Wong AJ, Ruppert JM, Eggleston J, Hamilton SR, Baylin SB, Vogelstein B (1986) Gene amplification of c-myc and N-myc in small cell carcinoma of the lung. Science 233:461-464

Wood GS, Warnke R (1981) Suppression of endogenous avidin-binding activity in tissues and its relevance to biotin-avidin detection systems. J Histochem Cytochem 29:1196-1204

Worley PF, Baraban JM, De Souza EB, Snyder SH (1986a) Mapping second messenger systems in the brain: differential localizations of adenylate cyclase and protein kinase C. Proc Natl Acad Sci USA 83:4053-4057

Worley PF, Baraban JN, Snyder SH (1986a) Heterogenous localization of protein kinase C in rat brain: autoradiographic analysis of phorbol ester receptor binding. J Neurosci 6:199-207

Wrba F, Reiner A, Markis-Ritzinger E, Holzner JH, Reiner G, Spona J (1988) Prognostic significance of immunohistochemical parameters in breast carcinomas. Pathol Res Pract 183:277-283

Wrba F, Reiner A, Ritzinger E, Holzner JH (1988) Expression of epidermal growth factor receptors on breast carcinomas in relation to growth fractions, oestrogen receptor status and morphological criteria. Path Res Pract 183:25-29

Wrba F, Ritzinger E, Reiner A, Holzner JH (1986) Transferrin receptor (TrfR) expression in breast carcinoma and its possible relationship to prognosis. An immunhistochemical study. Virchows Arch A (Pathol Anat) 410:69-73

Wright C, Angus B, Nicholson S, Sainsbury JRC, Cairns J, Gullick WJ, Kelly P, Harris AL, Wilson Horne CH (1989) Expression of c-erbB-2 oncoprotein: a prognostic indicator in human breast cancer. Cancer Res 49:2087-2090

Yamaguchi H (1980) Studies on the immunohistochemical localization of S-100 and glial fibrillary acidic protein in the rat nervous system and human brain tumours. Brain Nerve (Tokyo) 32:287-303

Yamamoto T, Ikawa S, Akiyama T, Semba K, Nomura N, Miyajima N, Saito T, Toyoshima K (1986) Similarity of protein encoded by the human c-erbB-2 gene to epidermal growth factor receptor. Nature 319:230-234

Yamazaki H, Fukui Y, Ueyama Y, Tamaoki N, Kawamoto T, Taniguchi S, Shibuya M (1988) Amplification of the structurally and functionally altered epidermal growth factor receptor gene (c-erbB) in human brain tumors. Mol Cell Biol 8:1816-1820

Yao M, Shuin T, Misaki H, Kubota Y (1988) Enhanced expression of c-myc and epidermal growth factor receptor (c-erbB-1) genes in primary human renal cancer. Cancer Res 48:6753-6757

Yarden Y, Escobedo JA, Kuang WJ, Yang-Feng TL, Daniel TO, Tremble PM, Chen EY, Ando ME, Harkins RN, Francke U, Fried VA, Ullrich A, Williams LT (1986) Structure of the receptor for platelet-derived growth factor helps to define a family of closely related growth factor receptors. Nature 323:226-232

Yasuda T, Sobue G, Mitsuma T, Takahashi A, Hashizume Y (1989) Nerve growth factor receptor immunoreactivity in human benign peripheral nerve sheath tumor. Acta Neuropathol (Berl) 77:591-598

Yasui W, Hata J, Yokozaki H, Nakatani H, Ochiai A, Ito H, Tahara E (1988) Interaction between epidermal growth factor and its receptor in progression of human gastric carcinoma. Int J Cancer 41:211-217

Yokota J, Yamamoto T, Toyoshima K, Terada M, Sugimura T, Battifora H, Cline MJ (1986) Amplification of c-erbB-2 oncogene in human adenocarcinomas in vivo. Lancet I:765-767

Yoshida Y, Sakimura K, Masuda T, Kushiya E, Takahashi Y (1983) Changes in levels of transplantable mRNA for neuron specific enolase and non-neuronal enolase during development of rat brain and liver. J Biochem 94:1443-1450

Yoshimine T, Ushio Y, Hayakawa T, Arita N, Horbata K, Mori T (1980) Immunoperoxidase method using antiserum against astroprotein for the diagnosis of experimental brain tumors. Brain Nerve (Tokyo) 32:107-113

Yoshino T, Motoi M, Ogawa K (1985) Immunohistochemical studies on cellular character of microtumors induced by ethylnitrosourea in the rat brain utilizing anti-Leu-7 and anti-glial fibrillary acidic protein antibodies. Acta Neuropathol (Berl) 66:167-169

Young S, Rothbard J, Parker PJ (1988) A monoclonal antibody recognizing the site of limited proteolysis of protein kinase C. Eur J Biochem 173:247-252

Yu ZY, Wrange Ö, Böethius J, Hatam A, Granholm L, Gustafsson J (1981) A study of glucocorticoid receptors in intracranial tumors. J Neurosurg 55:757-760

Yung WKA, Borit A, Dahl D, Wang E (1984) Keratin and vimentin in meningiomas. J Neuropathol Exp Neurol 43:299 (abstract)

Yung WKA, Hung MC, Steck PA (1989) TGF-alpha expression and biologic activity in human gliomas. J Neuro-Oncol 7 Suppl:S32 (abstract)

Yung WKA, Luna M, Borit A (1985) Vimentin and glial fibrillary acidic protein in human brain tumors. J Neurooncol 3:35-38

Yurewicz EC, Matsuura F, Moghissi KS (1982) Structural characterization of neutral oligosaccharides of human midcycle cervical mucin. J Biol Chem 257:2314-2322

Zanini A, Rosa P (1981) Characterization of adenohypophyseal polypeptides by two-dimensional gel electrophoresis. Mol Cell Endocrinol 24:165-179

Zarbl H, Sukumar S, Arthur AV, Martin-Zanca D, Barbacid M (1985) Direct mutagenesis of Ha-ras-1 oncogenes by N-nitroso-N-methylurea during initiation of mammary carcinogenesis in rats. Nature 315:382-385

Zovickian J, Johnson VG, Youle RJ (1987) Potent and specific killing of human malignant brain tumor cells by an anti-transferrin receptor antibody-ricin immunotoxin. J Neurosurg 66:850-861

Zu Rhein GM (1987) Human viruses in experimental neurooncogenesis. In: Experimental neurooncology, brain tumor and pain therapy, edited by Bock WJ, Wechsler W, Beck L, Grundmann E, Gustav Fischer Verlag, Stuttgart New York, pp. 19-46

Zuber P, Hamou MF, De Tribolet N (1988) Identification of proliferating cells in human gliomas using the monoclonal antibody Ki-67. Neurosurgery 22:364-368

Zuccarello M, Sawaya R, Ray MB (1987) Immunohistochemical demonstration of alpha-1-proteinase inhibitor in brain tumors. Cancer 60:804-809

Zuckerman JE, Herschman HR, Levine L (1970) Appearance of a brain specific antigen (the S-100 protein) during human foetal development. J Neurochem 17:247-251

Zülch KJ (1979) Histological typing of tumours of the central nervous system. International Histological Classification of Tumors. World Health Organization, Geneva

Zülch KJ (1986) Brain tumors - their biology and pathology. Springer-Verlag, Berlin Heidelberg New York Tokyo, 3rd Ed.

Zülch KJ, Mennel HD (1971) Die Morphologie der durch alkylierende Substanzen erzeugten Tumoren des Nervensystems. Zentralbl Neurochir 32:225-243

Zovickian J, Johnson VG, Youle RJ (1987) Potent and specific killing of human malignant brain tumor cells by an anti-transferrin receptor antibody-ricin immunotoxin. J Neurosurg 66:850-861

Zu Rhein GM (1987) Human viruses in experimental neurooncogenesis. In: Experimental neurooncology, brain tumor and pain therapy, edited by Bock WJ, Wechsler W, Beck L, Grundmann E, Gustav Fischer Verlag, Stuttgart New York, pp. 19-46

Zuber P, Hamou MF, De Tribolet N (1988) Identification of proliferating cells in human gliomas using the monoclonal antibody Ki-67. Neurosurgery 22:364-368

Zuccarello M, Sawaya R, Ray MB (1987) Immunohistochemical demonstration of alpha-1-proteinase inhibitor in brain tumors. Cancer 60:804-809

Zuckerman JE, Herschman HR, Levine L (1970) Appearance of a brain specific antigen (the S-100 protein) during human foetal development. J Neurochem 17:247-251

Zülch KJ (1979) Histological typing of tumours of the central nervous system. International Histological Classification of Tumors. World Health Organization, Geneva

Zülch KJ (1986) Brain tumors - their biology and pathology. Springer-Verlag, Berlin Heidelberg New York Tokyo, 3rd Ed.

Zülch KJ, Mennel HD (1971) Die Morphologie der durch alkylierende Substanzen erzeugten Tumoren des Nervensystems. Zentralbl Neurochir 32:225-243